GEBURTSHILFLICHE OPERATIONSLEHRE

VON

PROFESSOR DR. KARL BURGER
DIREKTOR DER UNIVERSITÄTS-FRAUENKLINIK WÜRZBURG

MIT 227 ZUM TEIL FARBIGEN ABBILDUNGEN

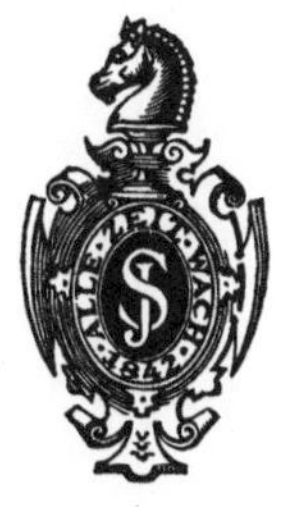

SPRINGER-VERLAG
BERLIN · GÖTTINGEN · HEIDELBERG
1952

ISBN-13: 978-3-642-86800-9 e-ISBN-13: 978-3-642-86799-6
DOI: 10.1007/978-3-642-86799-6

SOFTCOVER REPRINT OF THE HARDCOVER 1ST EDITION 1952

Vorwort.

Dieses Buch ist eine Ergänzung zu meinem Lehrbuch der Geburtshilfe. Der Text entstand auf Grund meiner seit 1927 gehaltenen Vorlesungen. Ich war bemüht, ihn möglichst kurz zu fassen, damit der Student danach lernen kann. Einige Kapitel, z. B. die Zangenoperationen, habe ich — wie ich es nach meinen Erfahrungen für richtig hielt — etwas anders behandelt als es allgemein üblich ist. Die Vorbedingungen und Indikationen wurden in einem besonderen Kapitel besprochen, um darauf hinweisen zu können, daß die Indikationen immer einheitlich sind. Jede geburtshilfliche Operation wird im Interesse der Mutter, des Kindes oder beider unternommen. Die Vorbedingungen für die einzelnen Operationen sind dagegen verschieden. Einige nicht mehr übliche Operationsmethoden wurden weggelassen, z. B. die Umwandlung von Deflexionslagen in Schädellagen. Andererseits habe ich die Kopfschwartenzange in einem eigenen Kapitel besprochen. Auch den Verletzungen des Neugeborenen wurde ein besonderes Kapitel gewidmet.

Ich hoffe, daß ich mit diesem Buch dem Studenten in seiner Ausbildung und dem praktischen Arzt bei der Ausführung des ärztlichen Berufes dienen kann. An den praktischen Arzt dachte ich vor allem, wenn ich manche geburtshilfliche Schwierigkeiten zusammenfassend besprach.

Die Abbildungen stammen fast ausschließlich aus meinen eigenen Büchern und Arbeiten. Ein Teil der Bilder wurde allerdings nach ganz neuer Auffassung gezeichnet. Dem hervorragenden Können und der großen Einfühlungsgabe von Herrn Josef Korntner ist es gelungen, meine Ideen in die Wirklichkeit umzusetzen. Ihm gebührt an dieser Stelle mein besonderer Dank.

Ich danke auch meinem Assistenten Dr. Theo Berwind für seine Mitarbeit bei der Zusammenstellung des Materials.

Ferner danke ich Fräulein Sophie Gerchsheimer für die Durchführung der schriftlichen Arbeiten und Ordnung des Bildmaterials.

Zum Schluß möchte ich nicht versäumen, dem Verlag für seine Bereitwilligkeit, mit der er auch dieses Mal allen meinen Wünschen entgegenkam, sowie für die sorgfältige Ausstattung des Buches meinen Dank auszusprechen.

Würzburg, im Sommer 1951. K. Burger.

Inhaltsverzeichnis.

Erster Teil.

Zweiter Teil.

Erster Teil.

I. Die Entwicklung der geburtshilflichen Operationen.

Die geburtshilfliche Betätigung, d. h. die Hilfe und Unterstützung, die man der Kreißenden in ihrer schweren Stunde zuteil werden läßt, ist uralt. Jedoch begann man sich erst sehr spät mit der Geburtshilfe wissenschaftlich auseinanderzusetzen. In den übrigen klinischen Fächern war man, besonders hinsichtlich der theoretischen Durcharbeitung, schon ziemlich weit fortgeschritten, als in der Geburtshilfe noch ausschließlich Quacksalber und Hebammen am Werke waren. Zum ersten Male begegnen wir männlichen Geburtshelfern in Frankreich. Dort wurden vom 17. Jahrhundert ab besonders pathologische Geburten von Ärzten übernommen. Die erste deutsche Entbindungsanstalt wurde im 18. Jahrhundert in Straßburg eröffnet. Ihr folgten alsbald einige andere, zu denen auch Medizinstudenten Zutritt hatten. An der Universität Göttingen wurde im Jahre 1751 ein Lehrstuhl für Geburtshilfe errichtet. Damit begann die eigentliche Pflege der Geburtshilfe als eines Zweiges der medizinischen Wissenschaft. Zwar begegnen wir auch schon in früherer Zeit deutschsprachigen geburtshilflichen Büchern, wie dem Werke des Wormser, später Frankfurter Arztes EUCHARIUS RÖSSLIN (1513) und dem des Züricher Steinschneiders JAKOB RUEFF (1533); doch finden wir darin lediglich die Lehren und Beobachtungen der Schulen des HIPPOKRATES, GALENUS und der alten Araber. Neuere Erkenntnisse suchen wir vergebens.

Daß die Geburtshilfe so lange, man kann sagen Jahrtausende, in den Händen der Frau lag, hat mehrere Gründe. Die damalige gesellschaftliche Auffassung und das Schamgefühl der Frau duldeten nicht die Anwesenheit eines Mannes bei der Geburt. Geschlechtsgenossinnen mit gleichen Schicksalen gegenüber fühlten sich die Frauen weniger gehemmt.

Vielfach findet man die Ansicht, die Frau der Urzeit habe ohne jede Schwierigkeit entbunden und regelwidrige Geburten habe es zu jener Zeit vielleicht gar nicht gegeben. Zwar kann man annehmen, daß die Geburten bei den im Freien lebenden, durch die Natur und Witterungsverhältnisse abgehärteten Menschen der Frühzeit leichter vor sich gingen als bei den verwöhnten und infolge des Kulturlebens verweichlichten modernen Frauen; aber sicher werden die Geburten auch nicht immer normal verlaufen sein. Wie Beobachtungen aus dem Tierreich zeigen, kommen nicht nur bei den Haustieren, die wie der moderne Mensch ihrer ursprünglichen Lebensweise entfremdet sind, sondern auch bei wilden Tieren Regelwidrigkeiten der Geburt vor. Das gleiche gilt für die Naturvölker, die zwar auf einer gewissen Kulturstufe stehen, aber keinesfalls verweichlicht sind. So werden z. B. nach den Erfahrungen von STRATZ und VAN BUUREN auf der Insel Java ebenso viele Regelwidrigkeiten und Infektionen bei Geburten beobachtet wie bei uns in Europa.

Begreiflicherweise fanden die Frauen in ihrer schweren Stunde vor allem von solchen älteren weiblichen Verwandten, die sich selbst schon in ähnlicher Lage befunden hatten und der Kreißenden auch mehr Verständnis entgegenbringen konnten, eine Hilfe. Erfahrenere Frauen wurden wohl auch zu fremden Geburten gerufen und fungierten als Hebammen, die natürlich nur primitive Kenntnisse hatten.

Von der Urzeit ab bis zum Beginn der Neuzeit lag die Geburtshilfe ausschließlich in den Händen der Frau, wie wir aus der Geschichte der Babylonier. Ägypter, Assyrer, Juden und der europäischen Völker ersehen. Männer wurden nur bei schweren Geburtskomplikationen zugezogen. Es waren meist Steinschneider oder Chirurgen. Gewöhnlich kam es zu zerstückelnden Operationen. die allerdings mit viel Geschick und Initiative ausgeführt wurden. Hierfür entwickelten sie eine gewisse Technik. Zur Beobachtung normaler Geburten hatten sie meist keine Gelegenheit. Eine andere, schon im Altertum bekannte Operation ist der an der Toten ausgeführte Kaiserschnitt. Erfahrungen, die auf der Jagd und beim Schlachten von Haustieren gewonnen wurden, dürften hierzu der Anlaß gewesen sein, da man bei frisch getöteten weiblichen Tieren häufig noch lebende Früchte in der Gebärmutter fand. Nach der Überlieferung soll NUMA POMPILIUS (715—672 v. Chr.) in einer Lex regia verboten haben, eine verstorbene Schwangere zu beerdigen, bevor die Frucht aus der Gebärmutter herausgeschnitten war. „Negat lex regia mulierem, quae pregnans mortua sit, humari, antequam partus ei excidatur; qui contra fecerit, spem animantis cum gravida peremisse videtur."

Chirurgen, die von Hebammen in Fällen, die sie selbst nicht lösen konnten, zugezogen wurden, haben neben den zerstückelnden Operationen auch eine Reihe von anderen Verfahren ausgearbeitet. Einzelheiten finden wir in den alten Schriften, so bei HIPPOKRATES, der berichtete, daß neben zerstückelnden Operationen auch die Wendung auf den Kopf, die künstliche Erweiterung des Muttermundes, die Schwangerschaftsunterbrechung, die Expressio fetus, die Extraktion des nachfolgenden Kopfes, die Reposition vorgefallener Extremitäten und die manuelle Lösung der Placenta bekannt waren. HEROPHILOS (etwa 300 v. Chr.) erwähnte bereits Wirbelsäulenverkrümmungen als Ursache schwerer Geburten. SORANUS (110 n. Chr.), zu dessen Zeit die Geburtshilfe des Altertums vielleicht ihren Höhepunkt erreicht hatte, beschrieb den Dammschutz, durch den er einem Vorfall des Genitale und Zerreißungen vorbeugen wollte. Seine hervorragende geburtshilfliche Fähigkeit bewies er, indem er forderte, der zu einer Geburt gerufene Arzt möge sich nicht gleich zu einer Operation entschließen sondern nach Erwägung der gegebenen Lage individuell vorgehen. Er verlangte auch, die Zerstückelung der Frucht in der schonendsten Weise auszuführen. Ferner finden wir bei ihm eine genaue Beschreibung der Wendung auf den Kopf. SORANUS soll auch schon bei lebender Frucht die Wendung auf den Fuß ausgeführt haben.

CELSUS (1. Jahrhundert n. Chr.) befaßte sich lediglich mit der Entfernung toter Früchte, wobei er sich zerstückelnder Operationen oder der Wendung auf den Kopf bzw. Fuß bediente. Bekannt ist seine Lehre der Wendung auf den Fuß mit nachfolgender Extraktion, die er jedoch in erster Linie für tote Früchte empfahl. Zur Zeit des GALENUS (129—199 n. Chr.) waren ausschließlich Hebammen in der Geburtshilfe tätig. Das einzig Neue in seinen geburtshilflichen Ausführungen ist die Kenntnis von der langsameren Erweiterung des Muttermundes bei frühzeitigem Blasensprung.

In den folgenden Jahrhunderten trat ein Verfall der allgemeinen Bildung und somit auch der ärztlichen Wissenschaft einschließlich der Geburtshilfe ein. In der Medizin, wie in den Naturwissenschaften überhaupt, übernahmen dann die Araber die Führung und leisteten Bedeutendes. In der Geburtshilfe finden wir jedoch keinen Fortschritt. Die Erklärung hierfür liegt in der religiösen Einstellung, die Männer von der Geburtshilfe fernhielt und ihnen nur im äußersten

Notfall Zutritt gestattete. Daher wurden in der Hauptsache zerstückelnde Operationen ausgeführt. Bemerkungen über Wendungen auf den Kopf oder Fuß finden wir nicht einmal bei dem berühmtesten arabischen Arzt AVICENNA (980 bis 1036). Auf etwas Neues stoßen wir bei dem spanischen Autor AVENZOAR (12. Jahrhundert). Er empfahl das Nähen von Geburts- und Deflorationsverletzungen. Von ihm stammt auch der Vorschlag, schlecht verheilte Dammrisse mit dem Messer wieder anzufrischen und neu zu vernähen. Diese Methode können wir als den Anfang der Dammnaht und Dammplastik ansehen.

Im Mittelalter hatte die Geburtshilfe keinerlei Fortschritte zu verzeichnen. Bei der Behandlung von Regelwidrigkeiten spielten der Aberglaube und religiöse Momente die größte Rolle. Ein gewisser Fortschritt war erst in der zweiten Hälfte des 16. Jahrhunderts wahrnehmbar. In Deutschland dokumentierte sich dies durch RÖSSLINs, in der Schweiz durch RUEFFs bereits erwähnte Bücher. Beide beschränkten sich aber auf eine Zusammenfassung der bis dahin gewonnenen geburtshilflichen Erkenntnisse, ließen hingegen jede Originalität vermissen.

Der erste größere Aufschwung in der Geburtshilfe ist mit dem Namen AMBROISE PARÉ (1510—1590) verbunden, der zunächst Barbier und später Chirurg war. Sein Hauptverdienst war die Einführung der Gefäßunterbindung in die Chirurgie, wodurch ein bedeutender Fortschritt ermöglicht wurde. In der Geburtshilfe ist es sein Verdienst, die in Vergessenheit geratene Wendung auf den Fuß neu geübt zu haben. Noch höher ist es zu werten, daß er diese Methode in seinem Buch beschrieb und dadurch zum Gemeingut der ganzen Welt machte. Sein Schüler JAQUES GUILLEMEAU empfahl die Wendung auf den Fuß auch bei Blutungen und Krämpfen und schlug erstmalig vor, bei Placenta praevia totalis diese mit dem Finger zu durchbohren, um die Wendung ausführen zu können. FRANCOIS ROUSSET trat entgegen GUILLEMEAU, der mit dem Kaiserschnitt schlechte Erfahrungen gemacht hatte, für diese Operation ein. Der Wert seiner Ausführungen erscheint jedoch nicht sehr groß, da er niemals selbst einen Kaiserschnitt gemacht und angeblich auch keinen gesehen hat. Noch vor dem Erscheinen von ROUSSETs Buch führte erstmals CHRISTOPH BAIN im Jahre 1540 einen Kaiserschnitt an einer lebenden Frau aus. Bei dem ersten authentisch berichteten Kaiserschnitt wurde ein totes Kind gewonnen. Die Mutter gebar später per vias naturales noch vier Kinder. Nicht unerwähnt soll bleiben, daß MOREJON zufolge der Bischof PAULUS, der sich zuvor als Arzt betätigt hatte, bereits im Jahre 250 zu Merida an einer Lebenden den Kaiserschnitt ausgeführt haben soll.

Die bedeutenden Fortschritte der Geburtshilfe im 17. Jahrhundert in Frankreich sind in erster Linie dem Hotel Dieu zu verdanken, wo bereits seit 1630 die Ausbildung von Hebammen erfolgte. Auch einigen Pariser Ärzten gelang es, sich dort ihre Ausbildung zu verschaffen.

In Deutschland wurde schon 1339 zu Nürnberg im Spital eine geburtshilfliche Abteilung eingerichtet und 1381 eine Frau als Stadthebamme mit festem Lohn angestellt. Diesem Beispiel folgten auch andere Städte.

Im 17. Jahrhundert begegnen wir in Frankreich den Namen MAURICEAU, PORTAL, PEU und DE LA MOTTE. Ihre segensreiche Tätigkeit und hervorragende Ausbildung verdrängte besonders in den wohlhabenden Kreisen immer mehr die Hebammen aus der geburtshilflichen Tätigkeit, deren Alleinherrschaft bereits zur Zeit AMBROISE PARÉs erschüttert wurde. Der erste französische Chirurg, der sich ausschließlich mit Geburtshilfe beschäftigte, war MAURICEAU. Er beschrieb die Art der Entwicklung des nachfolgenden Kopfes, die unter dem Namen *Smellie-Veit* bekannt ist, obwohl sie schon vorher im Hotel Dieu geübt wurde. PORTAL empfahl in Fällen, in denen man das zweite Bein nur mit Schwierigkeit erreichen kann, die Wendung auf einen Fuß. Peu schlug bei tiefstehendem und im Becken eingeklemmtem Steiß die Anwendung der Schlinge zur Extraktion vor. De la Motte verurteilte mit scharfen Instrumenten ausgeführte zerstückelnde Operationen und riet zu häufigerer Wendung auf den Fuß.

In Holland befaßte sich Deventer in seinem 1701 erschienenen Hauptwerk „Operationes chirurgicae novum lumen exhibentes obstetricantibus“ systematisch mit der Geburtshilfe und legte auch die Grundlage zur Beckenlehre.

Um diese Zeit lag in Deutschland die Geburtshilfe noch immer in Händen der Hebammen. Zu den hervorragenden Vertreterinnen unter ihnen zählte die kurbrandenburgische Hofhebamme Justine Sigemundin, die, wie Louise Bourgeois in Frankreich, ihre großen geburtshilflichen Erfahrungen schriftlich niederlegte (1690). Justine Sigemundin erlangte ihre erste Berühmtheit, als sie bei einer hochgestellten Dame, die nach schweren Blutungen in einen septischen Zustand geraten war, einen gestielten Uteruspolypen unterband und mit der Schere abschnitt. Vom Kurfürsten Friedrich Wilhelm wurde sie an den Berliner Hof als „Hof-Wehe-Mutter“ berufen. Ihre Aufmerksamkeit widmete sie bereits der Einstellung des kindlichen Schädels. Sie beobachtete einen schwereren Geburtsverlauf bei nach hinten gerichtetem Occiput und beschrieb auch die Drehung des auf der Seite liegenden Hinterhauptes nach vorne. Ferner erwähnte sie die Möglichkeit eines spontanen Verlaufes von Steiß- und Gesichtslagen. Ihr größtes Verdienst ist jedoch die Beschreibung des heute noch nach ihr benannten Handgriffes.

Louise Bourgeois erwarb sich ihre Kenntnisse aus den Büchern von Ambroise Paré. Sie nannte die Gesichtslage „Rühr-mich-nicht-an-Lage“.

In diese Zeit fällt in England die Erfindung der geburtshilflichen Zange, die Jahrzehnte hindurch das Geheimnis einer alten Arztfamilie, der Chamberlens war. Im Jahre 1670 begab sich Hugh, ein Mitglied der Familie nach Paris, um die Erfindung zu verkaufen. Seine Absicht scheiterte aber, da er eine Geburt bei engem Becken, die ihm Mauriceau zur Vorführung seines Instrumentes überließ, trotz eines dreistündigen Versuchs nicht beenden konnte. Im Jahre 1693 verkaufte er endlich das Instrument an den Holländer Roonhuysen, dessen Erben in der Weise damit weiterhandelten, daß jeder, der in Holland als Geburtshelfer tätig sein wollte, das Geheimnis der Zange für sich kaufen mußte. Ungefähr ein halbes Jahrhundert später erwarben Hugo van de Poll und Jakob de Fischer das Geheimnis mit der Absicht, es zum Gemeingut zu machen. Sie waren aber betrogen worden und hatten nur einen Zangenlöffel erhalten.

Im 18. Jahrhundert nahm auch in Deutschland die Geburtshilfe einen Aufschwung. An der neuerrichteten Hebammenschule und Entbindungsanstalt in Straßburg erhielt Johann Jakob Fried die Leitung. Weitere Entbindungsanstalten entstanden dann auch in anderen Städten. Im letzten Viertel des 18. Jahrhunderts wurde, wie erwähnt, in Göttingen der erste Lehrstuhl für Geburtshilfe in Deutschland errichtet und von Roederer übernommen. Er verschaffte der Geburtshilfe, die bis dahin mehr ein Handwerk war und dementsprechend ausgeübt wurde, ein wissenschaftliches Niveau. Am Ende des Jahrhunderts erhielt auch Osiander, ein sehr aktiver Geburtshelfer, einen Lehrstuhl. In seiner Aktivität ging er so weit, daß in seiner Anstalt beinahe die Hälfte aller Geburten operativ, vor allem mit der Zange beendet wurden. Eine bedeutende Rolle spielte zu dieser Zeit auch Siebold. Er führte in Deutschland die erste Symphyseotomie durch. Die Aortenkompression wurde bereits damals von einem jungen Gynäkologen namens Rüdiger in der Weise, wie sie heute üblich ist, empfohlen. Der von dem Jenaer Professor Stark gelehrte und systematisch ausgeführte Dammschutz entsprach ebenfalls dem heute angewandten.

In diesem Jahrhundert finden wir in der Wiener geburtshilflichen Schule hervorragende Vertreter, wie VAN SWIETEN, den Hofarzt Maria Theresias, KRANZ und PLENK. Besonders aber tritt BOËR hervor. BOËR JOHANN LUCAS wurde zu Uffenheim geboren und hieß eigentlich BOOGERS. Später nahm er den Namen BOËR an. Er war außerordentlich praktisch begabt und gab eine Reihe von Instrumenten an. Gegen atonische Nachblutungen empfahl er die Tamponade der Uterushöhle. Sein größtes Verdienst war es, daß er entgegen der damals stark verbreiteten Polypragmasie für ein abwartendes Verhalten in der Geburtsleitung eintrat.

In Frankreich wurde die Geburtshilfe durch PUZOS, LEVRET, BAUDELOCQUE und SIGAULT weiterentwickelt. Auf dem Gebiete der geburtshilflichen Operationen tat sich besonders LEVRET hervor; er bereicherte die Geburtshilfe mit der nach ihm benannten Zange. Von BAUDELOCQUE wurden zwei Verfahren zur Korrektur von Deflexionslagen angegeben. SIGAULT führte im Jahre 1777 die erste Symphyseotomie aus und erntete von seiten der Ärzteschaft höchste Anerkennung. Da er jedoch später in der Indikationsstellung für diese Operation zu weit ging, wurde er besonders von BAUDELOCQUE heftig angegriffen.

In England wurde die Operationslehre von SMELLIE gefördert, der sich auch durch geburtshilfliche Abhandlungen einen Namen machte. Er arbeitete eine Methode zur Entwicklung des nachfolgenden Kopfes aus und vervollkommnete die Zangentechnik.

Besonders erwähnt sei noch PALFYN, der die nach ihm benannte Zange unabhängig von CHAMBERLEN konstruierte. Er benutzte seine Erfindung nicht zum Gelderwerb sondern machte sie zum Gemeingut.

Das bedeutendste Ereignis in der Geburtshilfe des 19. Jahrhunderts war die Entdeckung der Ursache des Puerperalfiebers, die mit dem Namen SEMMELWEIS verknüpft ist. Sein Verdienst ist es, die Welt mit der Ursache des Kindbettfiebers bekannt gemacht zu haben, wodurch die Entwicklung der modernen Geburtshilfe und Chirurgie ermöglicht wurde. Bekanntlich haben aber seine Zeitgenossen seine Genialität nicht begriffen. Erst nach Verbreitung der Lehre LISTERs von der Antisepsis fand die Entdeckung SEMMELWEIS' allgemeine Anerkennung.

Für den Aufschwung der modernen Chirurgie waren verschiedene Voraussetzungen nötig, die auch die Fortschritte in der Geburtshilfe ermöglichten. Hierher gehören die Technik der Gefäßunterbindung, d. h. der Blutstillung, sowie die Kenntnis von der Ursache und der Vermeidung der Wundinfektion, also die Möglichkeit, antiseptisch und aseptisch zu operieren. Der Vervollkommnung der Operationstechnik und der Asepsis ist es zu danken, wenn man schon früher bekannte Operationen heute mit besseren Erfolgen ausführen kann. Den ersten authentisch bezeugten Kaiserschnitt an einer Lebenden hat, wie erwähnt, BAIN (1540) in Italien ausgeführt. Von diesem Zeitpunkt ab versuchten noch andere fähige Chirurgen den Kaiserschnitt, jedoch mit so schlechten Erfolgen, daß er noch zu Beginn des 19. Jahrhunderts nur im Falle von absoluter Beckenverengerung zulässig erschien, wenn also die Beendigung der Geburt auf keine andere Weise möglich war. Erst nachdem man mit der Antisepsis und Asepsis bekannt geworden war, konnten die Erfolge besser werden. Zwei weitere Momente hatten für die Entwicklung dieser Operation eine Bedeutung: erstens die Forderung KEHRERs und SÄNGERs, die Uteruswunde entsprechend zu nähen und zweitens der Vorschlag von JÖRG, RITGEN und OSIANDER, die Operation unmittelbar über der Symphyse ohne Eröffnung des Bauchfells auszuführen. Es entwickelte sich also die Technik des cervicalen Kaiserschnitts, die in ihren einzelnen Phasen von SELLHEIM, KÜSTNER, LATZKO, DÖDERLEIN u. a. weiter ausgearbeitet wurde.

In früherer Zeit waren die Ergebnisse so schlecht, daß PORRO (1876) vorschlug, in Verbindung mit dem Kaiserschnitt eine supravaginale Amputation auszuführen.

Die Entwicklung der chirurgischen Richtung in der Geburtshilfe, die erfolgreiche Ausführung größerer Operationen (hohe Zange, beckenerweiternde Operationen), besonders aber die wesentlich geringere Sterblichkeit des Kaiserschnittes führten natürlich zu einer Ausdehnung der Indikation für die verschiedenen Operationen. Heute ist man nicht mehr gezwungen, die Geburt vaginal zu beendigen. Vorausgesetzt, daß eine entsprechende Einrichtung und Assistenz vorhanden sind, lassen sich die einzelnen Regelwidrigkeiten besser beherrschen als früher. Die Einheitlichkeit des geburtshilflichen Vorgehens ging allerdings durch die mannigfachen operativen Möglichkeiten verloren. Wenn es auch im Prinzip nur eine ideale geburtshilfliche Tätigkeit gibt, so wird doch der über vollkommene Asepsis, Assistenz und Operationssaal Verfügende im gegebenen Falle anders vorgehen können als der im Privathaus tätige Facharzt. Noch geringere Möglichkeiten besitzt der praktische Arzt. So kann beispielsweise bei geringgradiger Beckenverengerung in einer Klinik, falls die Asepsis des Geburtskanals gewährleistet ist und die Geburt nicht fortschreitet, ein Kaiserschnitt ausgeführt werden. Dem gut ausgebildeten Facharzt steht, wenn der Fall dazu geeignet ist, eventuell die Möglichkeit einer hohen Zange zur Verfügung. Heute jedoch kommt die hohe Zange nur noch ausnahmsweise in Frage; meist wird man sich lieber zu einem Kaiserschnitt entschließen. Der praktische Arzt kann natürlich im allgemeinen, solange der Kopf noch im Beckeneingang steht, nichts anderes tun, als die Kreißende in eine Klinik einweisen. Falls hierzu keine Gelegenheit besteht, muß er so lange zuwarten, bis ihn eine Indikation von seiten der Mutter zu handeln zwingt. Unter Umständen wird er, falls die Frucht bis dahin abgestorben ist, den Kopf perforieren müssen.

Wie aus dem Gesagten hervorgeht, ist heutzutage die geburtshilfliche Tätigkeit nicht mehr einheitlich. Die fortschreitende Entwicklung brachte es mit sich, daß man heute zwischen Geburtshilfe in der Klinik und im Privathaus unterscheiden muß. Die geburtshilflichen Möglichkeiten außerhalb der Klinik hängen vor allem davon ab, ob ein geübter Facharzt oder ein Allgemeinpraktiker die Geburtshilfe betreibt. Größere operative Eingriffe sind beiden versagt, und daher kann in manchen Fällen kein so guter Erfolg erzielt werden wie in einer gut geleiteten Klinik. Aus diesem Grunde ist der regelmäßigen Untersuchung der Schwangeren und der entsprechenden Auswahl der Fälle große Bedeutung beizumessen. Wenn es sich nämlich bei der Untersuchung herausstellt, daß irgendeine Regelwidrigkeit vorhanden ist oder einzutreten droht, schickt man die betreffende Frau zum Geburtstermin oder, falls erforderlich, schon während der Schwangerschaft in die Klinik.

Lang war der Weg von der primitiven Hilfeleistung unausgebildeter Frauen bis zur modernen Geburtshilfe. Nur Schritt für Schritt konnte die Entwicklung eine gewisse Höhe erreichen. Voraussetzung für die Erlangung des heutigen Standes war die Überwindung gewisser Hindernisse. Die Chirurgen der Urzeit, des Altertums und des Mittelalters, zuweilen recht geschickte Leute, konnten im wesentlichen nur die Technik der zerstückelnden Operationen ausarbeiten; denn sie wurden erst dann in Anspruch genommen, wenn das Wissen der Hebamme erschöpft war. Sobald Männer Gelegenheit hatten, normale Geburten zu beobachten, wurden auch in der operativen Geburtshilfe bedeutende Fortschritte erzielt. Aus der Tätigkeit der bis dahin lediglich zerstückelnde Operationen ausführenden Chirurgen entwickelte sich eine geburtshilfliche Einstellung, die auch das Interesse des Kindes im Auge hatte. Mit der Errichtung des ersten geburtshilflichen Lehrstuhles erreichte die Geburtshilfe eine wissenschaftliche Grundlage. Immer noch waren aber die Ergebnisse unvollkommen und ständig von dem Schrecken des Puerperalfiebers begleitet. Eine wirklich moderne Geburtshilfe konnte erst begründet werden, als SEMMELWEIS die Ursache des Kindbettfiebers geklärt hatte. Seiner Genialität ist es zu danken, wenn sich die Geburt heute in den meisten Fällen sowohl für die Mutter als auch für das Kind günstig zu Ende führen läßt.

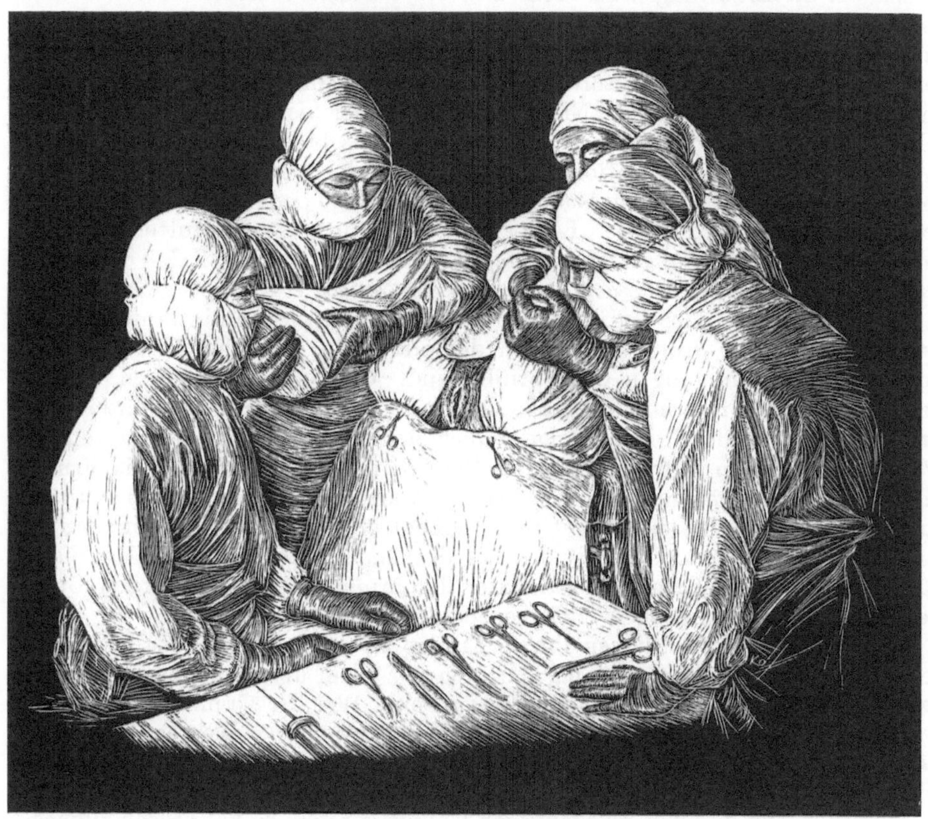

Abb. 1. Vorbereitungen für geburtshilfliche Operationen in der Klinik.

II. Die Geburtshilfe in der Praxis.

Die Entwicklung der operativen Geburtshilfe machte in der jüngsten Zeit eine Unterscheidung zwischen Geburtshilfe in der Klinik und im Privathaus nötig (Abb. 1). Im gegebenen Falle gestalten sich Indikationsstellung und Eingriff für den in einer Klinik tätigen Facharzt anders als für den praktischen Arzt, der oft dringliche Operationen ohne Assistenz, in engsten räumlichen Verhältnissen und bei schlechter Beleuchtung ausführen muß. In jedem anderen Fach bleibt noch Zeit, sich in der Fachliteratur zu orientieren, wenn irgendwelche Zweifel bestehen. Selbst in der Chirurgie gibt es nach den Aussagen eines bekannten Chirurgen nur zwei Operationen, die keinen Aufschub dulden: die Unterbindung spritzender Gefäße und die Tracheotomie. Alle anderen Operationen erlauben eine gewisse Zeit zu warten. Ganz anders liegen die Verhältnisse in der Geburtshilfe. Der Arzt wird oft zu einem raschen Entschluß gezwungen, weil er ja gewöhnlich erst gerufen wird, wenn ein Unheil droht. Ein Zögern von nur wenigen Minuten kann der Mutter, der Frucht oder beiden das Leben kosten. Dieser Zwang zu schnellem Handeln ist es vor allem, der den jungen Arzt, besonders auf dem Lande, wo er auf sich selbst angewiesen ist, vor die Lösung der schwierigsten Aufgaben stellt.

Bei der Geburt geht es bekanntlich um das Leben zweier Wesen und das Endziel ist die Erhaltung des Lebens und der Gesundheit beider. Auch in Entbindungsanstalten läßt es sich heute noch nicht in allen Fällen vermeiden, daß ein Kind während der Entbindung abstirbt. Der über kein spezielles Fachwissen verfügende praktische Arzt sollte sich vor allem bemühen, der Mutter Leben und Gesundheit zu erhalten. Nil nocere hat immer als oberster Grundsatz zu gelten. Wegen eines ungewissen kindlichen Lebens bringe man nie die Mutter in Gefahr! Forcierte Operationen in der Hand des weniger Geübten pflegen ohnedies gewöhnlich mit dem Absterben des Kindes zu enden, in dessen Interesse der Eingriff ausgeführt wurde. Leider geht dabei auch oft die Mutter zugrunde. *Damit soll natürlich nicht gesagt sein, daß der praktische Arzt das Leben des Kindes vernachlässigen und seinetwegen keine Operation wagen soll.* Falls sich der Kopf in der Beckenhöhle oder im Beckenausgang befindet und ein intrauterines Absterben der Frucht droht, muß auch der praktische Arzt die Zange anlegen. sobald die Vorbedingungen dazu erfüllt sind. Operationen hingegen, die das Leben der Mutter in erhöhtem Maße gefährden, möge er tunlichst unterlassen. Er hüte sich vor der hohen Zange! Noch dringender ist ihm abzuraten von Wendungsversuchen auf den Fuß bei Erstgebärenden, bei denen das Fruchtwasser schon vor längerer Zeit abgeflossen ist und ganz besonders bei Verdacht auf Überdehnung des unteren Uterinsegmentes. Dasselbe gilt für Zangenoperationen und Wendungsversuche bei drohender Uterusruptur. In solchen Fällen kann nur auf Grund ausgedehnter Erfahrung entschieden werden, ob die Bedingungen für eine Zange noch gegeben sind oder nicht.

Um in der geburtshilflichen Praxis Erfolge zu erzielen oder doch wenigstens keinen Schaden anzurichten, muß man sich vor allem über seine eigenen Fähigkeiten und sein eigenes Können im klaren sein. Wer die Grenze kennt, bis zu der er gehen kann, wird kein größeres Unheil anrichten. Dies entsteht meist dadurch, daß es an einer strengen Selbstkritik und an entsprechenden geburtshilflichen Fachkenntnissen, die für die Beurteilung des Falles nötig sind, mangelt.

Wird der Arzt zu einer regelwidrigen Geburt gerufen, so hat er sich zunächst genau über den Fall zu informieren; denn eine exakte Diagnosestellung ist die Voraussetzung für den Erfolg. Nach Klärung der Situation hat der Praktiker vor allem zu entscheiden, ob er den Fall selbst ruhigen Gewissens zu Ende führen kann oder einen Facharzt zu Hilfe rufen muß, oder ob er — falls noch Zeit dazu vorhanden ist — die Gebärende in eine Klinik einweisen soll. Fehlen beide letztgenannte Möglichkeiten in einem schwierigen Falle, so nehme er in erster Linie das Interesse der Mutter wahr.

Hat sich nun der Praktiker entschlossen, den Fall selbst zu Ende zu führen, so halte er sich stets vor Augen, daß er eine Operation nur bei tatsächlich gegebener Indikation vornehmen darf. Unter den in Betracht kommenden operativen Eingriffen ist derjenige zu wählen, der bei geringster Gefährdung der Mutter auch das Interesse des Kindes nach Möglichkeit berücksichtigt. Selbstverständlich kann eine Operation nur dann ohne größeres Risiko ausgeführt werden, wenn die Vorbedingungen erfüllt sind. Auch diesbezüglich bestehen verschiedene Möglichkeiten für den Facharzt und den Praktiker. Ersterer kann z. B. durch eine Muttermundsincision oder eine Hysterotomia vaginalis anterior bei noch nicht völlig eröffnetem Muttermund die Vorbedingungen zum Anlegen einer Zange schaffen. Dem praktischen Arzt ist dies verwehrt, da er in der Technik des vaginalen Operierens nicht entsprechend bewandert ist. Wer sich nur dann zu einer Operation entschließt, wenn wirklich eine Indikation gegeben ist und wenn die Vorbedingungen erfüllt sind, wer zudem nur solche Fälle übernimmt, die seine Kraft und seine Fähigkeiten nicht übersteigen, kann sich manche üble Erfahrung ersparen. Zweckmäßigerweise wird der praktische Arzt die Frau bereits während der Schwangerschaft untersuchen, um sie beim Auftreten von Regelwidrigkeiten oder schon bei Verdacht auf solche in eine Klinik zu schicken, weil dort eine größere Auswahl der Methoden zur Verfügung steht. Die Einweisung soll spätestens bei Beginn der Geburt erfolgen. Eine regelmäßige

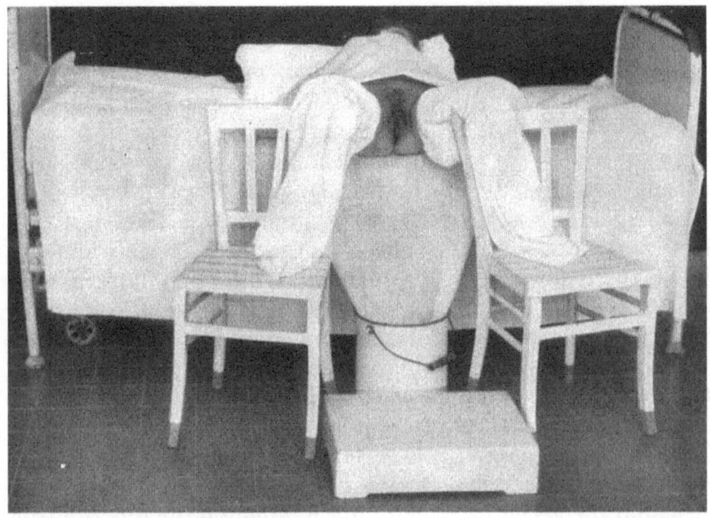

Abb. 2. Lagerung der Kreißenden auf dem Querbett für geburtshilfliche Operationen im Privathaus.

Kontrolle der Schwangeren ist insofern bedeutungsvoll, als man damit vielen Komplikationen (schweren Formen der Schwangerschaftstoxikose, Lageanomalien) vorbeugt. Außerdem kann die Geburt bei den erwähnten und anderen Komplikationen (Mißverhältnis, Placenta praevia usw.) in der Klinik in einer für Mutter und Kind günstigeren Weise zu Ende geführt werden.

Bekanntlich muß der praktische Arzt häufig unter den ungünstigsten Verhältnissen geburtshilfliche Operationen ausführen. Um den bestehenden Regelwidrigkeiten trotz aller äußeren mißlichen Umstände erfolgreich begegnen zu können, bedarf es oft geschickter Improvisation. Je günstiger sich die Verhältnisse für eine Operation gestalten lassen, um so eher ist mit einem glücklichen Ausgang zu rechnen. Auf Grund unserer eigenen Erfahrung glauben wir in der Lage zu sein, dem Praktiker einige Kunstgriffe und bewährte Methoden angeben zu können.

Im Privathaus lassen sich geburtshilfliche Operationen im Querbett oder auf einem Tisch ausführen. Beim Operieren im Querbett lagert man die Kreißende so, daß ihr Gesäß auf dem Bettrand liegt oder etwas darüber vorgezogen wird. Die Beine stellt man auf zwei neben das Bett gerückte Stühle, die am besten mit der Rückseite gegen das Bett geschoben werden, so daß die Knie einen Halt an der Stuhllehne finden (Abb. 2). Noch vorteilhafter ist es, wenn zwei Hilfskräfte, die auf dem Bettrand oder auf Stühlen sitzen, die in Knie- und Hüftgelenk abgewinkelten Beine der Kreißenden den Bauchdecken genähert halten. Hierdurch entsteht die sog. Steinschnittlage, die sich zur Ausführung geburtshilflicher Operationen am besten eignet. Falls niemand zum Halten der unteren Extremitäten anwesend ist, kann der Operateur mit einem zusammengerollten Leintuch, das in der rechten und linken Kniekehle der Patientin durchgeschlungen und über dem Nacken geknotet wird, die Beine nach oben fixieren. Auch mit Beinhaltern (z. B. nach NOVAKOVSKI) kann die Patientin in Steinschnittlage gebracht werden; ein Riemen zieht die in Knie- und Hüftgelenk gebeugten Beine zum Nacken der Patientin hin. Eine verstellbare Metallstange hält dabei die Knie auseinander, so daß die Beine keine störenden Bewegungen ausführen können.

Um den Druck einer scharfen Kante zu vermeiden, empfiehlt es sich, unter das Gesäß der auf dem Querbett gelagerten Frau eine Matratze oder zumindest ein Kissen zu legen. Über diese Unterlage breitet man ein Gummituch, das an den Seiten etwas eingeschlagen wird und mit seinem unteren Ende in einen Eimer hängt. Auf diese Weise gelangen abfließendes Fruchtwasser oder andere Flüssigkeiten in den Eimer und beschmutzen nicht das Bett und das Bettzeug. Vor die so gelagerte Kreißende setzt sich nun der Operateur auf einen Schemel.

Gut geeignet ist auch ein stabiler Küchentisch. Auf diesem wird dann eine Matratze ausgebreitet und die Patientin so gelagert wie bei vaginalen Operationen auf dem Operationstisch. Hierbei sind natürlich zwei Assistenten nötig, die die Beine in der angegebenen Weise halten. Im Notfall kann man allerdings die Beine auch mit einem Leintuch oder mit Beinhaltern fixieren.

Die digitale Ausräumung eines inkompletten Abortes (die digitale Methode empfehlen wir dem praktischen Arzt am meisten) ist auch im Halbquerbett ausführbar. Von einer Lage im Halbquerbett spricht man dann, wenn die Frau mit ihrem Gesäß zum Bettrand rückt und das eine im Knie gebeugte Bein im Bett aufstützt, während das andere von einer assistierenden Person gehalten wird. Eine weitere Möglichkeit besteht darin, daß man die Frau im Bett liegen läßt und sie auffordert, die Beine in den Knien anzuziehen und zu spreizen.

Bei Nabelschnurvorfall ist es ratsam, die Kreißende für die Zeit, die der Arzt zu seinen Vorbereitungen benötigt, in Knie-Ellenbogenlage zu bringen oder auf eine schiefe Ebene zu lagern (TRENDELENBURGsche Lagerung). Letzteres erreicht man, indem man ein Kissen unter den Steiß der Kreißenden schiebt oder das Fußende des Bettes auf einen Schemel bzw. auf einen Stuhl stellt. Damit bezweckt man, daß der dem Beckeneingang aufliegende Kopf zurückweicht oder doch wenigstens nur einen geringeren Druck auf die Nabelschnur ausübt. Am besten hält man jedoch den kindlichen Schädel mit dem untersuchenden Finger zurück bzw. läßt ihn zurückhalten. Die erwähnte Lagerung auf einer schiefen Ebene ist auch in Fällen von akuter Anämie mit gutem Erfolg anzuwenden.

Will man bei einer im Bett liegenden Frau eine Scheidenspülung vornehmen, so kann das Fehlen einer Bettschüssel Schwierigkeiten bereiten. Hierbei vermag man sich mit einer unter das Gesäß der Patientin geschobenen Waschschüssel zu helfen. Am besten setzt man dabei die Frau auf den Rand des Waschbeckens und läßt sie sich mit den Füßen am gegenüberliegenden Rand abstützen, wobei natürlich die Beine im Kniegelenk abgebeugt sein müssen. Auf diese Weise schafft man eine gleichmäßige Belastung der Schüssel, die folglich nicht umkippen kann (Abb. 3).

Bei *geburtshilflichen Operationen im Privathaus* hat man natürlich ebenfalls streng auf die Asepsis zu achten. Dies ist auch in den beschränktesten Verhältnissen möglich, wenn man auch keine so große Sicherheit erreicht wie in einer Klinik. *Der praktische Arzt möge bedenken, daß auch eine mit bester Technik und bestem Erfolg durchgeführte geburtshilfliche Operation am Ende vergeblich sein wird, wenn die Mutter später an Puerperalfieber schwer erkrankt oder gar stirbt.*

Bezüglich der *Narkose* ergeben sich für den Praktiker, besonders für den Landpraktiker, dem keine Assistenz zur Verfügung steht, oft recht große Schwierigkeiten. Größere Schmerzen verursachende Operationen ohne Narkose auszuführen ist unmenschlich und geht auch mit anderen Nachteilen einher. Ohne Narkose läßt sich in manchen Fällen nicht einmal eine richtige Diagnose stellen, weil durch die Unruhe der Patientin und das Anspannen der Bauchdecken die Untersuchung außerordentlich erschwert wird. Noch notwendiger ist die Narkose selbstverständlich für die Operation. Man wird es immer wieder erleben, daß eine Wendung, die zunächst undurchführbar erschien, leicht gelingt, sobald die Muskulatur der Kreißenden infolge der Narkose erschlafft. Ein weiterer

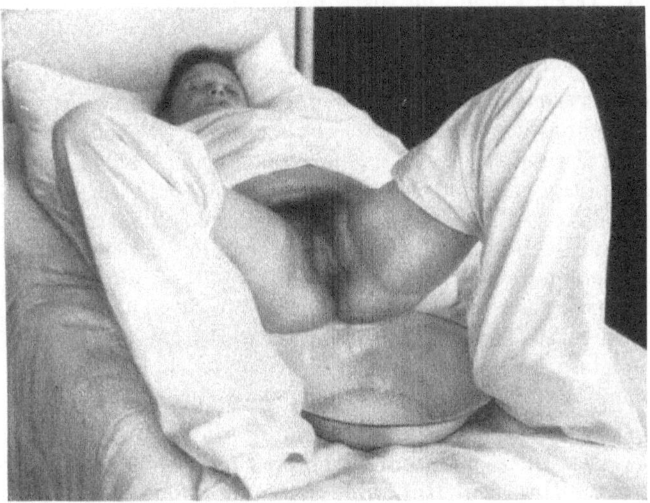

Abb. 3. Ersetzen der Bettschüssel durch ein Lavoir.

Nachteil beim Operieren ohne Narkose besteht in der Beunruhigung der Patientin durch die Schmerzen. Die Frau schlägt dann um sich und gefährdet dadurch die Asepsis.

Aus dem Gesagten ersehen wir, welchen Segen die Narkose für die Kreißende und welch wesentliche Erleichterung sie für die Arbeit des Operateurs bedeutet. Falls an einem Orte mehrere Ärzte wohnen und kollegial zusammenarbeiten, können sie bei Operationen für einander die Narkosen übernehmen. Steht dem Praktiker zur Durchführung seiner Operationen keine ärztliche Assistenz zur Verfügung, so kann er nach Vorbereitung der Operation die Narkose einleiten und anschließend das Tropfglas der Hebamme übergeben. Diese wird dann unter der Kontrolle des Arztes die Narkose fortsetzen. Der Arzt selbst kann sich nun noch überwaschen und den geplanten Eingriff ausführen.

Vor allem wegen der Schwierigkeiten, die mit der Narkose verbunden sind, ist es dem praktischen Arzt zu empfehlen, sich die Technik der Lokalanästhesie anzueignen. Damit nimmt er der Gebärenden überflüssige Schmerzen und erleichtert sich selbst das Arbeiten. Eine Episiotomie, eine Dammnaht und eventuell auch eine Beckenausgangszange lassen sich in Lokalanästhesie ausführen.

Vor jeder Operation sind alle Instrumente vorzubereiten, die unter Umständen zur Beendigung der Geburt gebraucht werden. Für eine Zangenoperation genügt es also nicht, die Zange auszukochen, sondern es sind auch die Instrumente für eine eventuell nötig werdende Episiotomie, für eine Dammnaht, für die Naht von Cervixrissen und für die Entfaltung der Scheide bereit zu halten. Man muß ferner daran denken, daß man einmal bei noch hochstehendem Kopf zu einer Perforation gezwungen werden kann. Im voraus lassen sich natürlich solche Zwischenfälle schwer berechnen. Hat man erst mit einer geburtsbeendenden Operation begonnen, so muß man die Geburt auch tatsächlich zu Ende führen. Des öfteren wird man sich allerdings gezwungen sehen, seinen ursprünglichen Plan zu ändern. Sollten jedoch Schwierigkeiten auftreten, die für den praktischen Arzt unlösbar sind, so schicke er die Patientin — wenn möglich — in eine Klinik oder rufe einen Facharzt zu Hilfe. Dieser darf nicht auf halbem Wege stehen bleiben und eine Operation, die er begonnen hat, abbrechen.

Voraussetzung für die geburtshilfliche Praxis ist ein gut ausgerüsteter geburtshilflicher Koffer. Darin sollen alle Instrumente und Arzneimittel enthalten sein, die bei einer Geburt nötig werden können.

Es empfiehlt sich, die für die einzelnen Operationen erforderlichen Instrumente in Leinensäckchen verpackt getrennt aufzubewahren und mit der entsprechenden Aufschrift zu versehen, wie Dammnaht, Embryotomie, Specula usw. Am besten hat es sich bewährt, wenn sterile Instrumente in sterilen Säckchen bereit gehalten werden. Dazu benötigt man natürlich auch einen Wäschesterilisator. In diesem Falle hat man den Vorteil, die zu Hause ausgekochten Instrumente in sterilen Behältern sofort zur Verfügung zu haben. Andernfalls bringt man das Instrumentarium in frisch gebügelten Beuteln unter und kocht es vor dem Gebrauch aus. wobei man die Instrumente am besten erst nach dem Auskochen aus ihren Behältnissen nimmt. Die letzte Methode ist für einen Praktiker, der wenig Geburtshilfe treibt, die geeignetste, weil auch keimfrei verpackte Instrumente nach längerem Stehen nicht mehr als einwandfrei steril zu betrachten sind.

Jedenfalls ist es vorteilhaft, wenn man mit dem Zusammenstellen der zur Operation benötigten Instrumente an Ort und Stelle keine Zeit vergeuden muß. Auch wird, wenn zu Hause in Ruhe die Instrumente zusammengestellt werden. nicht so leicht etwas vergessen, wie vor der Operation, wo alles zur Eile drängt.

Außer einem geburtshilflichen Koffer sollte der Arzt auch eine kleinere Abort- und Besuchstasche besitzen.

Inhalt des geburtshilflichen Koffers.

1. *Stetoskop:* 1 Stetoskop für kindliche Herztöne.

2. *Beckenmessung:* 1 Beckenzirkel, eventuell 1 Instrument zur Messung des Beckenausgangs, 1 Meßband mit Zentimetereinteilung.

3. *Handschuhe:* 2 Paar sterile bzw. sterilisierbare Gummihandschuhe in einer Dose und 3 Rectalhandschuhe.

4. *Schürze:* 1 Schürze aus Gummi oder wasserdichtem Stoff und 1 Gummituch.

5. *Irrigator:* 1 Glasirrigator mit Gummischlauch.

6. *Irrigatoransätze und Katheter:* 2 Irrigatoransätze aus Glas, 2 weiche Katheter. 2 Metallkatheter und 1 etwa fingerdicker BOZEMAN-FRITSCHscher Uteruskatheter.

7. *Nageltoilette:* 2 Nagelbürsten, 1 Nagelreiniger, 1 Nagelschere, 1 Nagelfeile, 1 Hautschere und 1 Stück Seife.

8. *Sterile Wäsche:* 4 kleine Laken, 2 Handtücher, 2 Beinlinge, 1 Arztmantel.

9. *Sterile Tupfer und Watte.*

10. *Vaginaltampons:* 1 Glas mit sterilen Vaginaltampons.

11. *Narkose:* 1 Narkosemaske, 1 Mundsperrer, 1 Zungenzange, 1 verschlossene Flasche Narkoseäther mit Tropfvorrichtung, 1 Flasche Chloräthyl, 1 Dose Vaseline zum Einfetten des Gesichtes.

12. *Episiotomie:* 1 Episiotomieschere, 1 Skalpell mit Knopf, 3 KOCHER-Klemmen.

13. Zangen: 1 Beckenausgangszange nach NAEGELE, 1 KIELLAND-Zange, eventuell 1 Kopfschwartenzange.

14. 1 Wendungsschlinge.

15. Zerstückelungsinstrumente: 1 SIEBOLDsches Perforatorium, 1 BRAUNscher Haken, 1 KESZMARSZKY-Schere, 1 SIEBOLDsche Schere, 1 Kranioklast, 1 Trepan, 1 Polypenzange, 1 BOËRsche Knochenzange.

16. Einstellung und Tamponade: 4 geburtshilfliche Scheidenspecula (1 vorderes, 1 hinteres und 2 seitliche), 2 Polypenzangen, 3 Kugelzangen, 3 MUSEUX-Zangen, 3 Cervixfaßzangen, 2 Tamponadestopfer, 2 Uterussonden, 6 lange KOCHER-Klemmen, 1 gerade Schere, 1 COOPER-Schere, 1 anatomische Pinzette, 1 lange chirurgische Pinzette, 1 Metallkatheter, 6 Tuchklemmen.

17. DÜHRSSEN-*Büchsen.*

18. Dammnaht: 1 10-cm³-Rekordspritze und die dazugehörigen Kanülen in 1 Metalldose, 1 gerade Schere, 1 COOPER-Schere, 4 Nadelhalter, 8 Nadeln in 1 Metalldose, 6 KOCHER-Klemmen, 1 Kornzange, 1 anatomische und 2 chirurgische Pinzetten, 1 Metallkatheter, 1 kleine Schale für Novocainlösung, 8 Tuchklemmen.

19. Nahtmaterial: Catgut und Silkworm in einem Glas mit Metalldeckel.

20. Nabelversorgung: 1 Nabelschere, 1 Abschnürband, 1 Nabelklemme, 2 KOCHER-Klemmen, sterile Watte.

21. Trachealkatheter: 1 Trachealkatheter in Metalldose.

22. Spritzen: 1 Rekordspritze mit 2 cm³ und 1 mit 5 cm³ Inhalt sowie je 3 Kanülen in Metalldosen.

23. Medikamente:

a) In Ampullen: Lobelin, Chinin, Secale, Hypophysenhinterlappenpräparate, Campher, Coffein, Cardiazol, Coramin, Sympatol, Strophanthin, Dextrose, Morphium, Spasmalgin.

b) In Flaschen: Äther, Novocain, steriles Öl, Sublimat, Jodtinktur, Sagrotan, Zephirol oder Chlordesinfizienzien.

c) In Pulverform: Chinin, Dermatol, LOCKEsches Pulver zur Bereitung einer physiologischen Lösung, Sulfonamidpuder.

24. Infusion: 1 Infusionsapparat mit Infusionskanülen.

25. Rezepttasche: Rezeptblock, amtliche Formulare für meldepflichtige Fälle, 1 Thermometer usw.

Abort- und Besuchstasche.

1. Handschuhe: 2 Paar sterile Gummihandschuhe.

2. Schürzen: 1 Schürze aus Gummi oder wasserdichtem Stoff.

3. Nageltoilette: 2 Nagelbürsten, 1 Nagelreiniger, 1 Nagelschere, 1 Hautschere, 1 Stück Seife.

4. Narkose: 1 Narkosemaske, 1 Mundsperrer, 1 Zungenzange, 1 Tropfflasche, Chloräthyl, Äther.

5. Sterile Tücher: 6 sterile Tücher, 1 steriler Arztmantel.

6. Curetten: 1 Satz Hegardilatatoren aus Metall, 2 große stumpfe, 1 scharfe Curette.

7. Irrigator: 1 Glasirrigator mit Gummischlauch.

8. BOZEMAN-FRITSCH-*Katheter.*

9. Irrigatoransätze und Katheter: 2 Irrigatoransätze, 2 Gummikatheter. 2 Metallkatheter.

10. Einstellung und Tamponade: 1 hinteres, 1 vorderes und 2 seitliche Specula, 1 Polypenzange, 2 Kugelzangen, 1 Uterussonde, 2 Tamponadestopfer, 2 KOCHER-Klemmen, 1 Metallkatheter, 1 COOPER-Schere, 1 anatomische Pinzette, 1 Abortzange, 1 große Polypenzange.

11. Vaginaltampons: 1 Glasbehälter mit sterilen Vaginaltampons.

12. DÜHRSSEN-*Büchsen.*

13. Infusion: 1 Infusionsgerät, 1 Infusionskanüle.

14. Medikamentenschachtel: 1 2-cm^3-Spritze mit Kanülen.

Medikamente in Ampullen: Hypophysenhinterlappenpräparate, Secalepräparate, Chinin, Spasmalgin, Morphium, Coffein, Cardiazol, Coramin, Sympatol, Strophanthin, Äther zur Narkose und zum Abwaschen.

Weitere Medikamente: Kaliumpermanganat, Chinin, Dermatol, LOCKEsches Pulver, ferner Sagrotan, Zephirol oder Chlordesinfizienzien.

15. Rezepttasche: 1 Rezeptblock, 1 Thermometer, amtliche Formulare für meldepflichtige Fälle.

Nach Vorbereitung des Instrumentariums beginnt der Arzt sich zu waschen. Wenn die Waschung in der üblichen Weise bis zur Nageltoilette erfolgt ist, wird das Genitale der Kreißenden vorbereitet. Zunächst rasiert man die Schamhaare vom Mons pubis abwärts; hierauf wäscht man das Genitale mit einer desinfizierenden Lösung und bestreicht es mit verdünnter Jodtinktur. Wichtig ist es, vor jedem Eingriff die Blase zu entleeren, sonst können während der Operation Quetschungen entstehen. Vor allem bei geburtsbeendenden Operationen vermag durch den auf die Blase ausgeübten Druck entleerter Urin das Operationsgebiet zu verunreinigen. Nach Abschluß der Vorbereitungen des Operationsgebietes beendet man das Waschen der Hände.

III. Die Asepsis bei den geburtshilflichen Operationen.

In der Geschichte der geburtshilflichen Operationslehre war die Entdeckung SEMMELWEIS' von epochemachender Bedeutung. Schon vor dieser Zeit gab es hervorragende Geburtshelfer, die die Technik der geburtshilflichen Operationen zu einer beachtlichen Vollkommenheit entwickelten. Wirklich gute Ergebnisse waren ihnen jedoch versagt. Wegen der Unkenntnis der Infektionsquellen wurden ihre Erfolge häufig durch das Puerperalfieber zunichte gemacht. Dieses wütete gerade zur Zeit SEMMELWEIS' in unvorstellbarem Maße unter den Gebärenden, weil sich die meisten Geburtshelfer auch mit Sektionen befaßten; es trat auch nach glatt verlaufenen Geburten als Folge der mit infizierter Hand vorgenommenen inneren Untersuchung auf.

SEMMELWEIS wies erstmals auf die Bedeutung der Kontaktinfektion hin und empfahl zu ihrer Vermeidung, die Hände mit Chlorwasser zu waschen. Hierdurch wurde er der Begründer der antiseptischen Epoche, die Jahrzehnte hindurch nicht nur in der Geburtshilfe sondern auch in der Chirurgie vorherrschte. Das Wesen der antiseptischen Wundbehandlung, vor allem durch LISTER propagiert, besteht darin, daß man die während der Operation in die Wunde gelangten Keime mit chemischen Präparaten in Berührung bringt, welche die Bakterien töten oder doch wenigstens ihre Virulenz herabsetzen. Erst später entwickelte sich die Auffassung, man solle nicht die eingeschleppten Keime abtöten sondern nach Möglichkeit keimfrei operieren. Damit begann die Ära des aseptischen Operierens.

Um keimfrei arbeiten zu können, muß man die Quellen kennen, aus denen eventuell Infektionserreger in das Operationsgebiet gelangen. SEMMELWEIS' diesbezügliche Angaben wurden durch einen sich neu entwickelnden Wissenschaftszweig, die Bakteriologie, in jeder Hinsicht bestätigt. Als Infektionsursache kommen, wie wir heute wissen, in Frage:

1. Keime in der Scheide, die unter für sie günstigen Lebensbedingungen pathogen werden.

2. Von außen eindringende Infektionserreger.

Der Schutz gegen die auch schon normalerweise in der Scheide vorkommenden Eigenkeime *(Autoinfektion)* ist dabei die schwierigere Aufgabe; denn durch desinfizierende Scheidenspülungen werden nicht nur die Infektionserreger geschädigt sondern auch die für die Reinerhaltung der Scheide verantwortlichen Keime. Hierauf lassen zumindest die durch regelmäßige Scheidenspülungen bei Kreißenden erzielten Ergebnisse schließen. Man sieht nämlich danach eine erhöhte Wochenbettmorbidität und -mortalität. Deshalb lehnt man heute Spülungen allgemein ab. Lediglich die von Zweifel empfohlenen Milchsäurespülungen werden hin und wieder beim II.—III. Reinheitsgrad angewandt. Sie begünstigen die Lebensbedingungen der die Reinheit der Scheide sichernden Döderleinschen Bacillen.

Neuerdings sucht man Infektionen, die durch in der Scheide vorhandene Keime hervorgerufen werden, dadurch zu vermeiden, daß man vaginale Untersuchungen möglichst unterläßt. Auf diese Weise beugt man einer Verschleppung von Bakterien in höhere Teile des Geburtskanales vor. Geburtshilfliche Operationen sind nach Erfüllung der Vorbedingungen nur auf Grund strenger Indikation und in der schonendsten Weise auszuführen, damit in der Scheide vorhandene Keime nicht durch Epitheldefekte in die Tiefe eindringen und eventuell zu Krankheitserregern werden. Bei manchen Operationen ist eine Desinfektion dennnoch erforderlich, so z. B. bei der Cervixdilatation mit Hegar- oder Laminariastiften. In diesen Fällen spült man das Operationsgebiet mit einer ungiftigen Desinfektionslösung und bestreicht es mit Jodtinktur. So will man die dort anwesenden Keime für die Dauer der Operation fixieren, damit sie nicht durch die der Dehnung der Cervix dienenden Instrumente in die Gebärmutter verschleppt werden.

Erfolgreicher sind die Maßnahmen zur Bekämpfung der von außen eindringenden Keime. Als Infektionsquellen kommen in Betracht:

1. Berührung mit der Hand,
2. Berührung mit irgendwelchen Gegenständen,
3. Übertragung von Keimen mittels Tröpfchen und Staub, die durch Bewegungen der Luft weitertransportiert werden.

Schon Semmelweis wies darauf hin, daß nicht nur der untersuchende Finger sondern auch alle verunreinigten Gegenstände Träger und Übermittler der Infektion sein können (Instrumente, Bettwäsche, Schwämme, Bettschüsseln usw.). Es ist also zur Vermeidung der Infektion durch Berührung (*Kontaktinfektion*) nicht ausreichend, wenn der Arzt seine Hände so weit wie möglich keimfrei macht, sondern er muß auch für den keimfreien Zustand der Instrumente, Tücher und aller mit den Genitalorganen in Berührung kommenden Gegenstände sowie des äußeren Genitale selbst Sorge tragen. Zu diesem Zweck werden an meiner Klinik die Schamhaare in der Umgebung der Schamspalte (bei Bauchoperationen selbstverständlich die Behaarung des Bauches) rasiert oder wenigstens gekürzt. Darauf wird das äußere Genitale mit einer desinfizierenden Flüssigkeit abgespült und schließlich mit Jodtinktur bestrichen. Große Bedeutung mißt man der Isolierung des Operationsgebietes bei, die durch Abdecken mit sterilen Tüchern und Beinlingen erreicht wird. Die Analöffnung deckt man mit einem Quertuch ab, indem man es zunächst an beiden Seiten mit Tuchklemmen fixiert und nach Eintritt der Narkose an die Haut des Dammes anheftet. Eine besondere Bedeutung hat dies bei alten Dammrissen, damit man nicht vor dem Eingehen in die Scheide die Analöffnung berührt und so Keime in den Geburtskanal bringt. Bei der Dammnaht soll auf diese Weise die Sterilität der Naht gesichert werden.

Zur Händedesinfektion wurde eine ganze Reihe von Verfahren ausgearbeitet. Teils bezwecken sie ein Fixieren der Infektionserreger, teils deren Vernichtung. Die bekanntesten Methoden sind die AHLFELDsche und die FÜHRBRINGERsche. In der Praxis wendet man meist die letztgenannte an. Nach beiden Verfahren wäscht man sich zunächst 5 min lang die Hände mit Seife und Nagelbürste möglichst unter fließendem warmem Wasser. Hierauf folgt die Reinigung der Nägel und des Nagelbettes, die sog. Nageltoilette, sowie nochmaliges Waschen der Hände mit Seife und Bürste, 5 min lang. Damit ist die mechanische Reinigung der Hände beendet. Besonders ist darauf zu achten, daß die Hände nicht ungleichmäßig gebürstet werden. Leicht vergißt man die einander zugekehrten Fingerflächen und die ulnare Seite der Hand. Vor geburtshilflichen Operationen sind auch die Arme mitzuwaschen, bei Wendung und manueller Placentalösung bis zur Mitte des Oberarmes. Es ist ratsam, besonders für den Anfänger, beim Waschen ein gewisses Schema einzuhalten und etwa in der Reihenfolge vorzugehen: Waschen der Handinnenfläche, der volaren Fläche der Finger, des Handrückens, der dorsalen Fläche der Finger, der einander zugekehrten Fingerflächen, der ulnaren sowie radialen Handfläche und schließlich der Arme. Vor allem hat der weniger Geübte darauf zu achten, daß die rechte Hand ebenso gründlich gewaschen wird wie die linke. Gegen diese Forderung wird oft verstoßen, weil man die rechte Hand mit der weniger geschickten linken waschen muß.

Sowohl nach der AHLFELDschen als auch nach der FÜHRBRINGERschen Methode folgt auf die mechanische Reinigung das Fixieren der Keime mit Alkohol (5 min lang).

Das AHLFELDsche Verfahren ist damit beendet. Das FÜHRBRINGERsche fordert noch eine Desinfektion mit Sublimatlösung ($1^0/_{00}$ig), 5 min lang. Auch bei der AHLFELDschen Methode handelt es sich nicht nur um ein Fixieren der Keime; denn 70—80%iger Alkohol wirkt zum Teil keimtötend. Neben der erwähnten Sublimatlösung sind auch Hydrargyrum oxycyanatum sowie verschiedene Chlordesinfizienzien usw. gebräuchlich.

Wie wichtig die Desinfektion der Hände ist, wurde schon durch die Erfolge SEMMELWEIS' gezeigt. Nach Einführung der Händewaschung mit Chlorwasser sank nämlich die Zahl der Wochenbetterkrankungen bedeutend ab. Aber man darf die Wichtigkeit der Händedesinfektion auch nicht überschätzen. Bakteriologische Untersuchungen haben gezeigt, daß die Haut der Hände nicht vollkommen keimfrei zu machen ist. Man muß also die Hände während der Operation wiederholt mit irgendeiner Desinfektionslösung abspülen. Die genannten bakteriologischen Untersuchungen führten zum Prinzip der *Noninfektion*, das übrigens schon von SEMMELWEIS gefordert wurde. Er schrieb: „So wende ich mich an sämtliche Regierungen mit der Bitte um Erlassung eines Gesetzes, welches jedem im Gebärhaus Beschäftigten für die Dauer seiner Beschäftigung im Gebärhause verbiete, sich mit Dingen zu beschäftigen, welche geeignet sind, seine Hände mit zersetzten Stoffen zu verunreinigen." SEMMELWEIS' Auffassung weicht von der heutigen nur insofern ab, als er die Händedesinfektion für vollkommen ausreichend hielt. Bakteriologische Kontrolluntersuchungen standen ihm ja auch nicht zur Verfügung.

Da es eine wirklich zuverlässige Händedesinfektion nicht gibt, ist es Pflicht jedes Geburtshelfers, seine Hand vor Infektionen zu schützen. Er darf sich also mit nichts befassen, was die Hände infizieren könnte. Ist trotz aller Vorsicht doch einmal eine Verunreinigung erfolgt, so hat man sich die Hände gründlich zu desinfizieren. An den drei darauffolgenden Tagen darf man keine innere Untersuchung vornehmen und keine Geburt leiten. In einer Klinik sind Arzt und Pflegepersonal diesem Prinzip entsprechend einzuteilen. Auf einer septischen Abteilung tätige Ärzte und Pfleger dürfen nicht auf der sterilen Abteilung beschäftigt werden. Andererseits sind Patientinnen, bei denen nur der geringste Verdacht auf eine Infektion besteht, sofort zu isolieren.

Neben der Noninfektion ist auch die Handpflege von Wichtigkeit. Der Arzt hat darauf zu achten, daß die Haut seiner Hände immer glatt und das Nagelbett intakt ist. Eine Haut, an der Schuppenbildung oder geringe Verletzungen vorhanden sind, bildet einen guten Nährboden für eitererregende Keime. Zur Pflege der Hände werden eine ganze Reihe von Salben empfohlen. Das Wichtigste ist wohl, nach dem Waschen die Hände vollkommen abzutrocknen. Dadurch verhütet man Schuppenbildung und Aufspringen der Haut unter dem Einfluß der Luft. Wenn die Haut von irgendeinem Desinfektionsmittel angegriffen wird, benutzt man ein anderes, das besser vertragen wird.

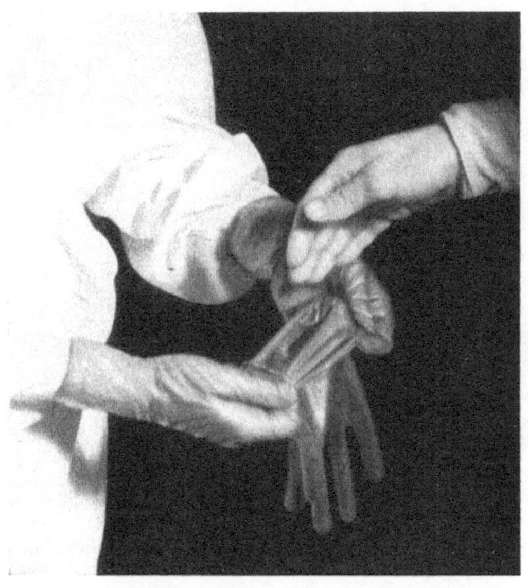

Abb. 4. Richtiges Anziehen eines sterilen Handschuhs.

Die Asepsis läßt sich durch den Gebrauch von *Gummihandschuhen* beim Operieren wesentlich sichern, weil sich diese durch Sterilisieren vollkommen keimfrei machen lassen. Das Sterilisieren der Handschuhe kann durch einige Minuten lang dauerndes Kochen geschehen. Dadurch wird aber der Gummi ziemlich geschädigt. Wenn man sich dieses Verfahrens bedient, muß man die Handschuhe unter der Oberfläche einer Desinfektionslösung anziehen. Nach einer anderen Methode werden die Handschuhe in einem Autoklaven sterilisiert.

Beim Gebrauch von Gummihandschuhen sind folgende Gesichtspunkte zu berücksichtigen:

1. Wenn man die Handschuhe beim Anziehen mit der bloßen Hand über die Finger streift, können sie verunreinigt werden. Man bedient sich daher zu diesem Zweck steriler Gaze.

2. Wenn eine Hilfsperson dem Arzt die Handschuhe anzieht, so hat sie den Manschettenteil umgestülpt zu halten (Abb. 4).

3. Auch bei Benützung von Gummihandschuhen ist die Desinfektion der Hände nicht zu vergessen, weil man nie im voraus weiß, ob nicht der Handschuh während der Operation platzt. In diesem Falle wäre selbstverständlich das Operationsgebiet nicht mehr vor den an der Hand haftenden Keimen geschützt.

Für die rectale Untersuchung verwendet man einen besonderen Handschuh. Über den untersuchenden Finger stülpt man dabei noch ein mit einer entsprechenden Öffnung versehenes kleines Leintuch, damit der Scheideneingang nicht infiziert wird (Abb. 5). Früher war man verschiedener Meinung über die rectale Untersuchung. Jetzt wird der Wert dieses Verfahrens für die Feststellung, wie weit die Geburt fortgeschritten ist und welche Lage die Frucht einnimmt, allgemein anerkannt. Dies gilt vor allem, wenn es nicht gelingt, sich durch äußere Untersuchung ein klares Bild zu verschaffen. In manchen Fällen reichen aber die äußere und rectale Untersuchung beide nicht aus und man muß vaginal nachsehen. Vor jeder geburtshilflichen Operation ist eine vaginale Exploration vorzunehmen, weil man sich über alle Einzelheiten klar werden muß.

Die Infektion auf dem Wege der Luft kann sein: 1. eine Staubinfektion und 2. eine Tröpfcheninfektion.

Die Möglichkeit einer Infektion durch den Staub der Luft wurde anfänglich überschätzt. Damals versuchte man durch einen Carbolspray die Luft des Operationssaals zu desinfizieren. Wie übertrieben dieses Verfahren ist, wollte VOLKMANN zum Ausdruck bringen, als er sich erbot, in den Kloaken von Paris mit demselben Erfolg zu operieren, wie in jedem Operationssaal, vorausgesetzt, daß er sterile Tücher, Instrumente, Nahtmaterial, die entsprechende Assistenz usw. zur Verfügung hätte. Später hat man die Ansicht vertreten, es seien nur dann pathogene Keime in der Luft vorhanden, wenn jemand in unmittelbarer Nähe spricht. Die Wahrheit liegt auch hier in der Mitte, wie die neuesten Untersuchungen von COLEBROOK und seinen Mitarbeitern zeigten (siehe Lehrbuch der Geburtshilfe).

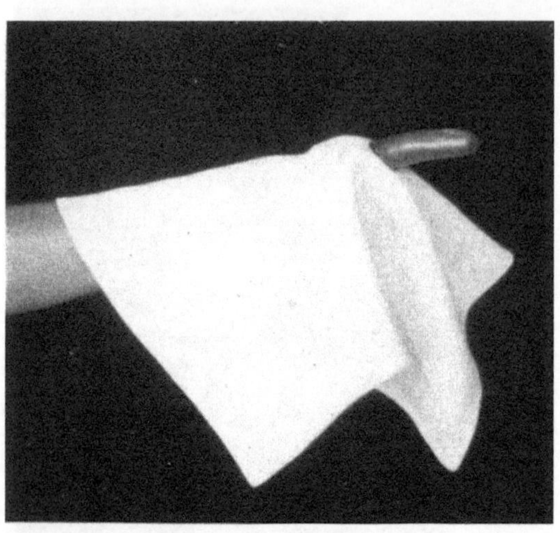

Abb. 5. Zur rectalen Untersuchung vorbereiteter Gummihandschuh mit sterilem Schutztuch.

Eine größere Bedeutung besitzt die Tröpfcheninfektion, die von FLÜGGE u. a. nachgewiesen wurde. MENDES DE LEON (Amsterdam) sah, wie sich auf sterilen Agarplatten, die in einem Schrank standen, jedesmal Streptokokken-, Diplokokken- und Staphylokokkenkulturen entwickelten, wenn er in den Schrank hineingesprochen hatte. ZANGEMEISTER konnte beim Sprechen Staphylokokken nachweisen, und zwar in Tischhöhe bis zu einer Entfernung von 55 cm und in Fußbodenhöhe bis zu einer Entfernung von 2 m.

Aus der Erkenntnis heraus, daß auch in Mund und Rachen gesunder Individuen eitererregende Keime vorhanden sein und durch Tröpfchen übertragen werden können, begann man mit einer Mundmaske zu operieren. Als Beweis für das Vorkommen eitererregender Bakterien in Mund und Rachen gesunder Personen gelten Kindbettfieberepidemien in verschiedenen Kliniken. Hierbei wurde nämlich die Ursache in einem durch Streptokokken hervorgerufenen Rachenkatarrh bei anscheinend gesundem Pflegepersonal (Bacillenträger) gefunden.

Zur Ausschaltung der Infektionsquellen bedient man sich heute des erhöhten Wundschutzes. Hierbei wäscht man sich nicht nur die Hände und sterilisiert die Instrumente sondern isoliert auch das Operationsgebiet mit sterilen Tüchern und zieht einen sterilen Mantel, sterile Handschuhe sowie eine sterile Mundmaske an. Wir empfehlen einen Schleier, der auch die Nase mit einbezieht (Abb. 6).

Zur Vermeidung der Autoinfektion bei geburtshilflichen und gynäkologischen Operationen desinfiziert man die Haut des Operationsgebietes, das äußere Genitale und nach Möglichkeit auch die Scheide. Immer wird man sich bemühen, aseptisch zu operieren. Wie besonders die Kriegserfahrung gezeigt hat, ist in bereits infizierten Fällen auch eine Antisepsis erforderlich.

Der erhöhte Wundschutz hat sich jedoch bisher lediglich in der Chirurgie und Gynäkologie durchgesetzt. Seine strikte Durchführung in der Geburtshilfe sieht man aber auch heute noch nicht überall. Man beobachtet ein Haften am Althergebrachten, obwohl auch jetzt noch das Schreckensbild des Kindbettfiebers ständig droht. Tag für Tag kann man in der geburtshilflichen Praxis Ärzten begegnen, die hemdärmelig, im Straßenanzug operieren und die Prinzipien des erhöhten Wundschutzes vollkommen außer acht lassen. Noch sonderbarer mutet es an, wenn man sieht, wie manche bei geburtshilflichen Operationen gegen die Asepsis verstoßen, bei kleinen gynäkologischen Operationen hingegen, wie z. B. Dammplastiken in vollständiger steriler Ausrüstung (Mantel, Handschuhe, Maske) arbeiten. Dabei weiß man, daß bezüglich Infektion die geburtshilflichen Operationen viel gefährlicher sind. Seit man die Bedeutung der in der Scheide vorhandenen Keime kennt und in sterilen Handschuhen operiert, sind, wie vielfach betont wird, viele Operationen (z. B. die manuelle Placentalösung) wesentlich ungefährlicher geworden. Allein daraus ersieht man schon die Notwendigkeit des erhöhten Wundschutzes in der Geburtshilfe.

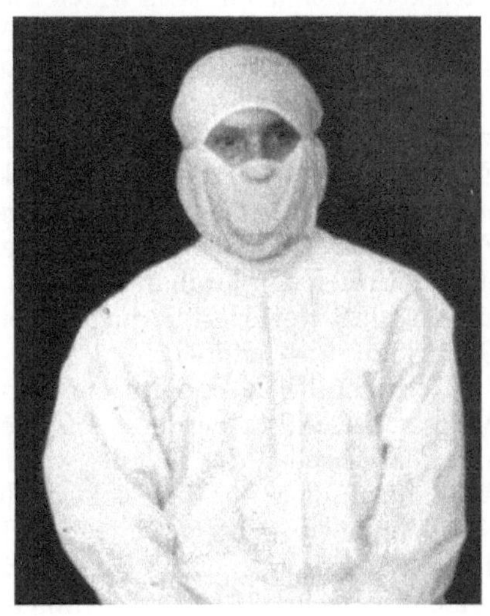
Abb. 6. Die an unserer Klinik übliche sterile Maske.

Wenn man den Muttermund vor die Schamspalte zieht und, soweit dies möglich ist, desinfiziert, kann man mit keimfreier Hand (Gummihandschuh) direkt in den Uterus eingehen und das keimhaltige Gebiet der Scheide umgehen. Falls die Operation in dieser Weise vorgenommen wird und der Uterusinhalt nicht infiziert ist (sich zersetzendes Fruchtwasser bei langer Geburtsdauer usw.), verläuft, wie auch unser eigenes Material beweist, das Wochenbett gewöhnlich fieberfrei. Seit man in der klinischen Geburtshilfe sterile Gummihandschuhe verwendet, sind die Erfolge wesentlich besser geworden. Verwunderlich ist, daß man sich nicht allgemein einer vor der Tröpfcheninfektion schützenden Gesichtsmaske bedient, was doch von größter Bedeutung ist.

Geburtshilfliches Arbeiten erfordert ein striktes Einhalten aller Gebote des erhöhten Wundschutzes. Dies bezieht sich in erster Linie auf die klinische Geburtshilfe, die ein vollkommen aseptisches Operieren ermöglicht. Man darf nicht in den Fehler verfallen, aus Gewohnheit und Festhalten am Althergebrachten in der Asepsis so auffallende Unterschiede zwischen geburtshilflichen und gynäkologischen Operationen zu machen. Eine normal verlaufende Geburt ist hinsichtlich der Infektionsgefahr einer leichten Bauchoperation gleichzusetzen.

Im Bedarfsfall bedient man sich natürlich auch der Antisepsis. Wenn bereits eine Infektion vorhanden ist, genügt aseptisches Vorgehen allein nicht. Falls z. B. übelriechendes Fruchtwasser vorhanden war, darf man sich bei einer Dammnaht nicht mit der Asepsis begnügen, sondern man soll die Dammwunde erst mit einer 3%igen H_2O_2-Lösung reinigen und mit einer desinfizierenden Flüssigkeit betupfen und anschließend nähen.

Der praktische Arzt besitzt selbstverständlich nur geringere Möglichkeiten als der in einer Klinik tätige Geburtshelfer. Trotzdem muß er, soweit möglich, den Erfordernissen des erhöhten Wundschutzes gerecht werden. Auf Grund unserer poliklinischen Erfahrungen möchten wir behaupten, daß man auch im Privathaus selbst unter den dürftigsten Verhältnissen aseptisch arbeiten kann, wenn aus der Ausrüstung des geburtshilflichen Koffers sterile Tücher, Mantel, Maske, Handschuhe usw. in ausreichender Menge zur Verfügung stehen. Einen kleinen Wäschesterilisator kann sich auch der praktische Arzt beschaffen. Aber selbst wenn er keinen besitzt, vermag er das Operationsgebiet mit frisch gebügelten Tüchern zu isolieren. Zumindest kann jeder praktische Arzt einen frisch gebügelten Operationsmantel bei seinen geburtshilflichen Fällen verwenden. Das Gesetz verlangt schon von der Hebamme, die nur innerhalb physiologischer Grenzen verlaufende Geburten übernehmen darf, in einer frisch gebügelten weißen Schürze ihre Tätigkeit auszuüben. Um wieviel mehr muß man dies von den Ärzten verlangen, die regelwidrige Geburten leiten. Verstößt der Arzt gegen die Asepsis, so wird dies für die Patientin unter Umständen besonders unangenehme Folgen haben.

Es kann nicht genug betont werden, wie wichtig das Prinzip der Noninfektion auch für den praktischen Arzt ist. So streng wie der Kliniker vermag er dieser Forderung allerdings nicht nachzukommen; denn besonders auf dem Lande ist er gezwungen, die verschiedenartigsten Erkrankungen zu behandeln. Auf jeden Fall muß er jedoch unsaubere Operationen (Eröffnung von Abscessen usw.) in einwandfreien Gummihandschuhen vornehmen. Wenn aber einmal eine Verunreinigung der Hände eingetreten ist, erscheint es ratsam, möglichst keine Geburt zu übernehmen.

Geburtshilfliche Operationen sollen also unter Beachtung aller Regeln der Asepsis ausgeführt werden. Am wichtigsten ist das Sterilisieren der Instrumente und das Waschen der Hände, wozu man sich immer Zeit nehmen muß. Nur in Ausnahmefällen, wenn es sich um lebensbedrohende Blutungen handelt und die Kreißende bereits beim Eintreffen des Arztes an einer so schweren Anämie leidet, daß eine weitere Verzögerung verhängnisvoll sein könnte, darf der Arzt von langem Waschen Abstand nehmen. Am besten wäscht man sich dann kurz, reinigt die Nägel, taucht die ganze Hand in Jodtinktur oder etwas Ähnliches und zieht sterile Gummihandschuhe an. Es sei noch einmal betont, daß man sich nur im äußersten Notfalle dieses Verfahrens bedienen darf. Sonst ist immer, wenn irgendeine Möglichkeit besteht, das Waschen in üblicher Weise auszuführen. Es handelt sich hier um eine Gewissensfrage. Aber auch der Erfolg hängt weitgehend davon ab. Die vollkommene Asepsis ist die Voraussetzung für den zuverlässigen Erfolg der Operation.

In der Prophylaxe einer Wundinfektion käme auch die Anwendung von Sulfonamiden und Antibioticis in Frage. In der neuesten Literatur wird aber vor zu reichlicher prophylaktischer Anwendung dieser Mittel gewarnt, weil dadurch auch eventuell gewisse Nachteile entstehen können. Wenn es nämlich z. B. zur Entwicklung sulfonamid- oder penicillinresistenter Bakterienstämme kommt, wird man unter Umständen erleben, daß die genannten Medikamente gerade in den Fällen, in denen man sie am dringendsten braucht, ohne entsprechende Wirkung sind.

IV. Die Anästhesie in der Geburtshilfe.

Eine Anästhesie kommt in der Geburtshilfe zur Linderung der mit der normalen Geburt einhergehenden Schmerzen und zur Schmerzstillung bei geburtshilflichen Operationen in Frage. Das erste Anwendungsgebiet gehört nicht in den Rahmen der Operationslehre und ist in den entsprechenden Kapiteln des Lehrbuches der Geburtshilfe nachzulesen. Ich möchte nur soviel erwähnen, daß sich die Auffassung über die Schmerzstillung bei der normalen Geburt im

Laufe der Zeit sehr geändert hat. Vor 300 Jahren wurde Eufami Macfarlane in Castle Hill (Edinburgh) lebend verbrannt, weil er für die Schmerzstillung bei der Geburt eintrat. Im 16. Jahrhundert kam es manchmal vor, daß man den Ehemann mit den Füßen nach oben aufhängte, solange die Geburt dauerte. Vielleicht hätte man sich schon früher für die Schmerzlinderung bei der Geburt interessiert, wenn diese Methode länger angewandt worden wäre.

In diesem Zusammenhang ist nur die Schmerzstillung bei geburtshilflichen Operationen zu besprechen.

Die Entdeckung des Chloroforms und des Äthers machten erstmalig eine wirksame Schmerzstillung möglich und zeigten den Chirurgen die Wahrheit des Spruches: ,,Divinum est cessare dolorem.“ Heute findet sich kaum noch ein Chirurg, der eine Operation ohne Narkose oder Lokalanästhesie ausführt. Demgegenüber beobachtet man, wie besonders praktische Ärzte in der Geburtshilfe nicht immer schmerzstillende Mittel anwenden. Als Gründe findet man eine mangelhafte Ausbildung in der Schmerzstillung und die Schwierigkeit, welche die Narkose oftmals dem auf sich allein angewiesenen Arzt bereitet.

Ohne Schmerzstillung zu operieren, ist unmenschlich und bringt auch für den Operateur Nachteile mit sich. Der Operationserfolg hängt ja von der Vollkommenheit der Asepsis und Operationstechnik ab. Schmerzhafte Operationen ohne Anästhesie auszuführen, heißt gewöhnlich auch einen Mangel der Asepsis in Kauf nehmen. Wenn sich die Patientin in Schmerzen oder Angst vor Schmerzen zu bewegen beginnt, kann die ganze Asepsis gestört werden. Die erste Voraussetzung für technisch einwandfreies Operieren ist eine exakte Diagnosestellung, d. h. die genaue Orientierung über die Situation. Ohne Narkose läßt es sich z. B. oft nicht entscheiden, ob der vorliegende Teil bereits fixiert oder noch beweglich ist. Die Ausführung der Operation gestaltet sich wesentlich leichter, wenn die Patientin keine Schmerzen verspürt und ruhig liegen bleibt. Die angeführten Beispiele zeigen bereits mit Deutlichkeit, daß der Arzt auch im eigenen Interesse nur mit Anästhesie operieren sollte.

Eine andere Frage ist es, welcher Art der Schmerzstillung man sich bedienen will. Wir pflegen unsere geburtshilflichen Operationen in Vollnarkose oder in Lokalanästhesie auszuführen. Die Lumbal-, Sacral- und Parasacralanästhesie wenden wir nicht an. Die Sacral- und Parasacralanästhesie wirken nur auf die unteren Abschnitte des Geburtskanals; dies kann man aber auch mit einfacheren Methoden erreichen.

Bei größeren geburtshilflichen Operationen ist die Vollnarkose nicht zu entbehren. Dabei hat man außer der bedeutenden Erleichterung des Operierens durch Entspannung der Muskulatur noch einen weiteren Vorteil, der durch kein anderes schmerzstillendes Verfahren ersetzt werden kann: die Ausschaltung des Bewußtseins der Patientin. Wie in der Gynäkologie geben wir auch in der Geburtshilfe unter den Betäubungsmitteln dem Äther den Vorzug. Zur Einleitung der Narkose verwenden wir Chloräthyl. Den Hauptvorteil der Äthernarkose gegenüber der Chloroformnarkose erblicken wir in ihrer geringeren Gefährlichkeit sowie darin, daß die Kinder lebensfrischer zur Welt kommen. Besonders wegen der Schädigung der parenchymatösen Organe sind wir vom Chloroform längst abgekommen. Vor allem wird es in England heute noch verwendet.

In gewissen Fällen jedoch, z. B. bei Erkrankungen der Luftwege und Lungen, ist die Äthernarkose kontraindiziert, weil Äther zu einer erhöhten Sekretbildung führt und das Entstehen einer Bronchitis oder Pneumonie begünstigt. Man wird sich dann der Lokalanästhesie oder, falls diese nicht ausreicht, einer Narkose bedienen, die nicht durch Inhalation zustande kommt (z. B. Evipan, Pernocton).

Falls der praktische Arzt mit einer offenen Lichtquelle (Kerze, Gas o. ä.) arbeitet, sei er sehr vorsichtig mit der Äthernarkose.

Die allgemeinen Regeln bezüglich der Narkose sollen hier nicht erwähnt werden. Folgendes muß allerdings mit Nachdruck gesagt werden.

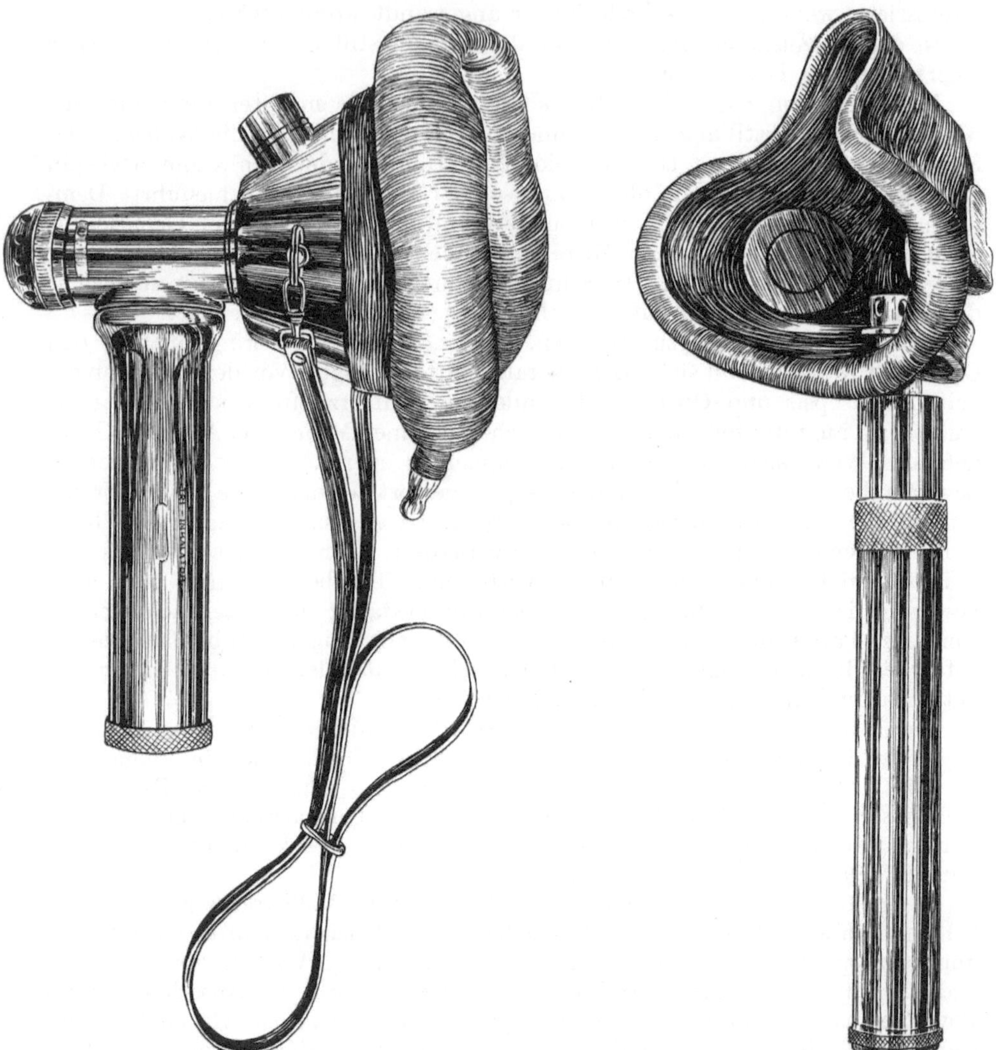

Abb. 7. Trilenmaske, deutsches Modell.

Abb. 8. Trilenmaske, englisches Modell.

Voraussetzung für jede Vollnarkose ist eine vorangehende gründliche Untersuchung der lebenswichtigen Organe (Herz, Nieren, Lunge). Vor Beginn der Narkose hat man sich zu erkundigen, wann die Patientin zuletzt gegessen hat. Ist der Magen noch nicht entleert und die Operation unaufschiebbar, wird eine Magenspülung vorgenommen. Ferner muß man sich überzeugen, ob die Patientin keine falschen, herausnehmbaren Zähne hat, die eventuell aspiriert werden könnten. Niemals darf man eine Narkose beginnen, ohne vorher Mundsperrer, Zungenzange und Stieltupfer zum Herausziehen der Zunge bzw. zum

Auswischen des Rachens bereitgestellt zu haben. Schließlich muß man unbedingt auch Analeptica für den Fall einer Asphyxie zur Hand haben.

Ein Teil der geburtshilflichen Operationen, vor allem die Episiotomie und die Dammnaht, läßt sich in Lokalanästhesie ohne jeglichen Schmerz vornehmen. Man kann aber auch leichtere Beckenmitten- und Beckenausgangszangen in Lokalanästhesie ausführen. Ihr Vorzug besteht darin, daß sie vollkommen ungefährlich ist. Störungen des Allgemeinbefindens kommen kaum vor. Die unangenehmen Magenerscheinungen, die nach Inhalationsnarkosen oft auftreten, werden nach Lokalanästhesie kaum beobachtet.

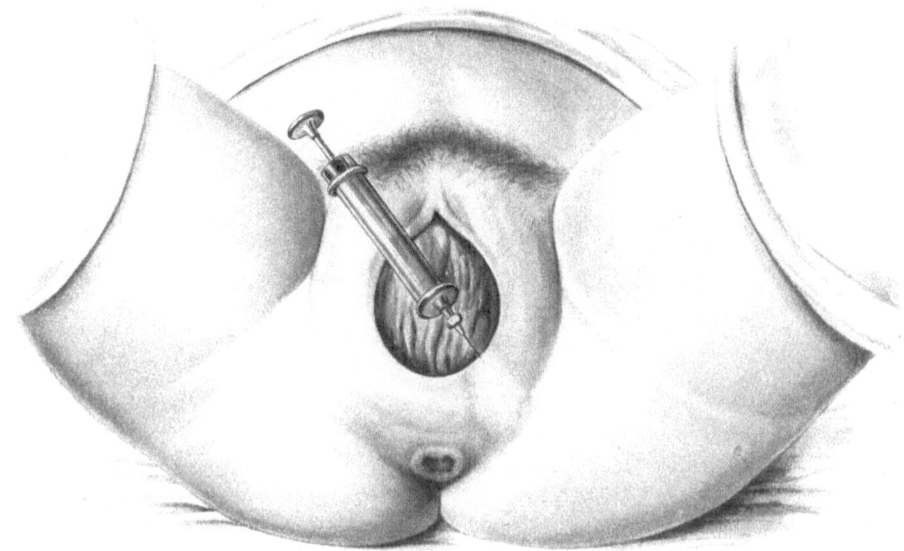

Abb. 9. Lokalanästhesie zur Episiotomie.

Neuerdings, seit wir im Besitze des Trichloräthylen *(Trilen)* sind, kann man kleinere Eingriffe auch damit ausführen. Die wohltuende Wirkung des Trilen bei normalen Geburten verschafft der Methode immer mehr Anhänger. Trilen kann durch viele Stunden, sowohl in der Eröffnungs- als auch in der Austreibungsperiode gegeben werden (Abb. 7 und 8).

Die *Lokalanästhesie* ist besonders für den praktischen Arzt zu empfehlen, weil er so kleinere Operationen ohne Assistenz vornehmen kann. Er sollte daher die Technik ihrer Ausführung gründlich erlernen. Falls nämlich die Anästhesie schlecht ist und die Patientin den geringsten Schmerz verspürt, verliert sie das Vertrauen zu dem Verfahren, wird unruhig und stört den Operateur bei seiner Arbeit. Deshalb ist es wichtig, auch die Lokalanästhesie schmerzlos auszuführen. Besonders nervöse Frauen glauben wegen der beim Anästhesieren empfundenen Unannehmlichkeit noch Schmerzen zu verspüren, wenn solche tatsächlich gar nicht mehr vorhanden sein können (sog. psychische Versager). In diesen Fällen kann man meist die Aufmerksamkeit der Patientin mit wenigen Tropfen eines Narkoticum ablenken und die Operation in Lokalanästhesie fortsetzen.

An unserer Klinik nehmen wir die Episiotomie und deren Naht in Infiltrationsanästhesie vor. Sobald der Kopf sichtbar wird und den Damm stark vorwölbt, infiltrieren wir den Damm in Richtung der geplanten Incision mit 1%iger Novocainlösung, der einige Tropfen Adrenalin zugefügt sind (Abb. 9). Die Stelle des ersten Einstiches kann man mit Chloräthyl vereisen. Nötig ist dies aber nicht, wenn man die Anästhesie während einer Wehe mit einer dünnen Kanüle ausführt; denn in diesen Fällen ist der durch den Einstich verursachte Schmerz so gering, daß er kaum wahrgenommen wird. Noch überflüssiger ist das Vereisen, wenn die Patientin schon vorher ein Betäubungsmittel, z. B. Pernocton. erhalten hat. Ist bereits eine Dammläsion eingetreten, infiltriert man den Wundrand und die tieferen Gewebe von der Wundfläche aus (Abb. 10).

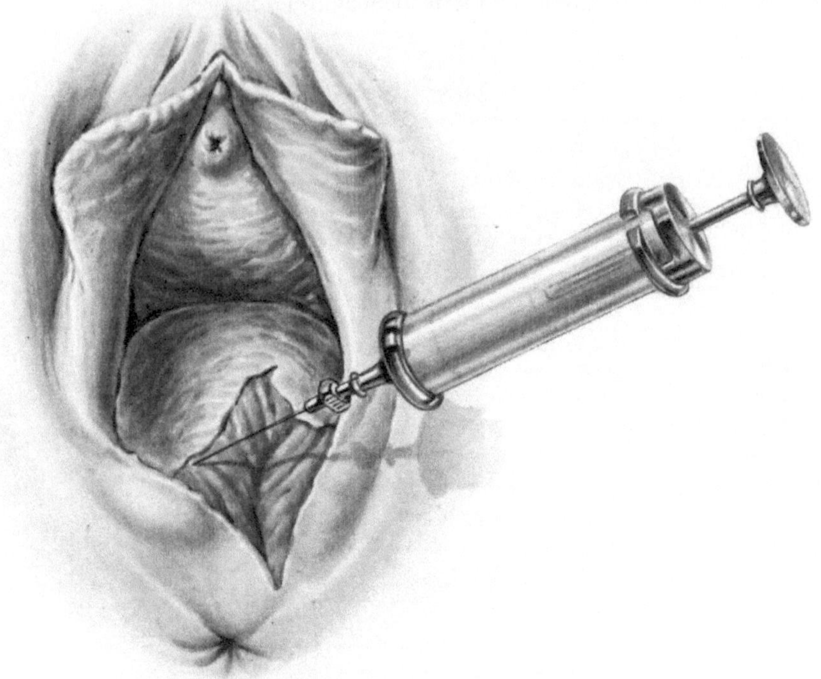

Abb. 10. Lokalanästhesie zur Dammnaht.

Bei einer Beckenausgangszange und beim Durchschneiden des Kopfes kommt auch die *Pudendusanästhesie* mit oder ohne Infiltration des Dammes in Betracht. Hierzu sticht man mit einer langen dünnen Kanüle vom Scheideneingang her in Richtung des Tuber ossis ischii. Sobald die Kanüle den absteigenden Ast des Os pubis berührt, zieht man sie ein wenig zurück und spritzt 5—10 cm³ Novocainlösung medial oberhalb des Knochens. Wer nicht die entsprechende Übung besitzt, hält sich am besten bei Ausführung der Anästhesie an gewisse Orientierungspunkte. Mit einem Finger fixiert er das Tuber ossis ischii, mit dem anderen von der Scheide her die Spina ossis ischii. Mit dem dritten beobachtet er, ob die Kanüle auch wirklich vor der Spina und etwas seitlich davon an die Innenfläche des Tuber ossis ischii gelangt, wo der Nerv aus dem Foramen ischiadicum minus austritt.

Die Pudendusanästhesie läßt sich auch vom Damm her ausführen, indem man in der Mitte zwischen Anus und Tuber ossis ischii einsticht und von hier aus mit der Kanüle hinter die Innenfläche des Ramus superior ossis ischii zu gelangen sucht. Die Pudendusanästhesie ist nicht weit verbreitet, weil sie oft nicht ausreicht und die Ausführung nicht leicht ist. Infiltriert man aber gleichzeitig den Damm, so ist sie überflüssig.

Für geburtshilfliche Operationen kommt ferner die *Parametrananästhesie* in Betracht. Wir selbst wenden sie nur bei Curettagen und instrumentellen Ausräumungen der schwangeren Gebärmutter an. Von anderer Seite wurde sie auch zur Linderung der Wehenschmerzen empfohlen (GELLHORN).

Nach unserer Ansicht ist es jedoch nicht ratsam, am Ende der Gravidität in die blutreichen Parametrien einzustechen, weil dadurch Gefäßverletzungen und Hämatome entstehen können. Aus demselben Grunde wenden wir dieses Verfahren auch zu Beginn der Schwangerschaft nicht gerne an. Die technische Ausführung der Parametrananästhesie gestaltet sich folgendermaßen: Man entfaltet die Scheide mit Specula, faßt die Portio vaginalis mit einer Kugelzange oder mit einer Muttermundsfaßzange und zieht sie nach der Seite. Nun sieht man bereits das seitliche Scheidengewölbe, das von der lateralen Scheidenwand her durch ein Seitenspeculum noch genau eingestellt wird. Hierauf wischt man das Scheidengewölbe mit Jodtinktur ab und sticht mit einer langen Kanüle ein. Nachdem man sich durch Zurückziehen des Spritzenkolbens überzeugt hat, daß kein Gefäß angestochen wurde, schiebt man unter dauerndem Spritzen der anästhesierenden Flüssigkeit (dadurch kann man Gefäßverletzungen vermeiden) die Kanüle immer tiefer. In gleicher Weise verfährt man dann auf der anderen Seite. Im ganzen werden rechts und links je etwa 20 cm^3 1%iges Novocain gegeben.

Zu erwähnen wäre noch die *Dauer-Caudalanästhesie* (continuous caudal anaesthesie), die neuerdings in den USA. verwendet wird. Das Verfahren besitzt gewisse Nachteile und hat sich bei uns nicht weiter verbreitet. Hier wäre auch die SADDLEBLOCK-Anästhesie zu erwähnen. An Stelle der Dauer-Caudalanästhesie kämen auf Grund theoretischer Erwägungen und praktischer Erfahrungen (ANSELMINO) auch gewisse Formen der *Periduralanästhesie* in Betracht. Vorläufig ist aber diese Frage nicht als abgeschlossen zu betrachten.

Für einen Kaiserschnitt kann man die Haut und das subcutane Fettgewebe mit Novocain infiltrieren. Nach Durchtrennen dieser Schichten wird die Fascie sichtbar, unter die nun ebenfalls Novocain gespritzt wird. Dadurch erhält man eine Anästhesie der Bauchmuskulatur. Gelingt es, die Bauchdecken wirklich unempfindlich zu machen, so hat man schon beinahe gewonnenes Spiel. Ist aber die Eröffnung des Leibes mit Schmerzen verbunden, so kann die Operation infolge der Unruhe der Patientin gestört und sogar ohne Narkose unmöglich werden.

FRIGYESIE empfiehlt die *Paralumbalanästhesie*. DE LEE und andere anästhesieren nach Eröffnung der Bauchdecken auch die Plica vesico-uterina mit Novocain. Nach Ausführung der Lokalanästhesie ist es ratsam, einige Minuten zu warten, bis sie richtig wirkt. Eine von Anfang an schmerzfreie Anästhesie erreicht man durch Einstechen der Kanüle an einer mit Chloräthyl vereisten Stelle. Die späteren Einstiche erfolgen an Stellen, die bereits unempfindlich sind. Vor einem Kaiserschnitt darf man auch ein Narkoticum (Morphium usw.) verabreichen. Dies ist deshalb wichtig, weil nervöse Patientinnen — wie erwähnt — oft bereits beim geringsten Schmerz das Vertrauen in das angewandte Verfahren verlieren. So kommt es dann zu den psychischen Versagern.

Als Lokalanästheticum verwenden wir immer eine aus Tabletten frisch bereitete 1%ige Novocainlösung. Um Fernwirkungen des Novocains zu vermeiden, geben wir zu 100 cm^3 Lösung einige Tropfen Adrenalin. Bei der Injektion, besonders wenn man tiefer in das Gewebe eindringen muß, soll man dünne Kanülen nehmen. Wie schon erwähnt, ist die Kanüle nach dem Einstich unter dauerndem Spritzen vorzuschieben, um keine Gefäße zu verletzen und so größere Hämatome zu verhüten. Kleinere Blutergüsse werden in wenigen Tagen resorbiert und haben, wie wir beobachteten, keine schädigende Wirkung zur Folge. So einfach die technische Ausführung der Lokalanästhesie auch erscheint, so erfordert sie doch eine gewisse Übung. Aber es lohnt sich für den praktischen Arzt sie zu erlernen. Die Patientinnen wissen es zu schätzen, wenn er sich die Mühe macht, auch kleinere Operationen ohne Narkose und doch schmerzfrei auszuführen. Der Arzt selbst erleichtert sich die Arbeit und kann ohne jede Schmerzäußerung der Frau seine Aufgabe in Ruhe lösen.

In letzter Zeit wird viel über die Anwendung von *Curare* berichtet. Man bedenke aber, daß es z. B. an der MAYOschen Klinik nur in 2,3% aller Operationen (nach A. STAEHELIN) benutzt wird. Für die Geburtshilfe kommt es kaum in Frage.

V. Der Geburtskanal.

Man unterscheidet zwei Abschnitte des Geburtskanales: den knöchernen und den aus Weichteilen bestehenden. Der knöcherne Geburtskanal wird durch das Becken dargestellt, das aus dem großen und dem kleinen Becken besteht. Das

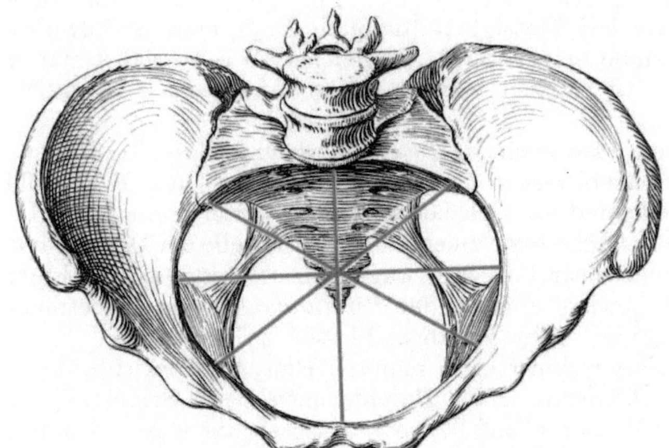

Abb. 11. Die Durchmesser des Beckeneingangs.

letztere spielt in der Geburtshilfe die größere Rolle. Es ist so beschaffen, daß der Kopf eines reifen Kindes gerade passieren kann. Die Form des Beckens läßt sich durch die Größe seiner Durchmesser kennzeichnen (Abb. 11 und 12). Die Unterteilung des kleinen Beckens erfolgt in Beckeneingang, Beckenausgang und Beckenhöhle.

1. Der *Beckeneingang*. Er wird hinten durch das Promontorium, seitlich durch die Linea innominata (Linea terminalis) und vorne durch den oberen Rand der Symphyse begrenzt.

Der *gerade Durchmesser* des Beckeneingangs verbindet das Promontorium mit dem oberen Rand der Symphyse (Conjugata anatomica). Den Geburtshelfer interessiert jedoch in erster Linie die Conjugata vera obstetrica. Diese erstreckt sich vom Promontorium zu dem am weitesten nach innen vorspringenden Punkt der Symphyse (11 cm).

Der *Querdurchmesser* des Beckeneingangs verbindet die zwei am weitesten entfernten Punkte der Linea innominata (Linea terminalis) miteinander. Er ist 13,5 cm lang.

Der *rechte Schrägdurchmesser* zieht von der rechten Articulatio sacroiliaca (Articulus sacroilicus) zur linken Eminentia ileopectinea (Tuberculum ileopubicum) und beträgt 12,75 cm.

Der *linke Schrägdurchmesser* zieht von der linken Articulatio sacroiliaca zum rechten Tuberculum ileopubicum und beträgt ebenfalls 12,75 cm.

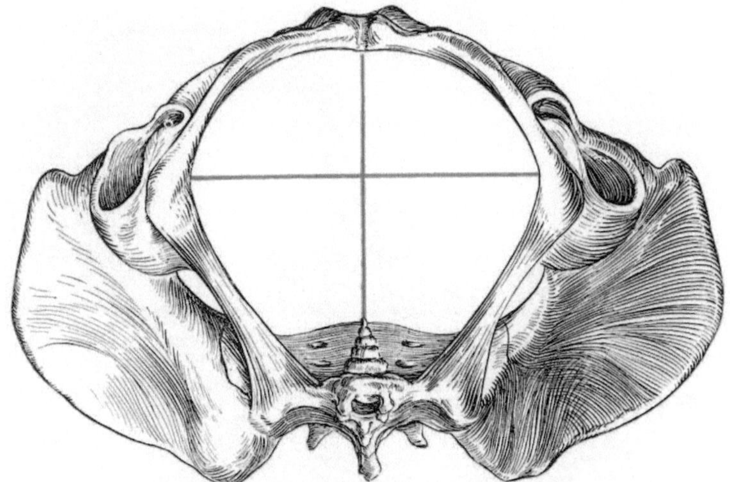

Abb. 12. Die Durchmesser des Beckenausgangs.

2. Der *Beckenausgang*. Er wird vom unteren Rande des Schambogens, den beiden Sitzbeinhöckern und der Spitze des Steißbeins begrenzt.

Als *geraden Durchmesser des Beckenausgangs* bezeichnet man die vom unteren Rande der Symphyse bis zur Spitze des Steißbeins verlaufende 9—10 cm lange Gerade. Diese verlängert sich bei der Geburt, indem das Steißbein nach rückwärts um etwa 2 cm ausweicht.

Der *Querdurchmesser des Beckenausgangs* ist die Verbindung der Innenränder der beiden Sitzbeinhöcker. Sie beträgt 11 cm.

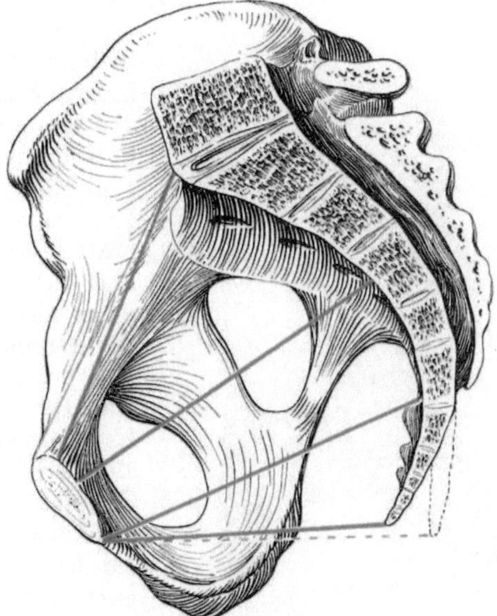

Abb. 13. Die Beckenebenen (LEVRET).

3. *Beckenhöhle* wird jener Teil des kleinen Beckens genannt, der sich zwischen dem Beckeneingang und dem Beckenausgang befindet.

Ihr *gerader Durchmesser* verläuft von der Mitte des 3. Kreuzbeinwirbels bis zur Mitte der Symphyse und mißt 12 cm.

Der *Querdurchmesser der Beckenhöhle* verbindet die am meisten nach innen vorstehenden Punkte der den Acetabula entsprechenden Beckeninnenflächen. Er beträgt 12 cm.

Die gedachte Linie, die die Halbierungspunkte der geraden Durchmesser des Beckeneingangs, der Beckenhöhle und des Beckenausgangs miteinander verbindet, wird als *Beckenachse* bezeichnet (Abb. 13 und 14).

Unter Beckenneigung versteht man den Winkel, den die Beckeneingangsebene mit der Horizontalen einschließt (etwa 60°) (Abb. 15).

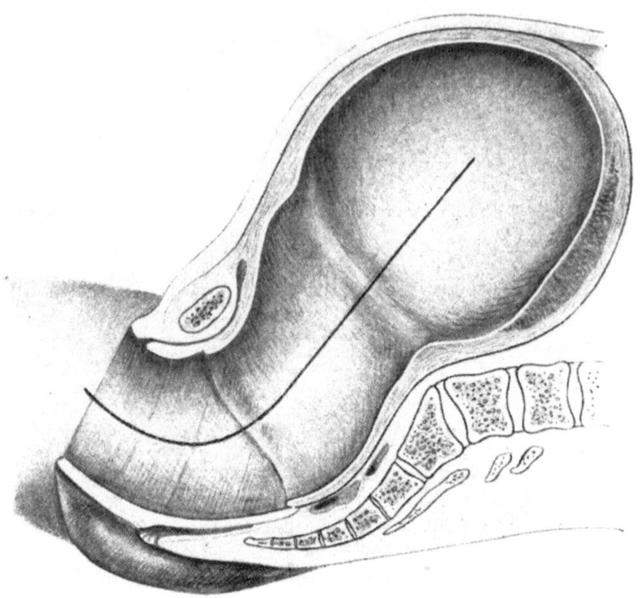

Abb. 14. Die Achse des Geburtskanals wird durch die Bildung des Weichteilansatzrohres zu einem Parabelast.

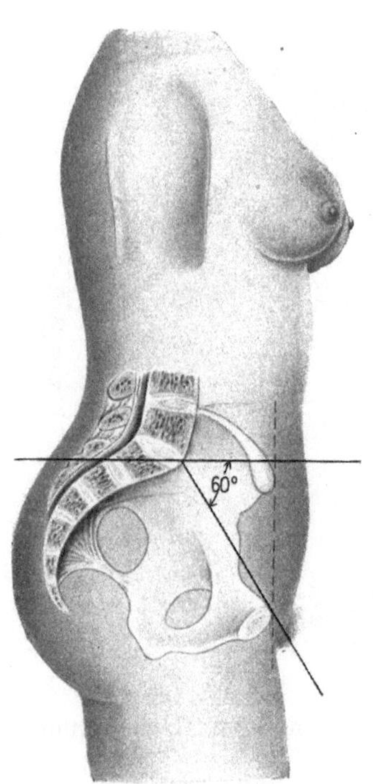

Abb. 15. Die Beckenneigung.

4. Der weiche Geburtskanal besteht aus zwei ineinander gefügten muskulösen Schläuchen. Der innere Schlauch wird von der Gebärmutter und der Scheide dargestellt, der äußere von der Muskulatur des Beckenbodens. Der erste formiert sich eigentlich erst während der Eröffnungsperiode. Hierbei retrahiert sich der aktive Teil der Gebärmutter unter der Wehentätigkeit immer weiter und der passive Abschnitt dehnt sich mehr und mehr aus, während sich der Muttermund eröffnet. Die Grenze zwischen dem aktiven und passiven Teil ist durch den *Grenzring* oder *Kontraktionsring* markiert. Die früher umstrittene Frage, ob der Kontraktionsring mit dem inneren Muttermund identisch sei oder nicht, gehört nicht in den Rahmen der Operationslehre und ist praktisch bedeutungslos. Wichtiger ist die Tatsache, daß am Ende der Eröffnungsperiode der ausgedehnte passive Uterusanteil zusammen mit der Scheide einen gemeinsamen Schlauch bildet, der sich am Ende der Austreibungsperiode in das sog. Weichteilansatzrohr fortsetzt. Dieses wird von der Muskulatur des Beckenbodens aufgebaut.

Die Muskulatur des Beckenbodens ist in 3 Schichten angeordnet, die von außen nach innen folgende Reihenfolge einnehmen (Abb. 16—18):

I. Schicht: M. bulbo-cavernosus (Constrictor cunni), M. ischio-cavernosus, M. sphincter ani externus und M. transversus perinei superficialis.

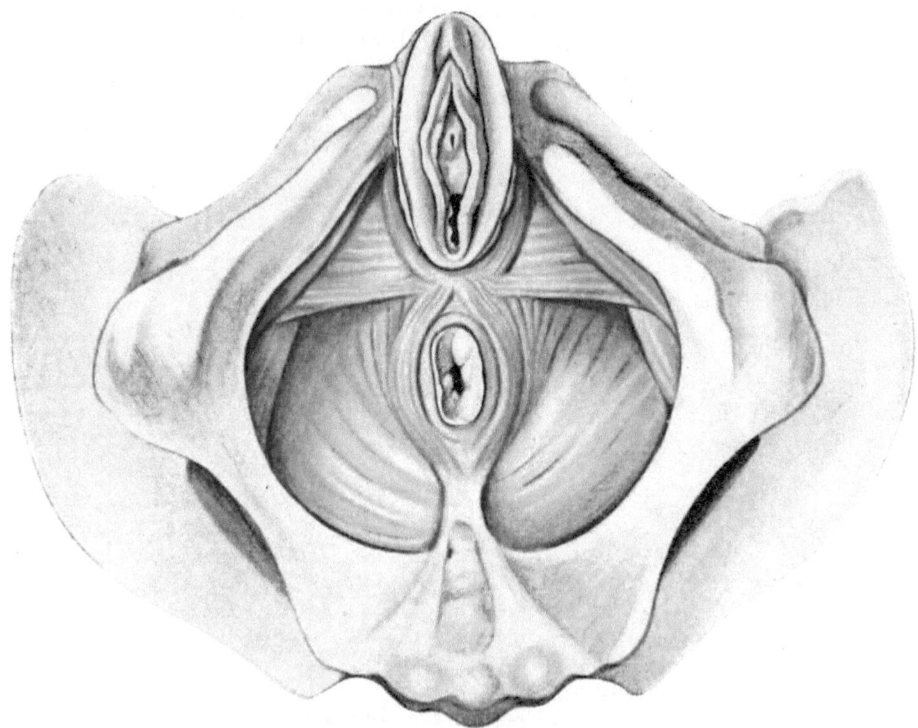

Abb. 16. Die Muskulatur des Beckenbodens (von unten gesehen). Der Levatorspalt ist durch das Diaphragma urogenitale verdeckt.

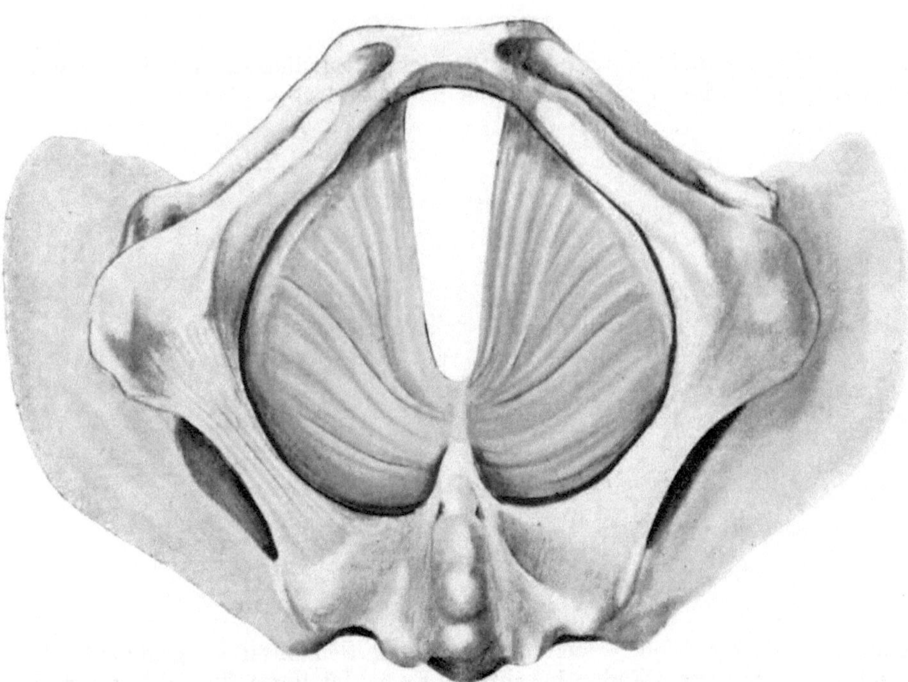

Abb. 17. Diaphragma pelvis von unten gesehen.

II. Schicht: M. transversus perinei profundus (oder Diaphragma urogenitale).
III. Schicht: Diaphragma pelvis oder M. levator ani.

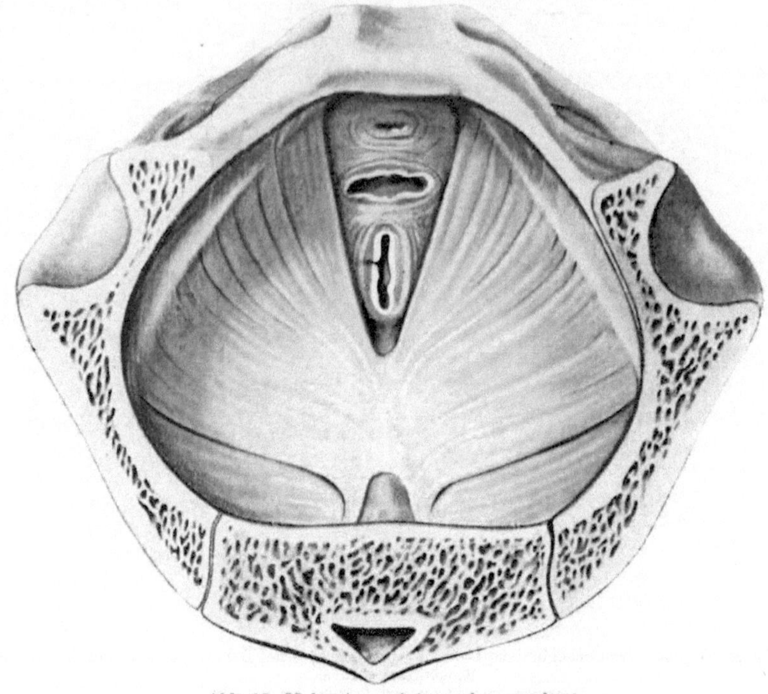

Abb. 18. M. levator ani (von oben gesehen).

Diese 3 Muskelschichten sind durch Fascien, Muskelfasern und Bindegewebe miteinander verbunden und decken sich dachziegelartig. Am Ende der Aus-

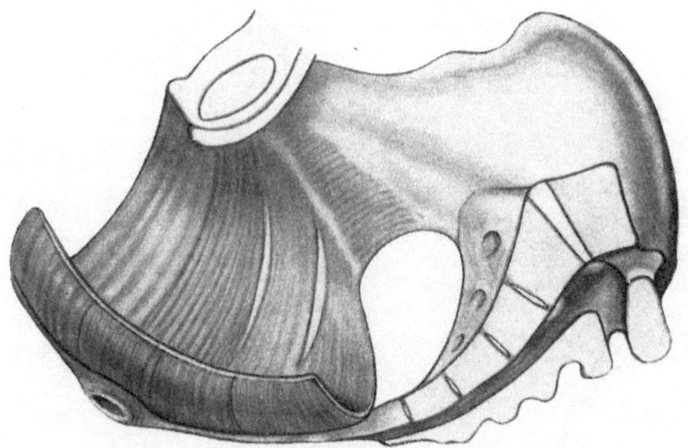

Abb. 19. Das Weichteilansatzrohr.

treibungsperiode verschieben sich die einzelnen Schichten so gegeneinander, daß sich nur noch ihre Ränder berühren. Es bildet dann die II. Schicht die Fortsetzung der I. und die III. Schicht die Fortsetzung der II. Auf solche Art kommt das nach vorne und oben gerichtete Weichteilansatzrohr zustande (Abb. 19). Seine Biegung stellt den Grund dafür dar, daß sich die Beckenachse, die bis zum Beckenausgang gradlinig nach abwärts verläuft, hier stark krümmt und die Form eines Parabelastes annimmt.

VI. Die Frucht als Geburtsobjekt.

Da der Großteil der Geburten in Schädellage erfolgt und der Durchtritt des Kopfes die meisten Schwierigkeiten verursacht, besitzt er von allen Körperteilen der Frucht die größte geburtsmechanische Bedeutung.

Am Kopf des Kindes unterscheidet man den Gesichts- und den Schädelanteil. Die Schädelknochen treffen in den Nähten zusammen. An den Stellen, an denen verschiedene Nähte aufeinanderstoßen, befinden sich

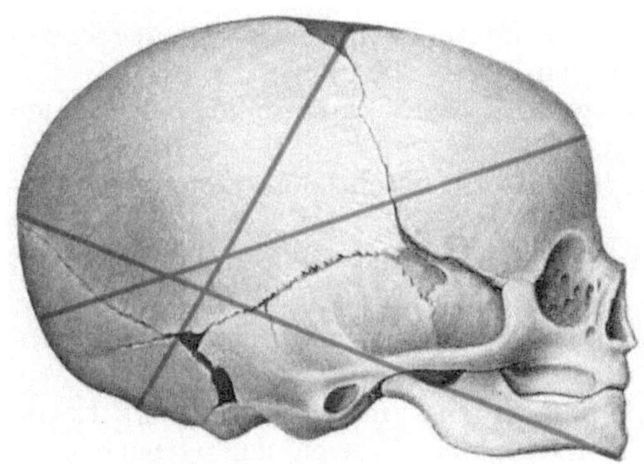

Abb. 20. Die Durchmesser, Nähte und Fontanellen des kindlichen Schädels (von der Seite).

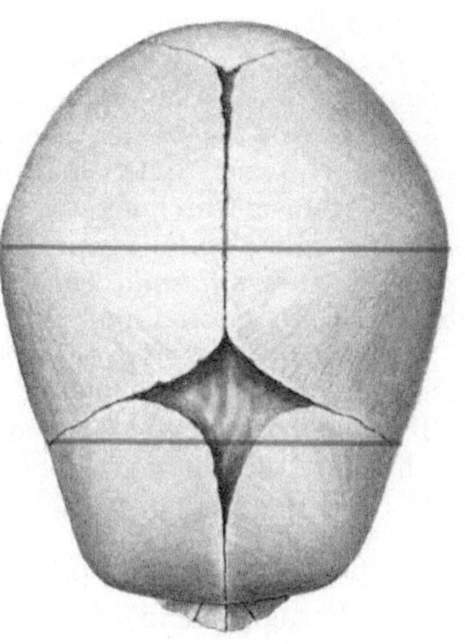

Abb. 21. Die Durchmesser, Nähte und Fontanellen des kindlichen Schädels (von oben).

die Fontanellen. Nähte und Fontanellen spielen bei der Geburt eine wichtige Rolle. Sie ermöglichen bei der geburtshilflichen Untersuchung eine Orientierung über die Lage des kindlichen Schädels im Becken. Die lose Verbindung der Schädelknochen erlaubt weiterhin, daß sich diese, falls nötig, neben- oder übereinander verschieben; eine Eigenschaft, die man als *Konfigurabilität* des kindlichen Schädels bezeichnet. Sie ist besonders für die Geburt bei engem Becken bedeutungsvoll.

Folgende 4 Nähte dienen zur Orientierung bei der geburtshilflichen Untersuchung (Abb. 20 und 21):

1. Die *Stirnnaht* (Sutura frontalis). Sie verläuft zwischen den beiden Stirnbeinen.
2. Die *Pfeilnaht* (Sutura sagittalis). Sie verbindet die beiden Scheitelbeine.
3. Die *Kranznaht* (Sutura coronaria). Sie zieht zwischen Stirn- und Scheitelbeinen hin.
4. Die *Lambdanaht* (Sutura lambdoides). Sie stellt die Verbindung zwischen Hinterhaupt- und Scheitelbeinen dar.

Unter den Fontanellen sind vor allem die kleine und die große wichtig. Die *kleine Fontanelle* liegt im Treffpunkt der Pfeilnaht und der beiden Äste der Lambdanaht. Es ist besonders charakteristisch, daß sich in ihr 3 Nähte vereinigen und daß dort lediglich eine kleine Vertiefung zu tasten ist. Die *große Fontanelle* besitzt die Form einer Raute und stellt eine Knochenlücke dar, die von einer faserigen Membran überzogen ist. Es treffen sich dort 4 Nähte (die Stirnnaht, die Pfeilnaht und die 2 Äste der Kranznaht).

Wie am knöchernen Becken der Mutter sind auch am kindlichen Schädel bestimmte Durchmesser von Wichtigkeit:

1. der *gerade Durchmesser* (Diameter fronto-occipitalis) zwischen Glabella und dem am weitesten vorspringenden Punkt der Hinterhauptsschuppe (12 cm);
2. der *große Querdurchmesser* (Diameter biparietalis) zwischen den zwei entferntesten Punkten der Scheitelbeinhöcker (9,25 cm);
3. der *kleine Querdurchmesser* (Diameter bitemporalis) zwischen den entferntesten Punkten der beiden Kranznähte (8 cm);
4. der *große schräge Durchmesser* (Diameter mento-occipitalis) zwischen dem Kinn und dem am weitesten entfernten Punkt des Hinterhauptes (13,5 cm);
5. der *kleine schräge Durchmesser* (Diameter suboccipito-bregmaticus) zwischen Nacken und Mitte der großen Fontanelle (9,5 cm);
6. der *Höhendurchmesser* (Diameter sublinguo-parietalis) von der Gegend unter dem Kinn bis zur Spitze des Scheitelbeins (10 cm).

Zu einzelnen Durchmessern gehören bestimmte Ebenen mit entsprechenden Umfängen, die ebenfalls von Bedeutung sind:

1. Die *Circumferentia suboccipito-bregmatica.* Sie entspricht dem kleinen schrägen Durchmesser und mißt 32 cm.
2. Die *Circumferentia occipito-frontalis.* Sie entspricht dem geraden Durchmesser und beträgt 34 cm.
3. Die *Circumferentia mento-occipitalis.* Sie entspricht dem großen schrägen Durchmesser und beträgt 35 cm.
4. Die *Circumferentia sublinguo-parietalis.* Sie entspricht dem Höhendurchmesser und hat eine Länge von 34 cm.

Der Rumpf des Kindes ist in der Schultergegend am breitesten, etwa 12 cm. Diese Entfernung kann im Verlaufe des Durchtritts durch den Geburtskanal auf 10 cm reduziert werden. Die übrigen Teile des kindlichen Körpers bilden während der Geburt — soweit keine Entwicklungsanomalie vorliegt (Ascites usw.) — kein Hindernis.

VII. Der Geburtsmechanismus.

Die Frucht vollführt während ihres Durchtrittes durch den Geburtskanal bestimmte Drehungen (Abb. 22), für die es keine allgemein anerkannte Erklärung gibt. Von verschiedenen Autoren wurde eine ganze Reihe von Theorien aufgestellt. Nach der Auffassung Lahs' wirkt der allseitige Druck der Gebärmutter auf die Frucht und wird durch die Wirbelsäule auf den kindlichen Kopf übertragen (Fruchtwirbelsäulendruck). Da aber die Wirbelsäule nicht mit der Mitte der Schädelbasis verbunden ist, entsteht ein ungleicharmiges Hebelsystem (Abb. 23) und infolgedessen gelangt das Hinterhaupt unter der Einwirkung des Fruchtwirbelsäulendruckes tiefer (I. Drehung) als das Vorderhaupt.

Die Leitstelle dreht sich, während der Kopf längs der Beckenwand tiefer tritt, in Richtung des geringsten Widerstandes, also nach vorne (II. Drehung). Für diese Drehung sind zum Teil auch das knöcherne Becken und die Beckenbodenmuskulatur verantwortlich. Olshausen sah die Rotation der Schultern und des Rumpfes als Ursache der II. Drehung an. Die Gebärmutter ist während der Wehen bestrebt, ihre ursprüngliche Gestalt anzunehmen. Nach der Meinung Olshausens werden dadurch die Schultern, die zunächst vorne seitlich oder hinten seitlich lagen, ganz nach vorne oder ganz nach hinten gebracht. Die Rotation der Leitstelle nach vorne, d. h. also die Drehung des Kopfes, wäre demnach etwas Sekundäres, bedingt durch die Drehung der Schultern. SELLHEIM erklärte sämtliche Drehungen der Frucht (also auch die III. Drehung) mit der Annahme, die Frucht befinde sich in einer Zwangshaltung und suche sich daraus zu befreien. Während der Geburt gelange das Kind durch die Uteruskontraktionen in eine Zwangshaltung und nehme die Gestalt eines in verschiedener Richtung ungleich biegsamen Zylinders (Fruchtwalze) an. Um den parabelförmigen Geburtskanal passieren zu können, müsse sich dieser Zylinder so lange um seine eigene Achse drehen, bis sein Biegungsfacillimum

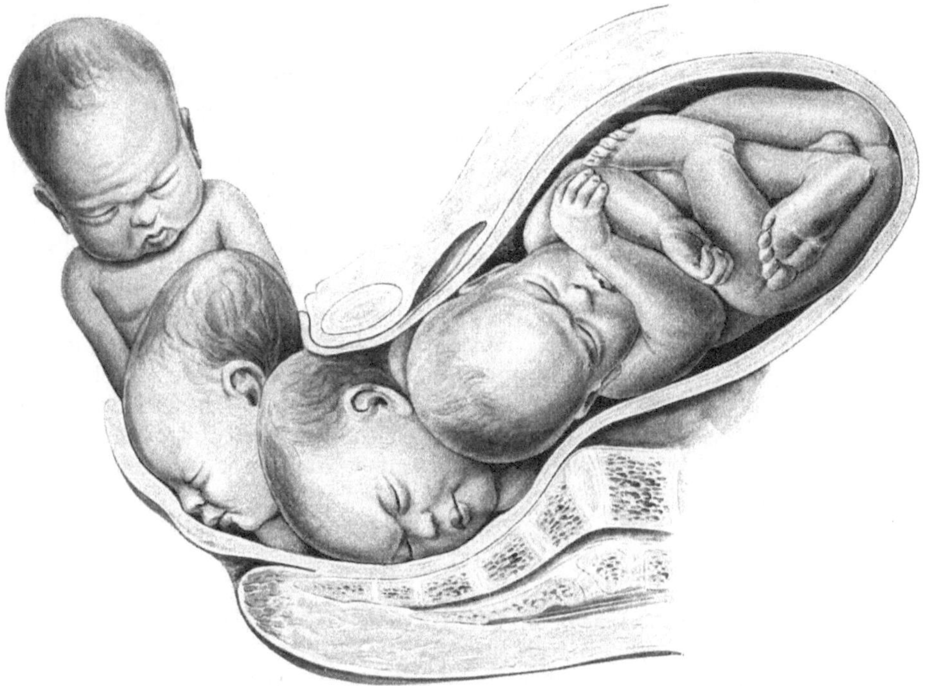

Abb. 22. Die innerhalb (I.—III. Drehung) und außerhalb (IV. Drehung) des Geburtskanals erfolgenden Drehungen des kindlichen Kopfes.

der größten Krümmung des Geburtskanales entspräche. WARNEKROS beobachtete den Geburtsverlauf mit Hilfe von Röntgenaufnahmen und konnte dabei die Auffassung SELLHEIMS nur zum Teil bestätigen; in manchen Punkten mußte er sich aber den Meinungen von LAHS und OLSHAUSEN anschließen.

Die Klärung des Geburtsmechanismus ist eine Aufgabe der theoretischen Geburtshilfe und gehört nicht in den Rahmen der Operationslehre. Für die Praxis ist es bedeutungslos, welche Gründe die Drehungen der Frucht bei der Passage des Geburtskanals veranlassen. Wichtiger ist es, sich über das Wesen des Geburtsmechanismus vollkommen im klaren zu sein, weil man sonst nicht in der Lage ist, geburtshilfliche Operationen richtig auszuführen. Im folgenden werden wir sehen, nach welchem Mechanismus sich die Geburt bei verschiedenen Lagen und Haltungen abwickelt.

Die Flexionslagen (Hinterhauptslagen).

Bei einer Erstgraviden pflegt sich der Kopf schon während des letzten Monats im Beckeneingang einzustellen. Bei einer Mehrgebärenden geschieht dies meist erst zu Beginn der Austreibungsperiode oder beim Blasensprung. In allen Fällen neigt sich der Kopf unter der Wirkung des Gebärmutterdruckes etwas nach vorne, d. h. das Kinn nähert sich dem Brustkorb. *Diese Flexion des kindlichen Schädels stellt die I. Drehung dar.* Die Pfeilnaht stellt sich ganz oder doch wenigstens annähernd in den Querdurchmesser des Beckeneingangs (Abb. 24) ein. Als tiefsten Punkt des Kopfes, *Leitstelle* genannt, findet man die *kleine Fontanelle.* Während der Kopf unter der Wehentätigkeit tiefer tritt, dreht sich die Leitstelle, bei normaler Flexionslage also die kleine Fontanelle, nach vorne und gelangt aus dem queren über den schrägen (Abb. 25) in den geraden Durchmesser (Abb. 26). *Diese Rotation wird als II. Drehung des kindlichen Schädels bezeichnet.*

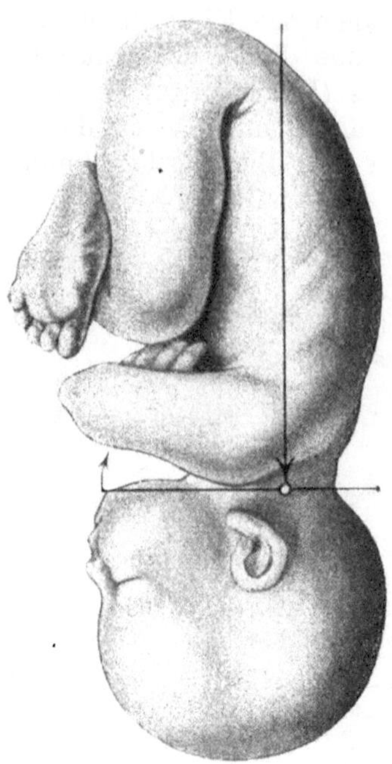

Abb. 23. Die Ansatzstelle der Wirbelsäule liegt näher am Hinterhaupt als am Vorderhaupt (ungleicharmiger Hebel).

Bei I. Schädellage (eigentlich handelt es sich um eine Stellung; kleine Fontanelle links) gelangt die kleine Fontanelle aus dem queren über den rechten schrägen, bei II. Schädellage (kleine Fontanelle rechts) über den linken schrägen in den geraden Durchmesser.

Wenn der Kopf im Beckenausgang angelangt ist, steht die Pfeilnaht im geraden Durchmesser. In dieser Einstellung dringt der Schädel immer tiefer, bis sich das Suboccipu unter dem Schambogen anstemmt. Nun schneidet der bis jetzt noch in Flexion befindliche Kopf durch und wird in einem nach vorne gerichteten Bogen vor den

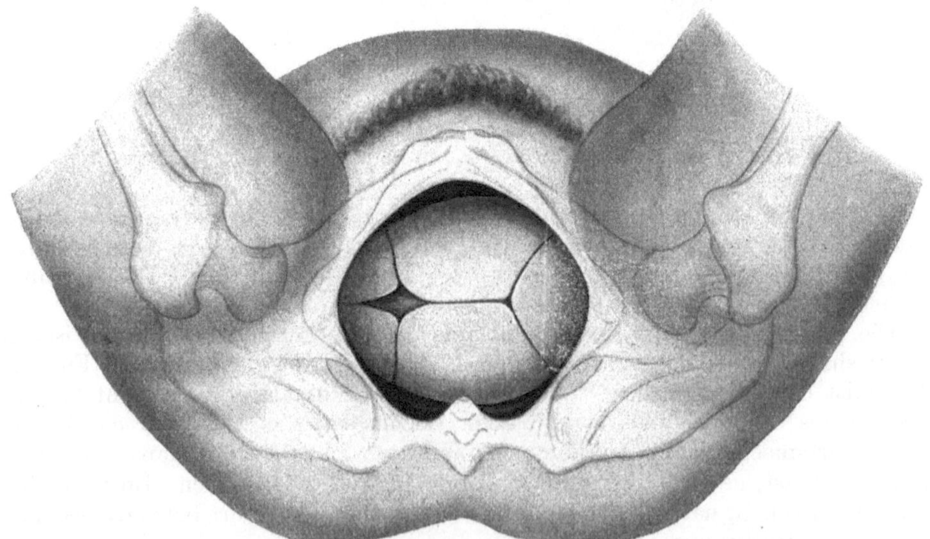

Abb. 24. Die Pfeilnaht im queren Durchmesser.

Damm gewälzt. Es erscheinen nacheinander Occiput, Scheitel, Stirne und schließlich Gesicht. Hiermit ist eine Deflexionshaltung hergestellt (s. Abb. 22). Die *III. Drehung* verläuft also in umgekehrter Richtung wie die *I.* Als funktionierenden Umfang findet man bei dem eben beschriebenen Mechanismus die Circumferentia suboccipito-bregmatica (32 cm).

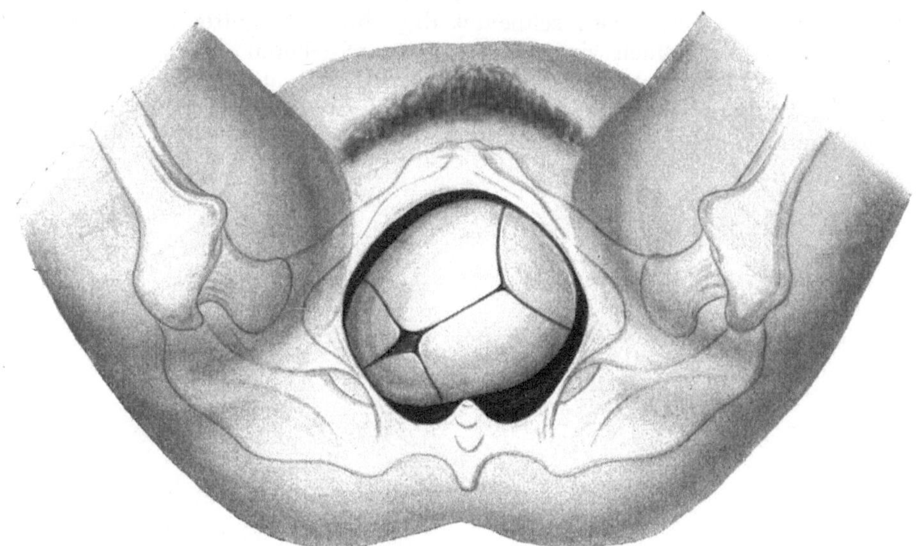

Abb. 25. Die Pfeilnaht im schrägen Durchmesser.

Bei der Geburt des Kopfes stehen die Schultern im Beckeneingang, vollständig oder annähernd im Querdurchmesser eingestellt. Wie der Kopf, führen auch die Schultern bei der Passage des Beckens bestimmte Drehungen aus. Sie

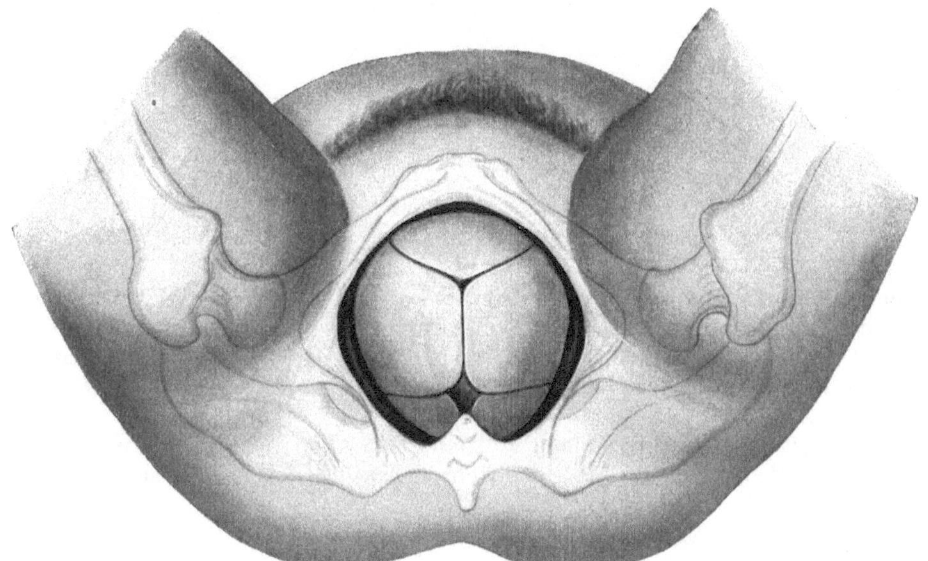

Abb. 26. Die Pfeilnaht im geraden Durchmesser.

drehen sich erst in den schrägen und dann in den geraden Durchmesser, wobei die Schulterbreite der Pfeilnaht entspricht. In Ruhe, in ungezwungener Haltung, steht die Pfeilnaht immer senkrecht zur Schulterbreite. Deshalb werden die

Schultern stets den entgegengesetzten Durchmesser passieren wie die Pfeilnaht. Während die vordere Schulter sich vorwärts drehend in den Beckenausgang gelangt, tritt sie infolge der Wehentätigkeit so lange tiefer, bis sie unter dem Schambogen erscheint. Nun schneidet die hintere Schulter durch, tritt vor den Damm und schließlich wird der ganze Rumpf geboren. Durch die innerhalb des Beckens erfolgte Drehung der Schultern wird auch auf den bereits geborenen Kopf eine Wirkung ausgeübt. Der aus seiner Zwangshaltung befreite kindliche Schädel nimmt eine ungezwungene Haltung ein, d. h. die Blickrichtung steht

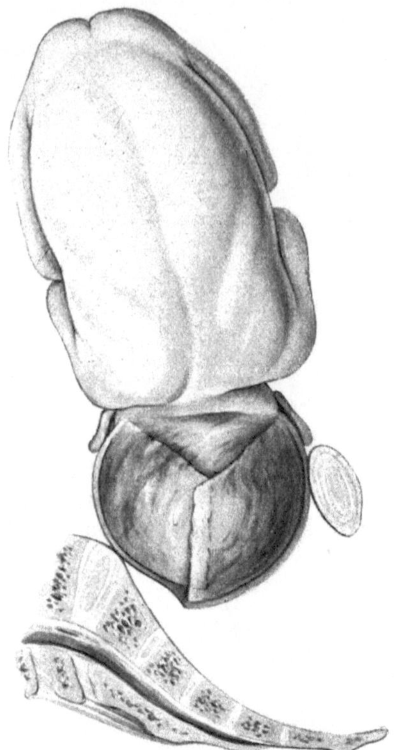

Abb. 27. Vordere Scheitelbeineinstellung (NAEGELEsche Obliquität).

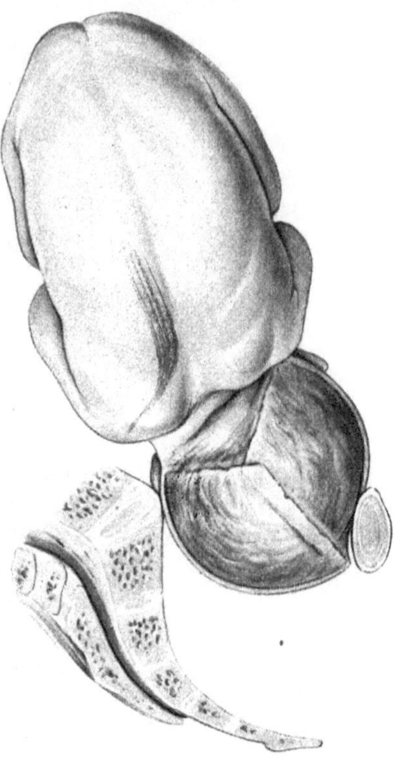

Abb. 28. Hintere Scheitelbeineinstellung (LITZMANNsche Obliquität).

in einem rechten Winkel zur Schulterbreite. Daher sieht das Gesicht bei I. Lage, sobald die Schulterbreite in den geraden Durchmesser gelangt, nach dem rechten Schenkel, bei II. Lage nach dem linken Schenkel der Mutter. Diese letzte Rotation findet bereits außerhalb des Beckens statt und wird als *IV. Drehung des Kopfes bezeichnet* (s. Abb. 22).

Die Geburt in Hinterhauptslage vollzieht sich aber nicht immer nach dem geschilderten Mechanismus. Man beobachtet *Regelwidrigkeiten* hinsichtlich *der Einstellung* und *der Drehung*.

Als *Einstellungsanomalien* kommen vor:

1. der Asynklitismus,
2. der hohe Geradstand.

1. Die asynklitische Einstellung. Unter normalen Verhältnissen stellt sich der Kopf so im Beckeneingang ein, daß die im queren Durchmesser verlaufende Pfeilnaht die Beckenführungslinie schneidet und der Schädel senkrecht zur

Beckeneingangsebene steht *(synklitische Einstellung)*. Manchmal fällt auch unter physiologischen Verhältnissen, solange der Kopf im Beckeneingang fixiert ist, die Pfeilnaht nicht mit der Führungslinie zusammen. Diese Abweichung *(asynklitische Einstellung)* ist dann nur sehr gering und verursacht keinerlei Störungen des Geburtsverlaufes. Wenn jedoch die asynklitische Einstellung persistiert, kann:

a) das *vordere Scheitelbein tiefer* gelangen, während das hintere vom Promontorium zurückgehalten wird. Die Pfeilnaht verläuft dem Promontorium genähert.

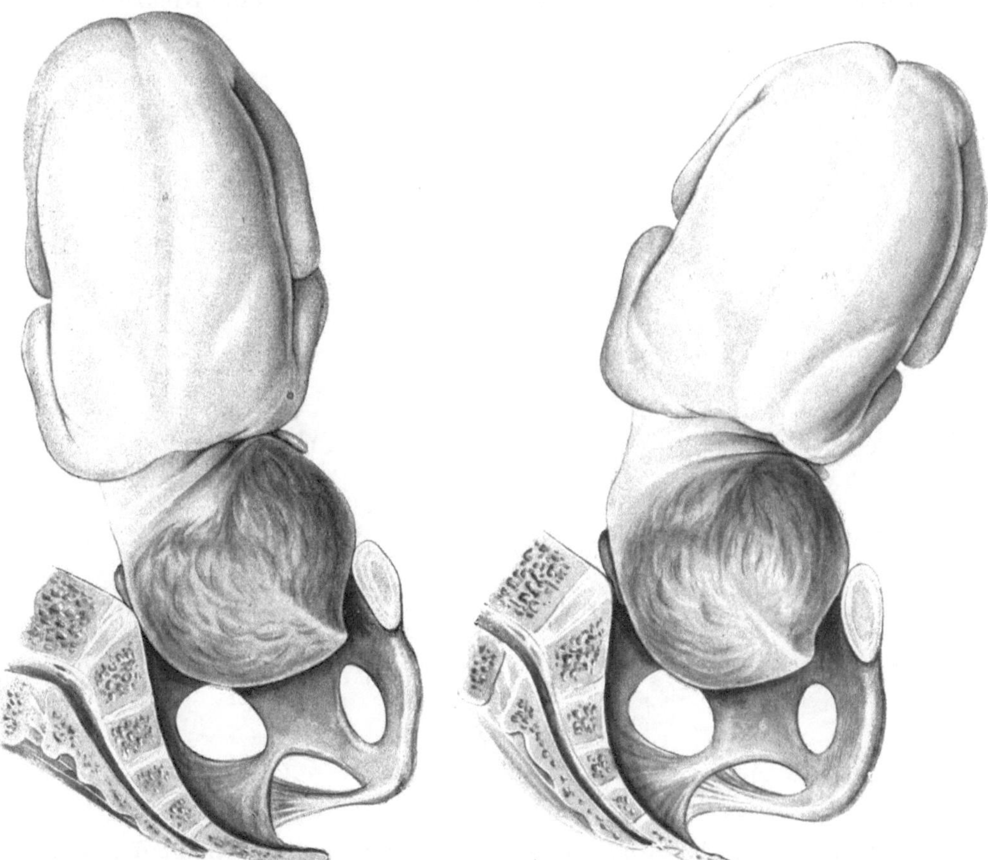

Abb. 29. Hintere Scheitelbeineinstellung. Falls ein Hängebauch vorhanden ist, erleidet die Halswirbelsäule eine Knickung.

Abb. 30. Verstärkung der in Abb. 26 dargestellten Knickung der Wirbelsäule infolge der Wehentätigkeit.

Man spricht von einer vorderen Scheitelbeineinstellung oder NAEGELE*schen Obliquität* (Abb. 27).

b) Andererseits kann das *hintere Scheitelbein tiefer* treten und das vordere vom Schambogen zurückgehalten werden. Die Pfeilnaht verläuft der Symphyse genähert. Man spricht von einer hinteren Scheitelbeineinstellung oder LITZMANN*schen Obliquität* (Abb. 28).

Die NAEGELEsche Obliquität ist unter Umständen, z. B. beim platten Becken sogar vorteilhaft, da sie hier den Geburtsmechanismus begünstigt. Die LITZMANNsche Obliquität hingegen bildet eine ernste Regelwidrigkeit, sobald sie zum Dauerzustand wird. In solchen Fällen gehört eine Spontangeburt zu den größten Seltenheiten und es besteht eine ernste Gefahr für die Mutter und das Kind.

Die NAEGELEsche Obliquität gleicht sich im Verlauf der Geburt meist dadurch aus, daß das hintere Scheitelbein nachträglich doch noch vor dem Promontorium tiefer tritt. Demgegenüber beobachtet man nur selten eine spontane Korrektur der LITZMANNschen Obliquität. Von den beiden bekannten Möglichkeiten wurde die eine von LITZMANN beschrieben. Hierbei tritt das hintere Scheitelbein ein wenig hinter das Promontorium zurück, so daß das vordere Scheitelbein tiefer treten kann. Nach der zweiten, von VEIT publizierten Möglichkeit gelangt zunächst das hintere Scheitelbein tiefer. Sobald es die Kreuzbeinhöhle

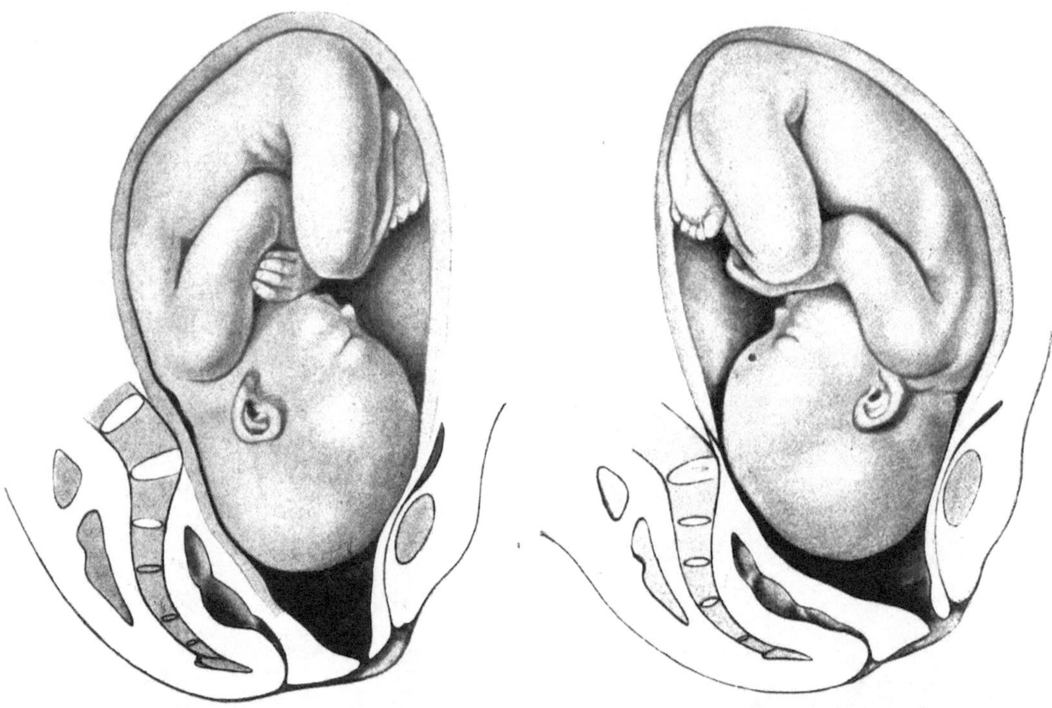

Abb. 31. Hoher Geradstand (Positio occipitalis sacralis).

Abb. 32. Hoher Geradstand (Positio occipitalis pubica).

erreicht, dreht sich der Kopf um seine Längsachse und verschafft damit dem vorderen Scheitelbein Gelegenheit, hinter der Symphyse ebenfalls tiefer zu treten.

Bei der hinteren Scheitelbeinstellung nähert sich der Kopf des Kindes der vorderen Schulter. Dadurch bildet die Fruchtachse einen nach vorne offenen Winkel (Abb. 29). Die Achsenknickung hat zur Folge, daß der Kopf nicht in die Beckenhöhle gepreßt sondern das vordere Scheitelbein immer stärker gegen den Schambogen gedrängt wird. Dadurch erfolgt eine weitere Steigerung der Obliquität (Abb. 30).

2. Der hohe Geradstand. Nach neueren Beobachtungen stellt sich der Kopf gar nicht sehr selten mit der Pfeilnaht in den geraden Durchmesser des Beckeneinganges ein. Ist das kindliche Hinterhaupt gegen die Wirbelsäule der Mutter gerichtet, spricht man von einer *Positio occipitalis sacralis* (Abb. 31); ist es dagegen zur Symphyse gewendet, von einer *Positio occipitalis pubica* (Abb. 32). Diese Einstellung ist die häufigere. Hierbei gelangt die Pfeilnaht im weiteren Geburtsverlauf regelmäßig in einen schrägen und im Beckenausgang wieder in den geraden Durchmesser. Bei der Positio occipitalis pubica tritt der Kopf gelegentlich auch ohne jede Drehung bis zum Beckenausgang tiefer. Im Falle einer Positio occipitalis sacralis ist dies nicht so leicht möglich, da die Krümmung des kindlichen Rückens der mütterlichen Wirbelsäule ausweichen muß. Ein Eingriff ist häufiger erforderlich.

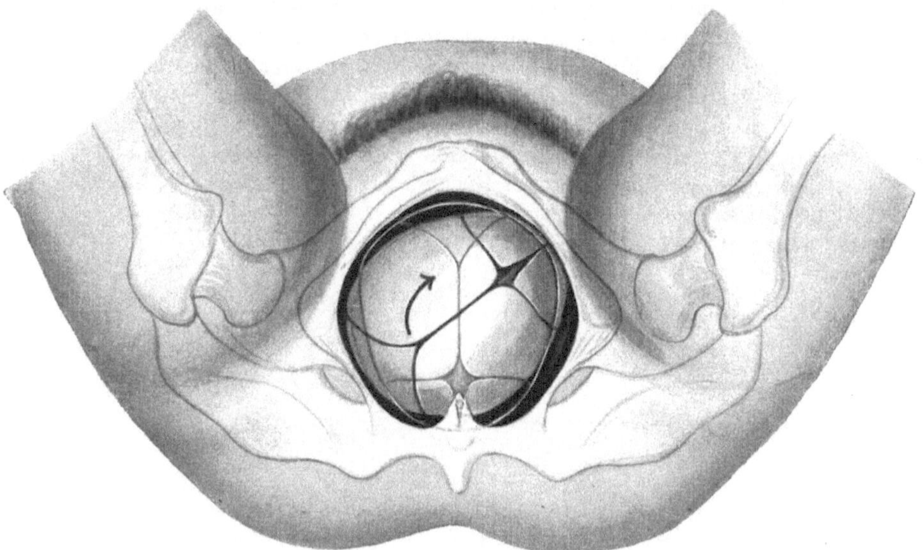

Abb. 33. Die hinten liegende kleine Fontanelle hat einen größeren Weg zurückzulegen, um an den vorderen Endpunkt des geraden Beckendurchmessers zu gelangen.

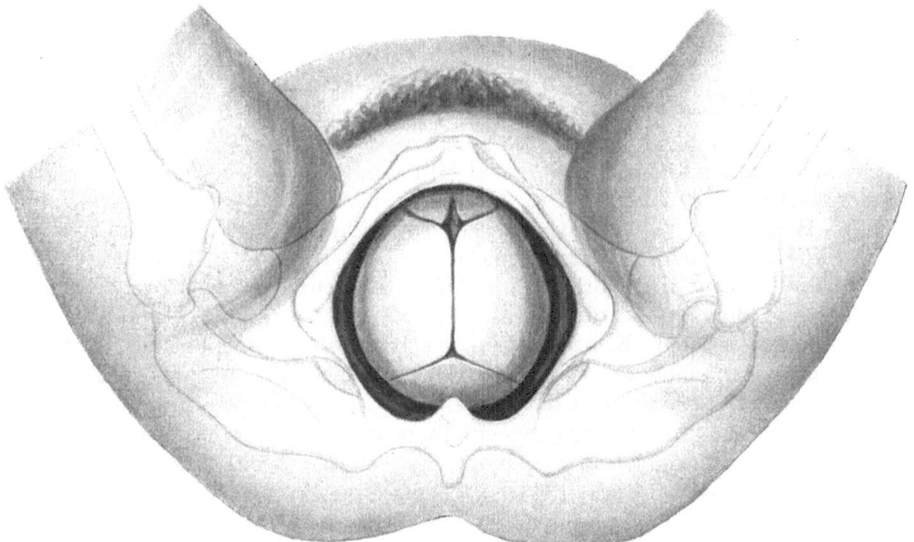

Abb. 34. Pfeilnaht im geraden Durchmesser; kleine Fontanelle hinten.

Zu den *Drehungsanomalien* gehören:
1. die hintere Hinterhauptslage,
2. die Überdrehung,
3. der tiefe Schrägstand und der tiefe Querstand.

1. Die hintere Hinterhauptslage. Nachdem sich der Kopf mit der Pfeilnaht im Becken eingestellt hat, dreht sich ausnahmsweise die Leitstelle nicht wie in physiologischen Fällen nach vorne sondern nach hinten.

Bisweilen stellt sich der Kopf derart ein, daß die kleine Fontanelle am hinteren Endpunkt eines schrägen Durchmessers steht *(Einstellungsanomalie)*. In diesem Falle kann sich die kleine Fontanelle noch nach vorne oder nach hinten wenden. Rotiert sie nach vorne, so muß sie einen größeren Weg beschreiben, um an den entsprechenden Endpunkt des geraden Durchmessers zu gelangen als bei der Rotation nach hinten (Abb. 33). Dreht sich die kleine Fontanelle nach hinten (Abb. 34), dann gelangt der Kopf am Beckenausgang in noch stärkere Flexion. Als Hypomochlion stützt sich die Stirnhaargrenze unter dem Schambogen an

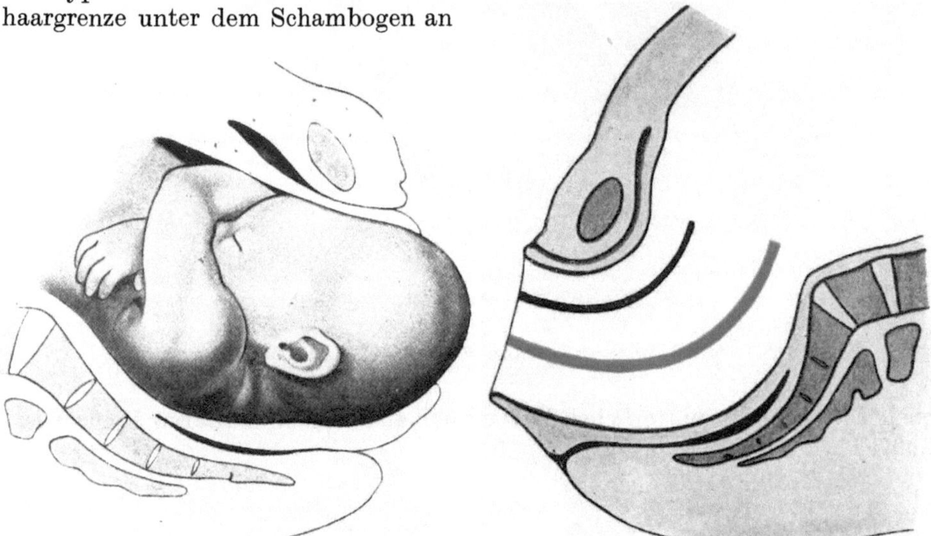

Abb. 35. Wenn der Kopf sichtbar wird, befinden sich die Schultern und Arme schon im kleinen Becken.

Abb. 36. In der Kurve des Geburtskanals ist die innere Bahn (schwarz) kürzer als die äußere (rot).

und es werden nacheinander Scheitel und Hinterhaupt geboren. Um die Geburt des Gesichtes zu ermöglichen, führt der Kopf anschließend eine Deflexion aus (Abb. 35). Wenn der Kopf sichtbar wird, befinden sich Schultern und Arme schon im kleinen Becken. Der Mechanismus der hinteren Hinterhauptslage gleicht in vielem dem der Vorderhauptslage; doch unterscheidet er sich von ihm darin, daß bei der hinteren Hinterhauptslage die kleine Fontanelle als Leitstelle fungiert und die Konfiguration des Kopfes entsprechend ist. Bei der hinteren Hinterhauptslage stemmt sich die Stirnhaargrenze unter dem Schambogen an und der Kopf tritt mit der Circumferentia suboccipito-bregmatica aus der Schamspalte aus (32 cm). Demgegenüber dient bei Vorderhauptslage die Glabella als Hypomochlion und der Kopf passiert den Beckenausgang mit der Circumferentia fronto-occipitalis (34 cm). Die Geburtsverzögerung bei hinterer Hinterhauptslage kommt vor allem auch dadurch zustande, daß die kreuzbein wärts gelegene kleine Fontabelle einen größeren Weg zurücklegen muß, um vom Beckeneingang zum Beckenausgang zu gelangen (Abb. 36) (s. Lehrbuch der Geburtshilfe).

2. Die Überdrehung. Dreht sich die Pfeilnaht während der II. Drehung des Kopfes aus einem schrägen Durchmesser in den anderen schrägen, so spricht man von einer *inneren Überdrehung*. Diese Überdrehung pflegt nur vorübergehend zu sein; gewöhnlich dreht sich die Pfeilnaht wieder in den geraden Durchmesser zurück bevor der Kopf durchschneidet. In manchen Fällen kommt es auch zu einer *äußeren Überdrehung*. Hier dreht sich der bereits geborene Kopf derart weiter, daß beispielsweise bei I. Lage das geborene Gesicht nicht gegen den rechten sondern gegen den linken Schenkel der Mutter sieht.

3. Als **tiefen Schrägstand** und **tiefen Querstand** bezeichnet man die Drehungsanomalie, bei der der Kopf im Beckenausgang angelangt, ohne seine II. Drehung begonnen (tiefer Querstand) oder beendet zu haben (tiefer Schrägstand) (Abbildung 37). Meist dreht sich die Pfeilnaht unmittelbar vor der Geburt des Kopfes doch noch in den geraden Durchmesser. Tritt diese Rotation nicht ein,

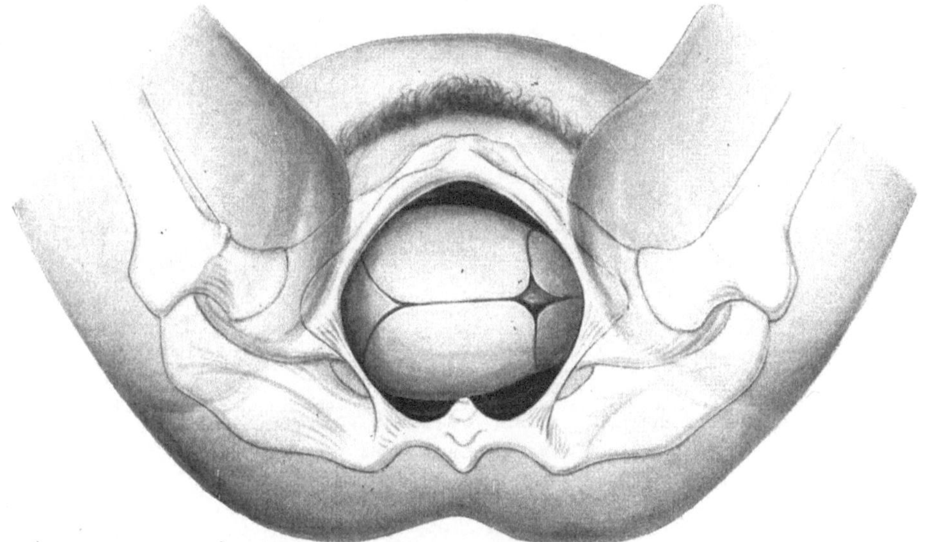

Abb. 37. Tiefer Querstand: Kopf im Beckenausgang. Pfeilnaht im queren Durchmesser.

so kann man gezwungen sein, im Interesse der Mutter oder des Kindes (also nicht wegen des tiefen Querstandes) die Geburt mit der Zange zu beenden. Ausnahmsweise, unter besonders günstigen Umständen (kleiner Kopf, weiter Beckenausgang, schlaffe Weichteile) wird der Schädel bei quer verlaufender Pfeilnaht geboren. Einen Durchtritt des Kopfes im schrägen Durchmesser beobachtet man meist bei im Ausgang verengtem Becken.

Einstellungs- und Drehungsanomalien kommen auch bei Deflexionslagen vor.

Die Deflexionslagen.

1. Bei **Vorderhauptslage** stellt sich der Kopf mit quer- oder etwas schrägstehender Pfeilnaht im Beckeneingang ein; die *große Fontanelle* ist der tiefste Punkt. Sie dreht sich als Leitstelle nach vorne und die Pfeilnaht gelangt über den schrägen in den geraden Durchmesser. Im Beckenausgang stemmt sich dann die Glabella oder die Nasenwurzel als Hypomochlion unter dem Schambogen an (Abb. 38). Darauf schneiden Stirne, Vorderhaupt und schließlich Occiput durch. Nun legt sich der Nacken auf das Os coccygis und das Gesicht erscheint vor dem Schambogen. Der funktionierende Umfang ist die Circumferentia fronto-occipitalis (34 cm). Das Durchschneiden des Kopfes gestaltet sich trotz dieses größeren Umfanges leichter als bei hinterer Hinterhauptslage.

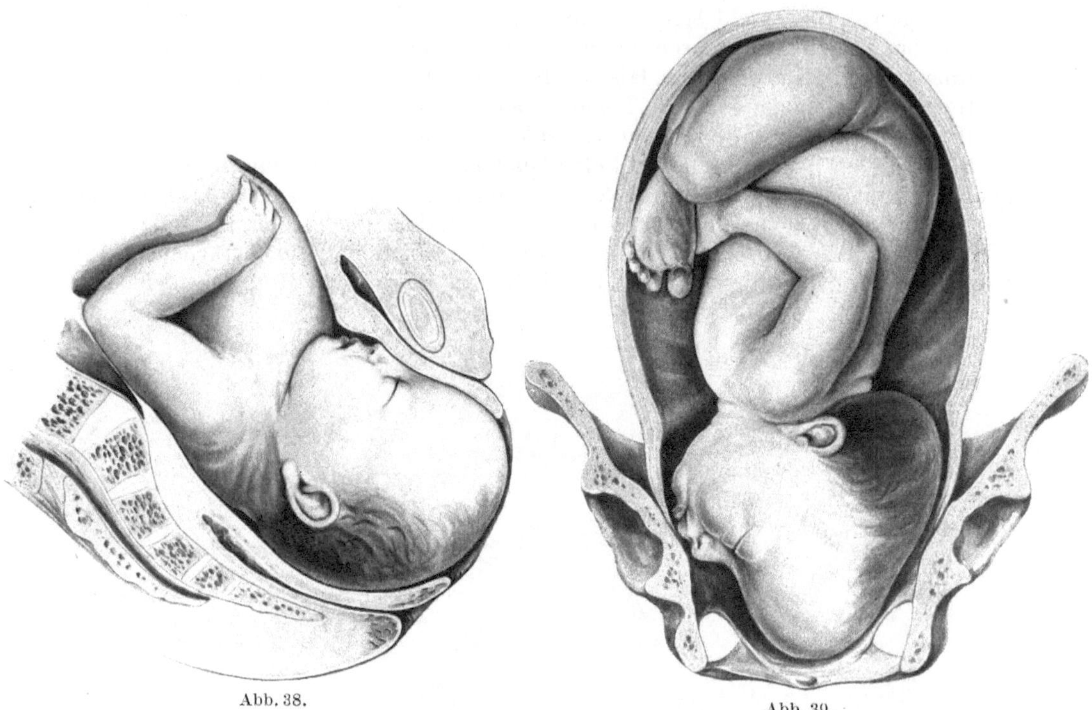

Abb. 38. Abb. 39.

Abb. 38. Die Entwicklung des Kopfes ist bei Vorderhauptslage weniger schwierig als bei hinterer Hinterhauptslage, weil sich die Schultern und Arme noch nicht im kleinen Becken befinden.

Abb. 39. Stirnlage. Leitstelle die Stirne.

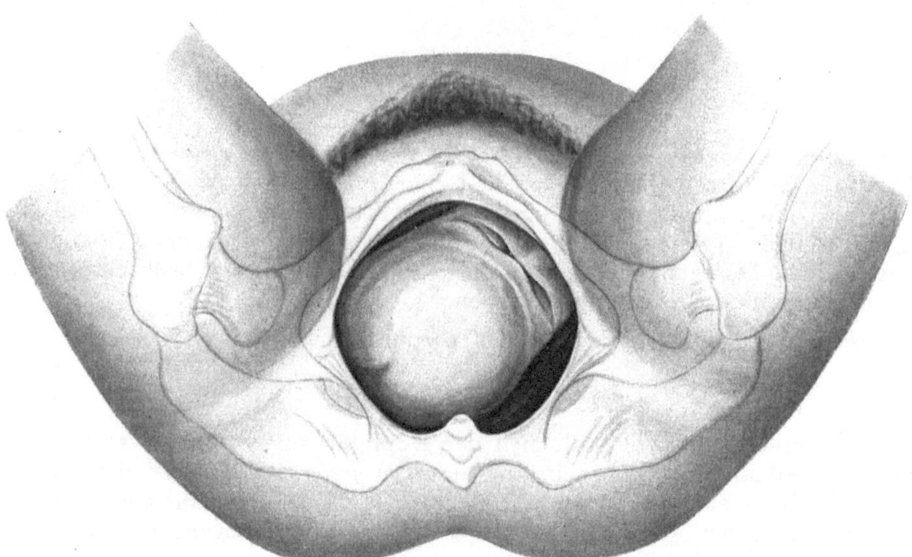

Abb. 40. Stirnnaht im rechten schrägen Durchmesser.

Schultern und Arme befinden sich nämlich, da der Kopf nicht in Flexion steht, während des Durchschneidens noch nicht im kleinen Becken, wie bei hinterer Hinterhauptslage.

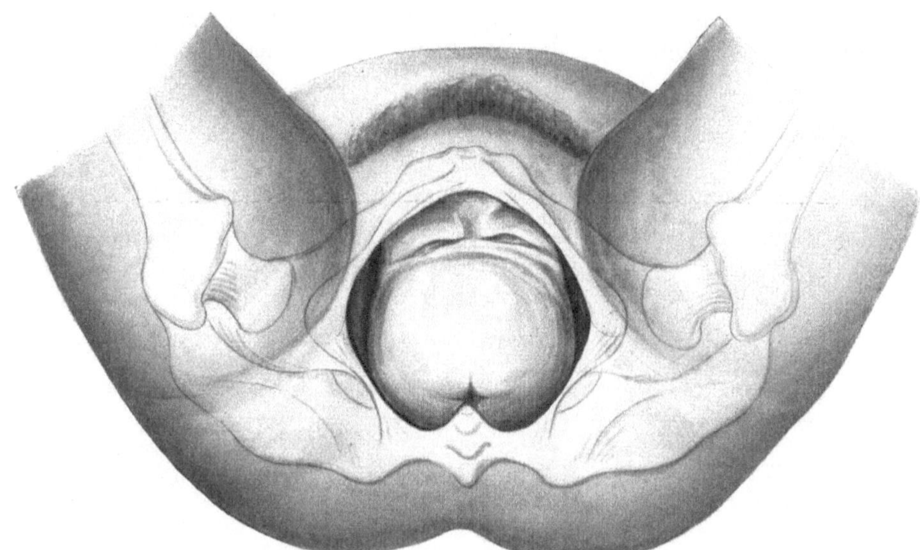

Abb. 41. Stirnnaht im geraden Durchmesser.

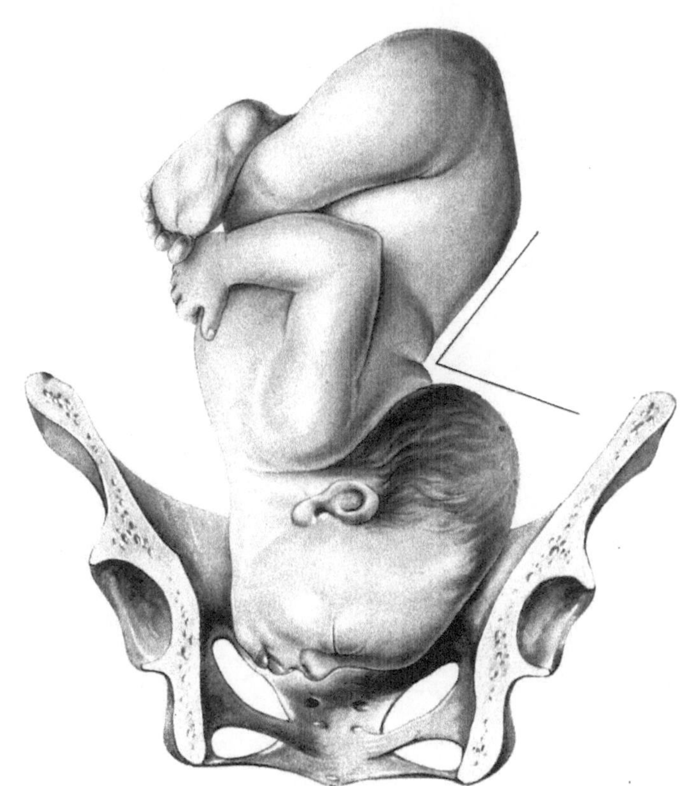

Abb. 42. Gesichtslage. Zwischen Hinterhaupt und Rücken ist ein charakteristischer Winkel zu tasten.

2. Bei **Stirnlage** ist die Deflexion bereits ausgeprägter. Im Beckeneingang stellt sich der kindliche Schädel mit quer oder schräg verlaufender Stirnnaht ein (Abb. 39). Als Leitstelle findet man die Stirne. Die Stirnnaht kommt bei ihrer

Rotation nach vorne über den schrägen (Abb. 40) in den geraden Durchmesser (Abb. 41). Hypomochlion ist der Oberkiefer. Es werden nacheinander Stirne,

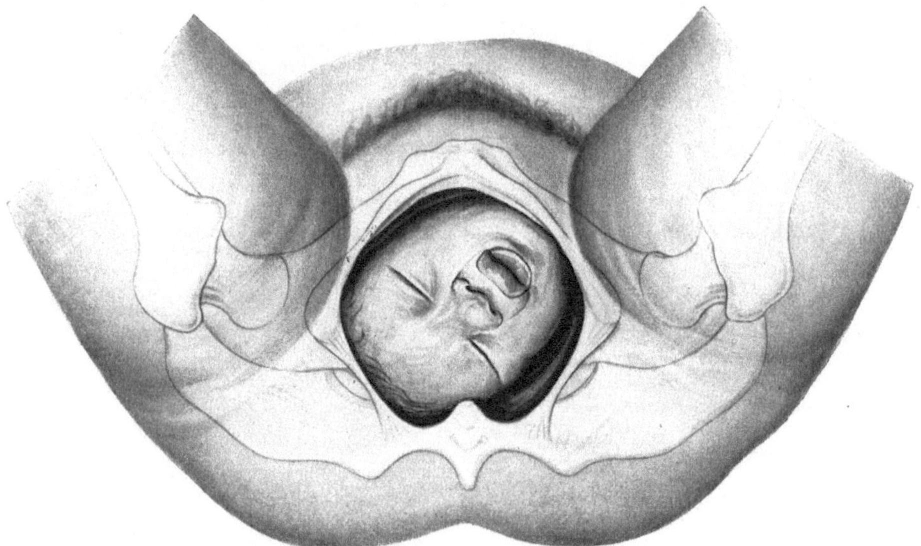

Abb. 43. Gesichtslage. Gesichtslinie im rechten schrägen Durchmesser.

Scheitel, Occiput und nach geringgradiger Deflexion Mund und Unterkiefer geboren. Funktionierender Umfang ist die Circumferentia maxillo-parietalis (35 cm).

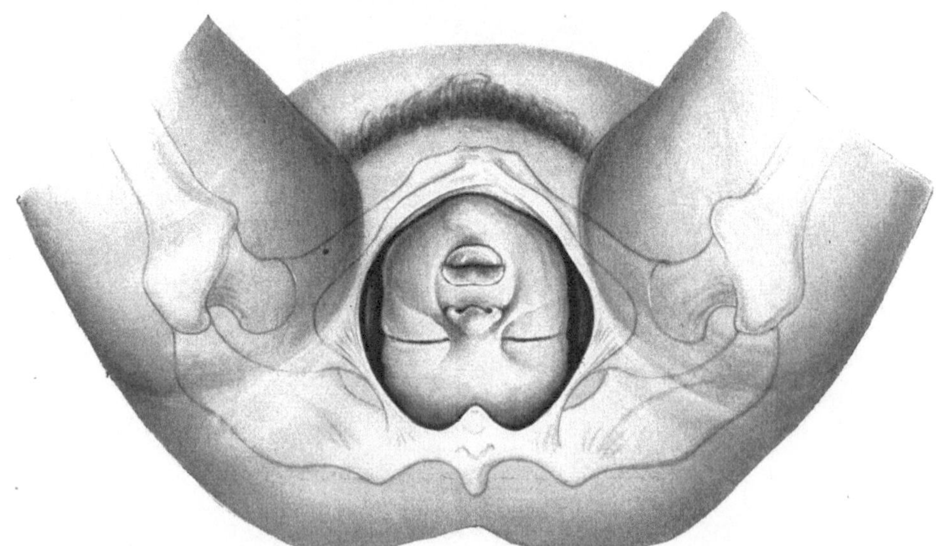

Abb. 44. Gesichtslage. Gesichtslinie im geraden Durchmesser. Kinn (Leitstelle) vorne.

3. Die Gesichtslage. Der Kopf stellt sich in maximaler Deflexion im Beckeneingang ein. Die Gesichtslinie verläuft im queren Durchmesser oder in dessen Nähe (Abb. 42). Nicht selten beginnt die Geburt im Beckeneingang als Stirnlage und erst später wird die Deflexion vollkommen. Bei Gesichtslage rotiert die Leitstelle, also das Kinn, nach vorne; die Gesichtslinie gelangt zunächst in den schrägen (Abb. 43) und später in den geraden Durchmesser (Abb. 44). Im Beckenausgang stützt sich die Regio submandibularis unter dem Schambogen an, so daß mit einer Flexion des Kopfes Gesicht, Stirne, Vorderhaupt und schließlich Occiput geboren werden. Der funktionierende Umfang ist die Circumferentia sublinquo-parietalis (34 cm).

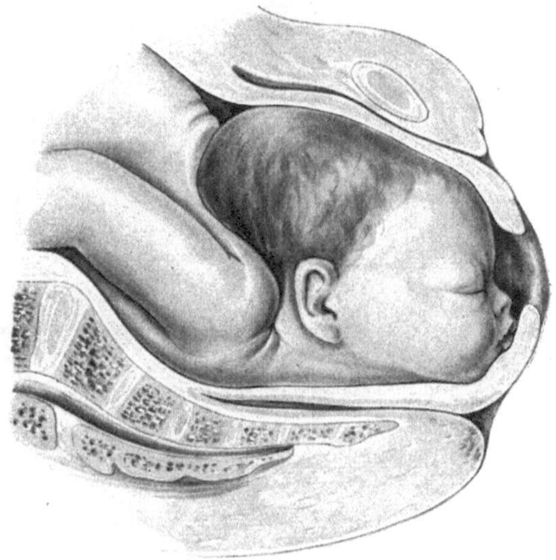

Abb. 45. Gesichtslage mit nach hinten rotiertem Kinn.

Wie bei Hinterhauptslage kommt es auch bei Gesichts-Vorderhaupts- und Stirnlage vor, daß sich die Leitstelle (z. B. bei Gesichtslage das Kinn) nach hinten dreht. Bei vollkommen nach hinten rotierter Leitstelle ist die Geburt unmöglich. Vor allem kann bei Gesichtslage, bei der die Deflexion schon maximal und die Dehnung des Halses extrem ist (Abb. 45), keine weitere Steigerung der Deflexion erfolgen. Eine Geburt ist in diesem Fall nur dann möglich, wenn der Geburtskanal weit und die Frucht klein, eventuell abgestorben oder maceriert ist.

Die Beckenendlage.

Bei Beckenendlage vollführt der vorliegende Teil während seines Durchtrittes durch den Geburtskanal ebenfalls bestimmte Drehungen. Der Steiß stellt sich

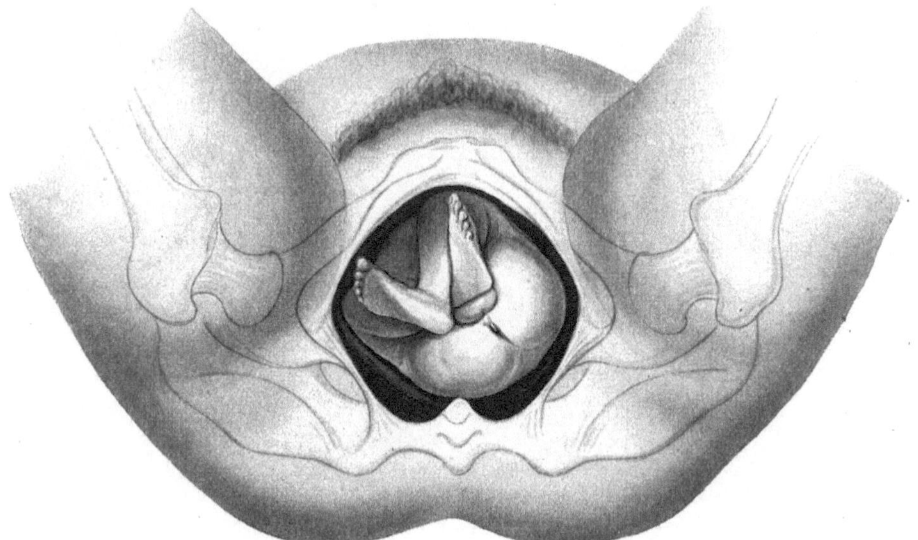

Abb. 46. Vollkommene Steißfußlage. Hüftbreite im rechten schrägen Durchmesser.

mit seiner größten Breite in den queren oder in einen schrägen (Abb. 46) Durchmesser des Beckeneingangs ein. Im weiteren Verlauf der Geburt rotiert die eine Hüfte, die als Leitstelle fungiert (bei I. Beckenendlage die linke Hüfte, bei II. die rechte) nach vorne. Die Hüftbreite gelangt zunächst in den schrägen und dann

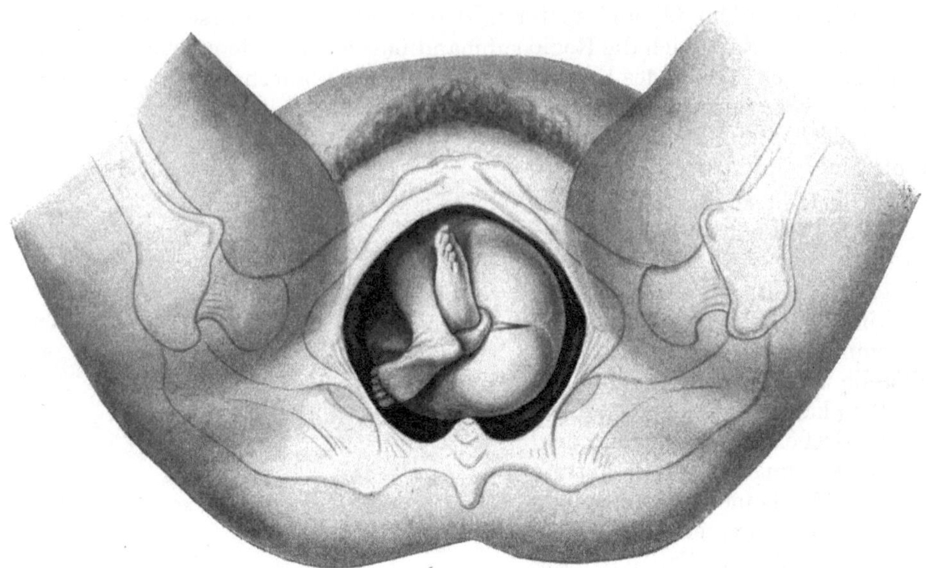

Abb. 47. Vollkommene Steißfußlage. Hüftbreite im geraden Durchmesser.

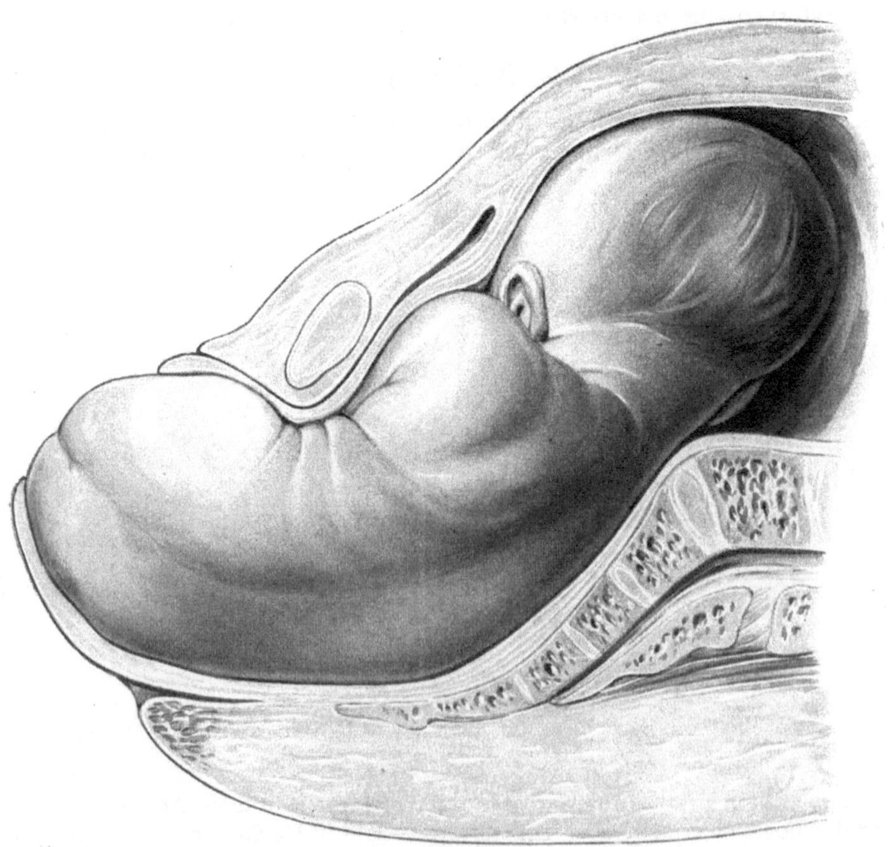

Abb. 48. Einschneiden des Beckenendes nach Lateralflexion der kindlichen Wirbelsäule (linke reine Steißlage).

in den geraden Durchmesser (Abb. 47). Im Beckenausgang stützt sich die vordere Hüfte als Hypomochlion unter dem Schambogen an; die Wirbelsäule wird seitlich abgebogen und die rückwärtige Gesäßbacke tritt vor den Damm (Abb. 48). Sobald die kreuzbeinwärts gelegene Gesäßbacke und Hüfte geboren sind, streckt sich die Wirbelsäule wieder und die vordere Hüfte tritt unter dem Schambogen hervor. Bis zum Nabel wird der Rumpf zumeist in schräger Stellung geboren. Dann aber, spätestens jedoch, wenn der Kopf in das Becken eingetreten ist,

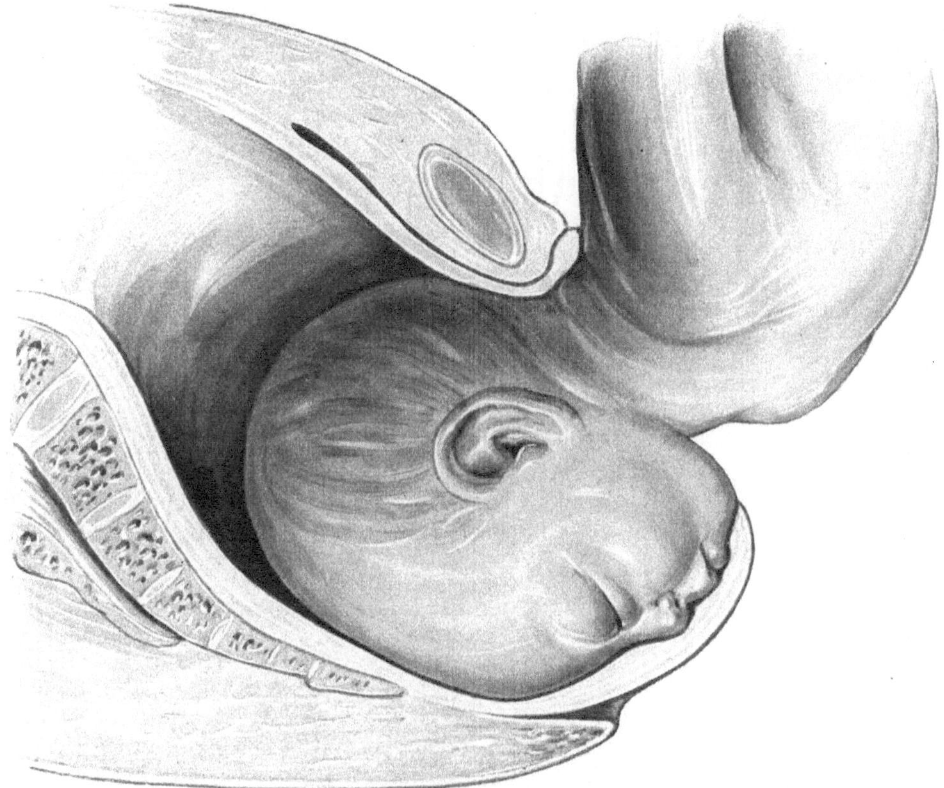

Abb. 49. Optimaler Austrittsmechanismus des nachfolgenden Kopfes.

der Nacken sich nach vorne gedreht hat und nach Geburt der unteren Extremitäten die Beweglichkeit des Rumpfes keine Einschränkung mehr erfährt, dreht sich der Rücken nach vorne und ist gegen die Symphyse gerichtet. Damit entspricht nun das Biegungsfacillimum des kindlichen Körpers der Krümmung des Geburtskanales; denn jetzt kann der Rumpf leichter dorsalwärts als nach der Seite abgebogen werden (Sellheim). Die Schultern treten zusammen mit den Armen durch das Becken in ähnlicher Weise wie die Hüftbreite und werden in einem schrägen oder im geraden Durchmesser des Beckenausgangs geboren. Der nachfolgende Kopf gelangt mit querstehender Pfeilnaht in den Beckeneingang und passiert, während das Hinterhaupt nach vorne rotiert, das Becken in starker Flexion, und zwar im entgegengesetzten schrägen Durchmesser wie die Schultern. Schließlich stützt sich das Subocciput unter dem Schambogen an und Kinn, Gesicht sowie Stirne schneiden durch (Abb. 49). Ganz ähnlich gestaltet sich der Geburtsverlauf bei *Knie-* und *Fußlagen.* Ein Unterschied besteht nur darin, daß erst die Knie oder Füße geboren werden. Liegt nur ein Fuß vor, so dreht

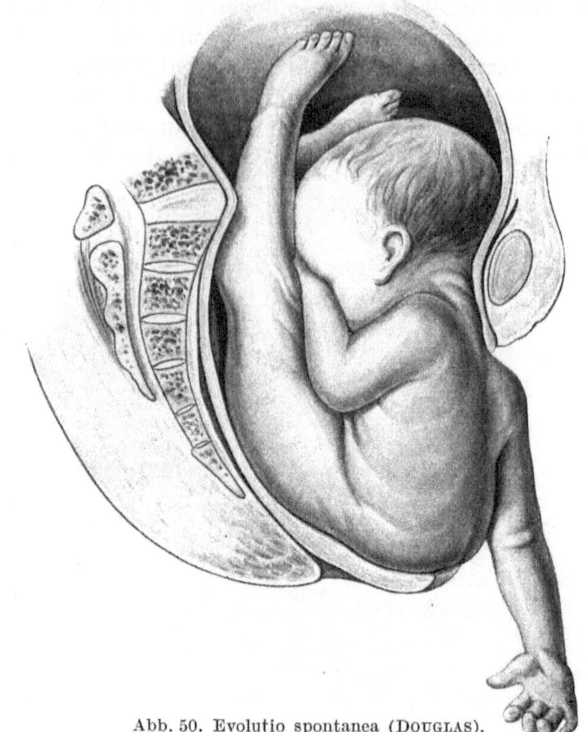

Abb. 50. Evolutio spontanea (DOUGLAS).

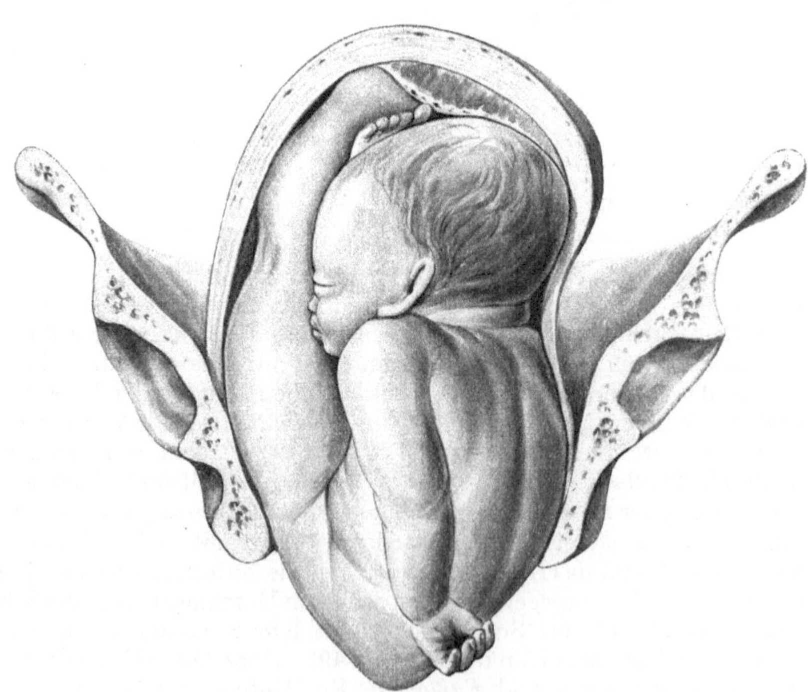

Abb. 51. Evolutio spontanea (DENMAN).

sich dieser immer nach vorne, unter die Symphyse, auch wenn er ursprünglich hinten gelegen war.

Von *Regelwidrigkeiten* des Geburtsmechanismus bei Beckenendlagen trifft man relativ häufig eine Überdrehung an. So kann man z. B. die linke Hüfte als Hypomochlion unter dem Schambogen finden, während die Schultern, nach dem

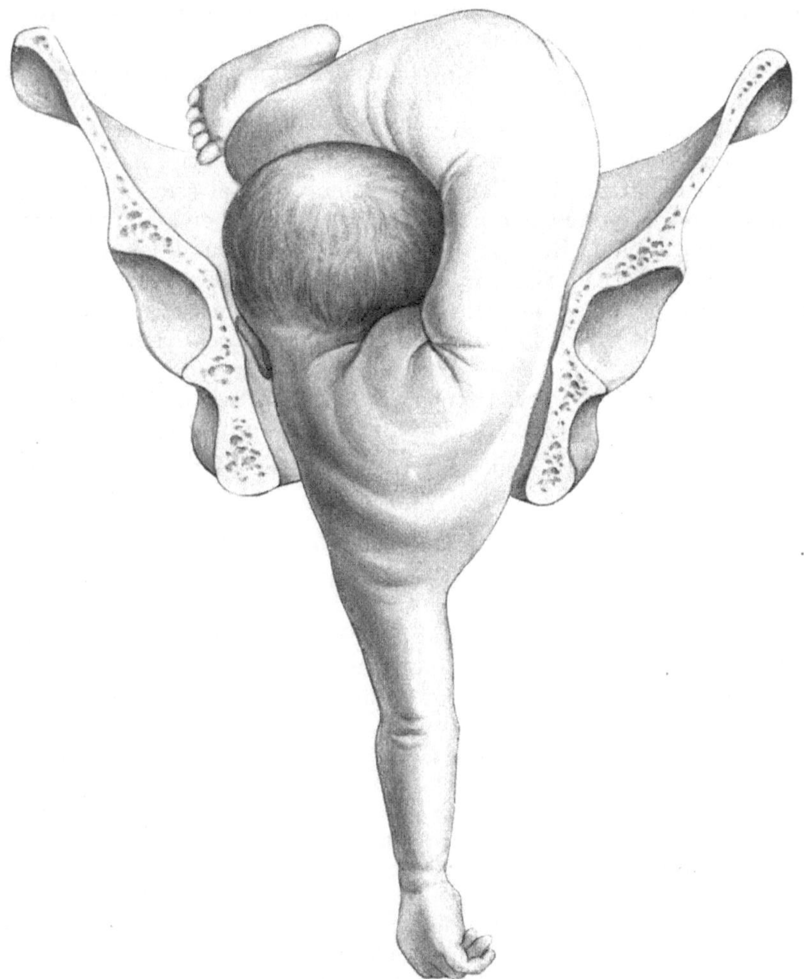

Abb. 52. Partus conduplicato corpore (ROEDERER).

sich der tiefertretende Rücken nach vorne gedreht hat, in dem der II. Stellung entsprechenden Durchmesser geboren werden. Andere geburtsmechanische Abweichungen bei Beckenendlagen (hochgeschlagene Arme, Rotieren des Rückens nach hinten, Hängenbleiben des Kinns an der Symphyse usw.) beobachtet man hauptsächlich bei manuellen Extraktionen. Deshalb soll erst später, in dem entsprechenden Kapitel, auf diese Anomalie eingegangen werden.

Die Querlage.

Aus Querlage kann nicht einmal eine Frühgeburt zur Welt kommen. Ein Geburtsmechanismus existiert folglich gar nicht. Nur ganz ausnahmsweise, unter besonders günstigen Umständen, erfolgt gelegentlich ein Spontanpartus. Folgende Möglichkeiten wurden beschrieben:

1. eine Versio spontanea,
2. eine Evolutio spontanea,
3. ein Partus conduplicato corpore.

1. Eine *Versio spontanea*, eine spontane Wendung, kommt so zustande, daß sich die Frucht infolge der Uteruskontraktionen in Längslage einstellt. Am ehesten beobachtet man dies bei Schräglage.

Die beiden nächsten Geburtsmechanismen sind Raritäten und haben ein weites Becken sowie eine kleine, abgestorbene oder, was noch günstiger ist, macerierte Frucht zur Voraussetzung.

2. Bei einer *Evolutio spontanea* tritt eine Schulter so tief in das Becken, daß man sie in der Schamspalte sehen kann. Hierauf stützt sich der stark gedehnte Hals am unteren Schambogenrand an; es werden nacheinander bei starker Abbiegung der Wirbelsäule Rumpf, Steiß, Extremitäten und schließlich der Kopf geboren (DOUGLAS) (Abb. 50). In anderen Fällen bleiben Kopf und Schulter über dem Beckeneingang hängen; längs der hinteren Beckenwand bzw. längs der Kreuzbeinhöhle werden Rumpf und Steiß geboren (DENMAN) (Abb. 51).

3. Bei einem *Partus conduplicato corpore* tritt die vordere Schulter tief ins Becken. Nach spitzwinkliger Abknickung der Brustwirbelsäule wird der Kopf stark in den Bauch eingepreßt. Beide, Kopf und Rumpf, werden dann gemeinsam geboren. Zum Schluß folgen Steiß und untere Extremitäten (Abb. 52).

VIII. Die Indikationen der geburtshilflichen Operationen.

Wie alle anderen Operationen sind auch die geburtshilflichen nur auf Grund bestimmter Indikationen, d. h. dann, wenn eine Notwendigkeit dazu zwingt, auszuführen. Bei der Besprechung der einzelnen geburtshilflichen Operationen werden wir auch auf deren Indikationen näher eingehen. Um eine Übersicht zu bringen und auch dem Anfänger in der Geburtshilfe in diesem Punkte Klarheit zu verschaffen, scheint es jedoch angebracht, die Indikationen der geburtshilflichen Operationen in einem besonderen Kapitel gemeinsam zu behandeln. Dadurch wird es dann auch deutlich, daß der Grund zur Ausführung der verschiedenen geburtshilflichen Operationen eigentlich ein gemeinsamer ist. Die Geburt ist ein natürlicher Vorgang. Folglich besteht keine Notwendigkeit einzugreifen, solange sie sich in physiologischen Grenzen bewegt. Hierüber muß sich der Arzt im klaren sein, wenn er nicht in den Fehler der viele Gefahren nach sich ziehenden Polypragmasie verfallen will. Da man aber von keiner Geburt, selbst wenn sie allem Anschein nach normal verlaufen wird, im voraus sicher wissen kann, ob sich nicht späterhin noch Regelwidrigkeiten einstellen werden, ist es vor allem wichtig, den Verlauf genau zu beobachten. Die Notwendigkeit hierzu ist leicht verständlich, wenn man bedenkt, daß eine regelwidrige Geburt in für Mutter und Frucht vorteilhafter Weise beendet werden kann, falls man eine bestehende Anomalie rechtzeitig und nicht erst nach langem Bestehen erkennt. Eine Regelwidrigkeit während der Schwangerschaft und Geburt oder im Wochenbett stellt an sich noch keinen zwingenden Grund zum Eingreifen dar. Notwendig wird eine Operation erst dann, wenn sie im Interesse der Mutter oder des Kindes erforderlich ist. Man muß also von jedem Eingriff erwarten können, daß er eine Lebensgefahr abwenden oder doch wenigstens einen günstigeren Geburtsverlauf herbeiführen wird. *Für die einzelnen geburtshilflichen Operationen gibt es folglich keine gesonderten Indikationen. Sie dürfen nur dann ausgeführt werden, wenn Leben oder Gesundheit der Mutter, des Kindes, eventuell auch beider gefährdet erscheinen. In diesen Fällen ist ein Eingriff nicht nur erlaubt sondern sogar geboten.* Viele Ärzte sind sich darüber nicht im klaren, weil sie sich beim Studium der im Zusammenhang mit den einzelnen Operationen angegebenen Indikationen in Einzelheiten verlieren und das Leitprinzip außer acht lassen.

Bei der zusammenfassenden Besprechung der Indikationen wollen wir auf alle Gründe eingehen, die im Interesse der *Mutter*, der *Frucht* oder *beider* einen operativen Eingriff erfordern.

Indikationen im Interesse der Mutter.

1. Fieber. Während der Geburt auftretendes Fieber muß nicht immer eine in den Genitalorganen sitzende Ursache haben. Es kann auch extragenital bedingt sein. Mit letztgenannter Möglichkeit muß man stets rechnen. Durch eine genitale Infektion hervorgerufenes Fieber beginnt nicht selten mit einem Schüttelfrost und ist durch eine meist ungewöhnlich hohe Pulsfrequenz charakterisiert, die dem Temperaturanstieg sogar vorangehen kann. Bei zersetztem, übelriechendem Fruchtwasser ergibt die Perkussion unter Umständen einen tympanitischen Klopfschall über der Gebärmutter (Tympania uteri). Voraussetzung hierzu ist natürlich die Entwicklung von Fäulnisgasen innerhalb der Gebärmutter. In solchen Fällen beobachtet man des öfteren eine dauernde Spannung des Uterus und ein Sistieren der Wehentätigkeit.

Früher war man allgemein der Auffassung, während der Geburt auftretendes Fieber erfordere ihre Beendigung. Diese Forderung bezieht sich selbstverständlich nur auf Fieber genitalen Ursprungs. Sie beruht auf der Erwägung, daß ein Temperaturanstieg schwinden müsse, sobald man den als Ursache in Frage kommenden Infektionsherd, nämlich die Gebärmutter, entleert habe. In vielen Fällen trifft diese Annahme tatsächlich zu. Wenn es sich lediglich um eine bakterielle Intoxikation handelt, wird die Patientin nach Entleerung des Uterus meist fieberfrei. Ein Beispiel hierfür wäre übelriechendes Fruchtwasser bei vorzeitigem Blasensprung. Liegt jedoch eine Infektion mit invasiven Keimen vor, so dringen die Erreger häufig auffallend schnell in mütterliche Gewebe ein und vermehren sich dort. In solchen Fällen schwindet das Fieber auch nach Entfernung des Gebärmutterinhaltes nicht. Damit wäre an sich noch keine Gegenindikation für einen Eingriff gegeben; denn sicher wird durch die Entleerung des Uterus auch dann ein günstiger Einfluß auf den mütterlichen Organismus ausgeübt, wenn die Entfieberung zunächst ausbleibt. Gefährlich sind die bei der Beendigung der Geburt entstehenden kleineren oder größeren Nebenverletzungen, die für Infektionserreger das Eintrittstor zu den tiefer gelegenen Geweben und zum Blutkreislauf darstellen. Wenn eine Untersuchungsmethode zur Verfügung stünde, die im gegebenen Fall die Natur und Virulenz der vorhandenen Bakterien zu bestimmen erlaubte, könnten wir je nach dem Ausfall der Probe verschiedene Entschlüsse fassen. Leider gibt es heute noch kein derartiges Verfahren. Selbst wenn man weiß, um welche Erreger es sich handelt, kann man immer noch nicht sagen, wie sie sich verhalten werden. Die von Ruge und Philipp empfohlene Virulenzprobe nimmt sehr viel Zeit in Anspruch und ist deshalb in der geburtshilflichen Praxis, die eine rasche Entscheidung verlangt, kaum verwendbar. Der Kliniker ist auch heute noch gezwungen, seine Fälle in erster Linie nach seinen Erfahrungen und Beobachtungen (Puls, Temperatur, Allgemeinbefinden, Leukocytenzahl und Differentialblutbild) zu beurteilen. In der Praxis sieht man, daß nach Entleerung des Uterus manchmal die Temperatur absinkt, gelegentlich aber auch in ein schweres Puerperalfieber übergeht. Eine sichere Beurteilung fehlt auch heute noch. Zum mindesten kann sich aber die Entleerung der Gebärmutter bei einer Infektion günstig auswirken.

Deshalb soll man *sich bemühen, im Falle von Fieber genitalen Ursprungs die Geburt zu beenden.* Zur Vermeidung von Nebenverletzungen, die immer Gefahren mit sich bringen, wird man aber *in erster Linie versuchen, die Geburt medikamentös zu beschleunigen.* Kommt man auf diese Weise nicht zum Ziele, entschließt man sich zu der Operation, die voraussichtlich die geringsten Nebenverletzungen hervorrufen und möglichst schonend sein wird.

2. Blutungen. Eine Indikation zum Eingreifen erwächst oft aus Blutungen, die im Verlaufe der Schwangerschaft, der Geburt oder des Wochenbettes auftreten. In allen Fällen ist zunächst die Ursache zu klären. So gestaltet sich z. B. das Vorgehen bei Blutungen während der Schwangerschaft ganz verschieden, je nachdem es sich um eine intrauterine oder extrauterine Gravidität handelt. Von den Abortblutungen wird noch in dem entsprechenden Kapitel die Rede sein. Betont sei aber auch an dieser Stelle, daß ein Eingriff wegen einer Blutung in der Gravidität nur dann erforderlich ist, wenn das Leben der Mutter (akute oder chronische Anämie) gefährdet ist. Bei drohendem Abort z. B. greift man nicht nur nicht ein, sondern versucht sogar alles, um die Schwangerschaft zu erhalten (Verabreichung von Hormonen, Vitaminen usw.). Die Auffassung, eine während der Schwangerschaft auftretende Blutung zwinge immer zu einem Eingriff, ist demnach vollkommen abwegig. Eine unter der Geburt oder im Wochenbett sich einstellende Blutung gefährdet das Leben der Mutter meist in hohem Maße. Natürlich hängt viel von der Stärke der Blutung ab. Auch während der Geburt hat man bei einer Blutung vor allem deren Ursprung (Placenta praevia, vorzeitige Lösung, Vasa praevia, Carcinom usw.) zu klären; denn danach werden sich die zu ergreifenden Maßnahmen — für die natürlich die Vorbedingungen gegeben sein müssen — richten. Immer muß man auf die vorübergehende oder definitive Stillung der Blutung bedacht sein; die Toleranz gegen Blutverluste ist individuell recht verschieden. In gewissen Fällen, z. B. bei Schwangerschaftstoxikose (die auch latent sein kann), ist sie häufig herabgesetzt.

3. Erkrankungen der Mutter. Die Schwangerschaft übt auf einzelne Krankheiten einen nachteiligen Einfluß aus. Im Interesse des mütterlichen Lebens kann sogar eine Schwangerschaftsunterbrechung in Frage kommen. (Näheres im Lehrbuch der Geburtshilfe des Verfassers.)

Bei Krankheiten, die während der Geburt das mütterliche Leben bedrohen, trachte man die Geburt zu beenden. Hinsichtlich der zu ergreifenden Maßnahmen nehmen die einzelnen Geburtshelfer einen verschiedenen Standpunkt ein, z. B. bei Eklampsie. Nach unserer Meinung ist jeder Fall von Eklampsie individuell zu behandeln. Wenn die Anfälle zu einem Zeitpunkt, zu dem die Geburt noch nicht begonnen hat oder noch im Anfangsstadium steht, trotz Aderlaß und medikamentöser Behandlung (Stroganoff, Rissmann, Lazzard) an Häufigkeit und Intensität zunehmen, ist nach unserer Auffassung eine operative Entbindung wohl in Erwägung zu ziehen. Wann abdominal oder vaginal operiert werden soll, richtet sich danach, ob es sich um eine Erst- oder Mehrgebärende, ein gut entwickeltes oder kleines Kind handelt. Ist die Geburt schon weiter fortgeschritten, so entschließt man sich nur dann zu einer Operation, wenn sie leicht, ohne größere Nebenverletzungen ausführbar ist. Ähnlich verfährt man bei schwerer Schwangerschaftstoxikose und anderen Erkrankungen, die den Kräftezustand der Mutter stark reduziert haben.

Lungenerkrankungen sowie dekompensierte Herzfehler indizieren ebenfalls manchmal einen leichteren Eingriff. Wenn sich in solchen Fällen die Austreibungsperiode in die Länge zieht, ist es angebracht, die Geburt durch eine ungefährliche Zangenoperation zu beendigen und der Kreißenden die schädigenden Anstrengungen zu ersparen. Bei schweren, dekompensierten Herzfehlern läßt sich, falls die Eröffnungsperiode nicht einen auffallend schnellen Verlauf nimmt, mit einem Kaiserschnitt ein besserer Erfolg erzielen als bei der Entbindung per vias naturales. Man kann so die Gebärende vor den die Wehen begleitenden nachteiligen Blutdruckschwankungen bewahren.

4. Komplikationen, die eine Spontangeburt unmöglich machen. In erster Linie kommen Anomalien des knöchernen und weichen Geburtskanals in Frage. Ferner kann wegen der Gefahr einer Uterusruptur bei *Conglutinatio orificii uteri externi* oder bei *rigidem Muttermund* ein operativer Eingriff notwendig werden. Bei *absolut verengtem Becken* ist im Interesse der Mutter ein Kaiserschnitt auszuführen. Das gleiche gilt für *Entwicklungsanomalien* und *Geschwülste der Genitalorgane* sowie des kleinen Beckens, die eine Geburt unmöglich machen. Von seiten der Gebärmutter können vorausgegangene lagekorrigierende Operationen (falsch ausgeführte Antefixation, Vaginaefixation), von seiten der Frucht *Querlage*, *Armvorfall* und *Entwicklungsstörungen* (Riesenkind, Hydrocephalus, Hydrops fetus usw.) eine Spontangeburt verhindern und deswegen einen Eingriff indizieren.

5. Erschöpfung der Kreißenden. Einen weiteren Grund für eine Operation bildet unter Umständen die *Erschöpfung der Kreißenden*. Die Beurteilung des einzelnen Falles ist aber eine überaus schwierige Aufgabe. Eine Erschöpfung der Gebärenden findet man hauptsächlich, wenn aus irgendeiner Ursache der Geburtsverlauf erschwert und verzögert ist. Sie kommt z. B. bei alten Erstgebärenden und bei Frauen mit engem Becken vor, die mitunter tagelang (heute nur noch in Ausnahmefällen) in Wehen liegen. Während des Kreißens pflegen Schlaf und Ernährung mangelhaft zu sein. So ist es nicht verwunderlich, wenn die beträchtliche Muskeltätigkeit zu einer Erschöpfung führt. Spasmolytica und Hypnotica sind dann von guter Wirkung und bringen der Gebärenden erquickende Ruhe. Auch die intravenöse Verabreichung von Traubenzucker ist sehr vorteilhaft. Glaubt sich der Geburtshelfer wegen der Erschöpfung der Kreißenden genötigt, die Geburt operativ zu beenden, so möge er bedenken, daß ein schwieriger Eingriff, z. B. eine Beckeneingangszange, lediglich wegen Entkräftung der Patientin — vor allem, wenn dieser Zustand vorübergehend ist — sehr überlegt werden muß. Bei hochgradiger Erschöpfung ist zu erwägen, in welchem Verhältnis der Erfolg der Operation zu den Gefahren des geplanten Eingriffes steht.

6. Wehenschwäche allein bildet keine Indikation für eine schwierigere geburtshilfliche Operation. Eine solche ist nur dann begründet, wenn außer der Inertia uteri noch eine andere Regelwidrigkeit vorhanden ist, die das Leben der Mutter oder des Kindes mittelbar oder unmittelbar bedroht.

Die *primäre Wehenschwäche* erfordert im allgemeinen, solange die Blase steht, keine besonderen Maßnahmen. Zieht sich aber die Geburt nach dem Blasensprung aus irgendeinem Grunde in die Länge, so kann wegen der Gefahr einer aszendierenden Infektion die Anwendung von Wehenmitteln, eventuell kombiniert mit Spasmolyticis, in Erwägung gezogen werden. Stellt eine übermäßige Ausdehnung der Gebärmutter, beispielsweise durch ein Hydramnion, die Ursache der Wehenschwäche dar, so bringt vorsichtiges Ablassen des Fruchtwassers oft einen befriedigenden Erfolg. Weiterhin sieht man meistens von Wehenmitteln und Roborantien (Hypophysenhinterlappenpräparate, eventuell Follikelhormon, intravenös gegebene Traubenzuckerlösung) eine gute Wirkung. Es kann auch, wie gelegentlich bei sekundärer Wehenschwäche, die Erweiterung des Muttermundes durch einen Ballon (heute kaum mehr üblich) oder durch den kindlichen Körper in Frage kommen. Hierher gehören unter anderem die Anwendung der Galeazange und bei abgestorbenem Kinde die Wendung auf den Fuß oder die Perforation und langsame Extraktion (Dauerzug).

Die *sekundäre Wehenschwäche* tritt meist bei langdauernden Geburten auf und ist oft mit einer Erschöpfung der Kreißenden verbunden. Gewöhnlich vermag man die Geburt mit einem leichten Eingriff (Beckenausgangszange) zu beenden. Schwierigere Operationen sind hingegen — wie schon erwähnt — zu überlegen, da eine unmittelbare Gefahr nicht droht. Hin und wieder ist man aber doch dazu gezwungen.

7. Bei **drohender Uterusruptur** ist die Geburt unbedingt zu beenden und zwar auf die für die Mutter schonendste Art. Falls die Ruptur bereits eingetreten ist, muß man ebenfalls im Interesse der Mutter eingreifen.

8. Schließlich können auch **Regelwidrigkeiten in der Placentarperiode** eine Indikation für operatives Vorgehen darstellen.

Indikationen im Interesse des Kindes.

Ein operativer Eingriff im Interesse der Frucht wird meist wegen *drohender Asphyxie* notwendig. Diese rechtzeitig zu erkennen, ist für das Leben des Kindes unter Umständen von entscheidender Bedeutung. Drei Symptome weisen auf eine drohende Asphyxie hin: 1. Veränderungen in der Frequenz der Herztöne, 2. Meconiumabgang und 3. intrauterine Atmung.

Die Herztätigkeit des Kindes ist rhythmisch und besitzt eine Frequenz von etwa 140 Schlägen je Minute. Bei Störungen im fetalen Kreislauf ändert sich die Zahl der Herztöne. Eine Erregung oder Lähmung des Nervus vagus führt zu einer Verlangsamung oder Beschleunigung. Um kein falsches Bild zu bekommen, muß man wissen, daß die Herztöne normalerweise unmittelbar nach einer Wehe verlangsamt sind, sich jedoch bezüglich Frequenz und Rhythmus rasch wieder erholen. Eine Verlangsamung kann man auch beim Eintritt des kindlichen Schädels in das Becken beobachten. Eine Bedeutung besitzt sie jedoch nur dann, wenn sie länger bestehen bleibt. Das ungünstigste Symptom sind arhythmische Herztöne. Bewegt sich die Frequenz ständig über 160 oder um 100 herum, ist das ebenfalls ein recht ernstes Zeichen.

Das 2. Symptom einer kindlichen Asphyxie, die *Entleerung von Meconium*, kommt durch Erregung des Plexus coeliacus und des Nervus splanchnicus infolge Kohlensäureanhäufung im Blute zustande. Ist das Fruchtwasser nach einer Darmentleerung des Kindes meconiumhaltig geworden, so weist dies nur bei Schädellagen auf eine Kreislaufstörung hin. Bei Beckenendlagen dagegen ist der Meconiumabgang mechanisch bedingt, da der Leib des Kindes beim Passieren des Geburtskanales komprimiert wird. Mitunter kommt aber auch bei Schädellagen die Frucht trotz Entleerung von Kindspech lebensfrisch zur Welt. *Meconiumhaltiges Fruchtwasser stellt nur dann eine Indikation für die Beendigung der Geburt dar, wenn gleichzeitig eine Verschlechterung der Herztöne auftritt.* Geringe Durchsetzung mit Kindspech mahnt lediglich zu besonders aufmerksamer Kontrolle der kindlichen Herztöne. Grünlichgelbes Fruchtwasser ist dagegen ein sehr bedenkliches Zeichen. Es weist auf einen schon vor längerer Zeit erfolgten Meconiumabgang hin. Meist läßt sich diese dicke Flüssigkeit, falls es zu einer Aspiration kam, auch durch einen Trachealkatheter kaum entfernen. Als ungünstiges Symptom gilt ferner, wenn das Kind plötzlich rasch hintereinander heftige ausschlagende Bewegungen macht.

Im Blute der Frucht angehäufte Kohlensäure reizt das Atemzentrum und kann auf diese Weise Atembewegungen hervorrufen. Holt das Kind aber schon vor der Geburt Luft, so gelangt leicht Fruchtwasser in die Lunge. Dadurch entsteht eine erhebliche Gefahr für die Frucht. Manchmal gelingt es das asphyktische Kind zu beleben, und einige Tage später tritt trotzdem der Exitus letalis infolge einer Aspirationspneumonie ein. Atembewegungen der Frucht sind mit Sicherheit nur bei Steißlage festzustellen. Werden sie nach der Geburt des Rumpfes vom Geburtshelfer wahrgenommen, ist rasches Handeln geboten.

Jede Regelwidrigkeit, die das Leben der Frucht bedroht oder die Geburt eines lebenden Kindes unmöglich macht, gibt eine Indikation für eine geburtshilfliche Operation ab. Hierher gehören z. B. relatives Mißverhältnis infolge der Größe der Frucht oder einer Beckenverengerung, ferner Vorliegen und Vorfall der Nabelschnur. Die zwei letztgenannten Anomalien erfordern rasches Eingreifen, weil die Nabelschnur jeden Augenblick zwischen dem vorliegenden Teil und der Beckenwand bzw. dem rigiden Muttermund komprimiert werden kann, was mit einem Absterben des Kindes gleichbedeutend ist. Eine weitere Gefahr, besonders bei sich in die Länge ziehender Austreibung, bedeutet der *andauernde Druck auf den kindlichen Schädel.* Liegt die Ursache einer Verzögerung der Austreibungsperiode in einer sekundären Wehenschwäche, so kann ein operativer Eingriff sowohl im Interesse der Mutter als auch der Frucht erforderlich werden. Eine längere Kompression des kindlichen Schädels und der mütterlichen Weichteile vermag einerseits zu Asphyxie und intrakraniellen Blutungen, andererseits zu Fistelbildungen im Bereich der mütterlichen Weichteile zu führen. Ausnahmsweise indiziert auch rasches Anwachsen der Kopfgeschwulst eine Operation; im übrigen bekräftigt es einen aus anderen Gründen bereits gefaßten Entschluß.

Zieht sich bei frühzeitigem Blasensprung die Geburt aus irgendeinem Grunde in die Länge, so umschließt die Gebärmutter — falls sie in einen erhöhten Tonus gerät — die Frucht eng und behindert dadurch den Kreislauf. Bleibt bei frühzeitigem Blasensprung die Eröffnung des Muttermundes aus, gibt man je nach Bedarf Wehenmittel oder Spasmolytica. Ausnahmsweise wird man den Muttermund auch unblutig, eventuell sogar blutig erweitern. Liegt jedoch ein anderer geburtserschwerender oder -verhindernder Umstand vor, kann man sogar im Interesse der Mutter und der Frucht gezwungen sein, einen Kaiserschnitt auszuführen.

Bei *Übertragung* hat man sich, ebenso wie in den Fällen, in denen die Frucht am Ende der Schwangerschaft abzusterben pflegt, zu überlegen, ob und auf welche Weise man die Geburt einleiten bzw. beenden will. Eventuell kommt sogar ein Kaiserschnitt in Frage.

Eine geburtsbeendende Operation wird schließlich manchmal im Interesse der Frucht bei *Insertio velamentosa,* wenn die Nabelschnurgefäße im Muttermundsbereich verlaufen (Vasa praevia), notwendig. In einem solchen Falle besteht die Gefahr des Verblutens der Frucht durch Verletzung eines größeren Gefäßes beim Blasensprung.

IX. Die Vorbedingungen der geburtshilflichen Operationen.

Hat man sich im Einzelfall entschieden, ob ein operativer Eingriff erforderlich ist oder nicht, mit anderen Worten, ob eine Indikation für eine Operation besteht, so ist die nächste Frage, welches von den in Betracht kommenden Verfahren das geeignetste wäre. Hierzu ist die Kenntnis der Vorbedingungen der einzelnen Operationen unbedingt erforderlich. Als Vorbedingungen bezeichnet man die Voraussetzungen, die für ein bestimmtes operatives Verfahren erfüllt sein müssen.

Wer diese auf Grund reichlicher Erfahrung festgesetzten Forderungen mißachtet und trotz nicht erfüllter Vorbedingungen operiert, muß mit unangenehmen Zwischenfällen rechnen. Die Operation wird nicht nur das gewünschte Ergebnis vermissen lassen, sondern unter Umständen auch schwere Komplikationen nach sich ziehen, die vor allem der praktische Arzt nicht mehr beherrschen kann. *Man darf also niemals operieren, wenn die Vorbedingungen nicht erfüllt sind.* In manchen Fällen wird sie allerdings besonders der in einer Klinik tätige Geburtshelfer künstlich schaffen können. So darf er ganz ausnahmsweise auch dann eine Zangenoperation vornehmen, wenn der Muttermund noch nicht völlig erweitert ist, indem er den Widerstand der Weichteile durch Muttermundsincisionen oder eine Hysterotomia vaginalis anterior beseitigt. Hierdurch hat er die wichtigste Voraussetzung für eine Zangenentbindung, die völlige Eröffnung des Muttermundes, herbeigeführt. Dem praktischen Arzt ist wegen der Gefahr schwerer Nebenverletzungen, die er nicht versorgen kann, von derartigen Eingriffen abzuraten. Sonst wird er möglicherweise wegen einer im Interesse des Kindes vorgenommenen Operation die Mutter verlieren.

Des öfteren sind die Vorbedingungen gleichzeitig für mehrere Operationen erfüllt. Es ist dann oft schwer zu entscheiden, welches Verfahren das zweckmäßigste sei. Nicht jeder Geburtshelfer wird natürlich seine Fälle mit dem besten Erfolg zu Ende führen können. Der gute Geburtshelfer unterscheidet sich vom schlechten vor allem auch darin, daß er auf Grund seines Wissens und seiner Erfahrung den Einzelfall richtig beurteilt und die operative Möglichkeit wählt, die das beste Ergebnis zeitigt.

Jede geburtshilfliche Operation besitzt besondere Vorbedingungen. Diese sollen also nicht in einem eigenen Kapitel sondern im Zusammenhang mit den einzelnen Operationen besprochen werden.

Wie weit die Geburt fortgeschritten ist und für welche Eingriffe die Vorbedingungen erfüllt sind, läßt sich nur auf Grund genauer geburtshilflicher Untersuchungen feststellen. Diese sind demnach von größter Bedeutung. Vor jeder Operation muß sich der Arzt durch eine gründliche Untersuchung über die Situation informieren. Gute Untersuchungstechnik ist die unerläßliche Voraussetzung für erfolgreiche geburtshilfliche Tätigkeit. Es genügt nicht, nachzusehen, wie weit der Muttermund und welches der vorliegende Teil ist, sondern man hat auch dessen Lage und Verhältnis zum Becken festzustellen. Wichtig ist ferner, ob der Geburtskanal als aseptisch, bereits infiziert oder doch möglicherweise infiziert betrachtet werden muß. Die Vernachlässigung dieser Frage bringt leicht eine falsche Beurteilung der Situation und unangenehme Überraschungen mit sich. Bei großer Kopfgeschwulst und stark konfiguriertem Schädel kann es vorkommen, daß der oberflächlich Untersuchende eine Zangenoperation versucht, obwohl der Kopf mit seinem größten Umfang den Beckeneingang noch nicht passiert hat. Er ist dann entweder nicht in der Lage die Geburt zu beenden, oder er bringt die Gebärende in schwere Gefahr (Atonie, Nebenverletzungen). Ein weniger gefährlicher, aber gleichfalls unangenehmer Zwischenfall entsteht bei Zangenoperationen, wenn der Operateur die kleine mit der großen Fontanelle verwechselt und den Kopf statt nach dem Mechanismus der Hinterhauptslage nach dem der Vorderhauptslage entwickelt. Hierbei wird der Schädel mit einem größeren Umfang geboren und der ungeübte Operateur verursacht oft schwere Weichteilverletzungen, eventuell sogar einen kompletten Dammriß.

Noch viele Beispiele ließen sich anführen. Aber vielleicht zeigt dieses eine schon zur Genüge, wie wichtig es ist, sich vor einer Operation genauestens zu orientieren. Wer sich mit zwei Fingern keine Klarheit verschaffen kann, gehe mit der ganzen Hand ein. Genügt auch dies nicht, so ist es besser, die Kreißende zu narkotisieren und dann zu untersuchen, um nicht infolge einer falschen Diagnose grobe Fehler zu begehen. *Der Erfolg der Operation beginnt mit der richtigen Diagnosestellung.* Gute Ergebnisse erzielt nur derjenige, der seine Fälle richtig beurteilt und bei gegebener Indikation sowie erfüllten Vorbedingungen mit guter Technik vollkommen aseptisch operiert.

Zweiter Teil.

I. Verfahren zur Erweiterung der Weichteile.

Die zur Erweiterung des Muttermundes und des Cervicalkanales dienenden Methoden.

Die Erweiterung des Cervicalkanales pflegt unter physiologischen Umständen glatt vor sich zu gehen. Es gibt jedoch Ursachen (Wehenschwäche, rigider oder spastischer Muttermund, Narbenstrikturen usw.), die bewirken, daß sich der Muttermund überhaupt nicht oder nur teilweise eröffnet. Vor der völligen Erweiterung kann aber eine lebende Frucht nicht einmal durch eine Operation per vias naturales zur Welt kommen. In solchen Fällen sieht man sich manchmal zu einer künstlichen Erweiterung gezwungen.

Hierfür stehen dreierlei Behandlungsmöglichkeiten zur Verfügung. Bei der ersten versucht man *medikamentös*, d.h. durch Verabreichung von Wehenmitteln oder Spasmolyticis, eventuell von beiden, die Eröffnung zu erreichen. Die zweite Methode erweitert den Muttermund und den Cervicalkanal entweder direkt oder indirekt auf dem Reflexwege durch einen auf die Gegend des Orificium uteri internum ausgeübten Druck (Wehenauslösung). Dieser *stumpfen* Dilatation steht die dritte Möglichkeit gegenüber, bei der man den Muttermund oder den Cervicalkanal *scharf*, d. h. durch Incisionen erweitert.

Die **Indikation** für eine künstliche Erweiterung ist gegeben:

1. wenn man wegen einer Erkrankung der Mutter die Schwangerschaft unterbrechen muß (Technik siehe im entsprechenden Kapitel);

2. wenn die Erweiterung des Muttermundes oder des Cervicalkanales aus irgendeinem Grunde unvollkommen ist. Hierher gehören:

a) *Wehenschwäche* und spastische Kontraktion des Muttermundes (Trismus uteri);

b) *großer Widerstand der Weichteile bei alten Erstgebärenden*, der auch durch gute Wehen nicht überwunden wird. Nach unseren Erfahrungen spielt hierbei seltener eine Rigidität als ein Spasmus des Muttermundes eine Rolle;

c) *Narbenstrikturen* im Bereiche des Halskanales. Diesen Zustand beobachtet man vor allem nach schweren Geburten. Man sieht ihn aber auch als Folge von Ätzungen, z. B. mit konzentrierteren Silberlösungen wegen eines Cervicalkatarrhs. Es ist daher ratsam, zur *Plaifair*-Behandlung keine scharfen Lösungen zu verwenden. Weiterhin gehört hierher die *Conglutinatio orificii uteri externi.* In diesem Falle findet man auch beim Fortschreiten der Eröffnungsperiode an Stelle des Muttermundes nur eine kaum wahrnehmbare kleine Vertiefung, etwa von Erbsengröße. Mitunter gelingt es, durch Eindrücken mit dem Finger die Erweiterung herbeizuführen. Andernfalls ist man gezwungen, die Geburt durch Muttermundsincisionen oder ausnahmsweise durch eine Hysterotomia vaginalis anterior zu beenden;

d) *Senkung und Vorfall der Gebärmutter.* Dabei besteht manchmal eine so bedeutende Hypertrophie und Elongatio colli, mitunter auch eine Rigidität, daß keinerlei Tendenz zur spontanen Erweiterung vorhanden ist;

e) *Vaginaefixationen* und eventuell *Ventrofixationen*, bei denen die Gebärmutter nicht weit genug nach oben gebracht wurde. Durch die Vergrößerung des Uterus wird der Muttermund am Ende der Schwangerschaft hochgezogen und blickt gegen das Kreuzbein (Anteflexio pathologica). Die Wehentätigkeit kommt folglich nicht in Richtung des Muttermundes zur Geltung und dieser öffnet sich nicht. Der vorliegende Teil liegt der vorderen Wand des Cervicalkanals auf und dehnt nur diese. Bei zu starker Dehnung kann es sogar zu einer Uterusruptur kommen;

3. *wenn während der Eröffnungsperiode im Interesse der Mutter oder des Kindes eine Indikation zur Beendigung oder Beschleunigung der Geburt auftritt.*

1. Die medikamentöse Erweiterung und Blasensprengung.

Bleibt die Eröffnung des Muttermundes wegen schlechter Wehentätigkeit aus, so kommt außer der schon seit langem bekannten Wärmeanwendung auch die Verabreichung von Hypophysenhinterlappenhormon in Frage. Von der früher üblichen Wärmeapplikation in Form von Bädern ist man abgekommen, seitdem man weiß, daß das Badewasser besonders in die Scheide Mehrgebärender eindringen und so die Asepsis des Geburtskanals gefährden kann. Man zieht jetzt angewärmte Tücher oder einen Thermophor, die man auf den Leib der Kreißenden legt, vor. Zur Erweiterung des Muttermundes im Falle von Wehenschwäche dürfen im Abstand von einer Stunde nur 2—3 IE als Maximaleinzeldosis gegeben werden; denn bei der Dosierung von Hypophysenhinterlappenhormon ist größte Vorsicht geboten. Bestehen erhöhter Blutdruck, positiver Eiweißbefund im Urin und Ödeme, so sind Präparate zu verabfolgen, die nur die oxytozische Komponente enthalten. Auch ein Versuch, die Wirkung des Hinterlappenhormons durch Follikelhormon zu steigern, erscheint gerechtfertigt. Gute Dienste leistet weiterhin das mit Thymusextrakt kombinierte Hinterlappenhormon, das Thymophysin, das wir ebenfalls in geringen Dosen verabreichen (0,2—0,3 cm^3).

Die fehlende Eröffnung infolge spastischer Kontraktion des Muttermundes wird am besten mit Spasmolyticis behandelt. Erwähnt sei noch an dieser Stelle, daß es sich bei der sog. Rigididät in Wirklichkeit meist um eine spastische Kontraktion handelt und eine entsprechende Therapie erforderlich ist. Erweitert sich der Muttermund trotz guter Wehentätigkeit nicht, geben wir an Stelle von Wehenmitteln lieber Spasmolytica (siehe BURGER: Lehrbuch der Geburtshilfe).

Einen Übergang zwischen den medikamentösen und den stumpfen Dilatationsmethoden bildet die *künstliche Blasensprengung.* Wir wenden sie nur ausnahmsweise an, um die Eröffnung des Muttermundes zu beschleunigen, obschon wir wissen, daß nach dem Blasensprung oder der Blasensprengung die Eröffnungsperiode kürzer zu sein pflegt, falls nicht eine andere Regelwidrigkeit vorliegt, die den Geburtsverlauf erschwert (erhöhter Widerstand von seiten des knöchernen oder weichen Geburtskanals, Lage-, Einstellungs- und Drehungsanomalien usw.). Vorbedingungen für eine Blasensprengung sind: gute Wehen, möglichst entfalteter Cervicalkanal, mindestens 2—3 Querfinger breiter Muttermund, in den Introitus pelvis eingetretener oder diesem aufliegender, vorangehender Teil (zur Verhütung eines Vorfalls der Nabelschnur oder von Extremitäten). Ausnahmsweise ist es auch schon bei engerem Muttermund zur Geburtseinleitung erlaubt, die Blase zu sprengen. Dabei ist es vorteilhaft, sich des DREW-SMITHEschen Instruments zu bedienen und die Blase hoch zu sprengen (s. S. 85). Es darf aber kein Mißverhältnis bestehen, und der vorliegende Teil muß den Beckeneingang abdecken. Zusätzlich zur Blasensprengung kommen die bereits erwähnten medikamentösen Verfahren, besonders die Verabreichung von Wehenmitteln in Frage.

2. Die stumpfen Dilatationsverfahren.

a) Die Erweiterung durch Laminariastifte. Die im Handel befindlichen Stifte haben verschiedene Dicke und sind an einem Ende mit einem Seidenfaden versehen. Sie werden aus den Wurzeln von Seetang (Laminaria digitata) hergestellt und besitzen infolge ihrer hygroskopischen Eigenschaft die Fähigkeit, in einem feuchten Milieu anzuschwellen. Daher bedient man sich ihrer auch zur Erweiterung des Cervicalkanales. Der Arzt kann sie entweder steril beschaffen

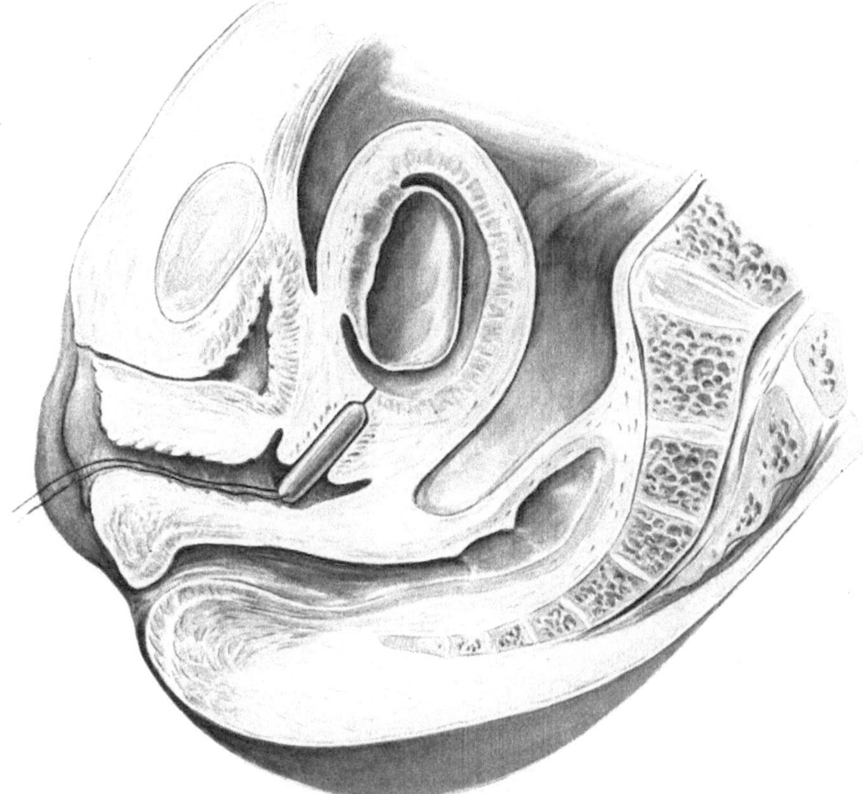

Abb. 53. Falsche Lage eines Laminariastiftes.

oder selbst sterilisieren, indem er sie 24 Std in Äther legt, anschließend 24 Std in absolutem Alkohol entwässert und dann in einer 1‰igen Sublimat-Alkohollösung aufbewahrt. Vor dem Gebrauch nimmt man die Laminariastifte mit einem sterilen Instrument aus dem Gefäß oder der Ampulle und legt sie für einige Augenblicke in heißes Wasser. Dadurch wird die konservierende Flüssigkeit, die zur Nekrose der Schleimhaut führen könnte, ausgespült; außerdem lassen sich die Stifte dann auch der Lage der Gebärmutter entsprechend biegen. Die Laminariadilatation findet hauptsächlich in der Gynäkologie Verwendung. Vielfach wird sie jedoch abgelehnt, weil man die Stifte nicht für zuverlässig sterilisierbar hält. In der Geburtshilfe kommt die genannte Methode zur Einleitung artifizieller Aborte und Frühgeburten in Frage, vor allem, wenn es sich um einen langen und rigiden Cervicalkanal handelt.

Ausführung. Man reinigt das äußere Genitale und die Scheide, wäscht sie mit einer ungiftigen Desinfektionslösung ab und bestreicht sie mit Jodtinktur.

Hierauf entfaltet man die Vagina der in Steinschnittlage befindlichen Frau mit Specula, faßt die Portio mit einer Kugelzange, zieht sie herab und reinigt sie gründlich. Nun wählt man ein dem Kaliber des Halskanals entsprechendes Stäbchen, ergreift es mit einer Kornzange und führt es, nachdem man es zunächst wenige Augenblicke in heißes Wasser und sodann mit dem distalen Ende in steriles Öl getaucht hat, in den Cervicalkanal ein. Vor dem Einführen der Laminariastifte erweitert man den Cervicalkanal zweckmäßigerweise so lange mit Hegarschen Dilatatoren, bis man auf Widerstand stößt. Das eingelegte

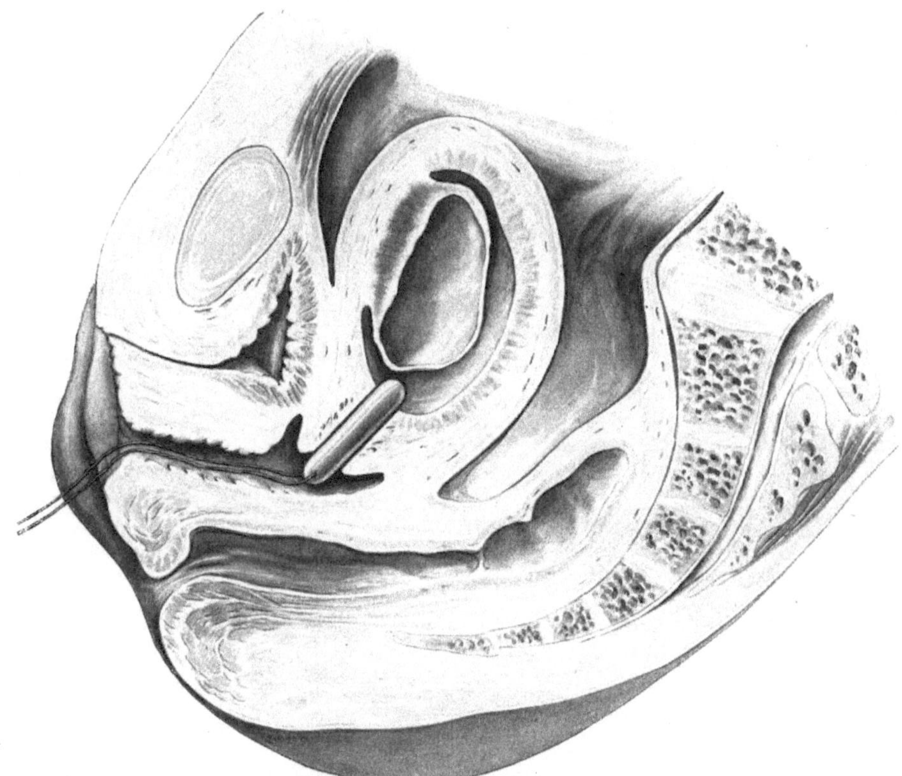

Abb. 54. Richtige Lage eines Laminariastiftes.

Stäbchen muß den inneren Muttermund überragen, weil dieser sonst nicht dilatiert wird (Abb. 53 und 54).

Ist der Cervicalkanal bereits so stark erweitert, daß er von einem Laminariastift nicht ausgefüllt wird, so kann man auch zwei oder mehrere auf einmal verwenden. Diese müssen aber gleich lang sein. Die Seidenfäden sollen in die Scheide hängen, damit man mit ihrer Hilfe durch Uteruskontraktionen eventuell in die Gebärmutterhöhle gelangte Stifte herausziehen kann. Um ein Herausrutschen in die Scheide zu verhüten, legt man ein handtellergroßes, in Desinfektionslösung getauchtes Stück Watte, das man zwischen beiden Händen platt gedrückt hat, kappenartig um die Portio. Hierauf tamponiert man die Scheide mit einem Gazestreifen locker aus und entfernt die Specula.

Innerhalb von 8—24 Std erreicht man meist eine entsprechende Erweiterung des Cervicalkanals. Falls man damit aber noch immer nicht auskommt, kann man mit HEGARschen Dilatatoren weiterdehnen oder erneut Laminariastifte einlegen. Sollten sich jedoch Fieber, Schüttelfrost oder Schmerzhaftigkeit der Uterusumgebung einstellen, sind die Stifte sofort zu entfernen. Bei sehr schmerzhaften Gebärmutterkontraktionen gibt man Spasmolytica.

Um beim Herausziehen der oft festsitzenden Stäbchen nicht die ganze Gebärmutter mitzuziehen, ist es ratsam, die Portio vaginalis mit einem Finger zu stützen. Drehende Bewegungen sind zu vermeiden, da sonst der aufgequollene Laminariastift die Cervixschleimhaut abscheren könnte. Man muß also gleichmäßig nach unten ziehen.

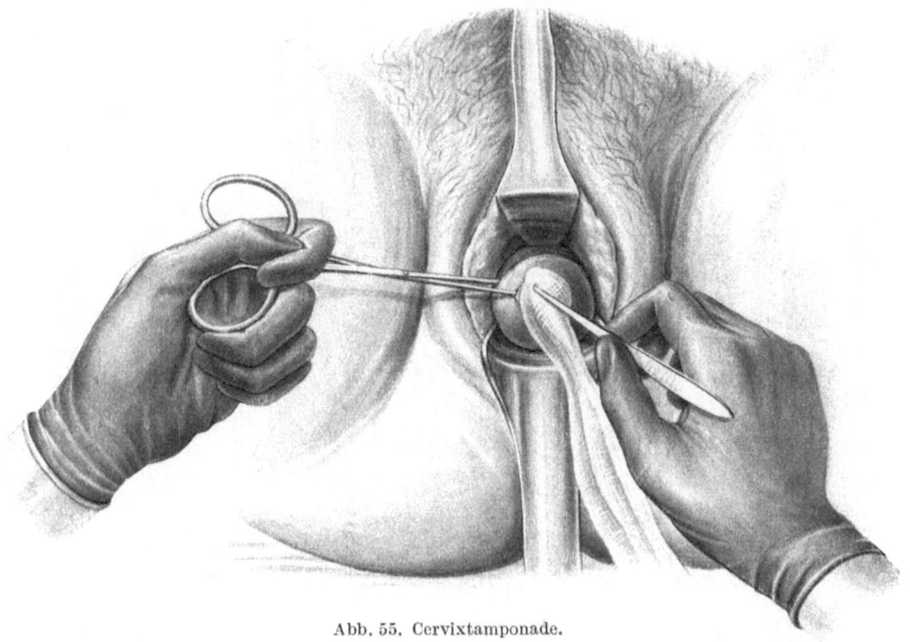

Abb. 55. Cervixtamponade.

b) Die Erweiterung durch einen Gazestreifen oder Lampendocht. Beide Methoden führen teils durch Aufquellen infolge der hygroskopischen Eigenschaft des verwandten Materials, teils auch durch Anregung von Wehen zu einer Dilatation des Cervicalkanals. Man entfaltet nach Vorbereitung der Genitalorgane die Scheide mit Specula und führt die zusammengedrehte Gaze oder den Lampendocht in den bereits erweiterten oder mit Metalldilatatoren gedehnten Halskanal ein (Abb. 55). Die genannten Verfahren leisten manchmal bei Aborten gute Dienste. Jedoch wird Lampendocht heute kaum mehr verwandt.

c) Die Erweiterung durch Metalldilatatoren. HEGAR benutzte als erster eine Serie zylinderförmiger Kautschukstäbchen von ansteigender Stärke zur Erweiterung des Cervicalkanals. An Stelle von Kautschuk nimmt man heute Metall, das sich zuverlässiger in kochendem Wasser sterilisieren läßt. Von den verschiedenen Modifikationen der Metalldilatatoren hat sich die JOLLYsche als sehr geeignet für den praktischen Arzt erwiesen; denn man kann die einzelnen Dilatatoren ineinanderschieben und benötigt weniger Platz. Die HEGARsche Dilatatorenserie gelangt in Metallkassetten verpackt in den Handel. Auch die GAUSSsche Modifikation, die im großen ganzen der JOLLYschen entspricht, hat sich gut bewährt. Die Dilatatoren nach GAUSS sind zudem perforiert, so daß im Cavum uteri vorhandene Flüssigkeit abfließen kann und kein Überdruck in der Gebärmutter entsteht (Abb. 56—58). Perforierte Dilatatoren wurden auch

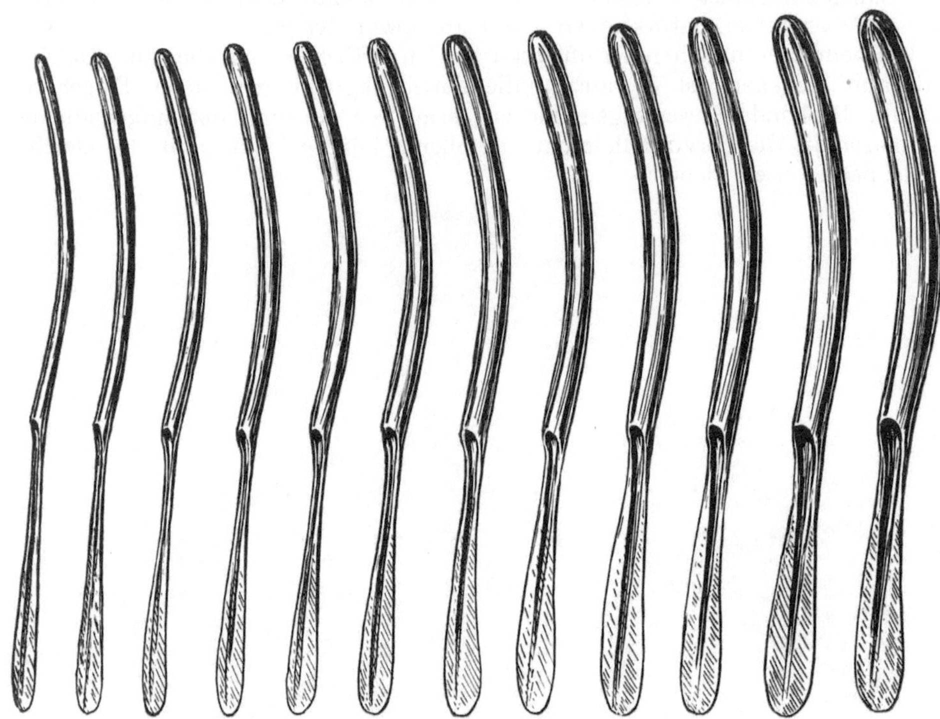

Abb. 56. Kleiner Dilatatorensatz (nach GAUSS).

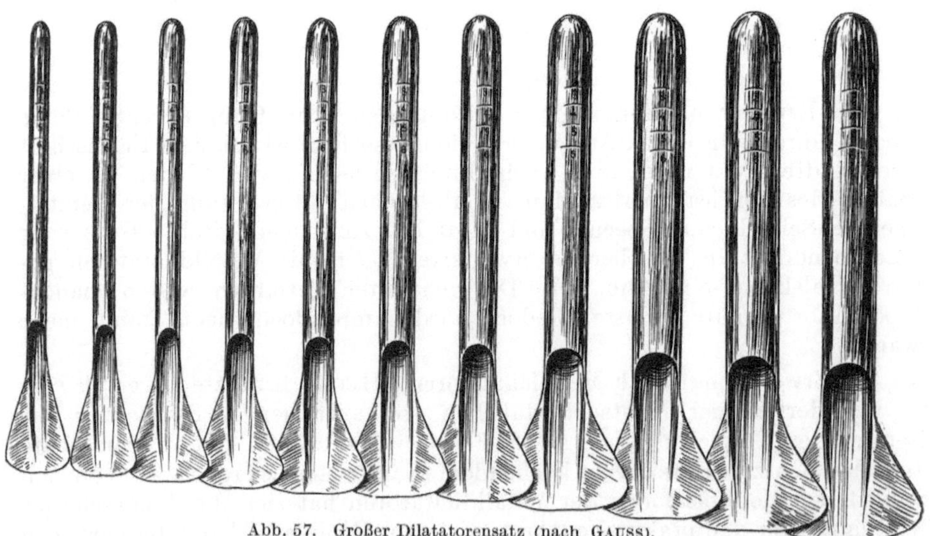

Abb. 57. Großer Dilatatorensatz (nach GAUSS).

von EYMER empfohlen (1918). Der Vorteil der Metalldilatatoren gegenüber den Laminariastiften besteht in der zuverlässigeren Sterilisierbarkeit und der Möglichkeit einer rascheren Erweiterung des Halskanals. Nachteilig ist, daß sie in ungeübter Hand manchmal Nebenverletzungen verursachen. Wer sich über Lage und Länge des Uterus nicht im klaren ist, kann unter Umständen die aufgelockerte Cervix perforieren (Abb. 59 und 60). Bei brüsker Dilatation besteht die Gefahr des Einreißens besonders einer rigiden Cervix, wodurch es zu schweren Blutungen und späterhin zu Vernarbungen kommt. Man muß sich also vor der Erweiterung mit Metalldilatatoren von der Lage und Länge der Gebärmutter mit einer Sonde überzeugen. Beim Erweitern darf der nächststärkere Stift erst dann eingeführt werden, wenn sich der vorige leicht herausziehen läßt.

Ausführung. Nach Entleerung der Blase und entsprechender Vorbereitung des Genitale entfaltet man die Scheide der in Steinschnittlage liegenden Frau mit Specula und hakt die Portio vaginalis mit einer Kugelzange an. Dann überzeugt man sich von der Lage der Gebärmutter durch eine Sonde und führt einen Stift, der den Cervicalkanal eben ausfüllt, ein (Abb. 61). Nun erweitert man so lange mit Dilatatoren von zunehmender Stärke, bis die gewünschte Eröffnung erreicht ist. Sollte die Cervix ausnahmsweise sehr rigide und nur schwer zu erweitern sein, so forciere man die Dehnung nicht, sondern bediene sich lieber eines Laminariastiftes. Dies kommt aber nur in Frage, wenn nichts zur Eile drängt. Ist man hingegen gezwungen, rasch zu handeln, z. B. bei lebensbedrohlicher Blutung, kann eine Hysterotomia vaginalis anterior in Erwägung gezogen werden.

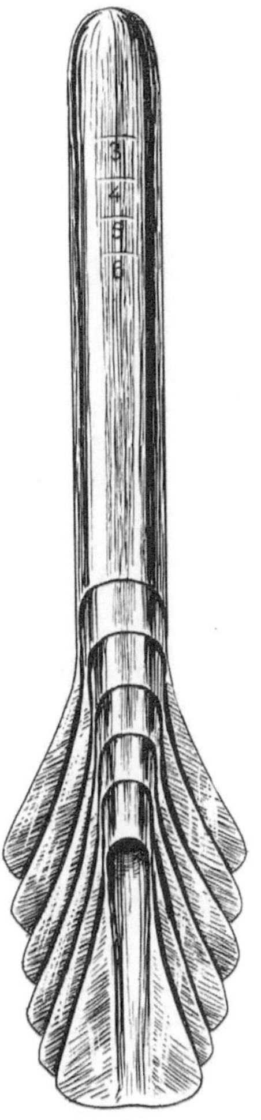

Abb. 58. Ineinandergesteckter Dilatatorensatz (nach Gauss).

d) Die Erweiterung mit dem Finger wird manchmal in der Eröffnungs- und Placentarperiode ausgeführt. In der Eröffnungsperiode — besonders bei nachgiebigen Weichteilen — gelingt die digitale Erweiterung leichter bei Mehrgebärenden. Wir gehen im allgemeinen so vor, daß wir durch Spreizen der beiden untersuchenden Finger den Muttermund erweitern und nacheinander immer mehr Finger der einen Hand in die erreichte Öffnung einführen (Harris). Nach einer anderen Methode geht man erst mit den beiden Zeigefingern und dann mit zwei, drei Fingern beider Hände in den Muttermund ein. Indem man die mit der Dorsalseite einander zugekehrten Finger gegeneinander abstützt und flektiert, erreicht man ebenfalls eine Erweiterung (Bonnaire). Bei beiden Verfahren entsteht, wenn man schonend vorgeht, keine Verletzung. Ihr Nachteil ist eine gewisse Gefahr hinsichtlich der Asepsis; denn selbst mit Gummihandschuhen kann man Keime aus dem unteren Abschnitt des Geburtskanals in die Cervix und das Uteruscavum sowie durch Epithelverletzungen in das Gewebe der Gebärmutter bringen. Solange der vorliegende Teil noch hoch steht, hat aber nach unseren Erfahrungen die manuelle Dehnung wenig Sinn; denn der dilatierte Muttermund verengt sich meist wieder. Anders liegen die Verhältnisse, wenn man durch den erweiterten Muttermund die Frucht gleich tiefer zieht (Galeazange, Wendung und Extraktion). Die manuelle Dehnung ist auch dann manchmal erforderlich, wenn man bei spastischem Muttermund in der Nachgeburtsperiode die Placenta lösen muß. Man führt nacheinander einen Finger um den andern ein, bis man schließlich mit der ganzen Hand in das Cavum uteri gelangt (Harris). Die zur manuellen Placentalösung vorgeschriebenen Sicherheitsmaßnahmen wie Herabziehen des Muttermundes vor die Schamspalte, seine Reinigung mit einem Desinfektionsmittel sind auch hier zu beachten.

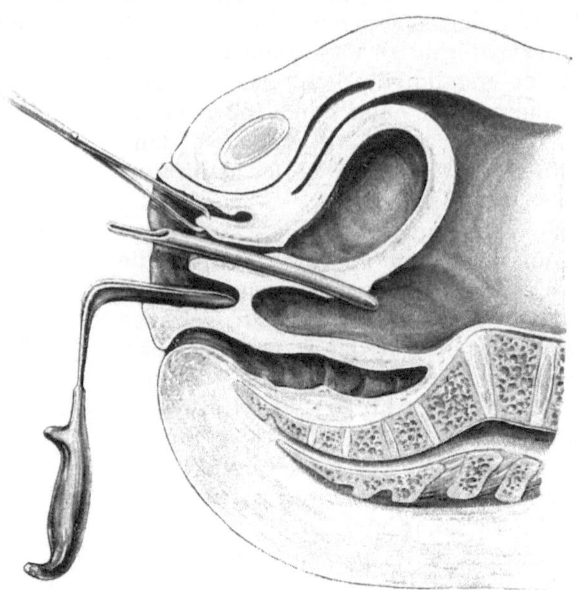

Abb. 59. Perforation der hinteren Gebärmutterwand mit einem Hegar-Stift.

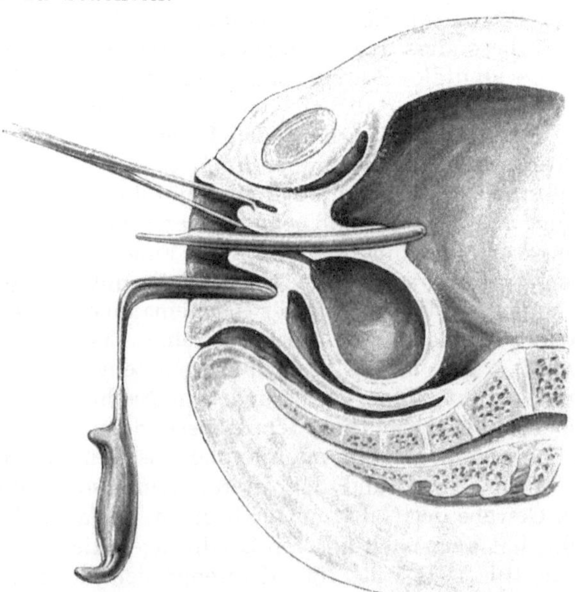

Abb. 60. Perforation der vorderen Gebärmutterwand mit einem Hegar-Stift.

e) Die Metreuryse. Eine geistreiche Art der Muttermundserweiterung besteht in der Einführung einer elastischen Blase bis über den inneren Muttermund hinauf und in der nachträglichen Auffüllung mit steriler, eventuell mild desinfizierender Flüssigkeit. Die Wirkung ist eine zweifache:

1. Dehnung des Cervicalkanals und Muttermundes auf ähnliche Weise wie durch die Fruchtblase;

2. reflektorische Wehenauslösung durch Druck auf die Gegend des inneren Muttermundes. Die dilatierende Wirkung des Ballons läßt sich durch Befestigen eines Gewichtes oder durch Zug mit der Hand noch erhöhen. Um einen wirksamen Dauerzug ausüben zu können, befestigt man an dem Ansatzstück des eingeführten Ballons ein Band, leitet dieses über eine Rolle am Fußende des Bettes

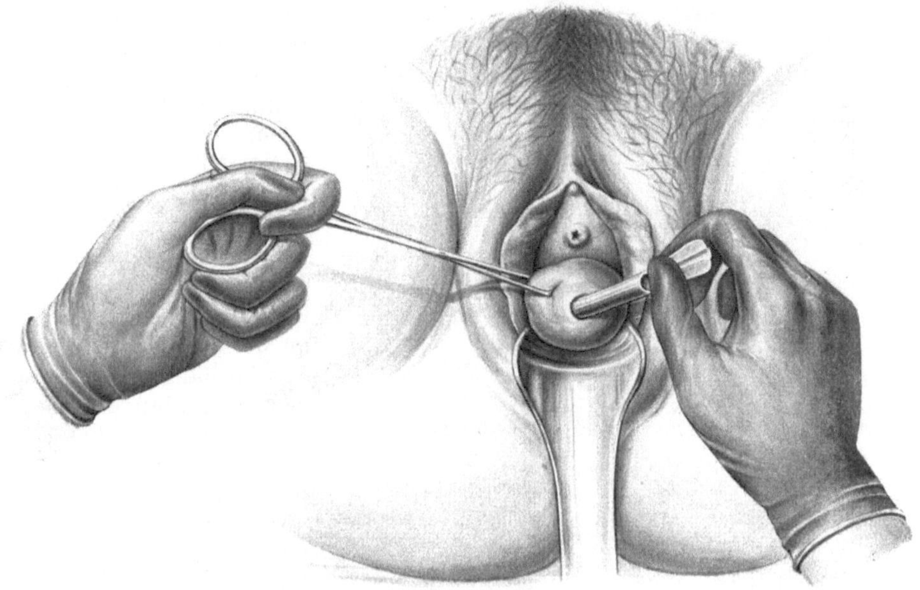

Abb. 61. Dilatation mit HEGAR-Stiften.

und hängt daran ein Gewicht von etwa 500 g. Sinngemäß bringt man diesen Dauerzug — wie wir später noch sehen werden — bei Verwendung der Galeazange an deren Griff und im Falle einer Wendung auf den Fuß bei totem Kind in der Knöchelgegend an. Heute bedient man sich nur noch selten der Ballontherapie. Ich selbst habe im letzten Jahrzehnt kaum noch darauf zurückgegriffen.

Zur Erweiterung des Muttermundes wurden im Laufe der Zeit verschiedene Ballons empfohlen:

α) Der BRAUNsche Ballon. Er ist kugelförmig und wurde ursprünglich als Kolpeurynter empfohlen (Abb. 62a). Er läßt sich aber auch zur Erweiterung des Cervicalkanals verwenden. Sein Vorteil liegt darin, daß er bereits durch einen fingerbreiten Muttermund eingeführt werden kann; sein Nachteil, daß er wegen seiner Kugelgestalt schlecht in den Halskanal eindringt und diesen folglich weniger gut dehnt. Die Wirkung besteht vor allem in der Erzeugung von Wehen.

β) Der TARNIERsche Ballon ist ein etwa auf Hühnereigröße auffüllbarer Gummiball, der an der Spitze eines Metallkatheters befestigt ist. Manche bezeichnen ihn auch als ZWEIFELschen Ballon. Er kann ebenfalls schon durch einen engen Muttermund eingeführt werden. Als Nachteil findet man seine leichte Zerreißbarkeit und wegen des kleinen Umfangs nur eine relativ geringe Dehnung des Muttermundes. Heutzutage wird er nicht mehr verwandt.

γ) Der CHAMPETIER DE RIBESsche Ballon besteht aus einem Seidengespinst, ist kegelförmig und besitzt ein mit einem Hahn versehenes Ansatzstück aus Kautschuk oder Metall (Abb. 62b). Im Handel ist er in verschiedenen Größen vorrätig. Zwei Gründe verschaffen ihm eine gute Dilatationswirkung. Einmal erweitert er infolge seiner Gestalt die Cervix direkt (Abb. 63), zum andern kann er unter Zug gehalten werden, da er aus festem Material hergestellt ist. Nachteilig ist, daß er sich erst durch einen gut fingerbreiten Muttermund einführen läßt.

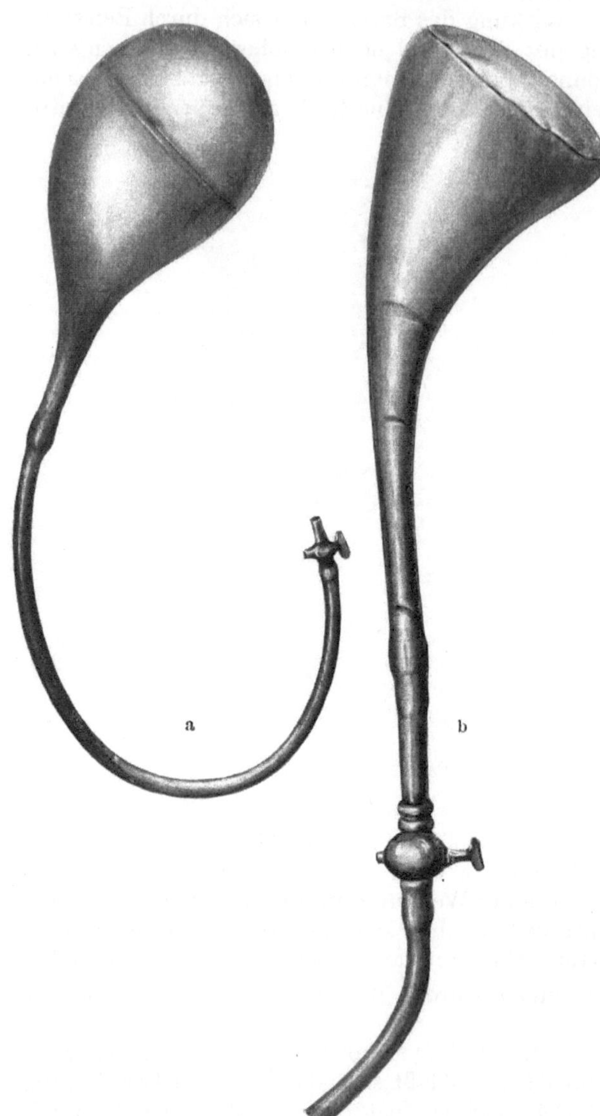

Abb. 62a und b. a BRAUNscher Ballon. b CHAMPETIERscher Ballon.

δ) Der BARNESsche geigenförmige Ballon (Abb. 64) wird bei engem Halskanal und besonders bei artefiziellen Aborten zur Erweiterung der Cervix benutzt. Mit Hilfe einer an der Seite angebrachten Tasche hängt man ihn an dem einführenden Instrument auf. Man kann ihn aber auch zusammenrollen und so hochschieben. Hier wäre noch die Empfehlung KLEINs zu erwähnen, den BARNESschen Ballon in das Rectum einzuführen und mit etwa 45^0 C warmem Wasser aufzufüllen, um auf diese Weise Wehen zu erzeugen. Das Verfahren fand nicht viel Anklang.

ε) Der BAUMMsche Ballon ist der einzige, der aus einer tierischen Membran hergestellt wird. Die Blasen sind in verschiedenen Größen in dichten Glaszylindern steril verpackt erhältlich (Braun-Melsungen). Zum Einführen bedient man sich eines besonderen Instruments, nämlich eines mit einem Hahn versehenen Metallkatheters, durch den ein dünner elastischer Mandrin vorgeschoben wird. An der Spitze des Katheters wird die Blase befestigt und mit Hilfe des Mandrins in das Cavum uteri gebracht (Abb. 65). Nach Entfernung des Mandrins beginnt man die Blase aufzufüllen. Hierzu gibt es zwei verschiedene Methoden:

1. Will man den Ballon nur zur Wehenanregung anwenden, so führt man ihn extraovulär ein und füllt ihn bis zur Hälfte mit Glycerin auf. Nach dem Gesetz

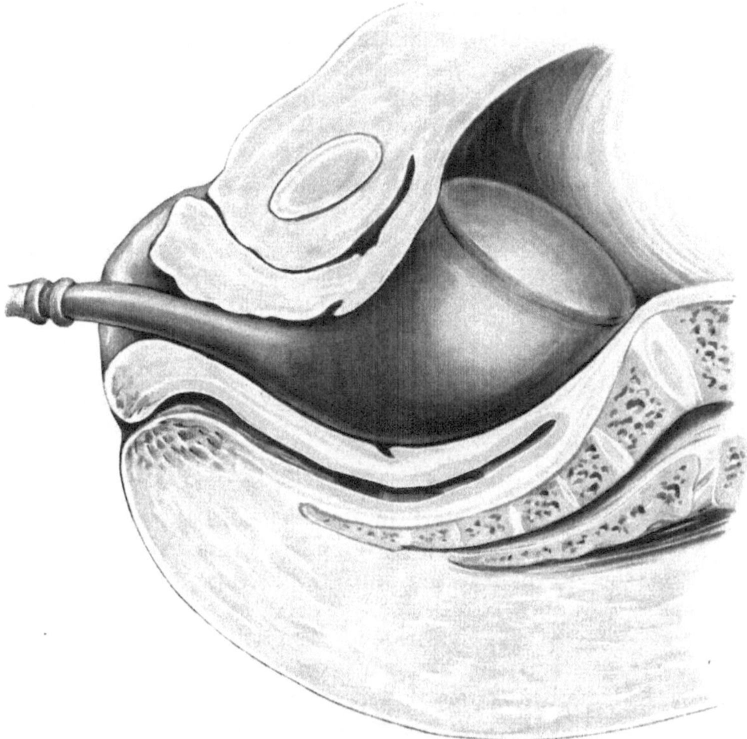

Abb. 63. CHAMPETIERscher Ballon in situ.

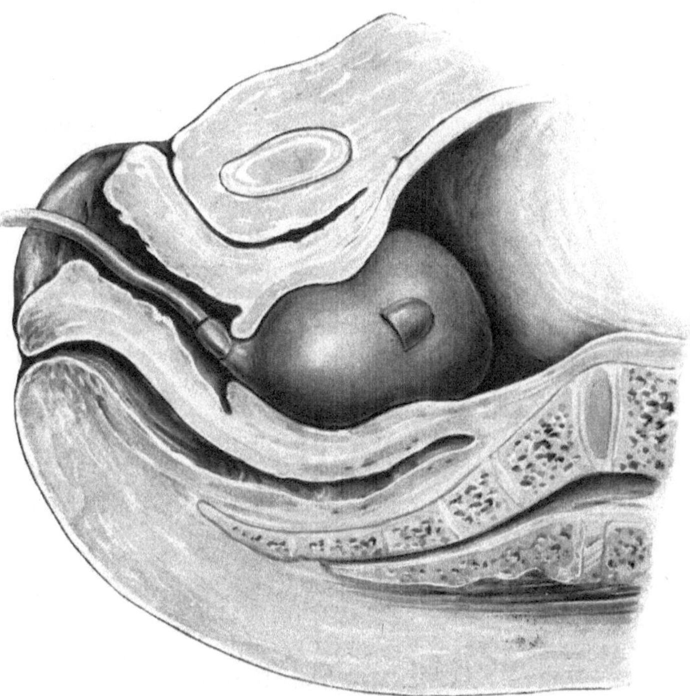

Abb. 64. BARNESscher geigenförmiger Ballon in situ.

der Osmose tritt die Gewebsflüssigkeit durch die semipermeable Membran hindurch in den Ballon. Dieser entfaltet also eine zweifache Wirkung. Einmal wirkt er wie ein Bougie (fingerdickes, lumenloses Gummirohr) als Fremdkörper, zum anderen, sobald er sich mit Flüssigkeit gefüllt hat, wie ein Metreurynter.

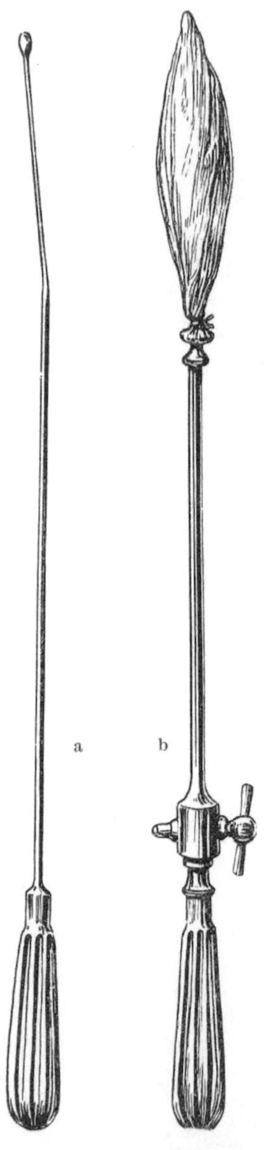

Abb. 65 a und b. a Führungsinstrument für den BAUMMschen Ballon. b BAUMMscher Ballon fertig zum Einführen.

2. Will man hingegen mit dem BAUMMschen Ballon den Cervicalkanal direkt erweitern oder eine Blutung stillen, dann führt man ihn intraovulär ein, füllt ihn mit steriler physiologischer Lösung und hängt ein Gewicht an.

Sein großer Vorteil besteht darin, daß er meist ohne spontane oder künstliche Erweiterung des Muttermundes auf die schonendste Weise in die Gebärmutter eingeführt werden kann. Vor der Benutzung ist er mit sterilem Wasser von der konservierenden Flüssigkeit zu reinigen.

Die Vorbedingungen zur Metreuryse.

1. Es darf in der Scheide, der Schamspalte und deren Umgebung kein Infektionsherd vorhanden sein, aus dem Keime in die Gebärmutter verschleppt werden könnten.

2. Der vorliegende Teil soll sich vom Beckeneingang leicht wegschieben lassen, damit nicht durch die Einführung des Ballons eine Uterusruptur entsteht. Dies bezieht sich nicht auf den BAUMMschen Ballon, falls man ihn ungefüllt extraovulär zur Wehenerzeugung einführt.

3. Die Schwangerschaft soll sich wenigstens im 7.—8. Monat befinden; sonst dehnt der eingeführte und gefüllte Ballon die Gebärmutter derart, daß es unter Umständen zu einer Ruptur kommt. Der kleine geigenförmige BARNESsche Ballon läßt sich auch schon im 3.—4. Graviditätsmonat verwenden.

4. Der Cervicalkanal muß für das Einführungsinstrument und den Ballon passierbar sein.

Die Technik der Metreuryse. Man legt den Ballon extraovulär bei stehender Blase oder intraovulär bei gesprungener oder gesprengter Blase ein, je nachdem man ihn zur Wehenanregung oder zur Blutstillung bei Placenta praevia benutzen will. Im letzten Fall ist die intraovuläre Verwendung angezeigt, weil ein zwischen Fruchtblase und Uteruswand emporgeführter Ballon die vorliegende Placenta noch weiter ablösen und eine bestehende Blutung nur noch verstärken würde. Zunächst hat man sich zu überzeugen, ob der Ballon dicht ist und welche Kapazität er besitzt (wieviel Spritzen voll Wasser?). Nach entsprechender Vorbereitung des äußeren Genitale und der Scheide entleert man die Blase und entfaltet die Scheide. Hierauf reinigt man die Portio vaginalis mit einem in Desinfektionslösung getauchten Tupfer, bestreicht sie mit Jodtinktur und faßt sie mit einer Kugelzange oder Muttermundsfaßzange; letzteres ist bei Verwendung des BAUMMschen Ballons nicht immer erforderlich. Nun ergreift man den zusammengedrehten Metreurynter mit einer Kornzange oder einem Spezialinstrument und schiebt ihn vorsichtig in die Uterushöhle. Sollte der Cervicalkanal nicht genügend erweitert sein, wird er durch HEGAR-Stifte gedehnt (etwa Nr. 22—24).

Zur Steigerung der Wirkung kann man — wie erwähnt — am Ende des Ballons eine Schnur befestigen, diese über eine am Bett angebrachte Rolle leiten und mit einem Gewicht beschweren. Im Bedarfsfall gibt man noch Wehenmittel und wartet dann die Geburt des Ballons ab. Einen Zug mit der Hand sollte man nicht von einem Ungeübten ausführen lassen; denn bei zu großer Kraftanwendung wird leicht Schaden angerichtet. Nach Ausstoßung des Ballons hat man sich über die Weite des Muttermundes, den vorliegenden Teil und dessen Lage zu informieren. Ferner muß man nachsehen, ob die Nabelschnur nicht vorgefallen ist. Nach Klärung dieser Fragen faßt man auf Grund der gegebenen Indikationen und Vorbedingungen seine weiteren Entschlüsse.

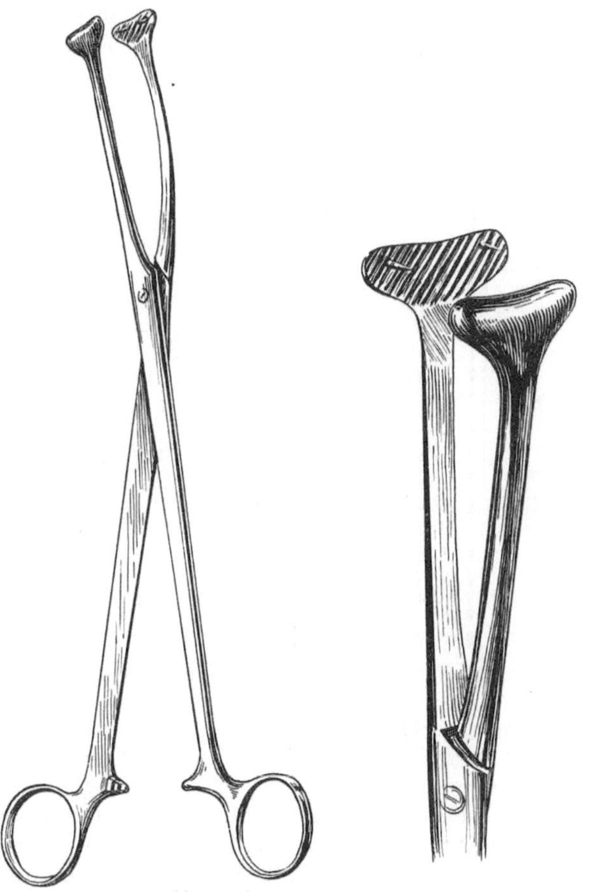

Abb. 66. Galeazange.

f) Die Erweiterung des Muttermundes mit dem kindlichen Körper. Sie kommt besonders bei Beckenendlagen, und zwar bei Fußlagen sowie nach Wendungen auf den Fuß in Frage. Der kindliche Körper bildet in diesen Fällen einen nach oben sich verbreiternden Keil und ist deswegen zur allmählichen Dehnung des Muttermundes gut geeignet. Der nachfolgende Kopf stellt aber infolge seiner Größe und Härte einen erheblicheren Widerstand dar als der Rumpf. Deswegen kommt es bei forcierten Extraktionen leicht zu schweren Cervixrissen und gefährlichen Blutungen. *Es kann nicht genug betont werden, daß der praktische Arzt nie vor völliger Erweiterung des Muttermundes eine geburtsbeendende Operation versuchen darf.* Bei einer Mehrgebärenden, bei der die Cervix schon verstrichen ist und der Muttermund nur noch einen schmalen dehnbaren Saum besitzt, kann der geübte Fachmann allerdings eine vorsichtige Extraktion versuchen.

In diesem Zusammenhang wäre auch die Galeazange (WILLETT) zu erwähnen. Nach entsprechender Vorbereitung des Genitale und Entfaltung der Scheide rafft man die Kopfhaut des Kindes mit einer langen chirurgischen Pinzette oder einer Kugelzange in einer Falte zusammen und faßt dann die Kopfschwarte mit der WILLETTschen Zange (Abb. 66 und 67). Man hält sie entweder mit der Hand oder mit einem Gewicht unter Zug. Bei diesem Verfahren dehnt man den

Muttermund ebenfalls mit dem Körper der Frucht. Die Kopfschwartenzange findet übrigens auch zu anderen Zwecken (s. S. 174) und zwar sowohl bei lebender als auch bei toter Frucht Verwendung.

Das Vorgehen gestaltet sich natürlich einfacher, *wenn das Kind abgestorben ist* und keine Rücksicht mehr verlangt. In diesem Falle gibt es der Situation entsprechend *verschiedene Methoden, den Muttermund mit dem kindlichen Körper zu erweitern. Bei Schädellage perforiert man* den Kopf und extrahiert ihn nötigenfalls vorsichtig und langsam mit dem Kranioklasten. Bei *Fußlage* hängt man an den vorliegenden *Fuß ein Gewicht* und hält ihn unter mäßigem Zug. Tritt bei erst zwei Finger breitem Muttermund eine Indikation zur Geburtsbeschleunigung auf, so kommt bei Schädellage die *Wendung* auf den Fuß nach BRAXTON HICKS in

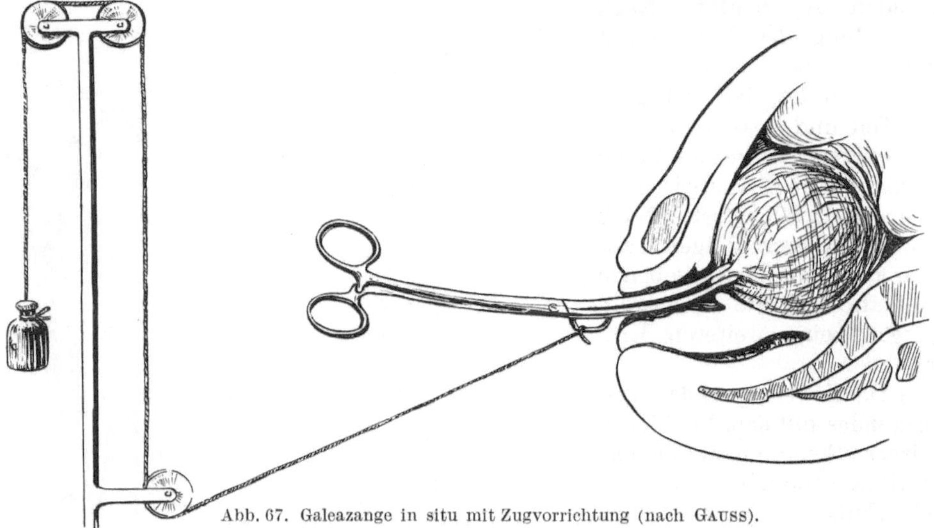

Abb. 67. Galeazange in situ mit Zugvorrichtung (nach GAUSS).

Frage. Anschließend verfährt man wie bei einer Fußlage. Eine macerierte Frucht kann man, sobald der Muttermund auf eine Breite von mindestens drei Querfinger eröffnet ist, mit einer MUSEUXschen Zange am Kopf fassen und unter Zug halten.

g) Auf die Beschreibung des BOSSIschen Dilatators und des sog. *Metranoikters* wollen wir verzichten. Beide Instrumente sind veraltet. Das erstere wird von niemand mehr, das letztere kaum noch angewandt.

3. Die scharfen Erweiterungsverfahren.

Von den hierher gehörenden Methoden ist der vaginale Kaiserschnitt die erfolgreichste. Bei den scharf erweiternden Verfahren hat man den großen Vorteil, daß man in wenigen Minuten erreichen kann, wozu man bei stumpfem Vorgehen Stunden braucht. Ihr Nachteil besteht in einer gewissen Unsicherheit hinsichtlich des Erfolges. Ausgenommen hiervon ist der vaginale Kaiserschnitt. Während der Beendigung der Geburt kann es nämlich zu einem Weiterreißen der Schnittwunde und zu unangenehmen Nebenverletzungen kommen. Außerdem bildet natürlich jede Wunde eine Eintrittspforte für Infektionserreger. Zur Ausführung eines vaginalen Kaiserschnittes ist eine gute Ausbildung und ein entsprechendes Instrumentarium erforderlich.

Vom Nichtfacharzt ausgeführte Muttermundsincisionen versprechen wenig Erfolg. Zu kleine Incisionen sind nicht ausreichend. Tiefere Schnitte reißen manchmal weiter und führen zu schweren Nebenverletzungen, die durch den praktischen Arzt kaum versorgt werden können. Dieser sollte sich daher vor dem genannten Verfahren hüten. Für den Facharzt trifft dies natürlich nicht zu, da er in der Lage ist, zu beurteilen, wie tief er incidieren muß.

Im folgenden sei auf die einzelnen Verfahren zur blutigen Erweiterung des Muttermundes etwas näher eingegangen.

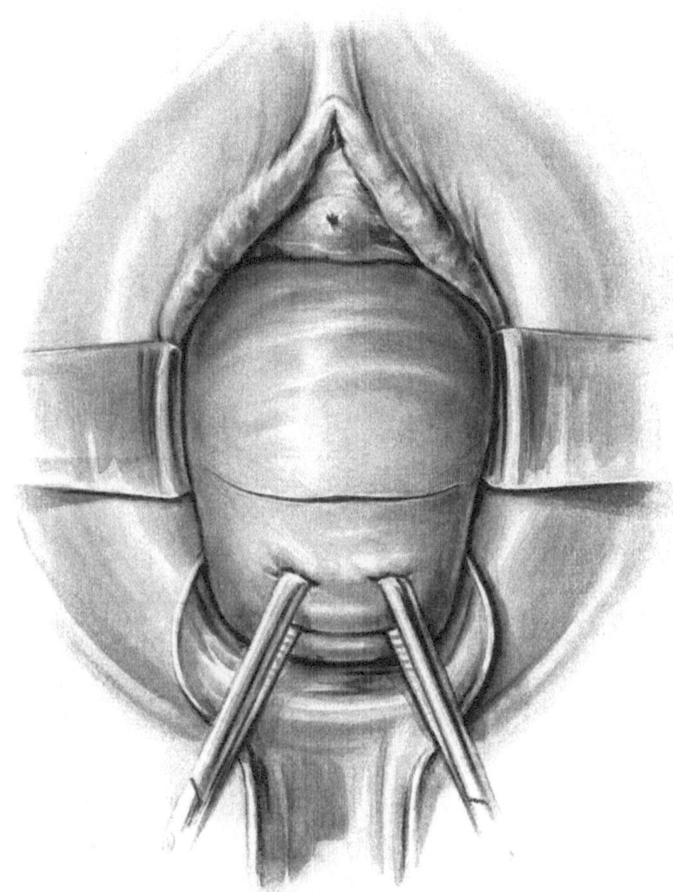

Abb. 68. Hysterotomia vaginalis anterior. Bogenförmiger Schnitt über dem vorderen Scheidengewölbe.

Muttermundsincisionen. Bietet bei vollkommen entfaltetem Cervicalkanal und verstrichener Portio vaginalis lediglich der dünn ausgezogene äußere Muttermund noch einen Widerstand, so darf man ihn durch Incisionen beseitigen, wenn eine Indikation zur Beendigung oder Beschleunigung der Geburt auftritt. Der Muttermund soll möglichst weit, wenigstens aber auf eine Breite von gut drei Querfingern eröffnet sein.

Bei Ausführung der Operation ist, um stärkere Blutungen zu verhüten, darauf zu achten, daß die Incisionen nicht ganz bis zum Scheidengewölbe reichen. Um eine Verletzung des Mastdarmes, der Blase sowie der beiderseits absteigenden Uterinaäste zu vermeiden, schneidet man rechts vorne, links vorne, rechts hinten und links hinten ein. Nach entsprechender Entfaltung der Scheide oder — falls man dazu keine Möglichkeit hat — unter Leitung der Hand führt man eine lange starke Schere ein, und zwar so, daß das eine Blatt innerhalb, das andere außerhalb des Muttermundes zu liegen kommt und schneidet dann durch. Nach beendeter Geburt ist das Vernähen der Schnittwunden nur dann erforderlich, wenn sie bluten. Die Incision ist um so ungefährlicher, je dünner der Rand des Muttermundes ist. Der praktische Arzt möge sich nach Möglichkeit

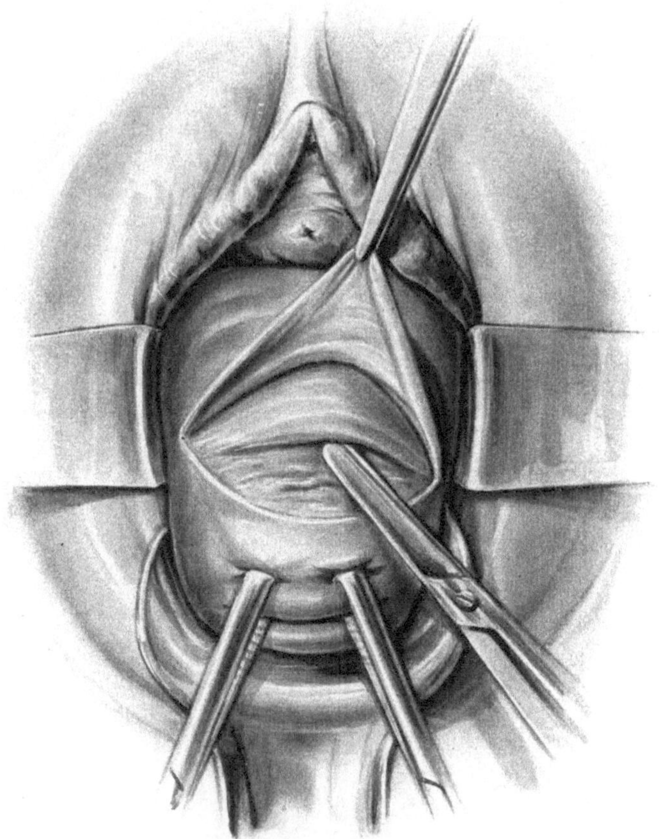

Abb. 69. Hysterotomia vaginalis anterior. Abpräparieren der Blase.

vor dem Einschneiden eines dicken Muttermundes hüten. Am ehesten wird er einmal dazu gezwungen, wenn sich bei Extraktionen aus Beckenendlage der Muttermund vor dem nachfolgenden Kopf fest um den Hals legt und sich nicht zurückschieben läßt.

Der vaginale Kaiserschnitt. Es ist das unvergängliche Verdienst DÜHRSSENs, mit der Sectio caesarea vaginalis eine Möglichkeit geschaffen zu haben, die Gebärmutter in jedem Schwangerschaftsstadium zu entleeren. Der vaginale Kaiserschnitt wird heute nur noch von wenigen nach der ursprünglich angegebenen Technik ausgeführt. Im allgemeinen bedient man sich der von BUMM empfohlenen *Hysterotomia vaginalis anterior*. Dadurch wird das Verdienst DÜHRSSENs in keiner Weise geschmälert; denn der Grundgedanke stammt von hm. Das BUMMsche Vorgehen ist lediglich eine sehr geistreiche Modifikation der von DÜHRSSEN angegebenen Operation. Die von BUMM als Hysterotomia vaginalis anterior bezeichnete Methode wird an meiner Klinik folgendermaßen ausgeführt: Sobald die entsprechenden vorbereitenden Maßnahmen getroffen sind, wird die Blase entleert, die Scheide mit Specula entfaltet und die Portio, besser gesagt, die vordere Muttermundslippe mit zwei Kugelzangen in der Mitte

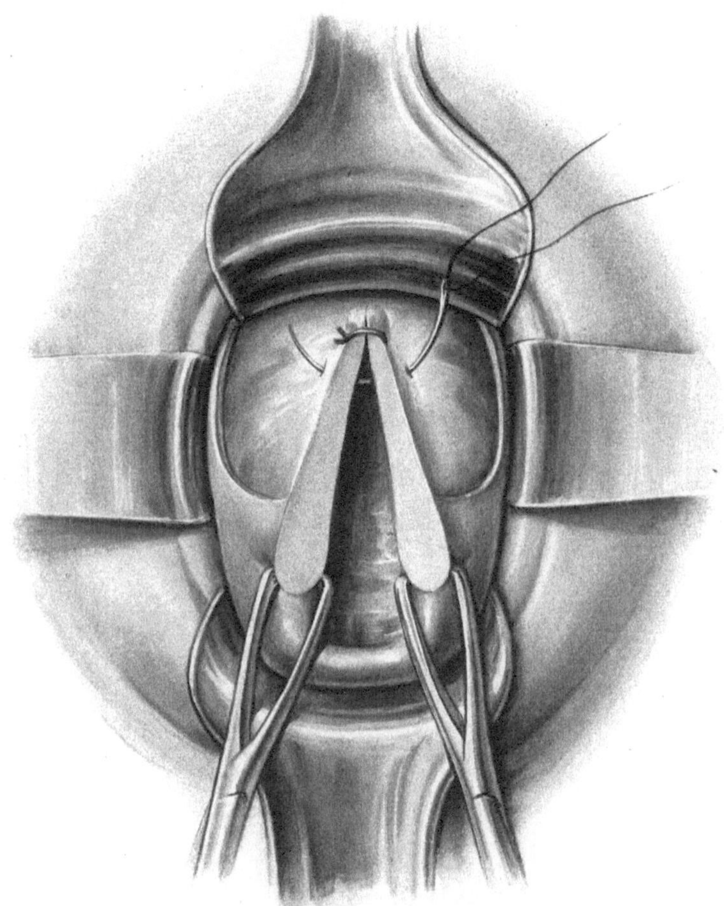

Abb. 70. Hysterotomia vaginalis anterior. Vernähen der durchtrennten vorderen Cervixwand.

gefaßt und herabgezogen. Nach Novocaininfiltration wird nun über dem vorderen Scheidengewölbe ein querverlaufender, nach unten konvexer Schnitt gelegt (Abb. 68), die Blase bis oberhalb der Gegend des inneren Muttermundes hochgeschoben (Abb. 69), durch ein Speculum weggehalten und die vordere Cervixwand einschließlich des Orificium uteri internum mit einer geraden Schere durchschnitten (Abb. 70). Wenn nun auf diese Weise der Widerstand des Muttermundes beseitigt ist, beendigt man die Geburt durch eine Zangenoperation oder durch Wendung und Extraktion. Nach spontaner Ausstoßung oder manueller Lösung der Placenta tamponiert man nötigenfalls das Uteruscavum. Dann vereinigt man die Wundränder der Cervix mit Catgutknopfnähten (Abb. 71) und stellt die Topographie zwischen den Scheidenwundrändern ebenso wieder her (Abb. 72).

DÜHRSSEN empfahl für die Geburtshilfe im Privathaus den sog. *Metreurynterschnitt*, der eine Kombination der Metreuryse mit dem vaginalen Kaiserschnitt darstellt. Mit Hilfe eines durch den Muttermund eingebrachten und anschließend gefüllten Ballons zieht man die Cervix herab und führt dann den vaginalen Kaiserschnitt aus. Dieses Verfahren ist heute nicht mehr gebräuchlich.

Wie man sieht, steht dem Geburtshelfer eine ganze Reihe muttermundserweiternder Verfahren zur Verfügung. Welches im gegebenen Falle das geigenetste

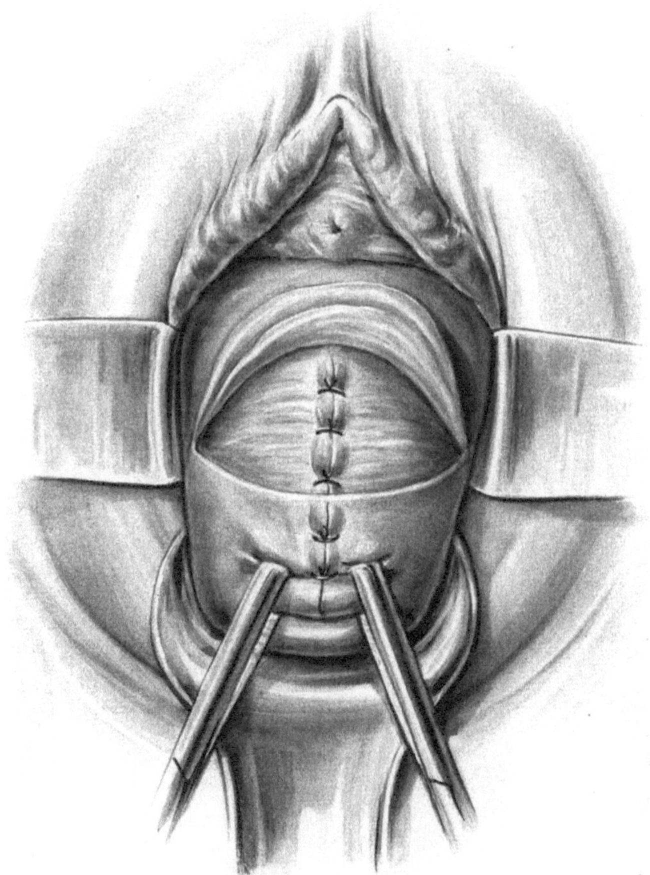

Abb. 71. Hysterotomia vaginalis anterior. Die Cervixwundränder sind durch Knopfnähte wieder vereinigt.

ist, zeigt die genaue Prüfung der Situation. Der in einer Klinik arbeitende Facharzt wird natürlich anders vorgehen können als der im Privathaus tätige. Wieder andere Möglichkeiten besitzt der praktische Arzt. Die Wahl des Verfahrens richtet sich ferner danach, ob die Beendigung der Geburt rasch erfolgen muß oder noch genügend Zeit für die Dilatation des Muttermundes vorhanden ist.

In erster Linie möge man sich des medikamentösen Verfahrens bedienen, das meist auch ausreicht. Sollte ein Eingriff trotzdem erforderlich werden, dann *begnüge sich der praktische Arzt möglichst mit der stumpfen Erweiterung*. Von den blutigen Verfahren steht ihm lediglich die Muttermundsincision zur Verfügung. Aber er sollte diese nur im äußersten Notfall anwenden. Die digitale Erweiterung des Muttermundes versuche er nur bei Mehrgebärenden; denn die Enge der Scheide und die schlechte Dehnbarkeit des Halskanals sowie des Muttermundes einer Erstgebärenden lassen hier dieses Verfahren für den Praktiker als recht wenig erfolgversprechend erscheinen. Dies gilt vor allem für Fälle, in denen der vorliegende Teil noch hoch steht, so daß man den Muttermund nicht dahinter zurückschieben kann.

Von den verschiedenen Ballons empfehlen wir, falls man sich überhaupt dazu entschließt, in erster Linie den BAUMMschen, der schonend und relativ einfach

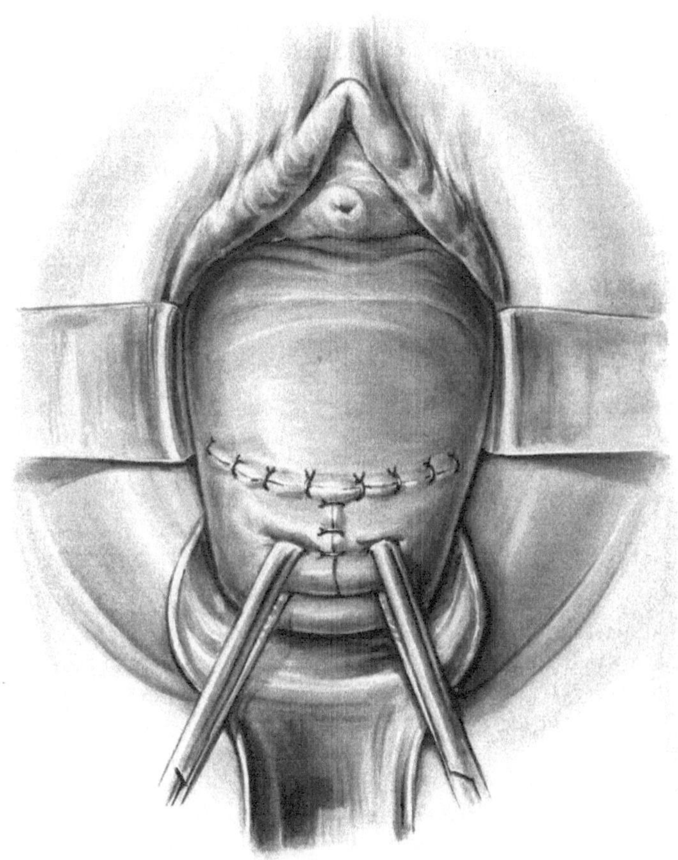

Abb. 72. Hysterotomia vaginalis anterior. Die Scheidenwundränder sind durch Knopfnähte wieder vereinigt.

zu handhaben ist. Sein großer Vorteil liegt in der zuverlässigen Sterilität. Er ist nämlich in sterilen Glaszylindern käuflich. Außerdem verdirbt er nicht so schnell wie die übrigen, bei denen es sich meist gerade in dem Augenblick, in dem man sie benötigt, herausstellt, daß sie undicht sind. Besonders leicht werden Gummiballons beim praktischen Arzt, der sie selten benutzt, porös und unbrauchbar. Wegen der hohen kindlichen Mortalität führe der Praktiker die *Erweiterung mit dem Körper der Frucht nur bei abgestorbenem Kinde* durch. Eine Ausnahme bildet die Anwendung der Galeazange, die sich auch bei Placenta praevia leichter gestaltet als die Wendung nach BRAXTON HICKS. Wird dennoch auf den Fuß gewendet, *so darf bei Placenta praevia die Frucht wegen Verblutungsgefahr der Mutter infolge von Cervixrissen nicht extrahiert werden.*

Ist der Cervixkanal entfaltet, der Muttermund wenigstens auf eine Breite von drei Querfingern eröffnet, oder steht nur noch ein dünner Saum, so kann im Bedarfsfall auch der praktische Arzt eine Muttermundsincision vornehmen.

Falls jedoch der Halskanal noch nicht verstrichen ist, die Frucht lebt, das medikamentöse Verfahren und die Blasensprengung den gewünschten Erfolg nicht gebracht haben, kann ein Ballon eingeführt werden; doch läßt sich das fast immer vermeiden. Der Ballon wird, falls die Umstände zur Eile drängen, mit einem Gewicht belastet oder unter Zug gehalten.

Schließlich sei auch an dieser Stelle noch einmal darauf aufmerksam gemacht, daß in erster Linie immer die Verabreichung von Medikamenten angebracht ist. Bei spastischem Muttermund gibt man Spasmolytica, bevor man andere Erweiterungsverfahren heranzieht. Wie schon erwähnt, ist eine Rigidität des Muttermundes relativ selten. Die Erweiterung eines spastisch kontrahierten Muttermundes mit den Fingern, einem Ballon oder durch Applikation von Wehenmitteln steigert den Spasmus nur noch, und es kommt bald wieder zu einer Zusammenziehung. In Fällen, in denen das Kind abgestorben ist, erweitert man den Muttermund am besten mit dem kindlichen Körper.

Eine zuverlässige Möglichkeit, die Geburt in jedem Augenblick zu beenden, ist die *Hysterotomia vaginalis anterior* in Händen des klinisch tätigen Geburtshelfers. Man führt sie lieber bei Mehrgebärenden aus, kann aber in Ausnahmefällen auch bei Erstgebärenden dazu gezwungen werden. In diesem Falle muß die Operation selbstverständlich von einem in der vaginalen Technik besonders erfahrenen Operateur ausgeführt werden. Vielleicht ist es überflüssig zu betonen. daß die *Hysterotomia vaginalis anterior* zwar den Widerstand der Weichteile ausschaltet, *nicht aber zur Beseitigung eines Mißverhältnisses geeignet ist, worauf seinerzeit schon* DÜHRSSEN *hingewiesen hat.*

Verfahren zur Erweiterung der Scheide und des Scheideneinganges.

Der normale Ablauf der Geburt kann nicht nur durch eine schwer dehnbare Cervix sondern auch durch eine enge Scheide und einen hohen straffen Damm beeinträchtigt werden. Mitunter sieht man sich also gezwungen, Scheide und Damm künstlich zu erweitern.

Indikationen.

1. Wenn bei abnorm enger Scheide zur Ausführung einer geburtshilflichen Operation mit der Hand eingegangen werden muß.
2. Wenn ein ausgetragenes Kind bei einer Erstgebärenden durch Zangenoperation oder Extraktion entwickelt werden soll.
3. Wenn ein straffer Damm das Durchschneiden des Kopfes verhindert. In diesem Falle kann sowohl im Interesse der Mutter (subcutane Zerreißungen oder Dammrisse mit zerfetzten Wundrändern) als auch des Kindes ein Dammschnitt erforderlich werden.
4. Wenn eine im Laufe des Lebens erworbene Verengerung oder eine Entwicklungsanomalie vorliegt.

Die *Erweiterung der Scheide* läßt sich mit dem BRAUN*schen Kolpeurynter* erreichen. Früher wurde er besonders vor geburtshilflichen Operationen angewandt. Heute ist er außer Gebrauch. Er führt manchmal zu krampfartigen Kontraktionen der Gebärmutter. Außerdem gefährdet er die Asepsis der Geburtswege, vor allem, wenn er nach der früher geltenden Vorschrift mehrmals hintereinander herausgezogen wird. Neuerdings erweitern amerikanische Geburtshelfer die Scheide und den Scheideneingang manuell, indem sie die in Seifenspiritus getauchte Hand gestreckt in die Scheide einführen, zur Faust ballen und dann unter Druck auf die hintere Scheidenwand herausziehen. Dieses Vorgehen wird als Bügeln der Vulva bezeichnet (Ironing).

Ein viel empfehlenswerteres Verfahren ist der Scheiden-Damm-Schnitt (Episiotomie), der den Widerstand des Dammes beseitigt. Ein weiterer Vorteil besteht darin, daß man im Gegensatz zu spontanen Dammrissen glatte Wundränder bekommt (Abb. 73).

Die technische Ausführung der Episiotomie gestaltet sich folgendermaßen: Man infiltriert die für die Incision vorgesehene Stelle mit 1%iger Novocainlösung,

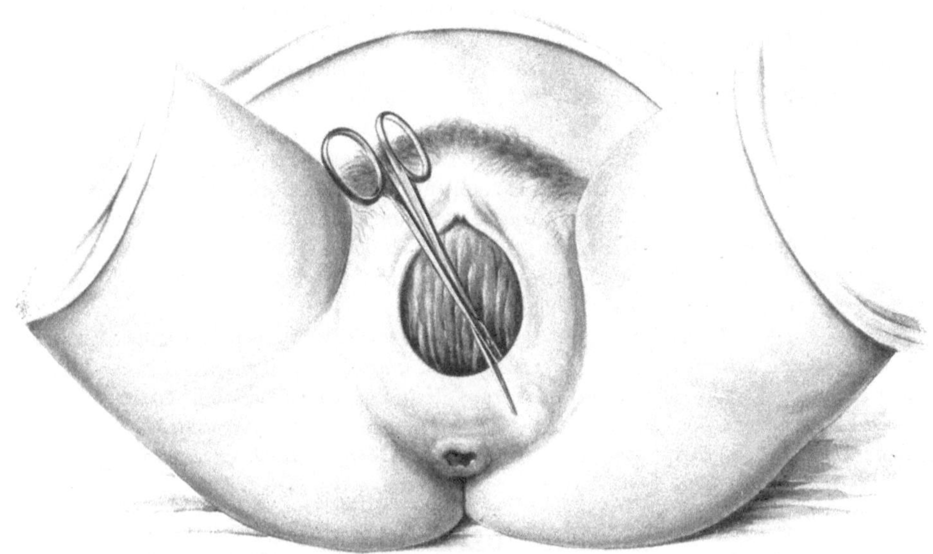

Abb. 73. Episiotomie.

schiebt die eine Branche einer geraden Schere (oder ein Skalpell mit Knopf) unter dem Schutz der Finger zwischen Kopf und Damm und schneidet 2—3 cm seitlich vom Frenulum in Richtung auf das Tuber ossis ischii. Von der Episiotomie ist die *tiefe Scheiden-Damm-Incision* zu unterscheiden. Will man bei einer größeren geburtshilflichen Operation eine tiefe Dammincision vornehmen, so beginnt man damit 3—4 cm seitlich vom Frenulum und schneidet gleichfalls in Richtung des Tuber ossis ischii (auf jeden Fall muß die Analöffnung umgangen werden). Man durchtrennt damit auch tiefer gelegene Muskelfasern und beseitigt so den Widerstand des Dammes vollständig. Bei der Incision verletzte Gefäße sind noch vor Beendigung der Geburt zu versorgen. KÜSTNER empfahl die Ausführung der Episiotomie in der *Mittellinie*. Dabei weichen die durchschnittenen Muskelfasern nicht so weit auseinander und folglich gestaltet sich das Nähen leichter. Auch die Wundheilung geht rascher vor sich. Ein gewisser Nachteil ist, daß es eher einmal zu einem kompletten Dammriß kommt. Dammincisionen und deren Naht sind — lege artis ausgeführt — hinsichtlich der Infektionsgefahr weniger bedenklich als die stumpfe Dilatation der Scheide mit einem Ballon oder mit der Hand. Ferner bietet die Episiotomie eine größere Sicherheit für die Erhaltung des Beckenbodens als das unbegründete, übertriebene Bestreben, den Damm intakt zu erhalten. Letzteres führt oft zu *subcutanen Dammverletzungen*, die meist erst bei der Entlassungsuntersuchung oder noch später erkannt werden.

II. Der künstliche Abort und die künstliche Frühgeburt.

Bei einer Schwangerschaftsunterbrechung vor der 28. Woche spricht man von einem *künstlichen Abort*, bei einer Unterbrechung in dem Zeitraum zwischen 28. und 38. Woche von einer *künstlichen Frühgeburt.*

Eine **Indikation** für eine Interruptio ist nur gegeben, wenn die Schwangerschaft oder die bevorstehende Geburt und das Wochenbett das Leben der Mutter ernsthaft gefährden. Zunächst sind verschiedene Feststellungen zu treffen:

1. Ist die das mütterliche Leben bedrohende Erkrankung durch die Schwangerschaft bedingt oder wird sie durch die Gravidität nachteilig beeinflußt?

2. Besteht begründete Hoffnung, daß die Schwangerschaftsunterbrechung eine günstige Wirkung auf die betreffende Erkrankung ausüben wird?

3. Gibt es keine andere Möglichkeit, die zu einer Gesundung der Patientin führen kann?

Wer sich nach den angeführten Gesichtspunkten richtet, wird sich natürlich nie zu einer Schwangerschaftsunterbrechung entschließen, bevor er sich durch wiederholte, gründliche Untersuchungen, genaue Beobachtung und gewissenhafte Erwägung der Sachlage Klarheit verschafft hat. Die Entscheidung der diesbezüglichen Fragen ist also für den gewissenhaften Arzt, der das Wohl seiner Patientin im Auge hat, recht schwierig.

Es sei ausdrücklich betont, daß eine die Gravidität komplizierende Krankheit nur dann eine Indikation für eine Interruptio abgibt, wenn sie das Leben der Frau ernstlich bedroht und nicht mit anderen Mitteln geheilt werden kann. Es darf niemals außer acht gelassen werden, daß nicht die Schwangerschaft die eigentliche Gefahr darstellt, sondern die betreffende Erkrankung. Diese zu heilen ist also die vordringliche Aufgabe.

Die Ausführung der künstlichen Schwangerschaftsunterbrechung.

Der künstliche Abort.

Zur artefiziellen Unterbrechung der Schwangerschaft stehen mehrere Verfahren zur Verfügung. Die einen lösen Uteruskontraktionen aus, die anderen erweitern den Cervicalkanal und ermöglichen so die Geburt oder die künstliche Entfernung des Eies.

Die Indikation zur Schwangerschaftsunterbrechung läßt sich nur auf Grund einer *gründlichen klinischen Beobachtung* stellen. Es ist daher am richtigsten, die Interruptio in der Klinik vorzunehmen. Dem praktischen Arzt werden dadurch viele überflüssige Aufregungen (bei der Operation auftretende Schwierigkeiten) und Verdächtigungen erspart, und die Patientin kann sich der Operation unter günstigeren Umständen unterziehen.

Eine Methode zur Unterbrechung einer jungen Gravidität besteht in der Einspritzung von Jodtinktur in die Gebärmutterhöhle. Das Verfahren gelangt *besonders in kriminellen Fällen* zur Anwendung. Manche verwenden statt Jod Salicylalkohol. Beide Methoden führen nur selten zum Ziele und *bergen* allerhand *Gefahren in sich.* Wenn nämlich das abgestorbene Ei nicht rasch aus dem Uterus ausgestoßen wird, kann es lang anhaltende Blutungen und übelriechenden Ausfluß bedingen. Von noch größerer Bedeutung ist es, wenn die eingespritzte Flüssigkeit in die Eileiter gelangt. Unter Umständen entsteht so ein Tubenverschluß (FRIGYESI). Bei häufiger Wiederholung der genannten Methoden kommt es auch durch Atrophie der Uterusschleimhaut leicht zu einer dauernden Unfruchtbarkeit.

Schließlich beobachtet man eine Disposition für tubare Schwangerschaften. Bei Betrachtung aller dieser Folgen muß man die Schwangerschaftsunterbrechung mit Jodtinktur als unrichtig und schädlich ablehnen.

Eine viel bessere Methode ist die Erweiterung des Cervicalkanals mit nachfolgender Ausräumung.

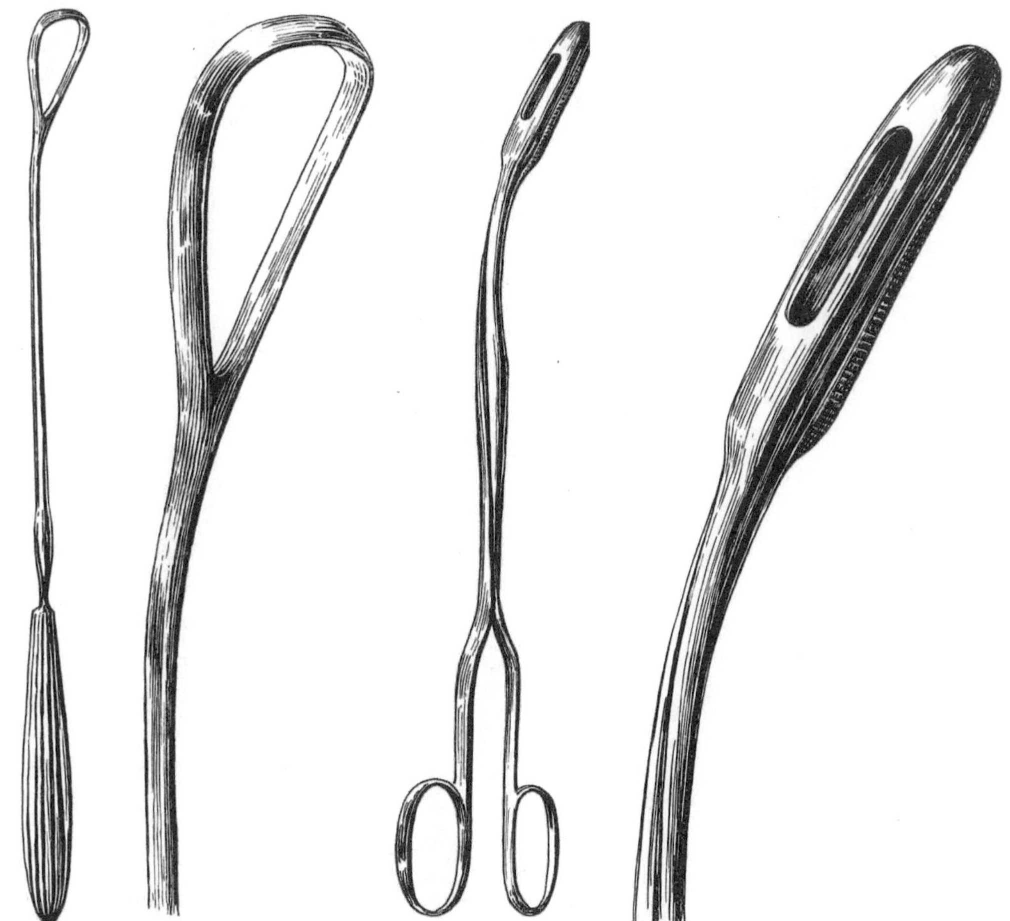

Abb. 74. Große stumpfe Curette. Abb. 75. WINTERsche Abortzange.

Bei einer jungen, erst wenige Wochen alten Gravidität ist es am zweckmäßigsten, in einer Sitzung den Cervicalkanal zu erweitern und das Ei instrumentell zu entfernen. Der Eingriff gestaltet sich folgendermaßen: Nach entsprechender Vorbereitung des Genitale wird die Scheide mit Specula entfaltet, die Portio vaginalis mit einer Kugelzange gefaßt, herabgezogen und der Halskanal mit HEGAR-Stiften (ungefähr bis Nr. 12) erweitert. Nun überzeugt man sich durch eine Uterussonde, ob Uterus und Cervix unverletzt geblieben sind und räumt die Gebärmutter mit einer großen stumpfen Curette (s. Abb. 74) aus. Es ist ratsam, während der Ausräumung eine Spritze Hypophysenhinterlappenhormon zu verabreichen, damit sich der Uterus gut kontrahiert und folglich nicht so leicht perforiert wird. Nach beendeter Ausräumung wird das Uteruscavum mit einer durch einen BOZEMAN-FRITSCHschen Katheter einfließenden ungiftigen

Desinfektionslösung gespült und mit einem in Jodtinktur getauchten Gazestreifen ausgewischt. Zur Ableitung des Wundsekrets kann man noch einen Mullstreifen in die Gebärmutterhöhle einführen. Notwendig ist das jedoch nicht.

Vom dritten Schwangerschaftsmonat an sollte man die Gebärmutter nicht mehr in einer Sitzung ausräumen, weil dadurch schwere Blutungen ausgelöst werden

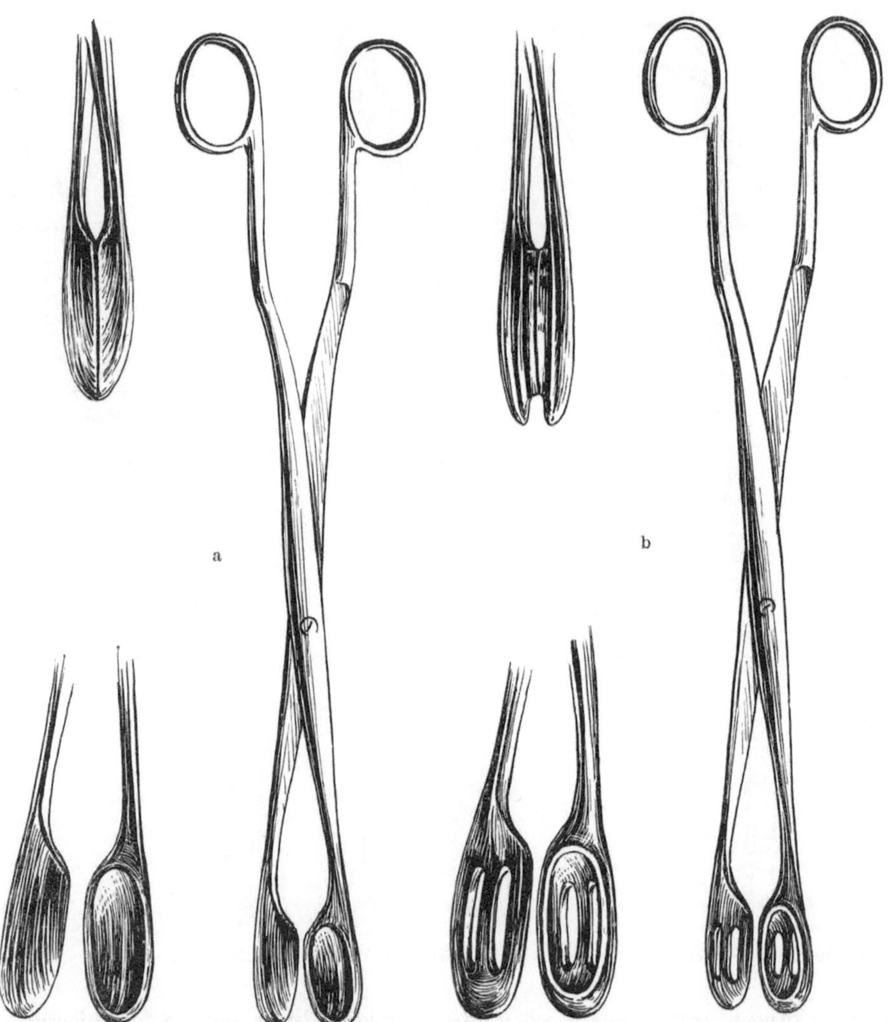

Abb. 76a und b. a WINTERsche Abortzange, b KRANZsche Abortzange.

können. Viel zweckmäßiger ist es, Laminariastifte in den Cervicalkanal einzulegen und Wehenmittel zu geben. Am folgenden Tage, wenn sich der Muttermund auf die Breite eines Querfingers erweitert hat, räumt man die Gebärmutter aus. Hat der Muttermund noch nicht die entsprechende Weite erlangt, so wird man entweder erneut Laminariastifte (dem Lumen entsprechend viele) für einige Stunden legen oder noch besser den Halskanal mit HEGAR-Stiften dilatieren. Die Ausräumung läßt sich digital oder instrumentell vornehmen. Bei der instrumentellen Ausräumung führt man die geschlossene WINTERsche Abortzange (Abb. 75) [etwas ungefährlicher scheint die von KRANZ angegebene Zange (Abb. 76b) zu sein] in das Uteruscavum ein, zieht sie, sobald man einen Widerstand verspürt, etwas zurück, öffnet sie und schließt sie von neuem. Unter drehenden Bewegungen entfernt man den gefaßten Eiteil. Diesen Vorgang wiederholt man so oft, bis das Cavum leer ist. Hierauf schabt man die Gebärmutter mit einer großen stumpfen Curette aus. Nicht selten ist das Ei schon vor der Ausräumung teilweise gelöst.

Nach der Ausräumung hat man sich in jedem Falle zu überzeugen, ob die Uteruswand nicht verletzt wurde (Perforation). Die Ausschabung der schwangeren Gebärmutter hat schonend vor sich zu gehen; denn wenn auch das Stratum spongiosum, von dem aus sich die Schleimhaut regeneriert, entfernt wird, kann die Frau späterhin amenorrhoisch und unfruchtbar werden.

Nach dem *4. Monat* kommt nur ausnahmsweise eine Schwangerschaftsunterbrechung in Frage. Das Vorgehen gestaltet sich ähnlich wie bei einer drei Monate alten Gravidität.

Vom 5. Monat ab pflegt man die Schwangerschaft schon deshalb nicht mehr zu unterbrechen, weil dieser Eingriff annähernd die gleiche Belastung für die Frau darstellt wie eine normale Geburt. Falls man sich dennoch einmal dazu gezwungen sieht, sprengt man die Blase und gibt Wehenmittel (Chinin, Hypophysenhinterlappenhormon). Da die Gebärmutter in diesem Stadium aber kaum reizbar ist, führt dieses Verfahren häufig nicht zum Ziel. Viel mehr erreicht man auch nicht, wenn man nach Blasensprengung einen Ballon durch den Muttermund einführt. Deshalb geben manche der Sectio parva den Vorzug. Dieses Vorgehen erscheint vor allem dann berechtigt, wenn die Patientin gleichzeitig sterilisiert werden soll. Im übrigen ist es besonders bei einer Mehrgebärenden zweckmäßiger, die Gebärmutter durch eine Hysterotomia vaginalis anterior zu entleeren.

Schwierigkeiten bei der Ausräumung sind meistens dadurch bedingt, daß der Cervicalkanal nicht ausreichend weit ist. *Bei ungenügend erweitertem Halskanal darf daher kein Ausräumungsversuch unternommen werden.* Falls man nämlich die gelösten Eiteile durch den zu engen Cervicalkanal nicht hindurchziehen kann, kommt die an der Ablösungsstelle des Eies entstehende Blutung infolge mangelhafter Kontraktion des Uterus nicht zum Stehen und wird unter Umständen sogar lebensbedrohlich. In Fällen, in denen eine möglichst rasche Entleerung der Gebärmutter erforderlich ist (komatöser Zustand, plötzlich auftretende Lebensgefahr), beseitigt man den Widerstand der Cervix am besten durch eine Hysterotomia vaginalis anterior.

Die Frage der Unfruchtbarmachung.

Im Zusammenhang mit dem künstlichen Abort taucht auch die Frage der Unfruchtbarmachung auf. Es gibt Frauen, die auf Grund wirklich gegebener Indikation eine ganze Reihe artefizieller Aborte überstanden haben. Die künstliche Unterbrechung der Schwangerschaft kann aber nicht als harmloser Eingriff betrachtet werden. Abgesehen von der Infektionsgefahr, die in jedem Falle Gesundheit und Leben der Frau bedroht, stellen häufige Aborte manchmal auch die Ursache schwerer Metropathien und zusammenhängend damit lang dauernder Menorrhagien dar. Außerdem existiert aber noch eine andere Gefährdung der Frau. Man denke z. B. an Fälle, in denen wegen Tuberkulose eine Schwangerschaftsunterbrechung vorgenommen wird, die dann eine Meningitis tuberculosa oder eine disseminierte Miliartuberkulose nach sich zieht, so daß die Patientin im Wochenbett an Tuberkulose zugrunde geht, obwohl doch bei ihr eine Interruptio wegen Tuberkulose gemacht wurde. Es kommt auch vor, daß eine Frau nach einem künstlichen Abort wegen eines Vitium an einer Endokarditis stirbt. Diese glücklicherweise zu den Ausnahmen zählenden Fälle zeigen, wie vorsichtig man bei der Indikationsstellung zur künstlichen Schwangerschaftsunterbrechung sein muß. Der Arzt sollte die Angehörigen der Patientin über die genannten Gefahren aufklären, bevor er die schriftliche Einverständniserklärung für die Operation unterschreiben läßt.

Bei Erkrankungen, die eine Heilung und somit die Möglichkeit, eine spätere Schwangerschaft auszutragen, nicht erwarten lassen, sollte gleichzeitig mit der Schwangerschaftsunterbrechung auch die Frage der Unfruchtbarmachung erwogen und zur Sprache gebracht werden.

Die Besprechung der technischen Ausführung der verschiedenen zur Verfügung stehenden Sterilisationsmethoden gehört in den Rahmen der gynäkologischen Operationslehre. Daher soll hier nur ganz kurz darauf eingegangen werden. Die einfachste Art der Unfruchtbarmachung der Frau ist die *Tubensterilisierung*. Diese läßt sich abdominal, vaginal (Kolpotomie) oder mit Hilfe eines oberhalb des Leistenkanals geführten Schnittes vornehmen. Man entfernt dabei zwischen zwei Ligaturen (Seide) ein wenige Zentimeter langes Tubenstück mit dem Skalpell oder dem Diathermiemesser und versenkt die Stümpfe zwischen den Blättern des Lig. latum. Als Vorzug dieses Verfahrens ist es zu betrachten, daß die Ovarialfunktion keinen Schaden erleidet. Bei einer anderen Methode (MADLENER) hebt man eine Eileiterschlinge hoch, quetscht sie mit einem Instrument ab und unterbindet sie mit einem Seidenfaden. Um eine Kommunikation des Tubenlumens mit der Bauchhöhle und damit die Möglichkeit einer erneuten Schwangerschaft zu vermeiden, empfiehlt es sich, die abgebundene Tubenschlinge mit Bauchfell (z. B. mit dem Lig. rotundum oder Blasenperitoneum) zu bedecken. Dies ist auch zur Verhütung von Darmadhäsionen (Ileus!) wichtig.

Eine weitere Methode der Sterilisierung besteht in der *supravaginalen Amputation* bzw. in der *vaginalen Totalexstirpation des Uterus*. Hierbei werden die Ovarien ebenfalls geschont. Die Entfernung der Gebärmutter auf abdominalem bzw. vaginalem Wege wurde vor allem für fortgeschrittene Schwangerschaften bei Tuberkulose empfohlen. Der Vorteil liegt in dem Ausbleiben des Blutverlustes durch die Menstruation und des Flüssigkeitsverlustes durch den Wochenfluß. Heute nimmt man in der Frage der Tuberkulose einen viel konservativeren Standpunkt ein und verzichtet meist auf die operative Entfernung der Gebärmutter.

Kurz sei noch der *kleine Kaiserschnitt* erwähnt. Per laparotomiam eröffnet man die vordere Wand oder den Fundus der Gebärmutter mit einem kleinen Schnitt und entfernt, nachdem man durch einen Druck auf den Uterus das Ei aus der geschaffenen Öffnung herausgepreßt hat, die Decidua mit einer Curette. Nun wird die Wunde vernäht und mit Blasenperitoneum bedeckt. Im Bedarfsfalle verbindet man die Sectio parva mit einer Sterilisation.

Eine Unfruchtbarmachung läßt sich auch durch Röntgenbestrahlung erreichen. Eine Zeitlang beschäftigte man sich viel mit der Frage der temporären Sterilisierung. Da aber die Möglichkeit einer Röntgenschädigung auch eines später befruchteten Eies besteht, hat sich die Methode nicht ausgebreitet. Es wurden ferner Versuche gemacht, die Empfängnisfähigkeit operativ vorübergehend einzustellen. Da ein zuverlässiges und relativ einfaches Verfahren fehlt, ist man aber davon abgekommen.

Die künstliche Frühgeburt.

Die Unterbrechung der Schwangerschaft von der 28.—38. Woche wird als künstliche Frühgeburt bezeichnet. Im Interesse des Kindes sollte man jedoch die Gravidität nicht vor der 36. Woche unterbrechen.

Heutzutage leitet man bei Beckenverengerung nur in seltenen Ausnahmefällen eine künstliche Frühgeburt ein. Der Hauptgrund hierfür liegt in der Vervollkommnung der Asepsis und der dadurch bedingten geringeren Gefahr des Kaiserschnittes. Die Mortalität der Schnittentbindung entspricht jetzt etwa der einer leichteren Bauchoperation. Zieht man noch in Betracht, daß ein Teil der mit Hilfe einer künstlichen Frühgeburt zur Welt gebrachten Kinder in den ersten Tagen an Lebensschwäche umkommt, so wird es verständlich, warum man sich bei engem Becken lieber zu einem Kaiserschnitt entschließt. Die besseren Operationsmöglichkeiten erlauben andererseits eine exspektative Geburtsleitung. Dadurch wieder kommt es, wie sich herausstellte, in manchen Fällen, in denen man früher eine künstliche Frühgeburt eingeleitet hätte, doch noch zu einem Spontanpartus. Außer den bereits angegebenen birgt eine vorzeitige Geburtseinleitung noch andere Gefahren in sich. Bei falscher Berechnung der Schwangerschaftsdauer wird die Frucht in lebensunfähigem Zustande geboren. Aber selbst, wenn der Termin richtig bestimmt wurde, kann das Kind durch die Geburt stark in Mitleidenschaft gezogen werden und sterben. Bekanntlich überstehen ja Frühgeborene das Geburtstrauma schlechter.

Für die überaus wichtige Bestimmung des Zeitpunktes der Operation stehen uns zwei Verfahren zur Verfügung. Das eine ist die Berechnung des Geburtstermines, das andere die Orientierung über die räumlichen Verhältnisse, also die Feststellung der Größe des kindlichen Kopfes und die genaue Beckenmessung. Hinsichtlich Schwangerschaftszeitrechnung und Beckenmessung sei auf die entsprechenden Kapitel meines geburtshilflichen Lehrbuches verwiesen. Zur ungefähren Bestimmung der Größe des kindlichen Schädels dienen die von FEHLING und AHLFELD zusammengestellten Tabellen. Aus ihnen kann entnommen werden, wie groß zu einem gewissen Zeitpunkt der Schwangerschaft bei einer gegebenen intrauterinen Fruchtlänge der Kopfumfang sowie der biparietale und bitemporale Durchmesser sind. Natürlich handelt es sich hier um Durchschnittswerte, die im Einzelfalle variieren. Nach einer anderen Methode *mißt* man mit Hilfe des Beckenzirkels den geraden Durchmesser des mit der Hand im Beckeneingang fixierten *kindlichen Schädels direkt*. Von dem erhaltenen Werte sind einige Zentimeter für die Dicke der Uteruswand und der Bauchdecken abzuziehen. Diese Dicke zeigt nach Angabe verschiedener Autoren entsprechend der Stärke der Muskulatur und des Fettpolsters Schwankungen von 1—1,5 cm. Die sicherste Beurteilung der räumlichen Verhältnisse erlaubt der PETER MÜLLERsche Handgriff. Mit seiner Hilfe vermag man sich besonders bei dünnen und schlaffen Bauchdecken recht gut darüber zu orientieren, ob sich der Kopf in den Beckeneingang eindrücken läßt oder nicht. Der Zeitpunkt für die Einleitung einer Frühgeburt ist dann gekommen, wenn man den kindlichen Kopf nicht mehr mit Leichtigkeit in den Introitus pelvis einpressen kann. Gewisse Fehlerquellen bestehen natürlich auch bei diesem Verfahren.

Die vorzeitige Einleitung der Geburt kommt heutzutage eher in solchen Fällen in Frage, in denen es sich um ein habituelles Absterben am Ende der Gravidität handelt. Wegen einer schweren Toxikose oder wegen eines abnorm großen Kindes bei normalen Beckenverhältnissen führt man lieber eine Schnittentbindung durch.

Am häufigsten leitet man die Geburt wegen Übertragung ein, um die Gefahr eines Absterbens der Frucht vor Wehenbeginn abzuwenden. Es handelt sich dabei aber nicht um eine künstliche Frühgeburt sondern um die *artefizielle Geburtseinleitung*.

Verschiedene Methoden stehen zur Verfügung, um die Geburt am oder vor dem Termin in Gang zu bringen. Jedes Verfahren hat Vor- und Nachteile. Deshalb wird von einem Teil der Geburtshelfer dieses, von einem anderen jenes für besser gehalten.

Die Methoden zur Erweiterung des Muttermundes, die bei der Besprechung des künstlichen Aborts erwähnt wurden, eignen sich auch zur Einleitung einer Frühgeburt. Es würde zu weit führen, wollte man die verschiedenen über den Reflexweg (Reizung der Mamillen usw.), über eine elektrische Reizung der Cervix oder anderweitig wirkende Verfahren im einzelnen behandeln. Wir möchten uns auf die Beschreibung des in der Praxis üblichen Vorgehens beschränken.

Die einfachste Art der Wehenauslösung ist das Verfahren nach WATSON oder STEIN. Man verabreicht der Schwangeren auf nüchternen Magen 30 g Ricinusöl und, sobald dieses gewirkt hat (die Wirkung läßt sich durch einen Seifenwassereinlauf oder durch Sennesblättertee noch steigern), eine heiße Dusche. Anschließend injiziert man stündlich 2—3 IE Hypophysenhinterlappenhormon intramuskulär, insgesamt 4—5mal. Es empfiehlt sich, bei jeder zweiten Injektion an Stelle von Hypophysenhinterlappenhormon 0,2—0,3 cm^3 Thymophysin zu verwenden.

Beide Präparate wirken individuell verschieden. Erfahrungsgemäß beobachtet man bei Frauen, die auf die medikamentöse Einleitung ansprechen, meist schon nach Verabreichung von Ricinusöl leichte Uteruskontraktionen.

Zur Verstärkung der wehenauslösenden Wirkung kann man eventuell am Vorabend zweimal 0,1 g Chinin im Abstand von einer Stunde geben. Dadurch erzielt man die gleiche Sensibilisierung der Gebärmutter für die am folgenden Tage zu verabreichenden Wehenmittel wie durch hohe Dosen Follikelhormon (mehrere hunderttausend Einheiten). Manche geben auch am Tage der Einleitung selbst Chinin in größeren Mengen. Nach unseren Erfahrungen hat dies keinen bedeutenden Einfluß auf die Wehentätigkeit. Dagegen kommt es häufig zu Meconiumentleerung; und dies kann keineswegs als Vorteil angesehen werden. Die medikamentöse Methode ist leider nicht immer erfolgreich. Am ehesten wirkt sie bei Übertragung; aber auch hier nur in 60—70% der Fälle. Deshalb ist man noch auf andere Verfahren angewiesen.

Die früher übliche feste Scheidentamponade, die Kolpeuryse und heiße Scheidenspülungen werden heute kaum mehr angewandt.

Wirksamer ist die *Blasensprengung*. Häufig wird sie auch zur kriminellen Schwangerschaftsunterbrechung benutzt. Bei engem Halskanal kann man die

Blase mit einer gewöhnlichen Uterussonde sprengen. Nach entsprechender Erweiterung nimmt man hierzu vor allem, wenn die Eihäute fest und widerstandsfähig sind, eine Kugelzange (Abb. 77). Die Blasensprengung löst meist Uteruskontraktionen aus, birgt aber auch eine gewisse Gefahr in sich. Falls nämlich der vorliegende Teil nicht fixiert ist, kann das abfließende Fruchtwasser kleine Teile oder die Nabelschnur mit sich reißen. Deshalb darf man die Blase erst dann sprengen, wenn der vorliegende Teil bereits fixiert ist oder wenigstens dem Beckeneingang dicht aufliegt und diesen deckt. Andernfalls kommt es zu einer zu reichlichen Entleerung von Fruchtwasser sowie eventuell zu einem Vorfall von Extremitäten oder der Nabelschnur. Zur sicheren Vermeidung dieser

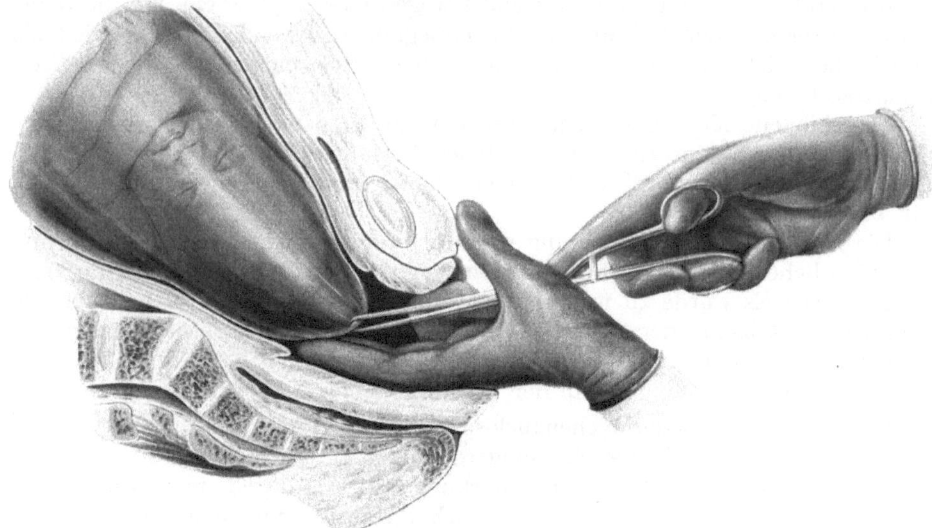

Abb. 77. Blasensprengung mit einer Kugelzange.

Komplikationen empfahlen HOPKINS und MEISNER, die Blase nicht im Bereich des Muttermundes sondern oberhalb davon zu sprengen. Dieser Forderung wird die Blasensprengung mit dem DREW SMITHEschen Instrument am besten gerecht (Abb. 78). Ein weiterer Vorteil dieses Verfahrens besteht darin, daß durch die Erhaltung des unteren Eipoles bei länger dauernder wehenloser Latenzzeit oder bei einer Geburtsverzögerung ein Schutzwall gegen ascendierende Scheidenkeime bestehen bleibt. Neben der Blasensprengung empfiehlt sich noch die Verabreichung von Wehenmitteln.

Ein weiteres Verfahren zur Geburtseinleitung ist die *Lösung der Eiblase von der Uteruswand.* Man hebt entweder die Blase mit dem Finger ab (HAMILTON) oder bringt zwischen sie und die Wand der Gebärmutter eine geeignete Flüssigkeit bzw. ein entsprechendes Instrument. Am bekanntesten ist das auch heute noch von manchen mit Vorliebe angewandte Verfahren nach KRAUSE, das in der Einführung eines elastischen Bougies (etwa fingerdicker, schlauchartiger oder massiver Gummibougie) besteht. Von einem Teil der Geburtshelfer wird diese Methode vollständig abgelehnt, von anderen hingegen für sehr gut befunden. Jedenfalls hat sie den Nachteil, daß bei der Einführung des Instruments Keime aus dem unteren Abschnitt des Geburtskanals in die Gebärmutterhöhle verschleppt und bei forcierter Anwendung Teile der Placenta abgelöst werden können, wodurch unter Umständen erhebliche Blutungen entstehen. Die

Infektionsgefahr läßt sich verringern, indem man die Scheide entfaltet, bevor man das Bougie einführt.

In diesem Zusammenhang ist ferner die Metreuryse zu erwähnen. Nach Entleerung der Blase und entsprechender Vorbereitung des Genitale entfaltet man die Scheide, dilatiert den Cervicalkanal mit Laminariastiften oder HEGARschen Dilatatoren und führt den Metreurynter ein. Durch ein an seinem Ende angebrachtes Gewicht läßt sich seine Wirkung noch steigern. Manche Geburtshelfer benutzen zunächst den kleinen geigenförmigen BARNESschen Ballon und

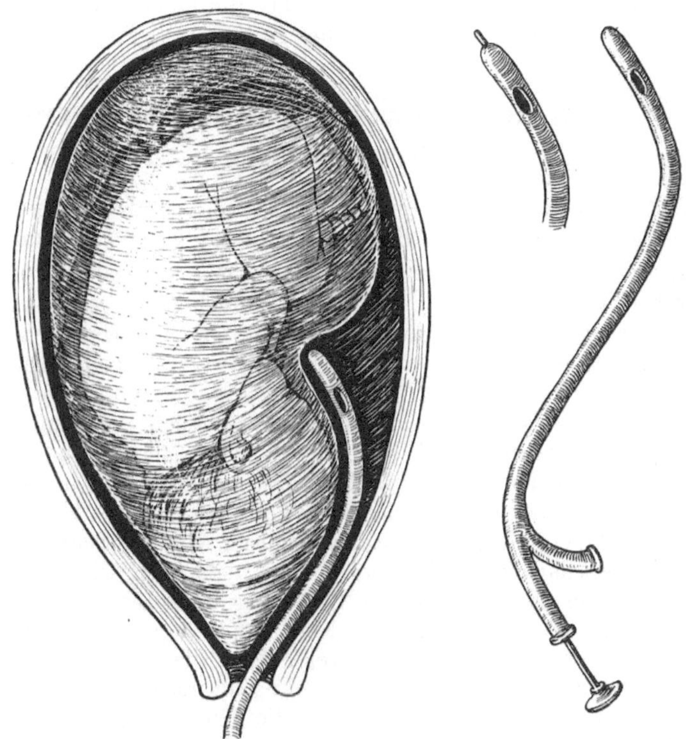

Abb. 78. Blasensprengung mit dem DREW-SMITHEschen Instrument.

ersetzen ihn später, wenn der Muttermund weit genug ist, durch den CHAMPETIERschen Ballon. *Einfacher gestaltet sich die Verwendung des BAUMMschen Ballons.* Er ist, ein besonderer Vorzug dieses Verfahrens, sehr schonend zu handhaben. Meist gelingt es sogar, ihn ohne vorausgehende Dilatation einzuführen. Wir pflegten ihn, als wir diese Methode noch ausführten, extraovulär zu legen und bis zur Hälfte mit Glycerin zu füllen. Er wirkt dann zunächst als Fremdkörper, als Bougie, und später, wenn er sich bereits mit Flüssigkeit gefüllt hat, als Ballon. Nach spätestens 12 Std ist er zu entfernen. Stellt sich jedoch eine Temperaturerhöhung ein, wird dies schon früher notwendig.

Auf Grund des Gesagten erscheint es also ratsam, zur Wehenauslösung immer erst einen Versuch mit dem medikamentösen Verfahren zu machen. Bleibt dieses erfolglos (wie z. B. meistens bei dem Versuch, eine künstliche Frühgeburt einzuleiten), sprengt man die Blase oder wendet den BAUMMschen Ballon an. Bei jedem derartigen Verfahren hat man sich aber von vornherein im klaren zu sein, daß man die Geburt per vias naturales beenden muß, da ja die Asepsis des

Geburtskanals in Frage gestellt ist. Man überlege sich also die Blasensprengung und vor allem die Einführung eines Ballons reiflich und bediene sich dieser Maßnahmen erst dann, wenn man vollkommen sicher ist, daß kein Umstand vorliegt, der den Geburtsablauf auf natürlichem Wege erschwert oder verhindert (Mißverhältnis, Lage-, Haltungs- und Einstellungsanomalien oder andere Regelwidrigkeiten). Die Blasensprengung kommt also besonders bei Mehrgebärenden in Frage, bei denen die Erfahrungen vorausgegangener Geburten zur Verfügung stehen. Im Falle von Übertragung soll man sich nur dann zur Blasensprengung entschließen, wenn das Kind gefährdet erscheint. Diese Gefahr erkennt man an einem Abnehmen des Leibesumfanges, das durch eine Verminderung der Fruchtwassermenge bedingt ist (RUNGEsches Zeichen).

III. Operationen zum Schutz und zur Sprengung der Fruchtblase.

Hierher sind zwei Gruppen von Operationen zu rechnen. Die der ersten Gruppe haben die *Erhaltung der Fruchtblase*, die der zweiten die *Blasensprengung* zum Ziele.

Die Erhaltung der Fruchtblase ist besonders bedeutungsvoll, wenn es sich um eine Querlage handelt und der Muttermund noch nicht genügend erweitert ist, um eine Wendung bzw. eine Wendung und Extraktion vornehmen zu können. Ein frühzeitiger Blasensprung kann zum Vorfall von Extremitäten und der Nabelschnur führen und damit die Prognose für das Kind wesentlich verschlechtern. Die Erhaltung der Fruchtblase ist auch bei engem Becken, Hydramnion, Zwillingsgeburt sowie bei alten Erstgebärenden in Erwägung zu ziehen. In Fällen von früh- oder vorzeitigem Bla ensprung, die nicht durch eine andere geburtserschwerende oder -verhindernde Regelwidrigkeit kompliziert sind, verläuft die Geburt sogar rascher. Deshalb halten wir den Schutz der Fruchtblase — normale Verhältnisse vorausgesetzt — nicht mehr für so wichtig. Erscheint es aber wegen des zusätzlichen Bestehens einer Anomalie ratsam, die Blase zu erhalten, so vermeide man nach Möglichkeit Verfahren, die die Asepsis des Geburtskanals gefährden (Kolpeurynter). Wer diese Gesichtspunkte nicht berücksichtigt, kann später, wenn eventuell ein Kaiserschnitt notwendig werden sollte, nicht mehr ohne erhöhte Gefahr für die Mutter operieren.

Einen Schutz der Fruchtblase erreicht man auch durch *Lagerung* der Kreißenden auf die Seite, wodurch der intraabdominale Druck vermindert wird. Mancherorts schätzt man die *Kolpeuryse*, die in der Einführung eines BRAUNschen Kolpeurynters in die Scheide und Auffüllung desselben mit steriler Flüssigkeit besteht. Zuvor muß natürlich die Blase entleert und das Genitale vorbereitet werden. Durch den von dem prall gefüllten Kolpeurynter gegen die sich während der Wehen vorwölbende Fruchtblase ausgeübten Druck glaubt man einen frühzeitigen Blasensprung verhüten zu können. Eine weitere vorteilhafte Wirkung des Kolpeurynters besteht in dem auf die cervicalen Ganglien verursachten Druck, der die Wehen verstärkt und die Geburt beschleunigt. *Trotz der genannten Vorzüge pflegen wir die Kolpeuryse nicht anzuwenden.* Bei Geradlage hat man aus den oben erwähnten Gründen den Blasensprung meist nicht zu fürchten. Bei Querlage sollte man eher versuchen, durch äußere Handgriffe auf den Kopf zu wenden als die Blase zu schützen. Zudem erfolgt manchmal trotz Anwendung des Kolpeurynters ein frühzeitiger Blasensprung, und die Asepsis des Geburtskanals wurde vergeblich gefährdet.

Mehr Sinn hätte es schon, bei Querlage zu Beginn der Wehen oder während der Geburt einen BAUMMschen Ballon durch den Muttermund extraovulär einzuführen. Dieser schützt ebenfalls die Fruchtblase oder verhindert doch wenigstens das Abfließen des Fruchtwassers. Ferner beschleunigt er die Erweiterung des Muttermundes. Doch erscheint das Verfahren in den meisten Fällen überflüssig und wird deswegen nicht ausgeführt.

Bleibt der Blasensprung nach völliger Erweiterung des Muttermundes aus, so zieht sich die Geburt in die Länge, weil der vorliegende Teil nicht tiefer treten kann. Deswegen ist in diesem Falle eine Indikation zur *Blasensprengung* gegeben. Viele sprengen die Blase erst, wenn sie sich prall in der Schamspalte vorwölbt; andere hingegen bereits vorher, wenn bei völlig erweitertem Muttermund und im Beckeneingang fixiertem Kopf eine Geburtsverzögerung auftritt.

Nach der Wendung auf den Kopf empfiehlt es sich, *die Blasensprengung zur Fixierung des kindlichen* Schädels vorzunehmen. Von dieser Maßnahme darf man sich auch bei tiefsitzender Placenta sowie in bestimmten Fällen von Placenta praevia marginalis und lateralis eine blutstillende Wirkung versprechen. Falls nämlich der Kopf vorliegt, kein Mißverhältnis besteht, die Wehen kräftig sind und der Muttermund auf eine Breite von wenigstens gut zwei Querfingern eröffnet ist, komprimiert der beim Blasensprung in das Becken eintretende Kopf die Stelle, aus der es infolge der Placentalösung blutet. Daß auf diese Weise meist ein lebendes Kind gewonnen wird, ist ein großer Vorteil des Verfahrens.

Unbedingt nötig ist die Blasensprengung, wenn nach völliger Eröffnung des Muttermundes die Blase noch steht und eine Zangenoperation vorgenommen werden soll. Andernfalls würde nämlich die Zange über die Eihäute einen Zug an der Placenta ausüben und so unter Umständen eine schwere Blutung verursachen.

Ferner kommt die Blasensprengung in Frage bei einem *Hydramnion*, das einen Zwerchfellhochstand verursacht und bei Überdehnung der Uterusmuskulatur, die eine Wehenschwäche bedingt. Im Falle eines Hydramnion ist größte Vorsicht am Platze, sonst spült das in plötzlichem Schwall sich entleerende reichliche Fruchtwasser kleine Teile oder die Nabelschnur vor. Zudem führt die schnelle Verminderung des intraabdominalen Druckes leicht zu einem Kollaps.

Schließlich vermag die Blasensprengung der *Geburtseinleitung* oder *-beschleunigung* zu dienen. Zu dem letztgenannten Zwecke verwendet man sie aber nur, wenn die Geburt trotz guter Wehen nicht fortschreitet. Dabei muß man jedoch sicher sein, daß keine geburtsverzögernde oder -verhindernde Regelwidrigkeit vorliegt. Diese Beurteilung erfordert aber ein gut fundiertes Wissen sowie eine große Erfahrung und sollte deshalb dem Facharzt überlassen werden.

Die Technik der Blasensprengung. Die Blasensprengung kann durch einen mit dem Finger auf die pralle Fruchtblase ausgeübten Druck vorgenommen werden. Voraussetzung ist, daß gerade eine Uteruskontraktion erfolgt. Andernfalls könnte es zu einem zu reichlichen Abfluß von Fruchtwasser oder zu einem Vorfall kleiner Teile und der Nabelschnur kommen. Sollten jedoch die Eihäute sehr dick und widerstandsfähig, das Vorwasser nur in geringer Menge vorhanden sein, ist es besser, die Blase unter Kontrolle der in die Scheide eingeführten Hand mit einer Kugelzange zu sprengen (s. Abb. 77). Unbedingt ist die Blasensprengung mit einer Kugelzange vorzunehmen, wenn es sich um eine Placenta praevia handelt. Bei dem Versuch, die eventuell dicken und festen Eihäute mit dem Finger einzudrücken, würde man leicht die vorliegende Placenta von der Uteruswand ablösen. Handelt es sich um ein Hydramnion, so verhindert man das plötzliche Abfließen des Fruchtwassers am besten, indem man die eingeführte Hand nicht sogleich entfernt. Handgelenk bzw. Unterarm dichten den Scheideneingang ab und lassen das Fruchtwasser nur schubweise in gewissen Zeitabständen abfließen.

Die Blasensprengung mit Hilfe des DREW-SMITHEschen Instrumentes wird in der Abb. 78 demonstriert. Beim Druck auf den Knopf des Mandrins, der im Lumen des katheterartigen Instruments läuft, tritt das distale Ende über die Katheterspitze heraus und sprengt die Blase. Nun entfernt man den Mandrin, so daß das Fruchtwasser durch das Lumen des Instrumentes abfließen kann. Stößt man bei der Einführung auf Placentagewebe, so versucht man die Fruchtblase an einer anderen Stelle zu erreichen. Das Verfahren ist besonders für die Blasensprengung zur Geburtseinleitung geeignet, weil der untere Pol der Fruchtblase unversehrt bleibt und eine Aszension von Keimen bei einer langen wehenlosen Latenzzeit verhindert wird.

IV. Die Wendung.

Die Wendung ist eine lageverbessernde Operation. Sie hat die Änderung der intrauterinen Lage des Kindes zum Ziele. Immer versucht man eine Geradlage herzustellen, da nur diese eine Spontangeburt ermöglicht. Man wendet also auf den *Kopf*, den *Steiß* oder den *Fuß*. Nach Art der verwendeten Handgriffe unterscheidet man eine äußere, innere oder kombinierte Wendung.

Die Wendung auf den Kopf.

Die Wendung auf den Kopf läßt sich durch *Lagerung*, durch *äußere Handgriffe* oder durch eine *Zweifingerwendung* nach BRAXTON HICKS ausführen. Der große Vorteil der Wendung durch äußere Handgriffe ist die Herstellung einer Kopflage, ohne daß mit der Hand die Asepsis der inneren Genitalorgane gefährdet wird. Bei jeder Querlage versucht man zunächst auf den Kopf zu wenden, falls die Vorbedingungen gegeben sind. Die kombinierte Wendung auf den Kopf wird heute nicht mehr angewandt.

Vorbedingungen für die Wendung auf den Kopf.

1. *Es darf kein Umstand vorhanden sein, der eventuell die rasche Beendigung der Geburt erfordert.* Sonst wäre es zweckmäßiger, auf den Fuß zu wenden, um die Geburt mit Hilfe des heruntergeholten Fußes beschleunigen oder beenden zu können.

2. *Es darf kein Umstand vorhanden sein, der die Einstellung des Kopfes in das Becken verhindern oder erschweren könnte.* Hierher gehören Placenta praevia, im kleinen Becken eingeklemmte Geschwülste, zu großer kindlicher Schädel (Hydrocephalus) und größere Beckenverengerungen, die die Passage des Kopfes offensichtlich unmöglich machen werden. Bei kleineren Beckenverengerungen ist dagegen die Wendung auf den Kopf nicht nur nicht kontraindiziert sondern sogar angezeigt. Einmal kann man so besser beurteilen, ob ein Mißverhältnis vorliegt, zum andern vermag sich der Kopf dann eher zu konfigurieren. Bei Berücksichtigung dieser Tatsachen wird es seltener vorkommen, daß man den Kaiserschnitt überflüssigerweise ausführt oder gerade dann unterläßt, wenn er nötig ist.

3. *Die Frucht muß gut beweglich sein.* Am besten läßt sich das Kind drehen, wenn die Fruchtblase noch steht oder erst vor kurzem gesprungen ist. Zu reichlich vorhandenes Fruchtwasser erschwert die Operation, weil man die Kindsteile schlecht tasten kann. Relativ leicht gelingt die Wendung meist bei Mehrgebärenden, schwer bei Erstgebärenden mit straffem Leib sowie bei Patientinnen mit dicken, fettreichen Bauchdecken, durch die hindurch die Frucht schlecht zu tasten ist.

4. Voraussetzung für die heute nicht mehr übliche kombinierte Wendung auf den Kopf war eine Eröffnung des Muttermundes auf eine Breite von wenigstens zwei Querfingern, denn man mußte zur Ausführung der Operation mit zwei Fingern in die Gebärmutter eingehen.

Indikationen zur Wendung auf den Kopf.

1. Bei *Querlage* ist die äußere Wendung auf den Kopf in jedem Falle zu versuchen, wenn die Vorbedingungen dafür erfüllt sind. Sie ist die schonendste Operation zur Korrektur der Lage. Ein Eingriff ist bei jeder Querlage nötig; denn nicht einmal eine Frühgeburt kann spontan geboren werden.

2. Auch bei *Beckenendlage* ist unbedingt auf den Kopf zu wenden, da bei Schädellage die kindliche Mortalität nur ein Fünftel beträgt. Bei Mehrgebärenden gestaltet sich die Operation selbstverständlich leichter. Man bedenke, daß sich ein großer Teil der Früchte bis zum dritten Drittel der Schwangerschaft in Beckenendlage befindet und dann von selbst wendet. Daher forciere man die Wendung auf den Kopf nicht vor dem 8. Monat.

Ausführung der Wendung auf den Kopf.

Die Wendung auf den Kopf läßt sich durch *Lagerung* oder durch *äußere Handgriffe* erreichen. Zur Lagerung entschließt man sich dann, wenn sich die Frucht in Schräglage befindet und der Kopf nach einer Seite, in Richtung der rechten bzw. linken Beckenschaufel abgewichen ist. Wenn man nun die Frau auf die Seite, nach welcher der kindliche Schädel ausgewichen ist, legt, neigt sich der Steiß der Frucht zusammen mit dem Fundus uteri auf dieselbe Seite und der Kopf gelangt folglich über den Beckeneingang.

Zur Ausführung der Wendung auf den Kopf durch *äußere Handgriffe* fordert man die auf dem Rücken liegende Frau auf, die Beine im Knie abzuwinkeln. Dadurch erreicht man eine Erschlaffung der Bauchdecken. Bei *Querlage* stellt man sich auf die Seite der Mutter, auf der sich der kindliche Steiß befindet. Nun legt man die dem Gesicht der Mutter entsprechende Hand auf den Steiß der Frucht (z. B. bei linker Querlage die linke Hand), die andere auf deren Kopf und versucht mit kleinen ruckartigen Bewegungen oder mit langsam sich steigerndem Druck den Kopf über den Beckeneingang und den Steiß in den Fundus zu bringen.

Bei *Beckenendlage* begibt man sich auf die Seite der Mutter, nach welcher der kindliche Rücken zeigt. Weiterhin legt man nun ebenfalls die dem Gesicht der Mutter entsprechende Hand auf den Steiß der Frucht (z. B. bei linker Steißlage die rechte Hand), die andere auf deren Kopf und bemüht sich, den Kopf über den Beckeneingang zu bringen. In beiden Fällen soll sich der kindliche Schädel nach der Wendung in Flexionshaltung befinden. Die Operation ist mit leichter Hand auszuführen und darf nicht forciert werden; denn sonst können Verletzungen entstehen. Die beste Sicherung ist das Schmerzgefühl der Schwangeren oder Kreißenden. Deshalb soll man die Wendung *nicht in Narkose ausführen.*

Die früher angewandte kombinierte und die sog. innere Wendung auf den Kopf besitzen heute nurmehr historische Bedeutung. Die kombinierte Wendung auf den Kopf sowohl als auch das Buschsche direkte und das d'Outrepontsche indirekte Verfahren führt niemand mehr aus.

Nach erfolgter Wendung hat man den über den Beckeneingang gebrachten Kopf zu fixieren. Dies kann *durch Lagerung, mit der Hand, mit einer entsprechenden Binde, durch Blasensprengung, durch medikamentöse Wehenanregung oder durch Galeatraktion* geschehen. Bei der Fixierung durch Lagerung legt man die Frau auf die Seite, nach welcher der Kopf abzuweichen droht. Bei der Fixierung mit der Hand umfassen die gestreckten Finger beider Hände von der Leistengegend her den Kopf, und zwar ähnlich wie beim IV. Leopoldschen Handgriff. Eine dritte Möglichkeit besteht darin, daß man an beide Seiten des Kopfes ein zusammengerolltes Leintuch legt und mit einem dritten zirkulär verlaufenden Leintuch den Leib straff zusammenzieht. Eine weitere Methode den Kopf zu fixieren, ist die Blasensprengung. Dazu entschließt man sich aber nur dann, wenn der Muttermund mindestens auf eine Breite von drei Querfingern eröffnet und gut dehnbar ist. Man weiß nämlich nie im voraus, ob nicht irgendein Umstand, z. B. ein Nabelschnurvorfall, eine rasche Geburtsbeendigung erfordern wird. Schließlich läßt sich ein Abweichen des Kopfes noch durch medikamentöse Erzeugung von Wehen vermeiden. Sämtliche genannten Fixierungsmöglichkeiten bestehen selbstverständlich nur während der Geburt. In der Schwangerschaft kann man — falls sich die Frucht wieder zurückdreht — gezwungen sein, wiederholt die Wendung auf den Kopf auszuführen. Jedenfalls soll man aber bereits am Ende der Gravidität wenden, weil es dann leichter gelingt als nach Wehenbeginn.

Hier sei noch erwähnt, daß man mit äußeren Handgriffen auch die *Wendung auf den Steiß* vornehmen kann. Diese kommt meist dann in Frage, wenn sich bei Querlage der Steiß näher am Beckeneingang befindet, oder wenn bei Querlage eine Indikation besteht, die Geburt rasch zu beenden. In diesem Falle bringt man den Steiß mit äußeren Handgriffen über den Beckeneingang, geht mit der Hand ein, holt den Fuß herab und extrahiert.

Nach erfolgter Wendung vergesse man nie, die kindlichen Herztöne zu kontrollieren. Sind sie schlecht, so denke man an einen Nabelschnurvorfall und führe eine rectale oder — falls nötig — eine vaginale Untersuchung aus.

Die Wendung auf den Fuß.

Die Wendung auf den Fuß ist eine lageverbessernde Operation. Man stellt z. B. aus einer Querlage eine Fußlage her und schafft so die Möglichkeit einer Spontangeburt. Als *vorbereitende Operation zur Beendigung der Geburt* führt man sie dann aus, wenn im Interesse des Kindes oder der Mutter Eile geboten ist, die Vorbedingungen zur operativen Beendigung der Geburt aber nicht erfüllt sind. Man wird sich also z. B. beim Auftreten einer Indikation, die Geburt zu beenden, im Falle einer Schädellage dazu entschließen, wenn der Kopf noch so hoch über dem Beckeneingang steht, daß eine Zangenoperation undurchführbar ist.

Vorbedingungen für die Wendung auf den Fuß.

1. Der vorliegende Teil darf nicht so fest im Beckeneingang eingeklemmt sein, daß man bei dem Versuch, ihn mit der eingeführten Hand wegzuschieben, eine Uterusruptur verursachen könnte. Oft ist es außerordentlich schwer, sich ein richtiges Bild zu machen; denn bei Beurteilung der Lage hat man noch eine Reihe von Faktoren in Rechnung zu stellen. Während der Wehe oder beim Anspannen der Bauchmuskulatur wird der vorliegende Teil meist stärker auf den Beckeneingang aufgepreßt. Vor allem bei Erstgebärenden mit straffen Bauchdecken ist die Entscheidung oft schwer und manchmal nur in Narkose möglich. Mitunter wird man dann feststellen, daß sich der vorliegende Teil ohne Schwierigkeiten wegschieben läßt, obwohl es ohne Narkose schien, als sei er schon im Beckeneingang fixiert.

2. Die Frucht muß gut beweglich sein. Diese Voraussetzung ist natürlich am ehesten bei stehender Blase gegeben und um so weniger, je länger der Blasensprung zurückliegt. Die Schwierigkeiten der Wendung sind aber nicht immer proportional der Länge der Zeit, die seit dem Blasensprung verstrichen ist. Eine bedeutsame Rolle spielt auch die Qualität der Wehen. Bei schwacher Wehentätigkeit läßt sich die Wendung trotz Fruchtwasserabgangs noch nach längerer Zeit durchführen. Bei Erstgebärenden ist die Wendung auf den Fuß im allgemeinen relativ schwer. In diesem Falle wenden wir nur dann aus Kopflage (also um 180°), wenn wirklich eine dringende Indikation vorliegt. Besondere Vorsicht ist bei alten Erstgebärenden geboten. Nichtbeachtung der genannten Regeln kann zu unangenehmen Erfahrungen führen.

3. Starke Ausziehung des unteren Uterinsegmentes kontraindiziert die Wendung auf den Fuß im Hinblick auf die Gefahr einer Uterusruptur. Schon durch das Einführen der Hand kann es nämlich zu einem Zerreißen der Gebärmutter kommen. Die klassischen Symptome für die Überdehnung des unteren Uterinsegmentes (Verdünnung und Schmerzhaftigkeit des unteren Uterinsegmentes, Spannung der Ligg. rotunda, Fieber, hohe Pulsfrequenz usw.) brauchen durchaus nicht immer ausgeprägt zu sein. *Der praktische Arzt sei in allen Fällen, in denen der Kontraktionsring bis in Nähe des Nabels hochgestiegen ist, vorsichtig mit der Wendung. Sollten während der Operation Schwierigkeiten auftreten, beende er die Geburt auf eine andere Weise, eventuell unter Opferung der Frucht.*

4. Der Muttermund muß genügend erweitert sein und zur Ausführung der inneren Wendung die ganze Hand, zur Wendung nach BRAXTON HICKS *wenigstens zwei Finger passieren lassen.* Da man in der Praxis nach der Wendung auf den Fuß gewöhnlich extrahiert, soll man nach Möglichkeit die völlige Eröffnung des Muttermundes abwarten. Bei Entscheidung der Frage, ob man die Extraktion der Wendung anschließen kann, bedenke man, daß — solange der vorliegende Teil noch hoch über dem Beckeneingang steht — der Muttermund normalerweise nicht ganz eröffnet ist, sondern noch einen schmalen Saum besitzt. In diesem Falle empfiehlt es sich, den Muttermund mit zwei Fingern der untersuchenden Hand zu dehnen. Ist die Dehnbarkeit so groß, daß man mit den Fingern die Beckenwand erreicht, darf man beruhigt im Anschluß an die Wendung extrahieren, vor allem, wenn es sich um eine Mehrgebärende handelt. Meist kommt die Wendung auf den Fuß bei multiparen Frauen in Frage. Da sich bei ihnen der innere Muttermund später als der äußere öffnet, kontrolliere man nicht nur die Weite des äußeren sondern auch die des inneren.

5. Eine weitere Vorbedingung ist eine entsprechende Weite des Beckens, die den Kopf unperforiert passieren läßt. Handelt es sich voraussichtlich um ein Mißverhältnis, führt man besser einen Kaiserschnitt aus. Bei Kontraindikation gegen eine Schnittentbindung (z. B. schwere Infektion, Unmöglichkeit der Klinikeinweisung) und bei totem Kinde wendet man auch nicht aus Schädellage auf den Fuß, sondern perforiert lieber. Bei Querlage kommt eine Zerstückelung in Frage. Leichter gelingt es allerdings, falls der Hals nicht oder nur schwer erreichbar und der größte Teil des Fruchtwassers noch nicht abgeflossen ist, zu wenden und den nachfolgenden Kopf zu perforieren.

Indikationen zur Wendung auf den Fuß.

1. Aus *Querlage* kann nicht einmal eine Frühgeburt spontan zur Welt kommen. Daher wendet man, um eine Uterusruptur zu vermeiden. Wegen der vollkommenen Ungefährlichkeit der Wendung auf den Kopf durch äußere Handgriffe wird man diese auf alle Fälle schon während der Schwangerschaft versuchen, vorausgesetzt, daß die Vorbedingungen dafür gegeben sind. Ist aber die Wendung auf den Kopf nach Geburtsbeginn mißglückt oder nicht mehr statthaft, dann wendet man auf den Fuß. Die Wendung auf den Kopf kommt selbstverständlich nicht in Betracht, wenn außer der Querlage noch eine andere Komplikation, z. B. ein Arm- oder Nabelschnurvorfall besteht.

2. Wenn bei Schädellage im Interesse der Mutter oder des Kindes eine Indikation zur Geburtsbeendigung gegeben ist und die Vorbedingungen für eine geburtsbeendende Operation fehlen, wendet man auf den Fuß. So wäre beispielsweise die Wendung auf den Fuß dann angezeigt, wenn eine Indikation zur Geburtsbeendigung wegen

Lebensgefahr auftritt, während der Kopf noch hoch über dem Beckeneingang steht und eine Zangenoperation folglich nicht ratsam ist. Weiterhin kann die Wendung auf den Fuß nach BRAXTON HICKS z. B. bei Placenta praevia zur Blutstillung ausgeführt werden. In diesem Falle *darf* aber *nicht extrahiert werden.*

3. Wenn bei einer bestehenden Komplikation die Geburt in Kopflage voraussichtlich einen ungünstigeren Verlauf nehmen wird als in Fußlage, die sich durch eine Wendung auf den Fuß herstellen läßt. Die Indikation gilt in erster Linie für den praktischen Arzt. Dem in der Klinik tätigen Facharzt stehen noch andere Möglichkeiten zur Verfügung.

Die Wendung auf den Fuß kommt also in Frage

a) bei Haltungs- und Drehungsanomalien des Kopfes. Hierher gehören z. B. Gesichtslagen mit nach hinten rotiertem Kinn und Stirnlagen, bei denen schlechte räumliche Verhältnisse die Passage des Kopfes unmöglich machen;

b) bei Einstellungsanomalien. Dies gilt z. B. für die hintere Scheitelbeineinstellung, vor allem, wenn anscheinend nur eine geringe Konfigurabilität vorhanden ist.

In den letztgenannten Fällen ist die Wendung auf den Fuß eigentlich eine prophylaktische Operation. In einer Klinik kann man sich damit Zeit lassen; denn manchmal bessert sich die Situation noch im weiteren Verlauf der Geburt spontan oder nach Anlegen einer Kopfschwartenzange an der richtigen Stelle. In der Klinik besteht im Notfall auch die Möglichkeit, an dem im Beckeneingang stehenden Kopf — eventuell selbst bei Deflexionslagen — die KIELLAND-Zange anzulegen. Uns gelang es sogar bei hinterer Scheitelbeineinstellung mit der KIELLAND-Zange ein lebendes Kind zu entwickeln. Da für alle diese Fälle unter Umständen auch der Kaiserschnitt in Frage kommt, sollten sie *vom praktischen Arzt in die Klinik eingewiesen werden.*

c) Bei Vorfall der Nabelschnur oder einer Extremität und Unmöglichkeit der Reposition.

d) Als sog. prophylaktische Wendung. Sie wurde von SIMPSON und in Deutschland von K. SCHROEDER für kleinere Beckenverengerungen bei Verzögerung der Einstellung des Kopfes empfohlen. Die genannten Autoren gingen von der Vorstellung aus, daß es leichter gelingen müsse, den nachfolgenden Kopf durch das Becken zu ziehen, weil er sich von der Basis aus keilförmig verbreitert. Da man heute von der prophylaktischen Wendung abgekommen ist, werden am besten alle Fälle, in denen der Kopf während der Geburt keine Neigung zeigt, sich im Becken einzustellen, in ein Krankenhaus geschickt. Erstgebärenden empfiehlt man schon am Ende der Schwangerschaft, zur Entbindung die Klinik aufzusuchen. Dort beobachtet man die Geburt genau und je nachdem, ob sich der Kopf in den Beckeneingang einstellt und diesen passiert oder nicht, wird man die Geburt per vias naturales oder durch einen Kaiserschnitt beenden. Dieses Vorgehen dient besonders dem kindlichen Interesse.

Die Ausführung der inneren Wendung auf den Fuß.

Von einer *inneren Wendung* auf den Fuß spricht man dann, wenn man zur Ausführung der Operation mit der ganzen Hand in die Gebärmutterhöhle eingeht. Zuvor muß für Entleerung der Blase und des Darmes gesorgt werden, um einer Verschmutzung der operierenden Hand und damit des inneren Genitale vorzubeugen. Da der Wendung auf den Fuß meist die Extraktion angeschlossen wird, ist dafür zu sorgen, daß die Sterilität der auf die Bauchdecken gelangenden äußeren Hand gewahrt bleibt. Die Desinfektion hat sich also nicht nur auf das Genitale sondern auch auf den Leib der Kreißenden zu erstrecken. Zusätzlich legt man dann noch ein dünnes steriles Tuch über den Bauch. Dies ist schon deshalb erforderlich, weil man nie im voraus weiß, ob man nicht während der Operation die Hand wechseln muß. Falls man nämlich mit der falschen Hand eingegangen ist und die Beine nicht erreicht, kann man dazu gezwungen werden.

Zur Ausführung der inneren Wendung auf den Fuß ist normalerweise die Steinschnittlage am geeignetsten. Seitenlagerung ist nur dann vorteilhafter, wenn bei Kopflage die Beine vorne liegen und deswegen nicht erreichbar sind. Am einfachsten bringt dann der Operateur die Kreißende aus Steinschnittlage in Seitenlage, indem er das eine Bein über seinen Kopf hinüberschwenkt. Sobald man die Füße des Kindes ergriffen hat, bringt man die Kreißende wieder in Rückenlage.

Fast immer ist für die Wendung auf den Fuß Narkose nötig. In besonders günstigen Fällen (Mehrgebärende, schlaffe Bauchdecken, weite Scheide, stehende Blase) kann man allerdings eventuell auch ohne Narkose operieren. Dabei besteht aber eine ziemliche Schmerzhaftigkeit und die Arbeit des Operateurs ist wesentlich schwieriger als bei vollkommener Erschlaffung der Bauchdecken in Narkose. Ohne Narkose läßt es sich manchmal schon gar nicht feststellen, ob der vorliegende Teil noch beweglich ist oder nicht. Früher wurde immer die Wendung auf beide Füße ausgeführt. Jetzt wendet der größte Teil der Geburtshelfer nur auf einen Fuß; denn die neben dem Steiß liegende untere Extremität vergrößert dessen Umfang und bereitet dadurch den aus Weichteilen bestehenden Geburtskanal besser für den nachfolgenden Kopf vor. Die Wendung auf beide Füße wird nurmehr ausnahmsweise vorgenommen:

1. wenn die Wendung voraussichtlich sehr schwierig sein wird;
2. wenn es sich nach Herunterholen eines Fußes herausstellt, daß man das Kind durch den Zug an einem Bein nicht wenden kann;
3. wenn bei einer Uterusruptur beide Füße in die Bauchhöhle eingedrungen waren und man vermeiden will, daß der zurückbleibende Fuß den Umfang des Steißes vergrößert und dadurch eine Erweiterung der Rupturstelle verursacht. In der Klinik wird man in solchen Fällen nie wenden, sondern eine Laparotomie ausführen.

Hier wäre die Frage zu beantworten, *auf welchen Fuß zu wenden ist.* Der Nichtfacharzt ergreife den Fuß, den er gerade erreicht. In schwierigen Fällen wird auch der Facharzt so vorzugehen genötigt sein. Falls man die Möglichkeit hat, muß man so wählen, daß der kindliche Rücken nach der Wendung nach vorne gelangt, gleichgültig ob ursprünglich eine dorsoanteriore oder dorsoposteriore Lage bestand. Am besten erreicht man dies, wenn man bei Kopflage immer auf den vorderen, bei dorsoposteriorer Querlage auf den oberen, bei dorsoanteriorer Querlage dagegen auf den unteren Fuß wendet. Die Operation zur Wendung auf den Fuß setzt sich aus drei Abschnitten zusammen:

1. dem Einführen der Hand;
2. dem Aufsuchen und Ergreifen des Fußes;
3. dem Wenden des kindlichen Körpers.

Das Einführen der Hand.

Zunächst hat man zu entscheiden, mit welcher Hand man in die Scheide eingehen muß. Auf Grund langer Erfahrung wurde es zur Regel, bei Kopflagen die den Füßen, bei Querlage die dem Steiß entsprechende Hand einzuführen. Um das Eindringen der Hand zu erleichtern, bestreicht man den Handrücken mit sterilem Öl oder mit einem desinfizierenden Gleitmittel. Unbedingt notwendig ist das jedoch nicht. Beim Eingehen in die Gebärmutter kann man nach Entfalten der Schamspalte mit der äußeren Hand zunächst den Zeige- und Mittelfinger, sodann den Ringfinger und den kleinen Finger und unter Druck der ulnaren Handfläche auf den Damm auch den Daumen in die Scheide einführen. Nach einer anderen Methode legt man die fünf Fingerspitzen dicht aneinander, so daß sich die Hand nach vorne kegelförmig zuspitzt. Zur Schonung der empfindlichen Harnröhren- und Klitorisgegend übt man einen Druck auf den Damm aus und dringt unter drehenden Bewegungen in die Scheide ein. Beim weiteren Vordringen durch den Muttermund in die Gebärmutterhöhle darf man nicht vergessen, mit der äußeren Hand auf den Fundus uteri einen Gegendruck aus-

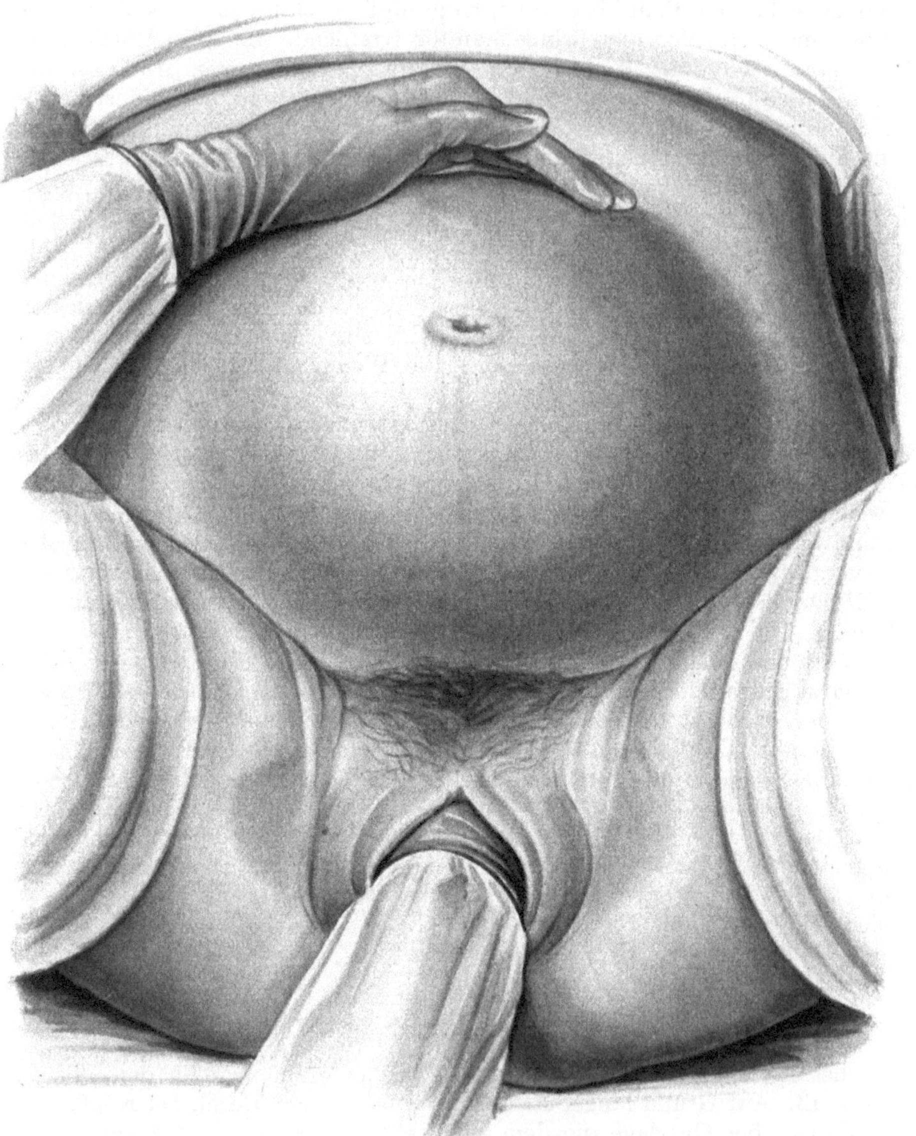

Abb. 79. Entgegendrücken des Fundus beim Vordringen der inneren Hand in das Cavum uteri.

zuüben (WIGANDsche Regel) (Abb. 79), um ein Abreißen des Uterus von der Scheide (Kolpaporrhexis) zu vermeiden.

Steht die Fruchtblase noch, so muß man sie natürlich sprengen, um an die Füße zu gelangen. Manche empfehlen allerdings, mit der Hand zwischen Blase und Uteruswand vorzudringen und die Blase erst dann zu sprengen, wenn man die Füße bereits tastet. Auf diese Weise sollen die unteren Extremitäten leichter zu finden sein. Außerdem glauben die Anhänger dieses Verfahrens, den Abfluß der größten Fruchtwassermenge vermeiden zu können, bis die Wendung voll-

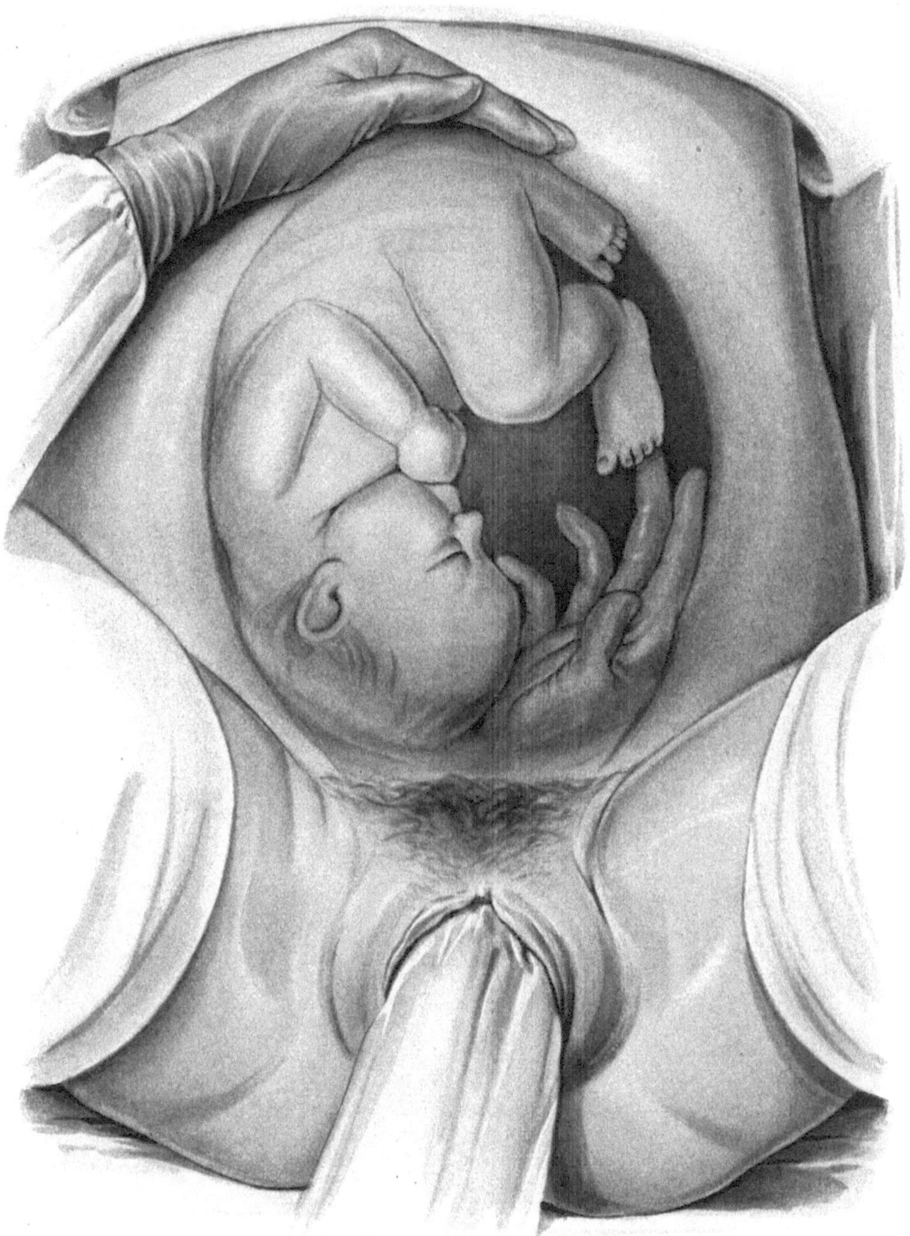

Abb. 80. Direktes Aufsuchen des Fußes bei Schädellage.

endet ist. Wir halten das Eindringen der Hand zwischen Blase und Uteruswand nicht für richtig und schließen uns den Geburtshelfern an, die die Fruchtblase im Bereich des Muttermundes sprengen. Geht man nämlich unmittelbar nach der Blasensprengung in den intraamnialen Raum ein, so verschließen die ein-

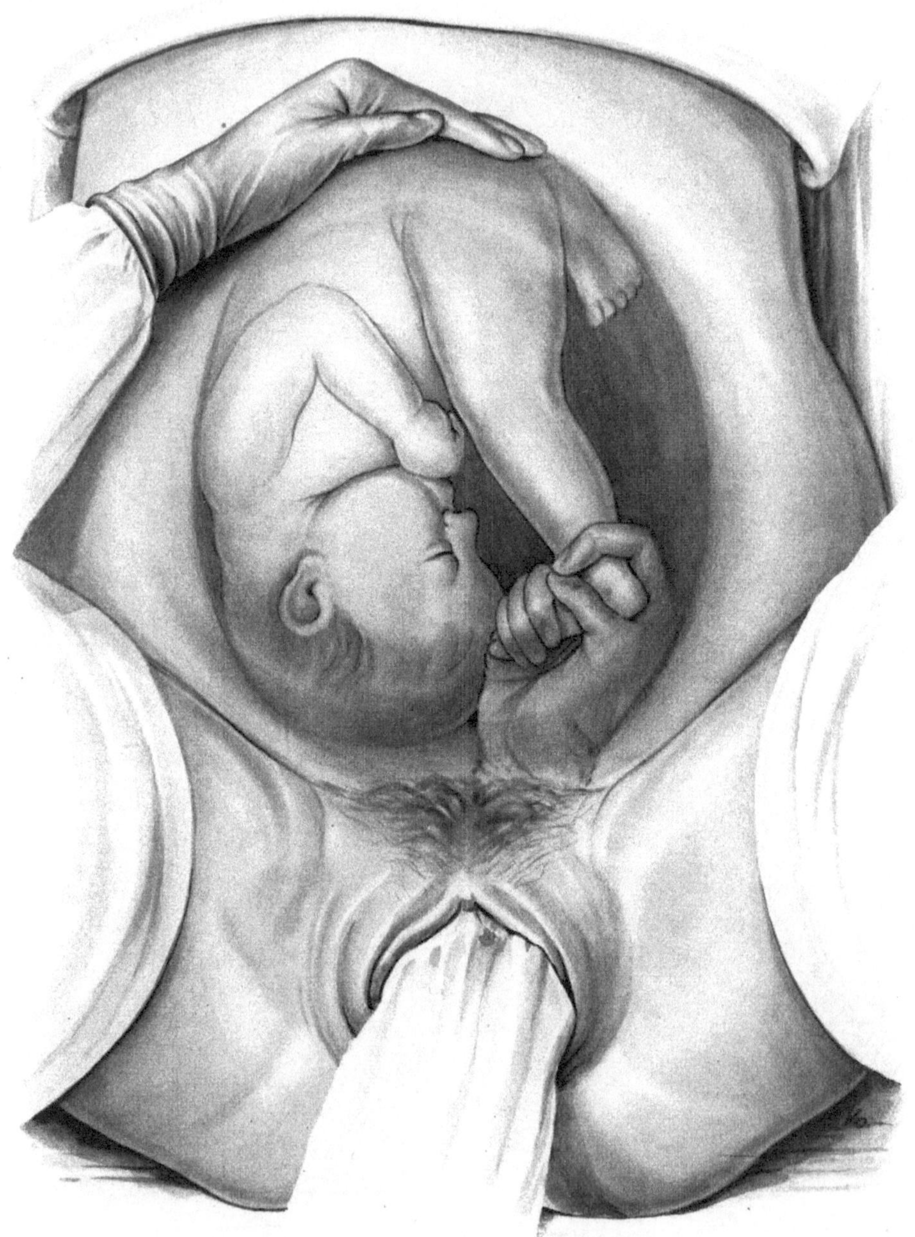

Abb. 81. Ergreifen des Fußes.

geführte Hand und der Arm die in der Fruchtblase entstandene Öffnung sowie die Scheide wie ein Kork und verhindern den Abfluß der Hauptmenge des

Fruchtwassers. Von diesem Gesichtspunkt aus ist also das intraovuläre Vorgehen nicht schlechter als das extraovuläre. Dieses birgt aber hinsichtlich der Infektion noch gewisse Gefahren in sich. Beim Vordringen zwischen Blase und Uteruswand bringt man die an der Hand haftenden oder in den tieferen Abschnitten des Geburtskanals auf die Hand gelangten Keime mit der Uteruswand in Berührung. Bei tiefem Sitz der Placenta kommt es unter Umständen sogar zu einer direkten Infektion der Haftstelle. Wenn man dagegen die Eihäute im Gebiete des Muttermundes sprengt, verläuft die ganze Operation zwar auch in der Gebärmutterhöhle, genauer gesagt aber innerhalb der Fruchtblase. Die Infektionsgefahr ist dementsprechend wesentlich geringer.

Das Aufsuchen und Ergreifen des Fußes.

Mit der durch den Muttermund eingeführten Hand schiebt man den vorliegenden Fruchtteil, bei Kopflage den Kopf, bei Querlage die Schulter, vom Beckeneingang weg und sucht den Fuß, auf den man wenden will, zu erreichen. Das Aufsuchen der Füße kann *direkt* oder *indirekt* geschehen. Die direkte Methode ist besonders bei stehender Blase angebracht. Dabei dringt man nach Blasensprengung mit der inneren Hand gleich in der Richtung vor, in der sich vermutlich die unteren Extremitäten befinden und ergreift einen Fuß (Abb. 80, 81, 82, 83). Auf die indirekte Methode ist man eher nach Abfluß des Fruchtwassers angewiesen, vor allem, wenn die Uterushöhle nicht mehr viel Platz bietet. In diesem Falle tastet man sich längs des Rumpfes (Abb. 84) gegen den Steiß vor (Abb. 85), gleitet mit dem Finger über den Ober- und Unterschenkel hinweg bis zum Fuß und ergreift diesen. Die äußere Hand schiebt während dessen den Steiß nach abwärts, der inneren entgegen.

Dem weniger Geübten kann es passieren, daß er den Fuß mit der Hand verwechselt und diese durch den Muttermund herabholt. In einem solchen Falle wäre nichts unrichtiger, als die irrtümlicherweise entwickelte Hand wieder durch den Muttermund zurückzuschieben. Man befestigt an ihr eine Wendungsschlinge und geht so vor, wie es bei Armvorfall üblich ist. Um Irrtümer vermeiden zu können, muß man folgende Merkmale kennen, die die Unterscheidung von Hand und Fuß ermöglichen.

1. Die Grenze zwischen Unterschenkel und Fuß wird durch eine scharfe Knickung (Ferse) gebildet, während Unterarm und Hand glatt ineinander übergehen.
2. Am Fuß sind die Zehen im Verhältnis zur Länge der Fußsohle kurz und alle ungefähr gleich lang, während die Finger der Hand relativ lang und in ihrer Länge verschieden sind.
3. Der Daumen kann opponiert werden, die große Zehe nicht.

Der Fuß muß mit sicherem Griff gefaßt werden, um ein Ausgleiten zu verhindern. Am besten erreicht man dies, indem man den Daumen auf die Ferse, den Zeigefinger auf die Achillessehne und die übrigen drei Finger auf den Fußrücken legt (Pistolengriff). Bei der Wendung auf beide Füße ergreift man die nebeneinanderliegenden Füße derart, daß der Mittelfinger zwischen die beiden Knöchel, der Daumen und Zeigefinger auf den einen, der Ringfinger und der kleine Finger auf den anderen Fußrücken zu liegen kommen.

Die Wendung des kindlichen Körpers.

Dem Ergreifen des Fußes folgt die eigentliche Wendung. Die innere Hand zieht den gefaßten Fuß nach abwärts gegen die Mittellinie zu, während die äußere den Kopf aufwärts schiebt und ebenfalls zur Mittellinie hindrückt. *Man darf*

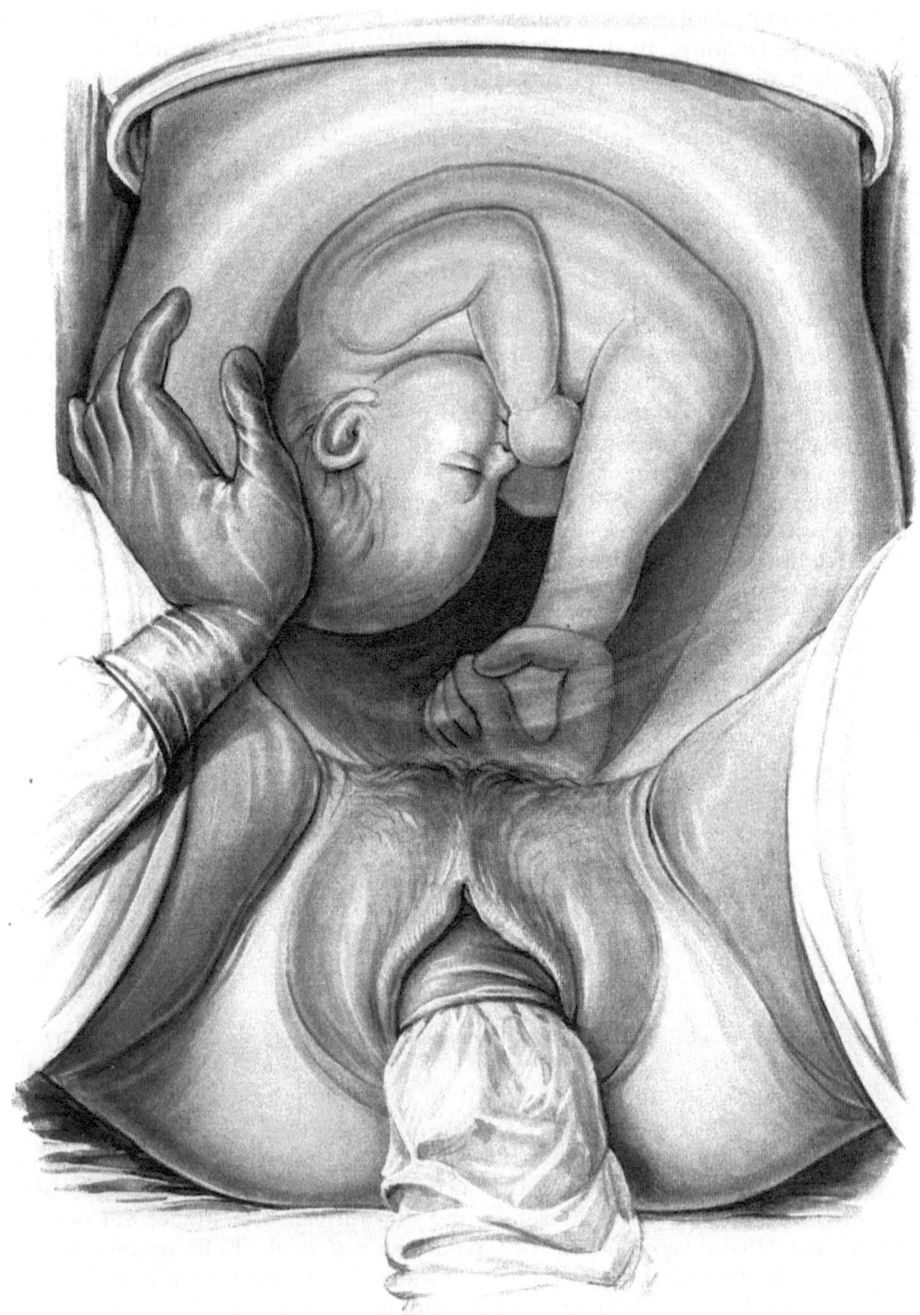

Abb. 82. Durchführung der Wendung.

erst dann am Fuß ziehen, wenn man den Kopf nach oben bringt (Abb. 86). Stellt der Anfänger in der Geburtshilfe fest, daß er den durch den Muttermund herabgeholten Fuß nicht tiefer ziehen kann, weil er der Hand entgleitet, so ist nicht

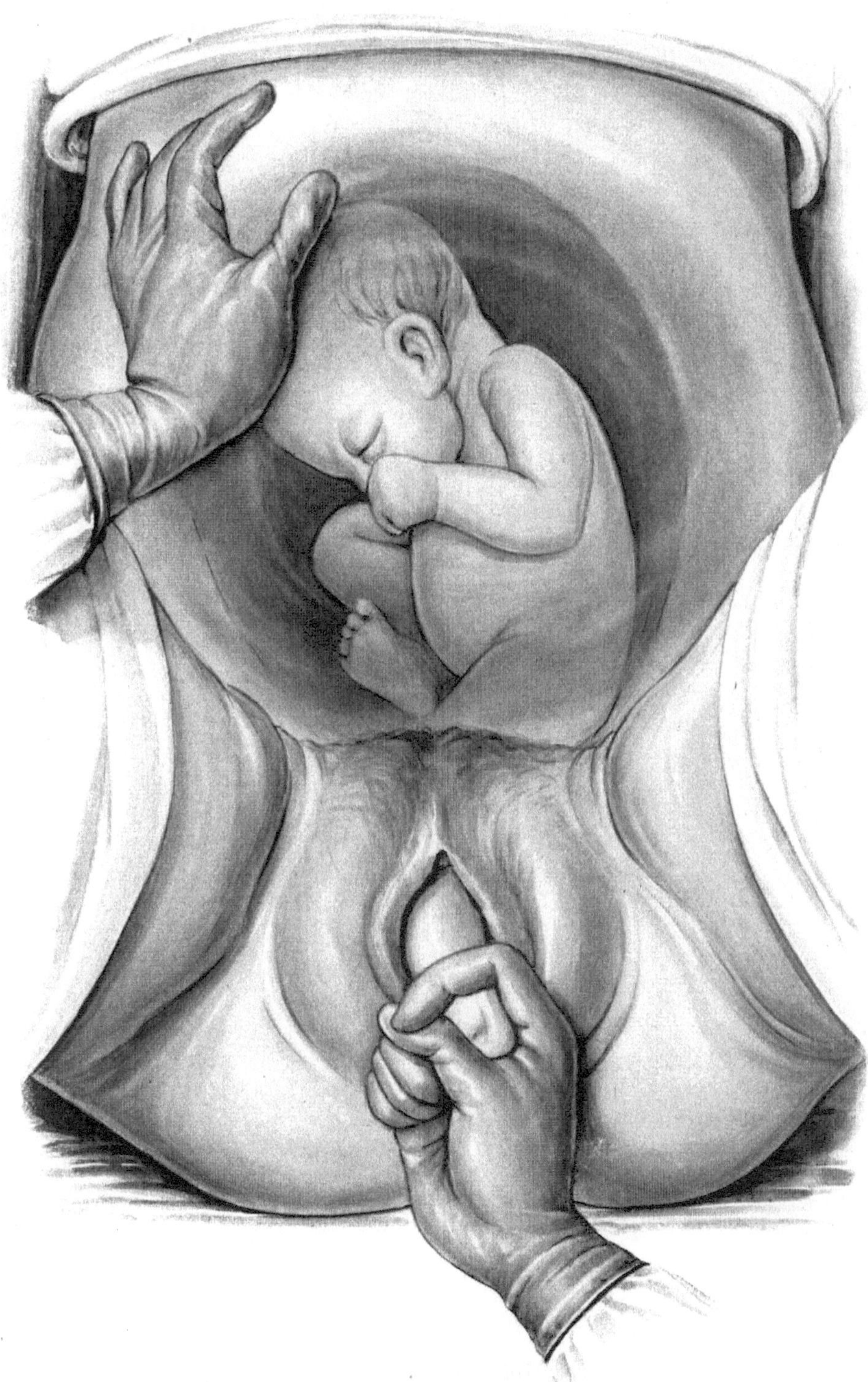

Abb. 83. Beendigung der Wendung.

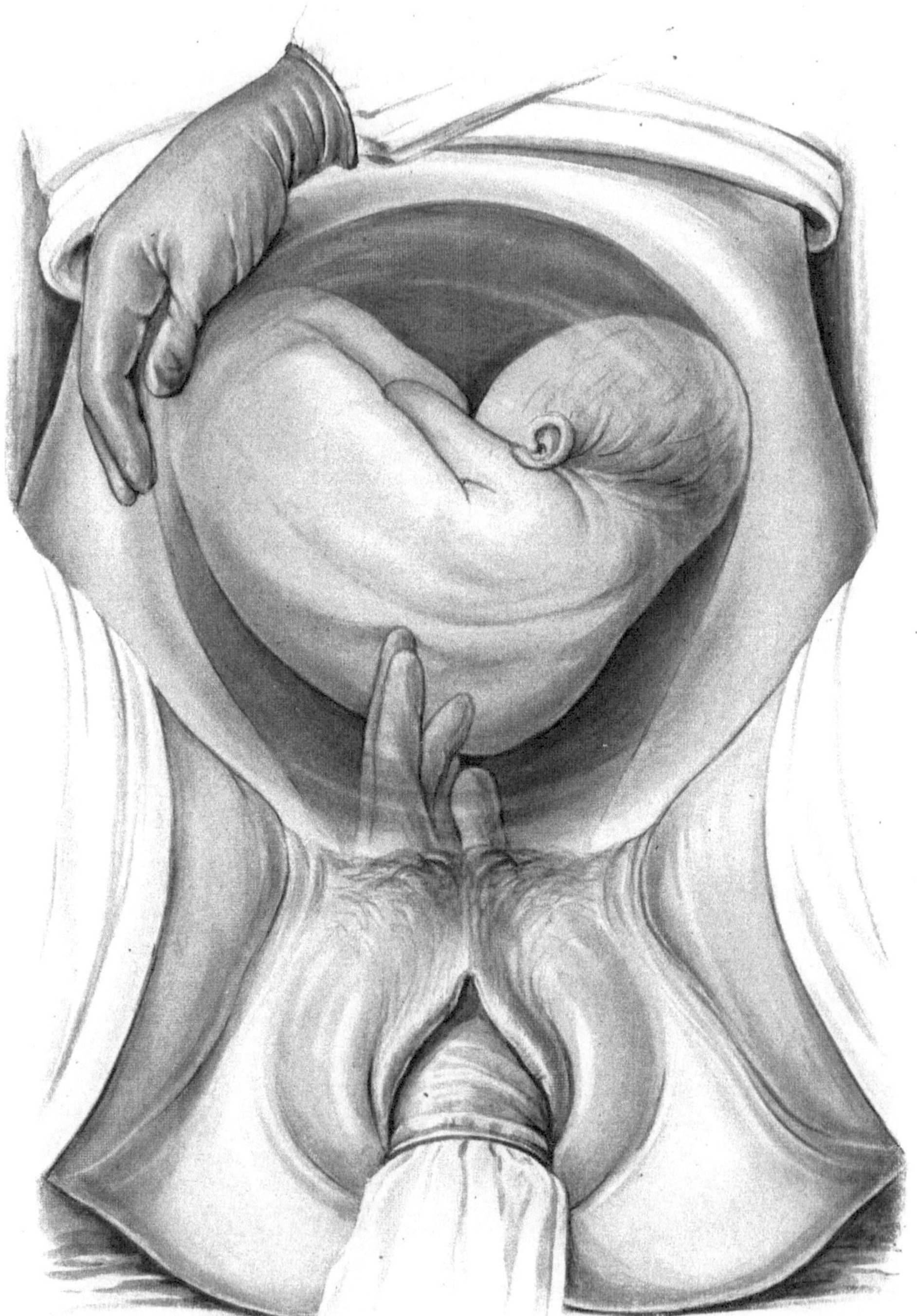

Abb. 84. Indirektes Aufsuchen des Fußes bei Querlage. I. Phase.

das schlüpfrige Bein an diesem Mißlingen schuld sondern der Umstand, daß der Kopf nicht hoch genug gegen den Fundus geschoben, die Frucht folglich noch

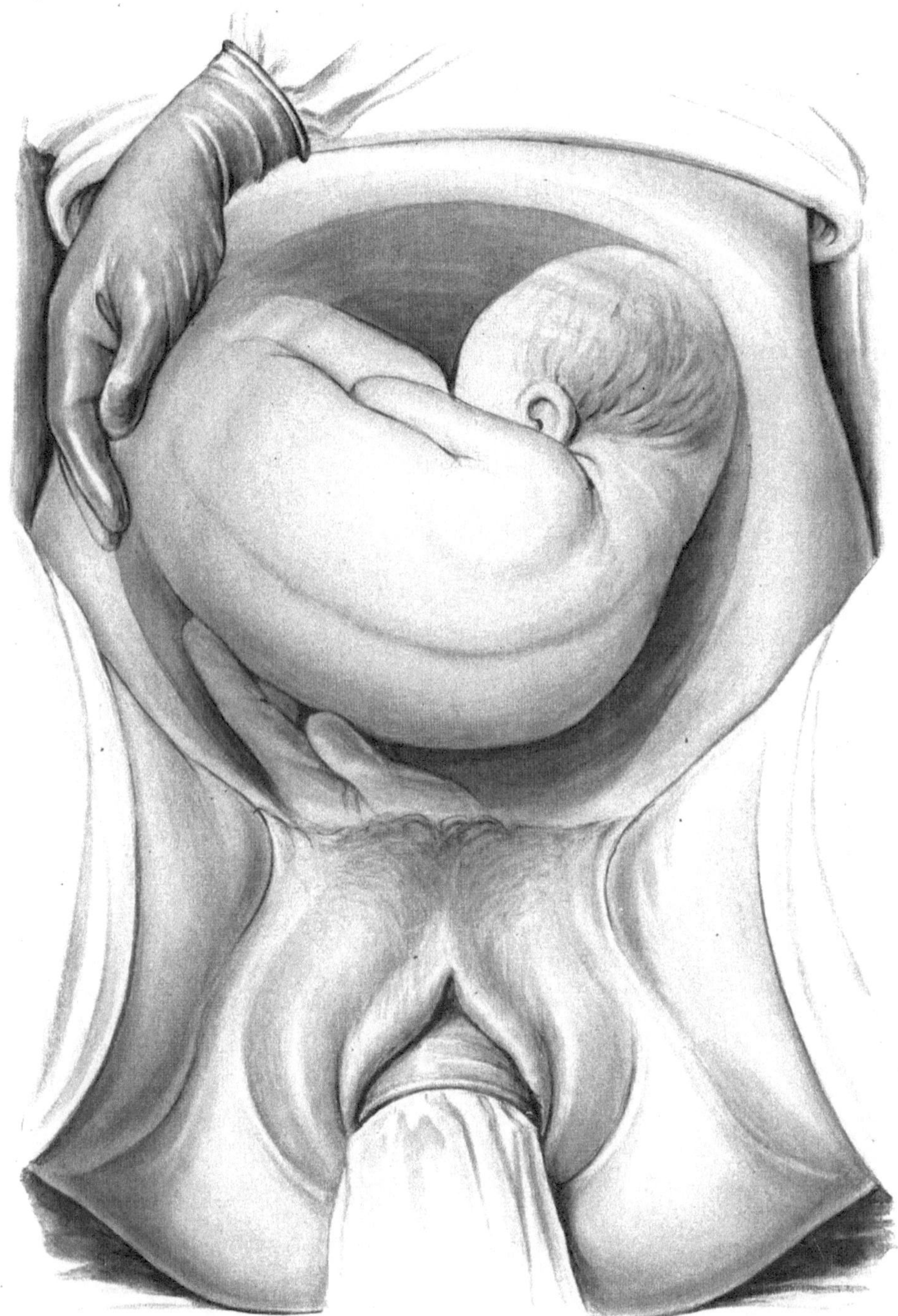

Abb. 85. Indirektes Aufsuchen des Fußes bei Querlage. II. Phase.

nicht gewendet wurde. Fuß und Kopf müssen beide zur Mittellinie hingelenkt werden, um eine Überdehnung der Gebärmutter in der Querrichtung und

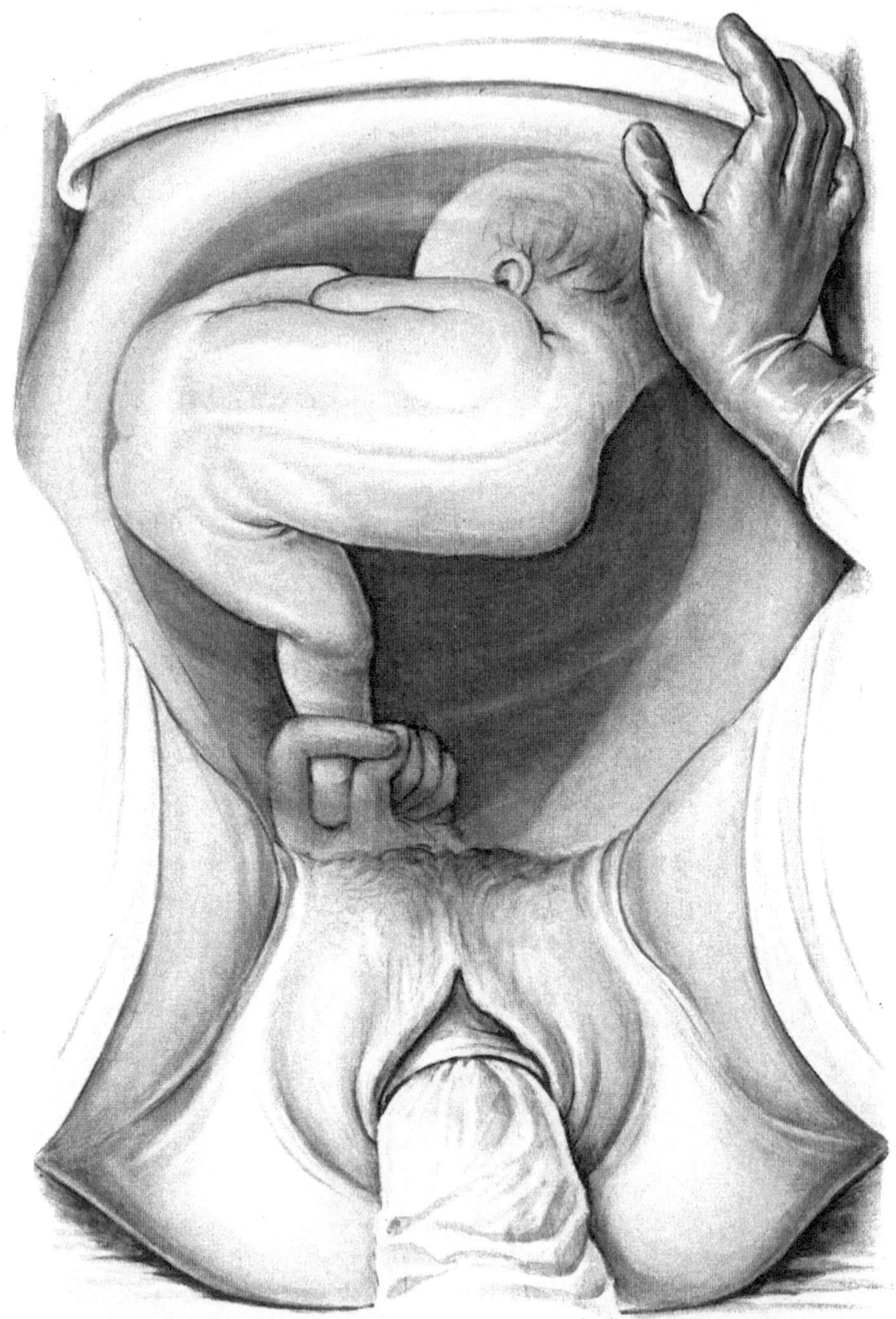

Abb. 86. Ergreifen des Fußes und Wendung des Kindes.

die Gefahr einer Uterusruptur zu vermeiden. Sobald das Bein bis zum Knie geboren ist, ist die Wendung beendet und eine unvollkommene Fußlage hergestellt (Abb. 87).

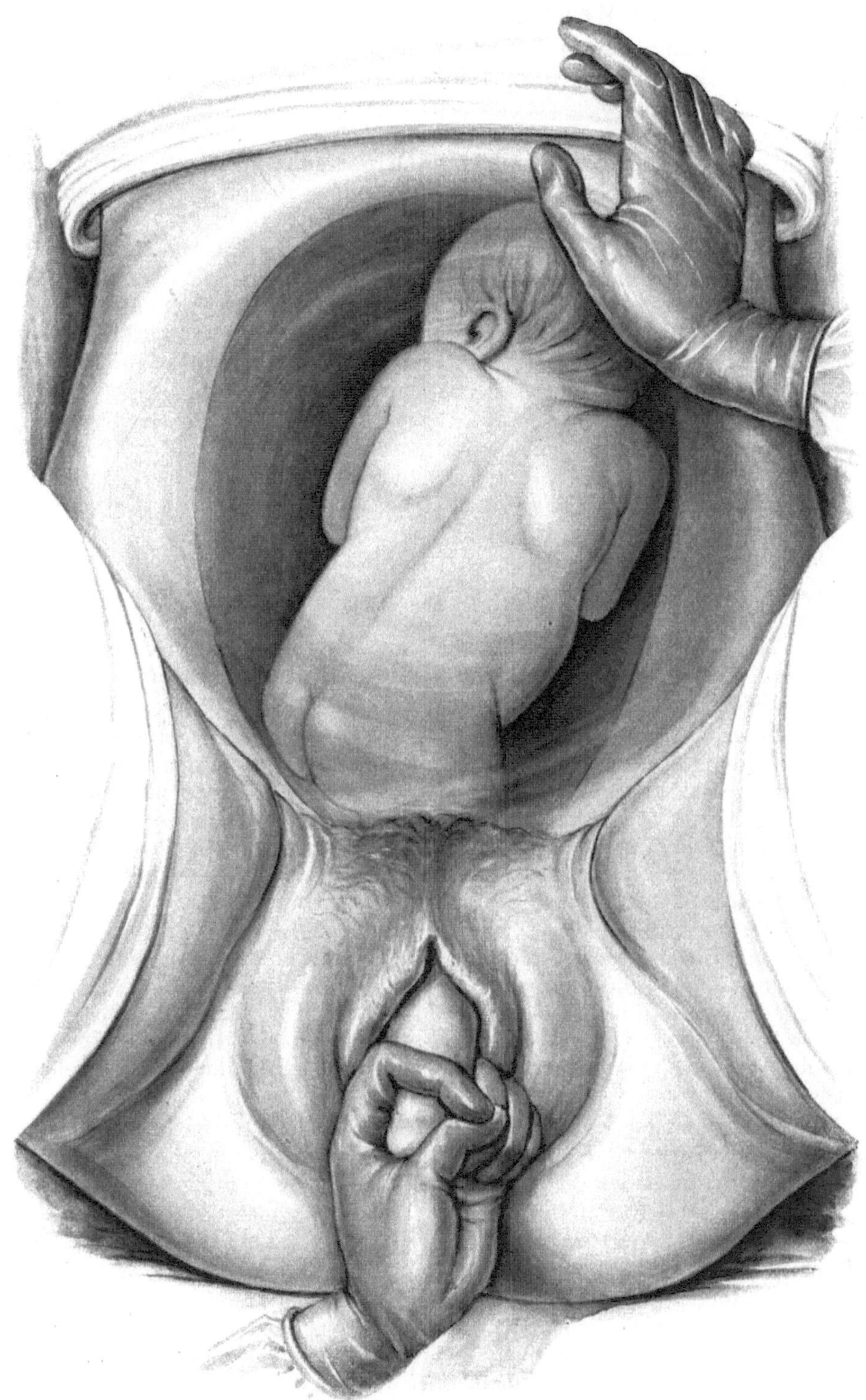

Abb. 87. Beendigung der Wendung.

Bei der Wendung auftretende Schwierigkeiten.

Bei der Wendung auf den Fuß treten mitunter verschiedene Schwierigkeiten auf. Im folgenden werden einige auf Erfahrung beruhende Hinweise zu ihrer Überwindung gegeben.

1. Falls ein *enger Scheideneingang* das Einführen der Hand erschwert, kann man sich oft helfen, indem man die Hand mit sterilem Öl schlüpfrig macht. Gelangt man auch so nicht zum Ziel, z. B. bei einer alten Erstgebärenden, führt man eine Episiotomie aus.

2. Bei *Tetanus uteri*, wenn sich also die Gebärmutter dauernd in Kontraktion befindet, wäre es ein Kunstfehler, die Wendung zu forcieren; denn der Uterus kontrahiert sich bei jedem Eingriff nur noch stärker. In einem solchen Falle kann der Geburtshelfer nichts tun als warten, bis sich die erhöhte Reizbarkeit der Gebärmutter gelegt hat. Man gibt zu diesem Zwecke Sedativa, Morphium und eventuell einen lauwarmen Thermophor auf den Leib.

3. Fällt bei *Querlage* ein Arm vor, so befestigt man daran eine Wendungsschlinge und läßt ihn durch einen Assistenten gegen die dem Kopf der Frucht entsprechende Seite halten. Dadurch behält man den Arm, dessen Lösung sonst später bei der Extraktion Schwierigkeiten bereiten könnte, in Gewalt. Man braucht also dann bei der Entwicklung der Arme diese Hand nur an der Wendungsschlinge herauszuziehen.

4. Will man bei *Nabelschnurvorfall* wenden, so bringt man die prolabierten Schlingen unter dem Schutz des Handtellers der inneren Hand in die Gebärmutterhöhle zurück. Auf diese Weise vermeidet man eine eventuelle Kompression der heraushängenden Nabelschnur zwischen der die Wendung ausführenden Hand und dem Becken, verhütet also eine Gefährdung des Kindes.

5. Beim *Aufsuchen der Füße* kann man auf Schwierigkeiten stoßen, wenn die unteren Extremitäten im Falle von Schädellage vorne, d. h. der *vorderen Gebärmutterwand* genähert liegen und daher kaum oder überhaupt nicht erreichbar sind. Man hilft sich dann, indem man die Kreißende auf die der inneren Hand entsprechende Seite lagert (z. B. auf die linke Seite, wenn die rechte Hand eingeführt wird). Durch diese Lagerung kommen die unteren Extremitäten infolge ihres Gewichtes in den Bereich der eingeführten Hand.

6. *Sollten die Füße in keiner Weise erreichbar sein*, so ist es ausnahmsweise erlaubt, den Finger in die Kniekehle einzuhaken und so zu wenden. Bevor man aber das Knie in das kleine Becken zieht — also noch oberhalb des Beckeneingangs — muß man das Bein im Knie strecken. Im kleinen Becken ist dafür nämlich kein Platz mehr. Wenn in einem Ausnahmefall auch die Knie nicht erreichbar sind, kann man eventuell mit dem in die Schenkelbeuge eingehakten Finger auf den Steiß wenden.

7. Nach Herabholen des *falschen Fußes* ist es nach dem Rat von FRITSCH zweckmäßig, nicht in Richtung der Symphyse sondern des Kreuzbeines zu ziehen. Dadurch vermeidet man, daß die obere Gesäßbacke an der Symphyse hängen bleibt.

8. Kann man den Fuß offensichtlich deswegen nicht herunterholen, weil sich die *beiden Beine überkreuzt* haben und eines am anderen hängen bleibt, hilft man sich durch Wendung auf beide Füße.

9. *Nach Abfließen der Hauptmenge des Fruchtwassers* (länger zurückliegender Blasensprung) ist die Wendung mitunter recht schwierig. Nur der geübte Facharzt darf in diesem Falle noch einen Wendungsversuch machen; denn die Gebärmutter hat sich meist schon der Frucht mehr oder weniger dicht angelegt und behindert die Wendung. Zeigt nach Herabholen des Fußes der vorliegende Teil immer noch keine Tendenz auszuweichen, kann man sich auf verschiedene Art helfen:

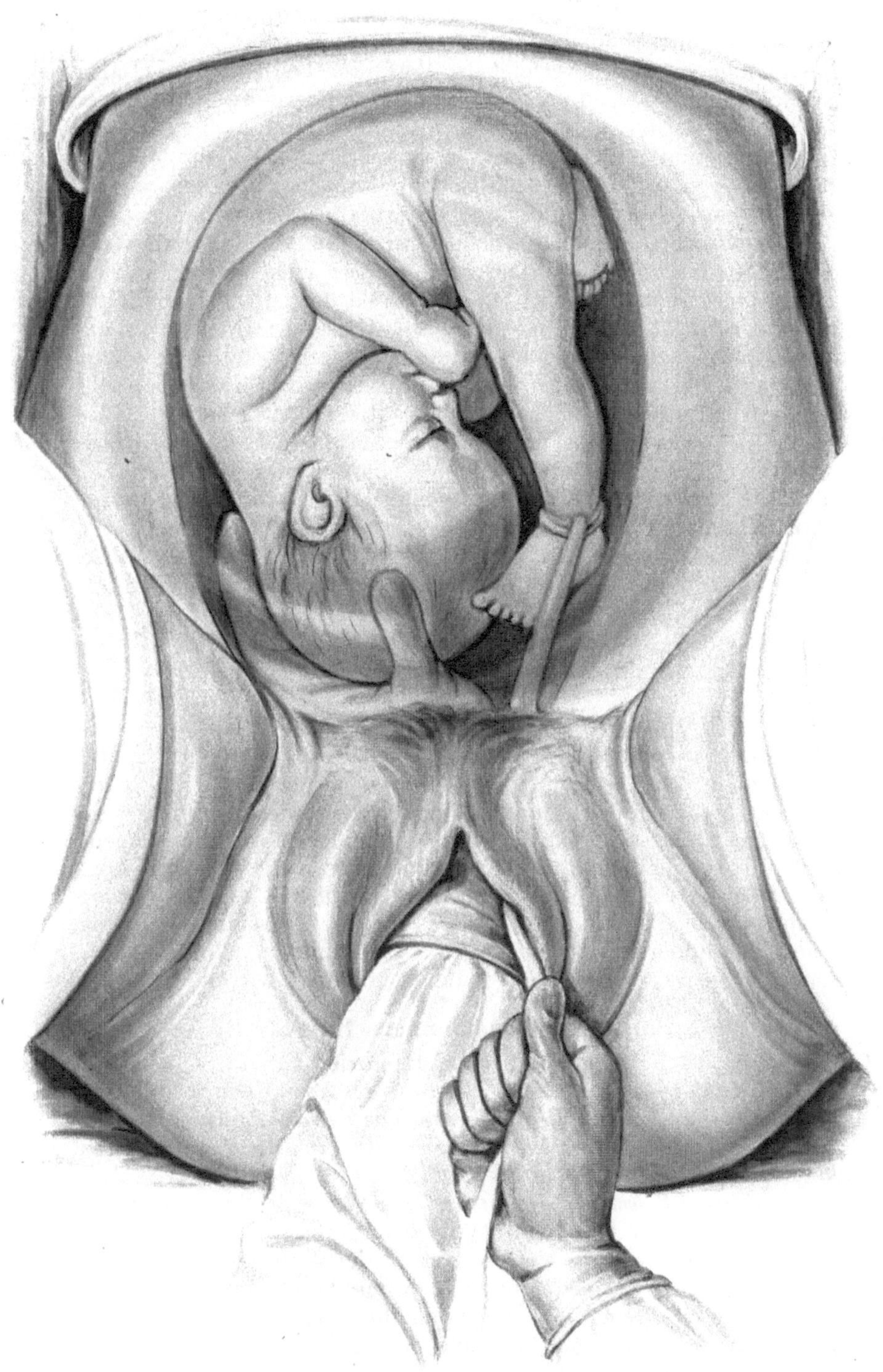

Abb. 88. Handgriff der *Justine Sigemundin.*

a) Durch *Beckenhochlagerung* (schiefe Ebene) begünstigt man das Ausweichen des vorliegenden Teiles. Der Grund für dessen bessere Beweglichkeit ist die Verminderung des intraabdominalen Druckes.

b) Einen ähnlichen Zweck verfolgt das Verfahren von SKUTSCH. Dabei zieht man den gefaßten Fuß nicht direkt nach abwärts sondern etwas seitlich in Richtung des Kopfes, der nicht ausweichen will. Die Hand wird dem kindlichen Schädel genähert und der Daumen sucht ihn nach der Seite abzudrängen, während die übrigen vier Finger den Fuß umfassen und abwärts ziehen.

c) Bei dem geistreichen Handgriff der kurbrandenburgischen Hofhebamme *Justine Sigemundin* befestigt man an dem herabgeholten Fuß eine Wendungsschlinge und läßt ihn wieder los. So gewinnt man mehr Raum für die innere Hand, mit der man den Kopf hochschiebt. Es ist darauf zu achten, daß dieser möglichst in der Mittellinie bleibt. Auf diese Weise vermeidet man eine Überdehnung der Gebärmutter, deren Kapazität durch den Fruchtwasserabfluß verkleinert ist. Während man mit der inneren Hand den Kopf hochschiebt, zieht die äußere an der Wendungsschlinge den Fuß nach abwärts (Abb. 88). In bestimmten Fällen kommt das genannte Verfahren als seltene Ausnahme noch zur Anwendung und leistet dann in der Hand des geübten Geburtshelfers gute Dienste.

d) Die *Methode nach* BRÖSE ist in Erwägung zu ziehen, wenn der Kontraktionsring das Ausweichen des Kopfes verhindert. Man holt einen, eventuell auch beide Füße herab, befestigt daran eine Wendungsschlinge und zieht mit einer Hand nach abwärts, während die andere zwischen Gebärmutterwand und Kopf bis über den Kontraktionsring vordringt. Der Kopf wird dann auf der Handfläche nach oben geschoben. Dabei gleitet er über die Handfläche in den Fundus wie die Ferse auf dem Schuhlöffel in den Schuh.

Die Wendung auf den Fuß nach BRAXTON HICKS.

Die Wendung auf den Fuß nach BRAXTON HICKS wird auch kombinierte Wendung genannt. Die Bezeichnung ist aber eigentlich nicht ganz zutreffend; denn beide Methoden zur Wendung auf den Fuß werden ja durch eine innere und eine äußere Hand ausgeführt. Beide sind folglich im Grunde genommen kombiniert. Deshalb halten wir es für zweckmäßiger, nicht von der kombinierten Wendung sondern von der Wendung nach BRAXTON HICKS, der sie empfohlen hat, zu sprechen. Manche reden auch von einer Zweifingerwendung. Die Bezeichnung der anderen Methode, bei der man mit der ganzen Hand in die Gebärmutter eingeht, als „innere Wendung" erkennen wir an.

Indikationen der Wendung nach BRAXTON HICKS.

Die Wendung nach BRAXTON HICKS ist indiziert:

1. bei Placenta praevia als blutstillendes Verfahren. Durch den Steiß des Kindes wird die Lösungsstelle der Placenta, aus der die Blutung stammt, tamponiert. *Es kann nicht genug betont werden, daß im Anschluß an eine wegen Placenta praevia ausgeführte Wendung auf den Fuß nach* BRAXTON HICKS *die Extraktion verboten ist, weil sie den Verblutungstod der Mutter verursachen kann;*

2. zur Geburtsbeschleunigung bei abgestorbener Frucht. In diesem Falle kann man nach der Wendung sogar ein Gewicht an den Fuß hängen. Bei lebendem Kinde wähle man zur Beschleunigung der Geburt lieber ein anderes Verfahren; denn wenn die Extraktion nicht sofort an die Wendung angeschlossen wird, stirbt die Frucht erfahrungsgemäß häufig ab. Ein totes Kind erfordert selbstverständlich keine solche Rücksichten;

3. bei Nabelschnurvorfall. Wenn die Reposition nicht gelingt, kann man im Privathaus auf diese Art versuchen, das kindliche Leben zu retten;

4. *wenn man bei Komplikationen, die das Leben der Mutter bedrohen, die Geburt beschleunigen will.* In Frage kommen — auch bei lebendem Kinde — Fälle von vorzeitiger Placentalösung, von Eklampsie usw.

Ausführung der Wendung nach Braxton Hicks.

Nach den nötigen Vorbereitungen lagert man die Frau auf dem Querbett oder auf dem Operationstisch und führt die den kleinen Teilen entsprechende Hand (bei rechter Lage z. B. die rechte Hand) in der oben angegebenen Weise unter gleichzeitigem Druck auf den Damm in die Scheide ein. Dabei hält man sich mit der äußeren Hand den Fundus uteri entgegen, sprengt mit zwei Fingern der inneren Hand die Fruchtblase, dringt durch den Muttermund in die Uterushöhle ein und schiebt den vorliegenden Teil vom Beckeneingang weg. Bei Placenta praevia totalis ist selbstverständlich zuvor der Mutterkuchen eventuell mit einem Instrument (Kornzange) zu durchbohren. (Auch hier sei noch einmal betont, daß es zweckmäßiger ist, Fälle von Placenta praevia in eine Klinik einzuweisen; denn dort läßt sich das Leben der Kreißenden, wenn nötig durch einen Kaiserschnitt, sicherer retten.) Jetzt drückt der Operateur den Fundus und somit den darin befindlichen Steiß der Frucht so lange nach abwärts, bis ein Fuß in den Bereich der eingeführten Hand kommt. Hierauf ergreift er den Fuß mit zwei Fingern und zieht ihn, während die äußere Hand den Kopf funduswärts schiebt, durch den Muttermund heraus. Läßt sich bei einem abgestorbenen Kind der Fuß nur schwer durch den Muttermund bringen, so faßt man ihn mit einem Instrument, z. B. mit einer Polypenzange oder einer Museuxschen Zange. Sobald man auf diese Weise den Fuß in die Scheide gebracht hat, ergreift man ihn mit der ganzen Hand, wie bei der inneren Wendung auf den Fuß. Die Wendung ist beendet, wenn das Kind bis zum Knie geboren und der Steiß in den Beckeneingang eingetreten ist. (Dadurch tamponiert er im Falle von Placenta praevia die von der Lösungsstelle stammende Blutung.) Ist der Muttermund inzwischen völlig erweitert, so extrahiere man im Anschluß an die Wendung, wie bei Beckenendlage. Verboten ist aber die Extraktion, wenn der Muttermund nicht völlig oder bei Mehrgebärenden nicht beinahe völlig erweitert ist. *Niemals darf man aber nach einer Wendung wegen Placenta praevia extrahieren. In diesem Falle besteht die Gefahr schwerer Weichteilverletzungen und des Verblutens.*

Nach jeder Wendung auf den Fuß, gleichgültig ob sie mit der ganzen Hand (innere Wendung) oder nur mit zwei Fingern (Braxton Hicks) ausgeführt worden ist, muß man das untere Uterinsegment austasten, um festzustellen, ob irgendwelche Verletzungen erfolgt sind. Eine Uterusruptur zu verursachen ist selbstverständlich ein Fehler, aber entschuldbar. Eine Uterusruptur hingegen zu übersehen, ist ein Kunstfehler.

V. Die manuelle Drehung des Kopfes.

Die im vorangehenden besprochenen Wendungsoperationen dienen, wie erwähnt, der Lagekorrektur. Mit Hilfe dieser Eingriffe verwandelt man also z. B. eine Querlage, die absolut ungünstig ist, in eine Geradlage.

Zu den lageverbessernden Operationen gehört auch die manuelle Rotation des Kopfes.

Vorbedingungen.

1. Der Muttermund muß für mindestens zwei Finger durchgängig sein.
2. Der Kopf darf nicht so tief im Becken stehen, daß er sich nicht mehr drehen läßt.
3. Die Blase soll gesprungen sein.

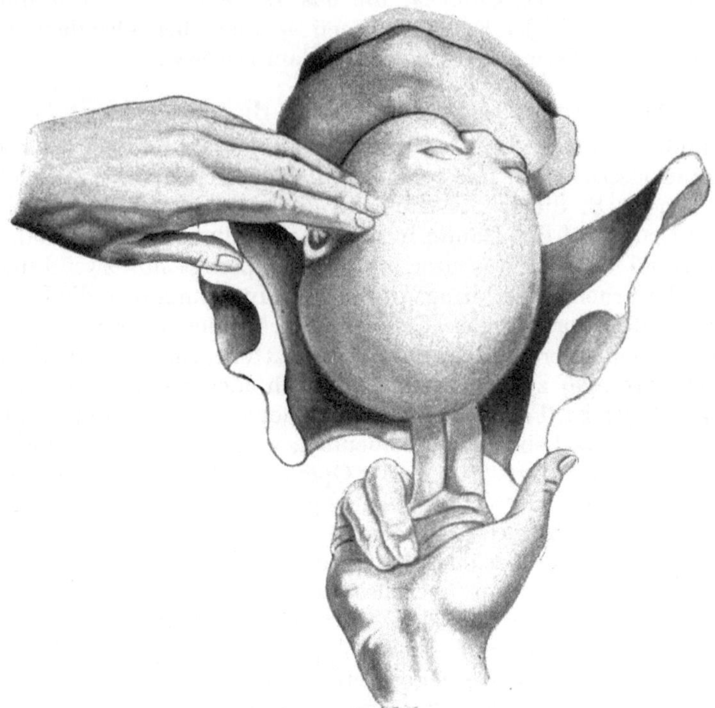

Abb. 89. Manuelle Rotation mit zwei Fingern.

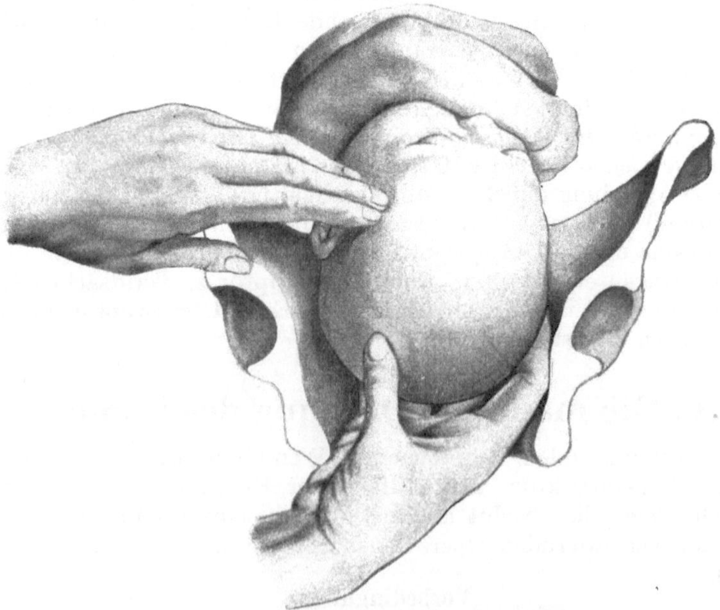

Abb. 90. Manuelle Rotation mit der ganzen Hand.

Die manuelle Drehung kommt im allgemeinen aber erst in Frage, wenn die genannten Anomalien persistieren und die Geburt nicht fortschreitet.

Indikationen.

1. Hintere Hinterhauptslage;
2. hoher Geradstand;
3. Rotation der Leitstelle nach hinten bei Deflexionslagen.

Ausführung.

Nach entsprechender Vorbereitung des Genitale entfaltet man die Schamspalte und dringt mit zwei Fingern oder mit der ganzen Hand in die Scheide ein. Mit zwei Fingern (Abb. 89) bzw. mit der ganzen Hand (Abb. 90) — je nach der Größe des Muttermundes — dreht man nun bei Hinterhauptslage das Occiput nach vorne. Bei hohem Geradstand schiebt man den vor dem Kreuzbein befindlichen Teil des Kopfes von seinem bisherigen Platz weg, während die äußere Hand den oberhalb der Symphyse tastbaren Teil des kindlichen Schädels in entgegengesetzte Richtung zu drücken sucht. Beim Eingehen mit der ganzen Hand kann man den Kopf wie eine Kegelkugel umdrehen (LIEPMANN).

Die Drehung darf nicht forciert werden. Dies hätte auch gar keinen Sinn, da es erfahrungsgemäß ausreicht, wenn man den Kopf nur etwas aus seiner bisherigen Lage rückt. Unter der Einwirkung der Wehen dreht er sich dann meist von selbst nach vorne.

VI. Die Leitung der Geburt bei Beckenendlage.

Die Geburt kann auch bei Beckenendlage ohne jede äußere Hilfe verlaufen. Ein Eingreifen wird aber häufiger nötig als bei Schädellagen, und zwar meist aus zwei Gründen: Einmal kommt es, während der kindliche Rumpf geboren wird, zu einer Kontraktion und Verkleinerung der Gebärmutter und infolgedessen zu Störungen im Placentakreislauf. Zum anderen erfolgt, sobald der Schädel in das Becken einzudringen beginnt, eine Kompression der Nabelschnur zwischen Kopf und Beckenwand (Abb. 91). Diese Gefahr besteht von dem Augenblick ab, in dem der Rumpf bis zur Spitze des Schulterblatts geboren ist. Erfolgt in diesem kritischen Stadium eine Verzögerung des Kopfdurchtritts, so kann die Frucht absterben. Um dies zu vermeiden, *entwickelt man Schultern, Arme und schließlich den Kopf*. Entsteht aber zu einem früheren Zeitpunkt eine Gefahr für die Mutter, die Frucht oder beide, so muß man das Kind *extrahieren*.

Vorbedingungen für die Extraktion.

1. Die mütterlichen Weichteile müssen eine Extraktion der Frucht erlauben. *Der Muttermund soll also völlig eröffnet oder doch wenigstens soweit dehnbar sein, daß er die Extraktion nicht verhindert.* Eine Operation ohne diese Voraussetzung kann zu einem Absterben des Kindes führen, weil der Muttermund den Hals umschnürt und den Kopf zurückhält. Außerdem geht sie mit der Gefahr schwerer, ja sogar lebensgefährlicher Rißblutungen (Cervixriß) einher.

2. Die Blase soll gesprungen sein. Andernfalls ist sie zu sprengen.

3. Zwischen mütterlichem Becken und kindlichem Kopf darf kein Mißverhältnis bestehen, das die Extraktion eines lebenden Kindes unmöglich macht. Liegt aber ein solches Mißverhältnis vor und ist das Kind lebend und gesund, dann beendet man, falls keine Gegenindikation vorliegt, die Geburt im Interesse der Frucht unter Umgehung des Geburtskanals durch einen Kaiserschnitt.

Bei totem Kinde darf keine Beckenverengerung IV. Grades bestehen. In diesem Falle kann nämlich die Frucht nicht einmal in zerstückeltem Zustand per vaginam entfernt werden.

4. Es sollen kräftige Wehen vorhanden sein. Diese lassen sich im Bedarfsfall durch den von einem Assistenten auf den Fundus uteri ausgeübten Druck ersetzen. Eine gute Wehentätigkeit oder ein Druck auf den Fundus sind von großer Wichtigkeit, weil es sonst leicht zum Hochschlagen der Arme kommt. Außerdem kann eine Deflexionslage entstehen. Beide Umstände erschweren dann die Arbeit des Operateurs bedeutend.

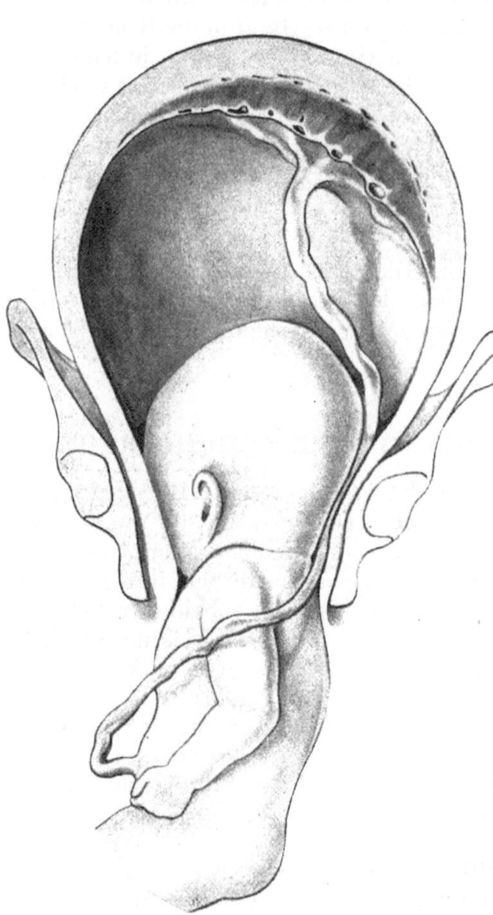

Abb. 91. Kompression der Nabelschnur beim Eintreten des Kopfes ins Becken.

Indikationen zur Extraktion.

Die Extraktion des Kindes wird wie jede andere geburtshilfliche Operation nur ausgeführt, falls es das Interesse der Mutter oder der Frucht erfordert:

1. wenn bei Beckenendlage das Kind bis oberhalb des Nabels geboren ist und Schultern und Kopf nicht folgen. Wie erwähnt, entwickelt man in diesem Falle wegen der Gefahr einer Nabelschnurkompression *Schultern und Arme und anschließend den Kopf* (Manualhilfe);

2. wenn bei Beckenendlage die Geburt in mütterlichem oder kindlichem Interesse rasch beendet werden muß.

Da bei Beckenendlage auch die Möglichkeit einer Spontangeburt besteht, ist die zu frühe oder unnötige manuelle Extraktion ein schwerer Fehler. Es treten dabei oft erhebliche Schwierigkeiten und verhängnisvolle Komplikationen auf. Im folgenden soll darauf näher eingegangen werden. Zur Manualhilfe bei Steißlage lagert man die Kreißende auf dem Operationstisch oder im Querbett. Bei Mehrgebärenden ist dies erforderlich, sobald der Steiß sichtbar wird, bei Erstgebärenden, wenn der Steiß auch in der Wehenpause nicht mehr aus der Schamspalte zurückweicht. Hierauf folgt die Vorbereitung des äußeren Genitale und die Entleerung der Blase. Diese Maßnahmen sind selbstverständlich früher auszuführen, wenn im Interesse der Mutter oder des Kindes zu einem früheren Zeitpunkt ein Eingriff nötig wird, wenn es sich also um eine Extraktion im engeren Sinne handelt.

Von großer Wichtigkeit ist es, alles zur Wiederbelebung des Kindes vorzubereiten (kaltes und warmes Wasser, Trachealkatheter, Coffein, Lobelin usw.); denn aus Steißlage werden die Kinder oft asphyktisch geboren.

Die Ausführung der Operation.

Die Ausführung der Operation gestaltet sich bei Steißlage und Fußlage verschieden. Um eine Fußlage handelt es sich auch bei einer Extraktion nach der Wendung. Eine Extraktion ist in den meisten Fällen gar nicht nötig sondern lediglich die Entwicklung der Schultern und Arme sowie des Kopfes.

Die Entwicklung der Schultern, Arme und des nachfolgenden Kopfes.

Sobald das Kind bis zum Nabel geboren ist, sucht man die Geburt der übrigen Teile der Frucht zu unterstützen. Alle Maßnahmen haben die Vermeidung einer längeren Kompression der Nabelschnur zwischen Kopf und Beckenwand, die zum Absterben des Kindes führen kann, zum Ziele.

Die Hilfe, die man dem Kinde bei einer Spontangeburt aus Beckenendlage zu leisten hat, besteht wie die Extraktion aus drei Phasen. Der Unterschied liegt lediglich darin, daß man bei einer Spontangeburt wartet, bis die Frucht wenigstens bis über den Nabel geboren ist, während man bei der Extraktion gezwungen ist, den vorliegenden Fuß oder den noch nicht geborenen Steiß zu entwickeln.

Es sei aber noch einmal darauf hingewiesen, wie wichtig es ist, die Geburt möglichst der Natur, d. h. der Uterustätigkeit zu überlassen (s. Vorbedingungen). Am ehesten ist dies möglich, wenn man die Kreißende nicht narkotisiert und eine eventuell erforderliche Episiotomie in Lokalanästhesie ausführt. Bei der Entwicklung des Kopfes kann man eine oberflächliche Narkose machen. Diese erübrigt sich jedoch, falls schon vorher ein anderes schmerzstillendes Verfahren (Lokal- oder Leitungsanästhesie, Dämmerschlaf usw.) angewandt wurde. Zur Entwicklung der Schultern und Arme wird man sich nur bei auftretenden Schwierigkeiten zu einer Narkose entschließen.

Für die Leitung der Beckenendlagegeburt ist nach unserer Meinung die *Episiotomie* von großer Bedeutung, vor allem, wenn es sich um Erstgebärende handelt. *Die Beckenachse wird durch die Bildung des Ansatzrohres parabelförmig abgebogen.* Die *Beseitigung* dieser Krümmung infolge Durchschneidens des Ansatzrohres (Episiotomie) bietet folglich große Vorteile. Sie verhütet vor allem schwere Nebenverletzungen der Frucht (Wirbelsäulenfraktur). Das Durchschneiden des gefährdeten Dammes und die Naht der Wunde sorgen am besten für die gute Erhaltung des Beckenbodens.

Ist die Frucht bereits bis zum Nabel geboren und muß man der Natur gleichsam nur assistieren, d. h. Schultern, Arme und Kopf entwickeln, so empfiehlt sich am meisten das *Verfahren nach* Bracht. In allen Fällen, in denen keine augenblickliche Lebensgefahr besteht, man also die Geburt der Frucht bis oberhalb des Nabels abwarten kann, stellt es die beste Methode dar. Es ist am einfachsten auszuführen und bringt in der überwiegenden Zahl der Fälle den gewünschten Erfolg. Der Vorteil des Verfahrens besteht darin, daß es seltener zu einem Hochschlagen der Arme kommt als bei anderen Methoden, weil man an der Frucht nicht zu ziehen braucht. Außerdem ist, da die Hand nicht in die Scheide eingeht, die *Infektionsgefahr geringer*.

Das Brachtsche Verfahren ahmt eigentlich jenen Abschnitt der Steißlagengeburt nach, in welchem sich der kindliche Körper wie ein geschlossener Zylinder um die Symphyse dreht wobei der Rücken lordotisch gekrümmt ist (Abb. 92). Prinzipiell muß man also so lange warten, bis der Rumpf bis zum Nabel geboren ist. Nun fordert man die Kreißende auf, *weiter zu pressen*, während gleichzeitig ein Assistent einen mäßigen Druck auf den Fundus ausübt. Sobald der größte Teil des Rumpfes geboren ist, dreht sich der Rücken meist nach vorne. Gleichzeitig steigt der kindliche Körper, der Richtung der Beckenachse im Ansatzrohr folgend, mit durchgebogenem Rücken hoch. Bei einfacher Steißlage geht der Steiß mit den neben ihm liegenden unteren Extremitäten (Fruchtwalze) voran. *Der Geburtshelfer hat die Aufgabe, die Fruchtwalze zusammenzuhalten und hochzuheben.* Er ergreift daher den Rumpf gemeinsam mit den unteren Extremitäten von beiden Seiten her schonend mit beiden Händen (Abb. 93) und leitet ihn um die Symphyse herum, bis der Kopf geboren ist (Abb. 94). Gleichzeitig exprimiert ein Assistent die Frucht von oben her durch einen Druck auf den Fundus uteri. Auf diese Weise kommt es zu einer sehr schonenden Geburt der Schultern, der Arme und des Kopfes. Sollte aber das BRACHTsche Verfahren nicht zum Ziele führen, dann wendet man von den nachstehend erwähnten Handgriffen denjenigen an, der am geeignetsten erscheint. Da die BRACHTsche Methode so Vorzügliches leistet, kommen die anderen Möglichkeiten der Steißlagenhilfe jetzt viel weniger in Frage.

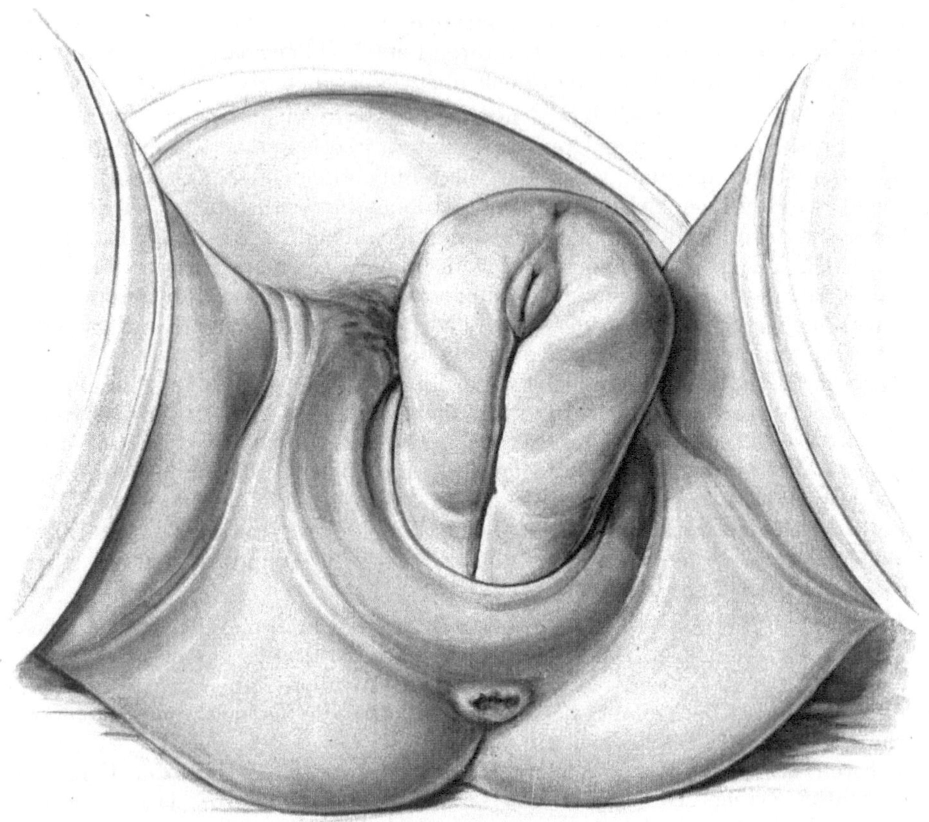

Abb. 92. Das austretende Beckenende steigt über die Symphyse hoch. Die Wirbelsäule ist lordotisch durchgebogen.

Zur Ausführung des Handgriffes nach BRACHT empfiehlt es sich Zwirnhandschuhe anzuziehen, damit die infolge der Käseschmiere glatte Frucht der Hand nicht entgleitet. Bei den übrigen eventuell in Frage kommenden Eingriffen kann man ebenfalls Zwirnhandschuhe benutzen oder den kindlichen Körper mit einem angewärmten Tuch fassen. Sollte die Extraktion auch unter Zuhilfenahme des Handgriffes nach A. MÜLLER nicht gelingen und man zur klassischen Armlösung gezwungen sein, so zieht man die Zwirnhandschuhe aus, weil sie dabei hindern.

Die übrigen Methoden zur Entwicklung oder Extraktion der Frucht bestehen aus drei Abschnitten:

1. der *Extraktion des Rumpfes*, 2. dem *Lösen der Schultern und Arme*, 3. der *Entwicklung des Kopfes*.

1. Die Extraktion des Rumpfes. Folgen nach der Geburt des Kindes bis über den Nabel die Schultern nicht oder ist der BRACHTsche Handgriff erfolglos, so ergreift man die Frucht am Beckenende, und zwar in der Weise, daß die Daumen auf das Kreuzbein und die Zeigefinger auf den Beckenkamm zu liegen kommen, während die übrigen Finger die Oberschenkel des Kindes umfassen. Nun zieht man so lange nach unten, bis die Spitze des Schulterblattes in der Schamspalte

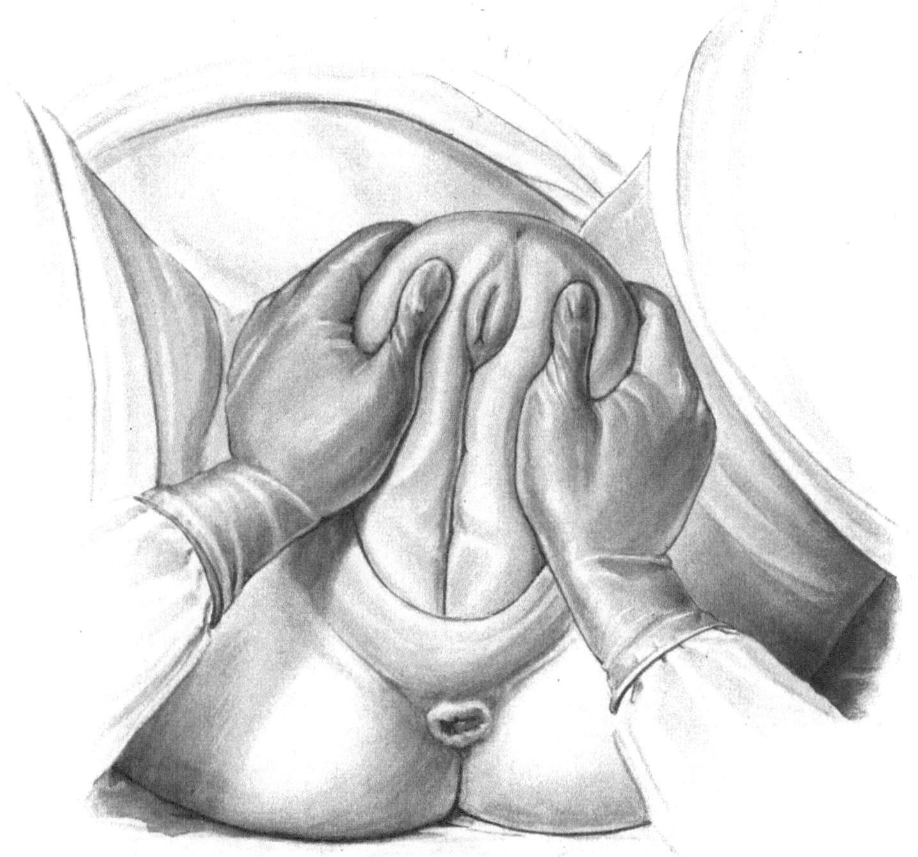

Abb. 93. Fassen des Beckenendes zur Ausführung des BRACHTschen Handgriffes.

erscheint (Abb. 95). Falls sich die Nabelschnur inzwischen angespannt hat, wird sie gelockert, um einen Zug am Nabel zu verhüten.

Befindet sich die Nabelschnur zwischen den Beinen des Kindes, wird sie über die eine Gesäßbacke zurückgestreift. Sollte dies unmöglich sein, so durchschneidet man sie, nachdem man die beiden Enden mit Arterienklemmen gefaßt hat. Beim Unterlassen dieser Maßnahme kann der Zug an der Nabelschnur den Nabelring ausreißen oder ausnahmsweise sogar eine teilweise Lösung der Placenta und damit eine schwere Blutung verursachen.

2. Die Entwicklung der Schultern und Arme bildet den zweiten Abschnitt der Operation und läßt sich auf zwei Arten ausführen, entweder nach A. MÜLLER oder nach dem alten *klassischen Verfahren.* Bei der Methode nach A. MÜLLER zieht man nach Geburt des Schulterblattes weiterhin nach unten, bis die vordere Schulter erscheint. Meist folgt dann auch der ganze Arm. Nun hebt man das Kind im Bogen nach oben und erreicht damit meist ein Durchtreten

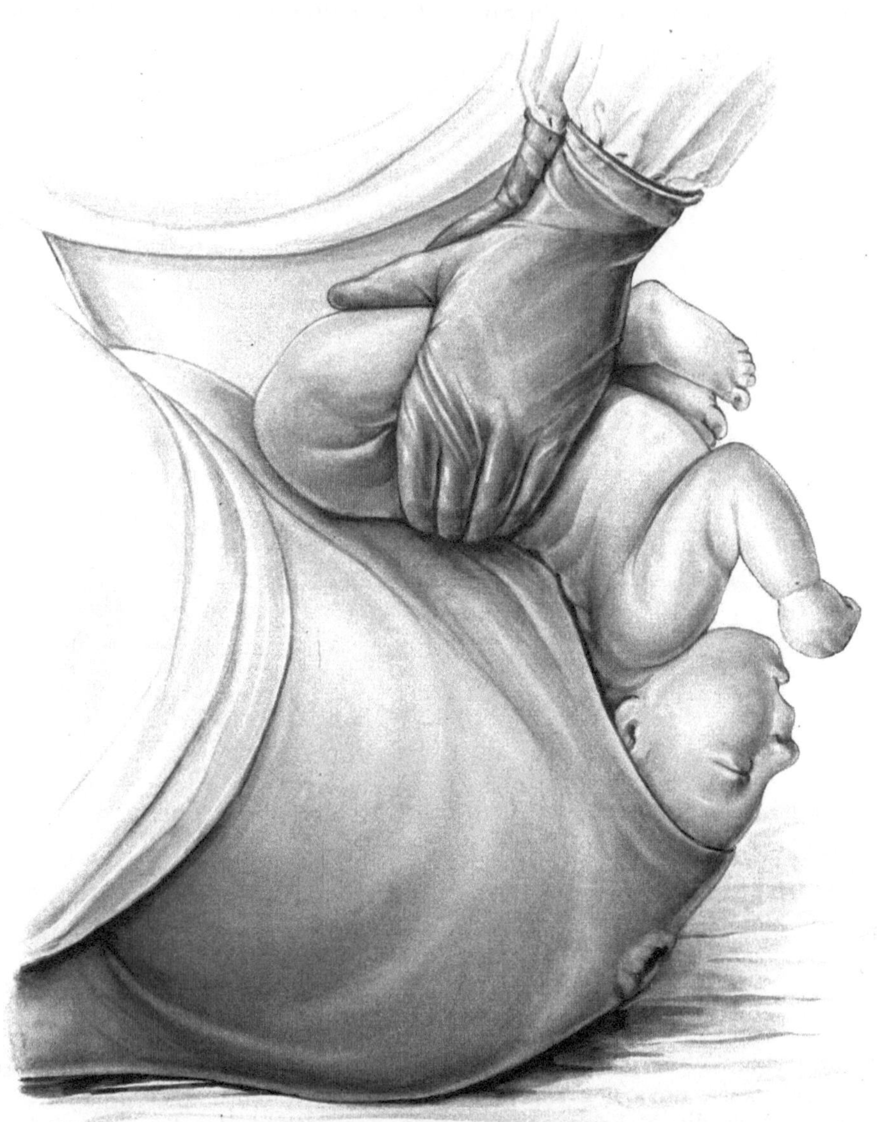

Abb. 94. Herumleiten des kindlichen Körpers um die Symphyse.

der hinteren Schulter und des hinteren Armes vor den Damm. Falls dieses Verfahren anfänglich keinen Erfolg hat, darf man das Ziehen nach unten und das Heben der Frucht nach oben mehrmals wiederholen. Manchmal wird der hintere Arm geboren, während der vordere hängen bleibt. In diesem Falle sucht man den gewöhnlich vor der Brust liegenden Arm mit der der Bauchseite der Frucht entsprechenden Hand (bei I. Lage also mit der linken Hand), die in die

Scheide eingeführt wird, herabzustreifen. Erst nach Versagen der MÜLLERschen Methode entschließt man sich zu der klassischen.

Bei der *klassischen Armlösung* sind folgende Punkte zu bedenken: 1. Man löst die Arme stets auf der Seite des Dammes, weil längs der Kreuzbeinexkavation

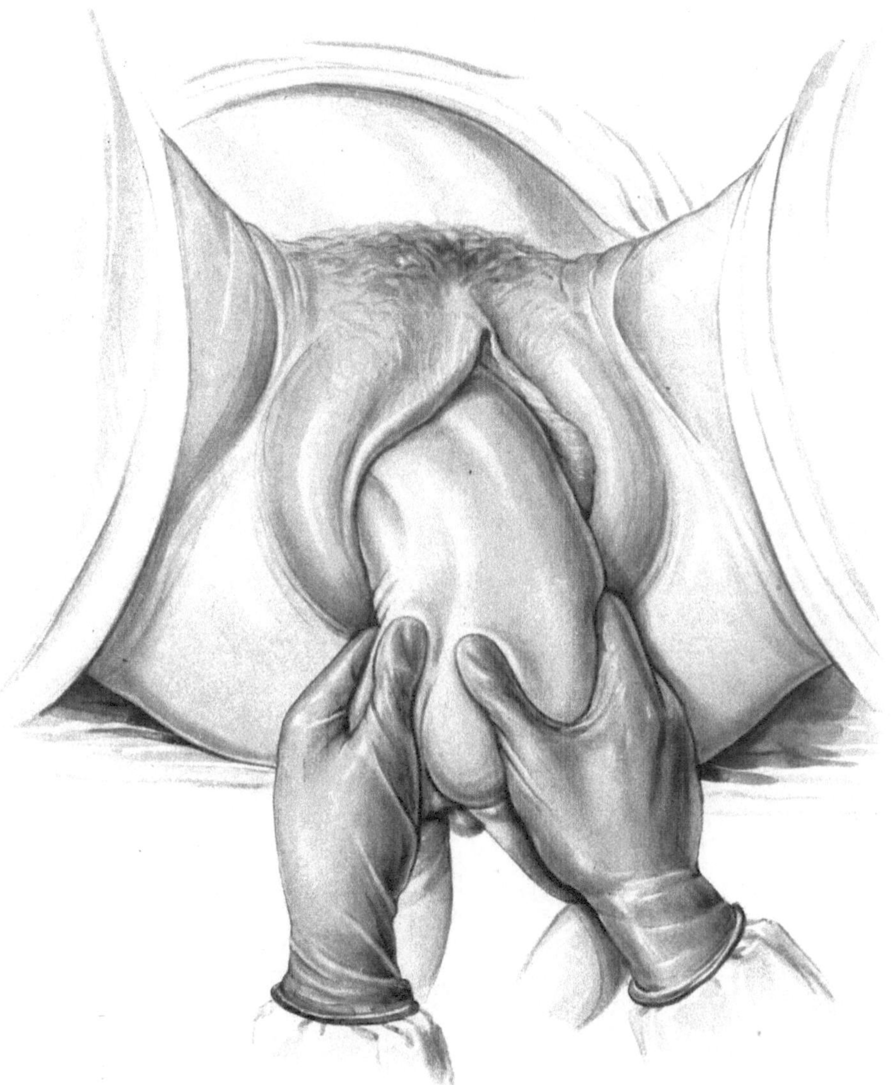

Abb. 95. Extraktion des kindlichen Rumpfes.

mehr Raum zur Verfügung steht als hinter der Symphyse. 2. Man löst den kindlichen Arm immer mit der gleichnamigen Hand, den rechten Arm also mit der rechten Hand und den linken Arm mit der linken Hand. 3. Der Arm ist immer vor dem Gesicht herabzustreifen, weil es hinter dem Nacken leicht zu einer Fraktur käme. 4. Die Armlösung hat in allen Fällen durch einen Druck auf ein Gelenk zu erfolgen. Zunächst sucht man das Handgelenk zu erreichen. Gelingt das nicht, so entwickelt man den Arm durch einen auf die Ellenbeuge ausgeübten Druck. Beim Drücken gegen die Diaphyse des Ober- oder Unterarmes kommt es leicht zu einer Fraktur.

Die klassische Armlösung wird folgendermaßen ausgeführt: Man ergreift die Unterschenkel des Kindes in der Weise, daß der Daumen auf der Wadenseite,

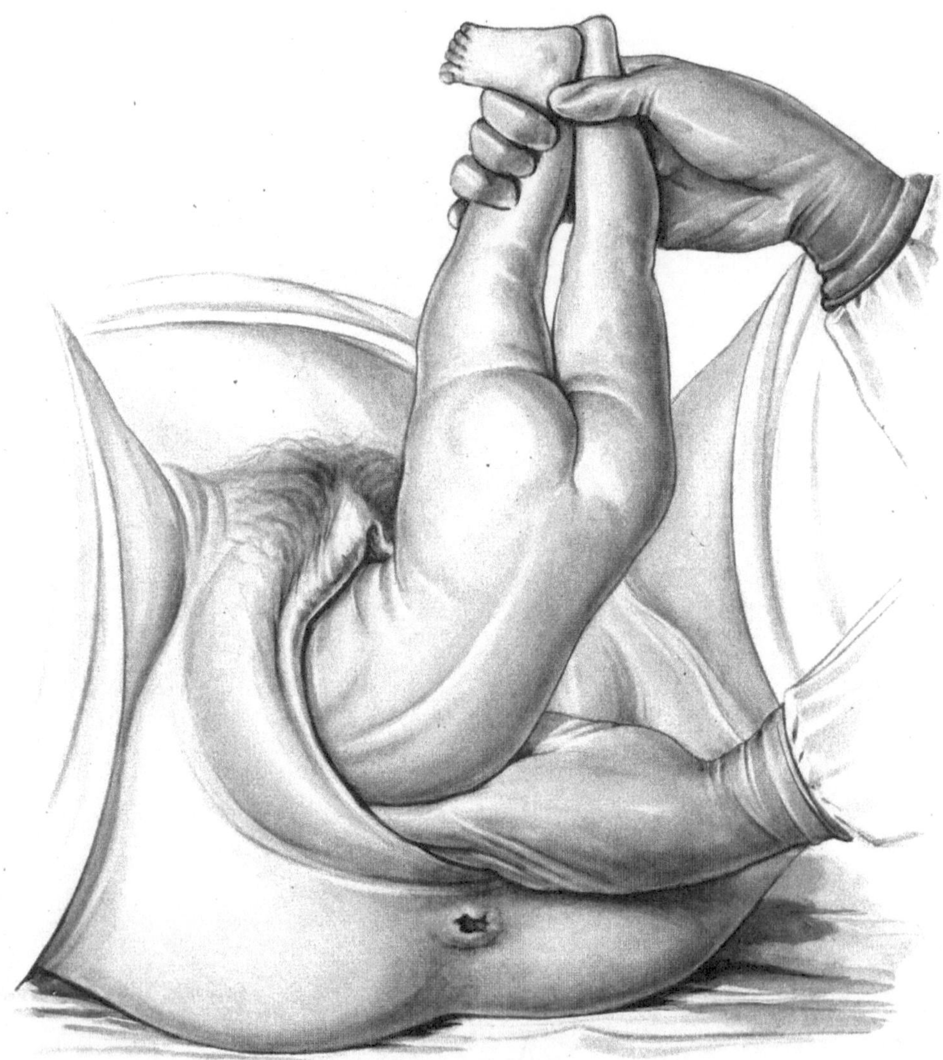

Abb. 96. Klassische Armlösung.

die restlichen vier Finger auf der Vorderfläche der Unterschenkel liegen und hebt die Beine seitwärts gegen die Schenkelbeuge der Mutter. Wenn man den kindlichen Körper möglichst weit nach der Seite hält, gewinnt man für die Hand, die den hinteren Arm löst, mehr Platz. Die Armlösung selbst geschieht mit der Hand, die dem Arm der Frucht entspricht (man nimmt also die rechte Hand für den rechten Arm des Kindes und umgekehrt). Mit zwei, eventuell auch mit vier Fingern geht man unter Druck auf den Damm in die Scheide ein und streift den Arm über das Gesicht des Kindes herab, indem man gegen das Handgelenk, oder, wenn das nicht geht, gegen das Ellbogengelenk drückt (Abb. 96). In analoger Weise folgt dann die Lösung des anderen Armes. Da aber die Arme stets in der Kreuzbeinexkavation gelöst werden, muß zuvor die Frucht gedreht werden, so daß die hinter der Symphyse gelegene obere Extremität vor den Damm gelangt. Dies läßt sich mit zwei Handgriffen erreichen.

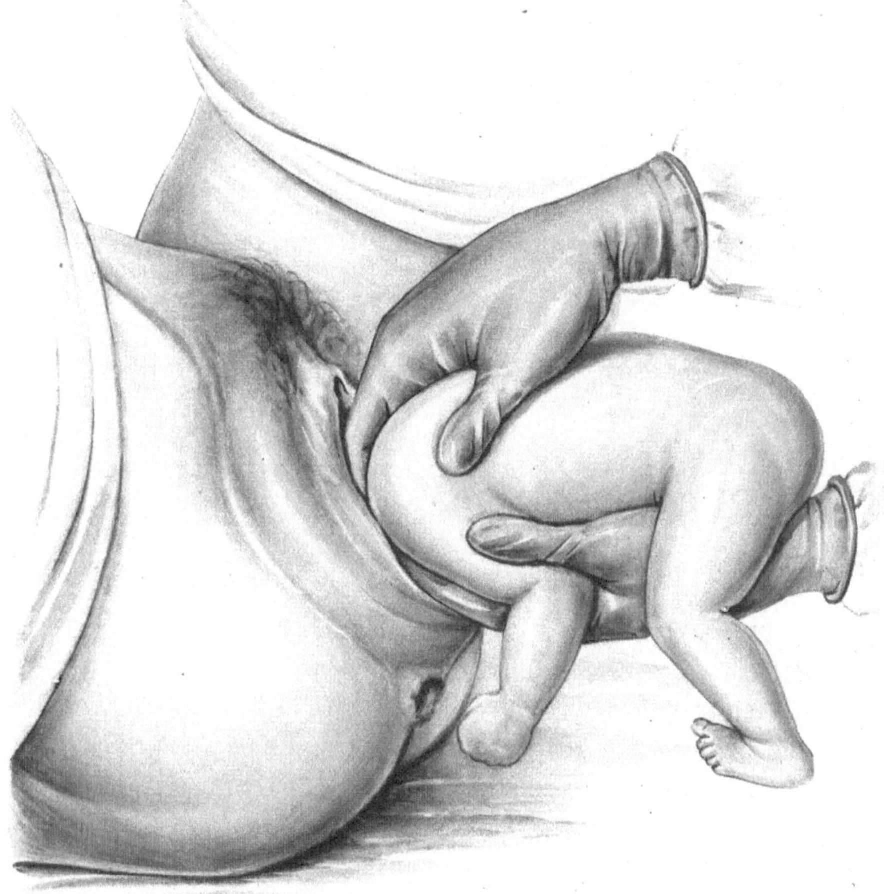

Abb. 97. Entwicklung des Kopfes nach SMELLIE-VEIT.

Entweder hält man den bereits gelösten Arm fest und dreht ihn nach aufwärts, während man die Beine des Kindes in einem Bogen auf die gegenüberliegende Schenkelbeuge der Mutter schwenkt, oder man legt beide Hände rechts und links flach auf den Brustkorb und dreht die zunächst vorne gelegene Schulter nach hinten. Währenddessen wird der gelöste Arm am Rumpf mitgefaßt. Nun streift man den nach hinten gebrachten Arm, der ursprünglich vorne lag, mit der entsprechenden Hand in der oben geschilderten Weise herab.

Zu erwähnen ist auch die Armlösung nach LÖVSET. Dabei umfaßt man die Oberschenkel des Kindes, und zwar so, daß die Daumen auf den Gesäßbacken und die restlichen Finger an der Vorderfläche der Oberschenkel liegen. Nun wird der kindliche Körper unter gleichzeitigem Zug nach unten außen und damit der anfangs hinten liegende Arm unter die Symphyse gedreht. Arm und Schultern erscheinen dann meist vor der Vulva. Andernfalls wischt man den Arm einfach heraus. Um den zweiten Arm zu lösen, wird das Kind entsprechend um 180° zurückgedreht.

3. Die *Entwicklung des Kopfes* folgt nach der Armlösung und stellt den dritten Abschnitt der Extraktion dar. Bei der Entwicklung des Kopfes bedient man sich meist des Handgriffes nach MAURICEAU-LEVRET-SMELLIE-VEIT (Abb. 97). Die Ausführung ist folgende: Man legt das Kind mit der Bauchseite auf den linken Unterarm, so daß es darauf gleichsam reitet. Dann hakt man den Zeige- und

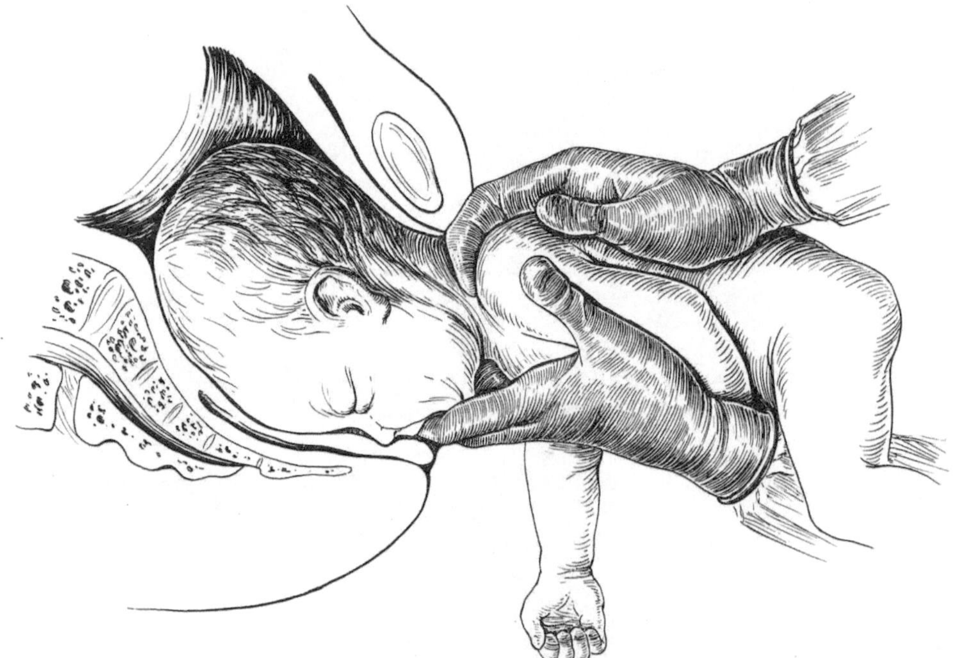

Abb. 98. SMELLIE-VEITscher Handgriff.

Mittelfinger der linken Hand, nachdem man sie in die Scheide eingeführt hat, im Munde des Kindes ein. Dadurch sichert man die Flexion des Kopfes und bewirkt, daß dieser das Becken mit dem kleinsten Durchmesser passiert. Die rechte Hand umfaßt den Hals der Frucht gabelförmig von hinten. Während nun die in den Mund eingehakten Finger die Flexionshaltung sichern, zieht man mit der gabelförmig aufgelegten Hand so lange an den Schultern (Abb. 98), bis sich das Subocciput unter der Symphyse anstemmt. Durch Heben des Rumpfes bringt man nun den Kopf zum Durchschneiden. Manche Autoren empfehlen, nicht durch Einhaken der Finger in den Mund sondern durch einen Druck gegen die Fossa canina die Flexion zu sichern. Leichter erreicht man dies allerdings mit den in den Mund eingehakten Fingern. In gewissen Fällen wird man aber doch die andere Methode wählen müssen, so z. B. wenn der Geburtskanal oder das Fruchtwasser infiziert sind und folglich die Gefahr einer Infektion des Kindes vom Mund aus besteht.

Immer ist zu bedenken, daß man sich bei der Geburt des Rumpfes nicht zu beeilen braucht. Die Entwicklung der Schultern, Arme und des Kopfes darf dagegen nicht zu lange dauern, weil in dieser Geburtsphase die Frucht infolge

Nabelschnurkompression absterben kann. Sobald bei der Entwicklung des Kopfes der Mund in der Schamspalte erscheint, drängt nichts mehr zur Eile. Im Bedarfsfalle vermag das Kind ja nun Luft zu holen. Eine schwierige Entwicklung der Arme und des Kopfes darf nicht zu sehr beschleunigt werden. Es ist nämlich ein kleinerer Nachteil, wenn die Frucht infolge einer gewissen Geburtsverzögerung asphyktisch zur Welt kommt, als wenn sie eventuell durch eine Fraktur oder eine schwere Quetschung eine intrakranielle Blutung erleidet.

Die bisher beschriebene Methode der manuellen Extraktion dient nur zur Beschleunigung der Geburt der Schultern und des Kopfes. Anders gestaltet sich der Eingriff, wenn eine Geburtsbeendigung im Interesse der Mutter oder des Kindes nötig wird, bevor der Steiß geboren ist. Falls der Steiß tief in der Beckenhöhle oder im Beckenausgang steht, muß man natürlich anders vorgehen, als wenn er sich noch hoch über dem Beckeneingang befindet. Die in diesen Fällen in Frage kommende Operation ist

Die Extraktion der Frucht.

Zum Herunterholen des tiefstehenden Steißes stehen uns verschiedene Methoden zur Verfügung:

1. Beim *Herabziehen mit der Hand* schiebt man den Zeige- oder Mittelfinger der inneren Hand hinter der Symphyse hoch, hakt in der Schenkelbeuge ein und zieht so lange steil nach unten, bis die vordere Hüfte geboren ist. Durch Umfassen des Handgelenks mit der anderen Hand läßt sich der Zug noch verstärken (Abb. 99). Sobald die kreuzbeinwärts gelegene Gesäßbacke so tief getreten ist, daß man die hintere Schenkelbeuge erreichen kann, hakt man mit dem Zeigefinger der freien Hand darin ein und bringt die dammwärts gelegene Gesäßbacke, während man sie nach oben hebt, zum Durchschneiden. *Zwei Finger dürfen nie gleichzeitig in dieselbe Schenkelbeuge eingehakt werden. Ebenso ist es unzulässig, den Finger um den Oberschenkel zu legen und so zu ziehen. In beiden Fällen könnte es nämlich zu einer Oberschenkelfraktur kommen.* Immer hat der Zug in Richtung des Rumpfes oder der Leistenbeuge zu erfolgen. Wichtig ist ferner, daß ein Assistent während der Extraktion den Operateur durch Expression von oben unterstützt. Falls der Steiß noch in einem höheren Abschnitt der Beckenhöhle steht und die Schenkelbeuge für die Hand nicht erreichbar ist, hat man ein anderes Verfahren zu wählen.

2. Der *Zug mit einer Bandschlinge*. Man legt eine Wendungsschlinge oder einen Gazestreifen durch die Schenkelbeuge. Es sind auch besondere Führungsinstrumente hierfür konstruiert worden, unter denen das BUNGEsche das bekannteste ist. Es besteht aus einem gebogenen, in seiner Konkavität offenen Metallrohr, welches mit einem Griff versehen ist. Durch das Lumen dieses Rohres verläuft ein Gummischlauch, an dessen Ende ein Metallknopf sitzt. Dieses Instrument hakt man von vorne aus der Richtung der Symphyse in die vordere Schenkelbeuge der Frucht ein, zieht den Gummischlauch an dem Metallknopf heraus und entfernt das Führungsinstrument. Durch einen Zug an dem um die Schenkelbeuge gelegten Gummischlauch bringt man die vordere Gesäßhälfte tiefer. Sobald es gelingt, mit dem Finger in die Schenkelbeuge einzudringen, kann man die Operation in der oben angegebenen Weise mit der Hand fortsetzen.

Mit einem *einfachen Gazestreifen* gestaltet sich die Operation einfacher als mit dem BUNGEschen Instrument. Das zusammengedrehte Ende eines Gazestreifens bringt man mit den unter der Symphyse vordringenden Fingern in die Schenkelbeuge. Sodann greift man zwischen den Oberschenkeln des Kindes durch und zieht die Gaze nach der anderen Seite heraus. Weiterhin gestaltet sich die

Operation wie bei Verwendung der Bungeschen Schlinge. Ob man die eine oder die andere Methode benutzt, niemals darf man an den beiden Enden des Bandes abwechselnd ziehen. Ein ungleichmäßiger Zug könnte zu einem Einschneiden in die Haut oder Weichteile des Kindes führen. Der Zug darf nicht andauernd erfolgen sondern in Nachahmung der Wehentätigkeit mit gewissen Pausen.

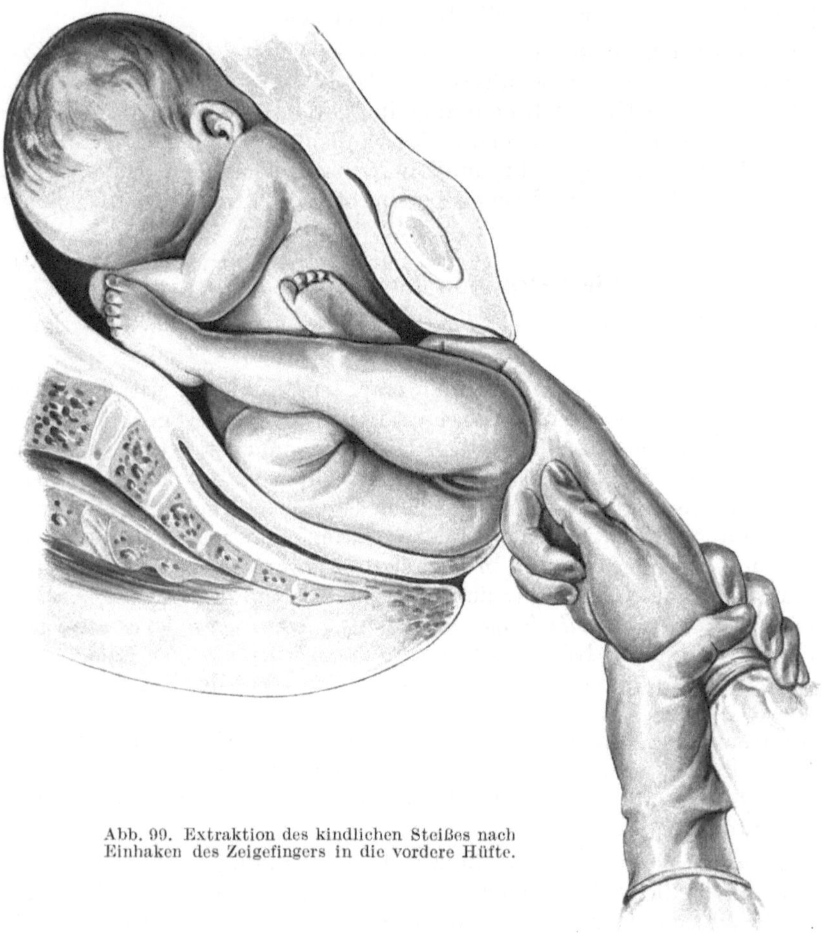

Abb. 99. Extraktion des kindlichen Steißes nach Einhaken des Zeigefingers in die vordere Hüfte.

3. Das Herabholen des Steißes kann auch mit einem in die Schenkelbeuge eingeführten *Steißhaken* geschehen. Meist benutzt man den Smelliesehen Haken, der eine gewisse Ähnlichkeit mit einem Hirtenstab hat. Der Küstnersche unterscheidet sich vom Smellieschen durch seine Beckenkrümmung. Ein weiterer Unterschied zwischen den beiden Instrumenten besteht darin, daß man das Smelliesche in die vordere, das Küstnersche in die hintere Schenkelbeuge einhakt. Bei beiden Methoden führt man die Hand mit dem Kind zugekehrter Innenfläche in die Scheide ein (beim Smellieschen Haken sieht die Handinnenfläche nach unten, beim Küstnerschen nach oben). Unter dem Schutz der Hand schiebt man dann das Instrument hoch und hängt es, sobald es die Schenkelbeuge erreicht hat, in dieselbe ein. Mit den genannten Instrumenten kommt es

natürlich relativ leicht zu schweren Weichteilverletzungen, ja sogar zu Oberschenkelfrakturen. Man wendet sie deshalb vor allem bei *toten Kindern* an.

4. Eine *Zangenoperation am Steiß* ist für solche Fälle von Beckenendlage in Erwägung zu ziehen, in denen der Steiß noch hoch steht und der Finger die Schenkelbeuge nicht erreicht. Die beiden Zangenlöffel werden auf den Hüften des Kindes angelegt. Sie dürfen aber nicht höher gelangen, weil sie sonst eventuell mit ihren Spitzen den Leib von der Seite her quetschen. Befindet sich der Steiß bei einfacher Steißlage schon im Beckenausgang, so ist es zweckmäßiger, die Zange so anzulegen, daß ein Löffel auf die Oberschenkel, der andere auf das Kreuzbein zu liegen kommt. Quetschungen des Genitale sind zu vermeiden. Im Gegensatz zur NAEGELEschen Zange, die nur im queren oder schrägen Durchmesser zu verwenden ist, läßt sich die KIELLAND-Zange, die keine Beckenkrümmung besitzt, auch im geraden Durchmesser des Beckens anlegen. Speziell als Steißzangen dienende Instrumente haben keine wesentliche Bedeutung.

Die Extraktion des Kindes bei noch hoch im Beckeneingang stehendem Steiß. Bei einer Indikation zur raschen Geburtsbeendigung holt man am besten einen Fuß herunter. Man dringt mit der dem Bauch des Kindes entsprechenden Hand (z. B. bei I. Lage mit der linken Hand) durch die Scheide in die Gebärmutter ein und schiebt, um Platz zu gewinnen, den Steiß gegen die Seite des kindlichen Rückens etwas weg. Längs der unteren Extremität bis zum Unterschenkel (oder Fuß) entlanggleitend faßt man diesen, streift ihn herunter und holt ihn durch den Muttermund heraus. Auf diese Weise hat man eine unvollkommene Fußlage hergestellt und kann — falls der Muttermund genügend erweitert ist — Rumpf, Schultern und Kopf nach der oben angegebenen Methode extrahieren.

Bei *abgestorbenem Kinde* läßt sich die Extraktion des hochstehenden Steißes auch mit dem BRAUNschen Kranioklasten vornehmen, indem man dessen massiven Löffel in das Rectum und den gefensterten über das Kreuz- und Steißbein legt.

Wie man sieht, gibt es zum Herabholen des noch im Becken stehenden Steißes eine ganze Reihe von Möglichkeiten, ein Zeichen dafür, daß diese Aufgabe oft mit großen Schwierigkeiten verbunden ist. Von mancher Seite wurde daher das *prophylaktische Herunterholen* eines Fußes empfohlen. Nach diesem Vorschlag soll man also bei jeder Beckenendlage, solange der Steiß noch hochsteht, einen Fuß entwickeln und so eine Fußlage herstellen. Sobald der Muttermund dann völlig erweitert ist, kann man die Geburt jederzeit beenden. Diese Aussicht ist im ersten Augenblick zwar verlockend, muß aber doch abgelehnt werden, weil der Steiß in den meisten Fällen ohne jegliche Schwierigkeit geboren wird und die Operation folglich überflüssigerweise ausgeführt würde. Wegen der damit verbundenen Infektionsgefahr für die Mutter ist dies aber keineswegs gleichgültig. *Prinzipiell immer einen Fuß herunterzuholen ist also nicht richtig.* Ausnahmsweise wird man sich allerdings auf Grund einer besonderen Indikation (z. B. schwerer Herzfehler, durch ein Lungenleiden bedingte Atemnot, drohende Eklampsie) zu diesem Vorgehen entschließen.

Zusammenfassend kann gesagt werden: Zur Extraktion des noch nicht geborenen Steißes einer lebenden Frucht ist in erster Linie ein Versuch zu machen, den Finger in die Schenkelbeuge einzuhaken. Gelingt dies nicht, oder kann man mit dem Finger nicht entsprechend ziehen, versucht man die Zange am Steiß anzulegen. Den Steißhaken verwenden wir eher bei abgestorbener Frucht. Bei bereits geborenem Steiß geht man so vor, wie es in dem Kapitel über die Entwicklung des Rumpfes, der Schultern und des Kopfes angegeben wurde. Falls der Steiß noch hochsteht, kommt ausnahmsweise, auf Grund einer besonderen Indikation, das prophylaktische Herunterholen eines Fußes in Frage.

Die manuelle Extraktion des Kindes bei Fußlage.

In Fällen, in denen keine Eile geboten ist, wartet man nach Möglichkeit die Geburt des Kindes bis oberhalb des Nabels ab und entwickelt es dann auf Grund der bereits erwähnten Indikationen mit den oben beschriebenen Handgriffen. Wird

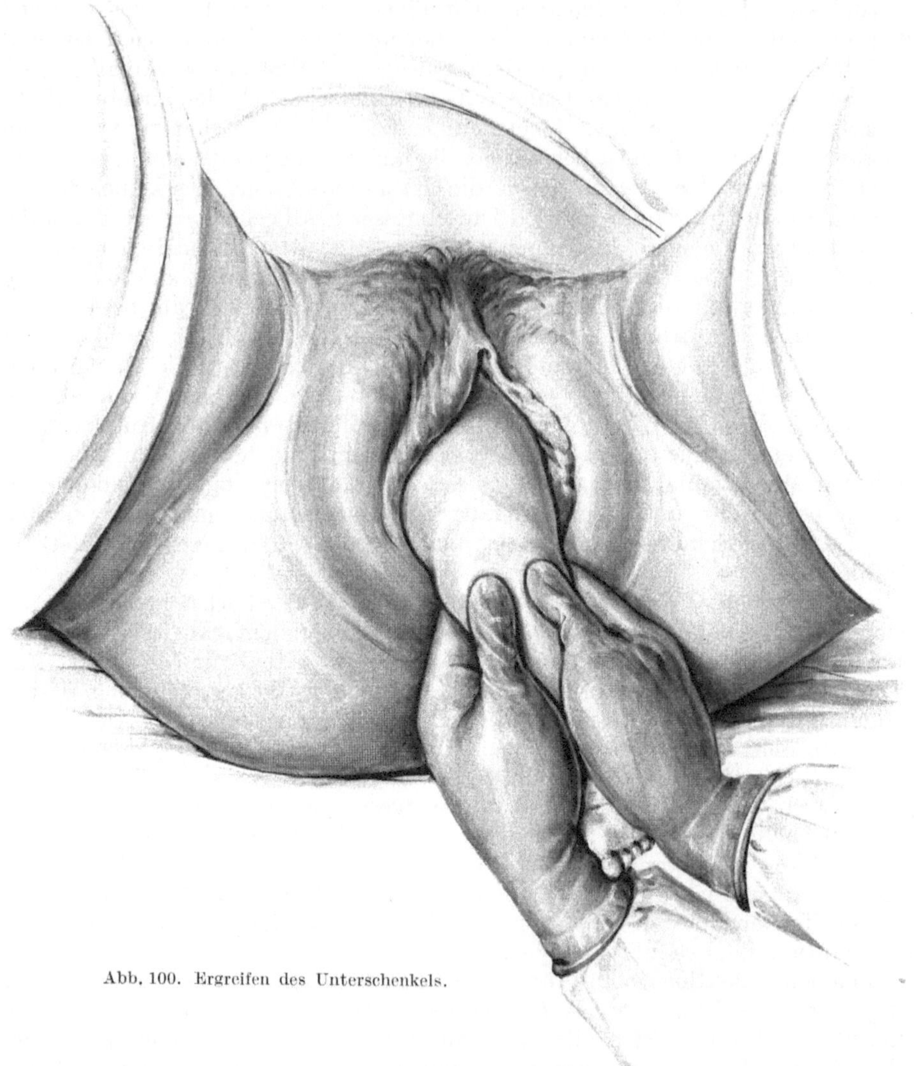

Abb. 100. Ergreifen des Unterschenkels.

aber ein Eingriff im Interesse der Mutter oder des Kindes notwendig, während der Fuß erst bis zum Knie geboren ist (z. B. nach der Wendung), so geht man folgendermaßen vor: Man lagert die Kreißende auf das Querbett oder den Operationstisch und bereitet sie entsprechend vor. Nun faßt man den Fuß, indem man die beiden Daumen auf die Wade und die übrigen Finger auf die Vorderseite des Unterschenkels legt und zieht steil nach unten, bis der Unterschenkel geboren ist (Abb. 100). Hierauf ergreift man den Oberschenkel in ähnlicher Weise, also mit den Daumen auf der Beugeseite, den restlichen Fingern auf der Streckseite und zieht weiterhin nach hinten unten (Abb. 101), bis sich die vordere Hüfte unter der Symphyse anstützt. Jetzt hebt man den Oberschenkel unter Zug in einem nach aufwärts gerichteten Bogen und bringt so die kreuzbeinwärts gelegene Gesäßbacke zum Durchschneiden (Abb. 102). Nach Geburt des Beckengürtels legt man die Daumen auf die Gegend des Kreuzbeines, die Zeigefinger rechts und

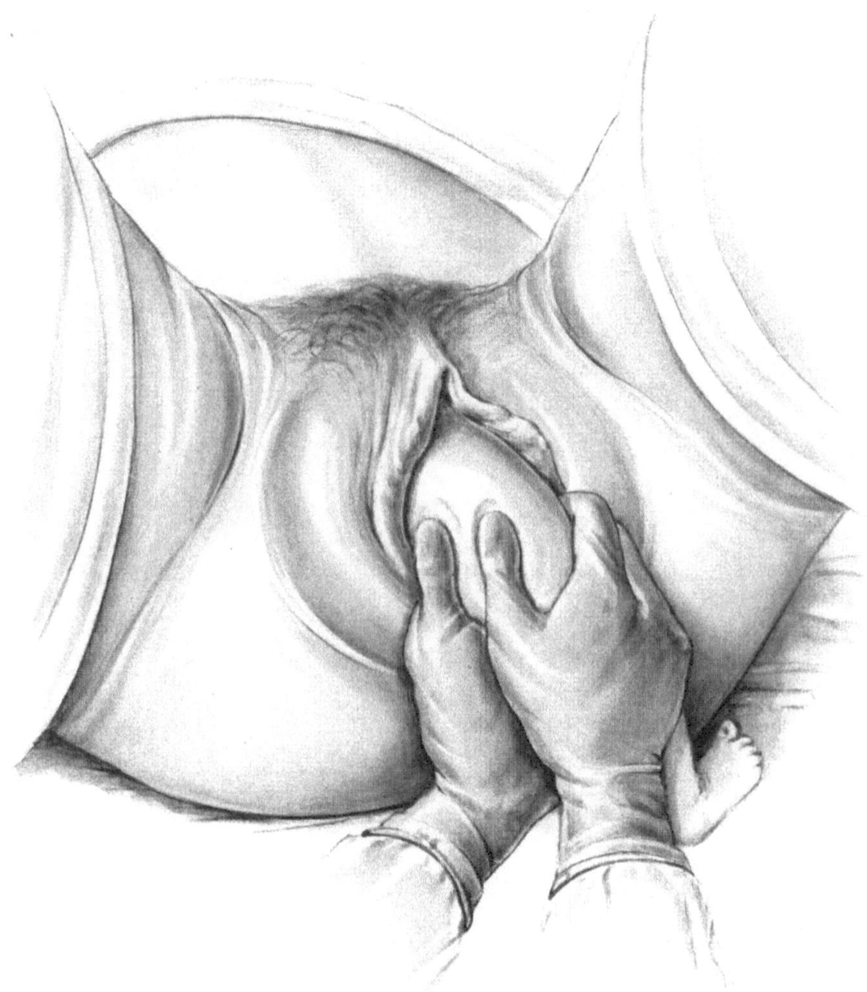

Abb. 101. Ergreifen des Oberschenkels.

links auf die Beckenschaufeln, die übrigen Finger umfassen die Oberschenkel (Abb. 103). So zieht man, bis der Nabel geboren ist. Erscheint mit dem Durchschneiden der dammwärts gelegenen Gesäßbacke nicht gleichzeitig der hintere Fuß, so braucht man sich darum nicht zu kümmern; denn bei weiterem Ziehen wird er von selbst geboren. Dagegen kann das zu frühe oder nicht schonend ausgeführte Herunterholen des Fußes zu einem Schenkelbruch führen.

Bei einer vollkommenen Fußlage ergreift man selbstverständlich beide Füße, jeden mit der entsprechenden Hand. Eine unvollkommene Fußlage, bei der der bereits geborene Fuß nach dem Kreuzbein zu liegt, erfordert ein noch steileres

Ziehen nach unten. Außerdem bemüht man sich die zugehörige Hüfte nach vorne zu drehen. *Dabei bestimmt aber nicht der Operateur sondern der Geburtsmechanismus, in welcher Richtung der Fuß nach vorne zu drehen ist.* Es empfiehlt sich, während der Wehe von einem Assistenten von oben her einen Druck ausüben zu lassen und sich dabei zu überzeugen, in welcher Richtung die hinten gelegene Extremität rotiert. Bei Nichtbeachtung dieser Vorschrift können infolge Drehung in falscher Richtung unangenehme und oft nur mit Mühe zu beherrschende Regelwidrigkeiten

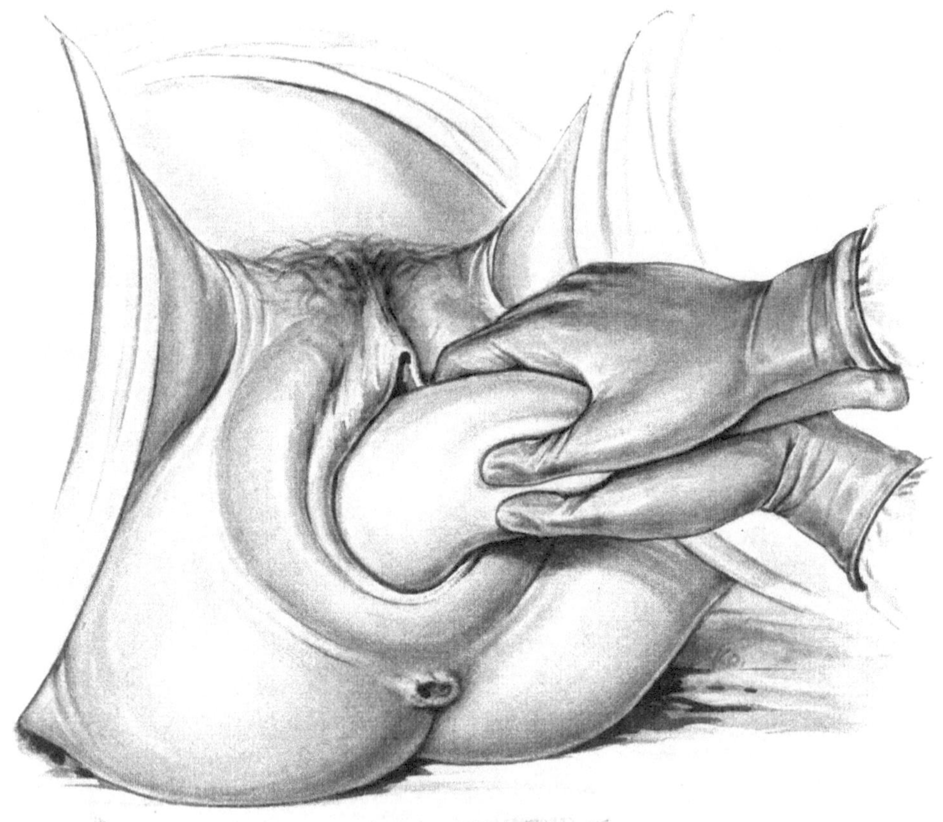

Abb. 102. Entwicklung des Steißes (der hinteren Gesäßbacke).

des Geburtsmechanismus auftreten (Emporschlagen der Arme in den Nacken, Rotieren des Rückens nach hinten, Hängenbleiben des Kinns an der Symphyse). Von den Maßnahmen, die bei diesen Anomalien zu ergreifen sind, wird im folgenden die Rede sein.

Nach Extraktion des Kindes bis zum Nabel fährt man so fort, wie es bei der Beschreibung der Entwicklung von Armen und Kopf erklärt wurde. Der BRACHTsche Handgriff kommt natürlich hier kaum mehr in Frage.

Bei der Extraktion auftretende Schwierigkeiten.

Eine *spastische Kontraktion des Muttermundes* erschwert gewöhnlich dann die Extraktion, wenn die Operation bei nicht völliger Eröffnung begonnen wurde. Meist treten die Schwierigkeiten erst nach dem Durchtreten des Rumpfes, vor allem nach der Geburt der Schultern und Arme auf, wenn sich der Muttermund kontrahiert, den Hals des Kindes umfaßt und so die Geburt des Kopfes oder dessen Entwicklung verhindert. Nichts wäre unrichtiger, als nun die Extraktion zu forcieren. Dadurch käme es leicht zu Cervixrissen und folglich zu einer lebensgefährlichen Blutung. Andererseits könnte das Kind intrakranielle Blutungen

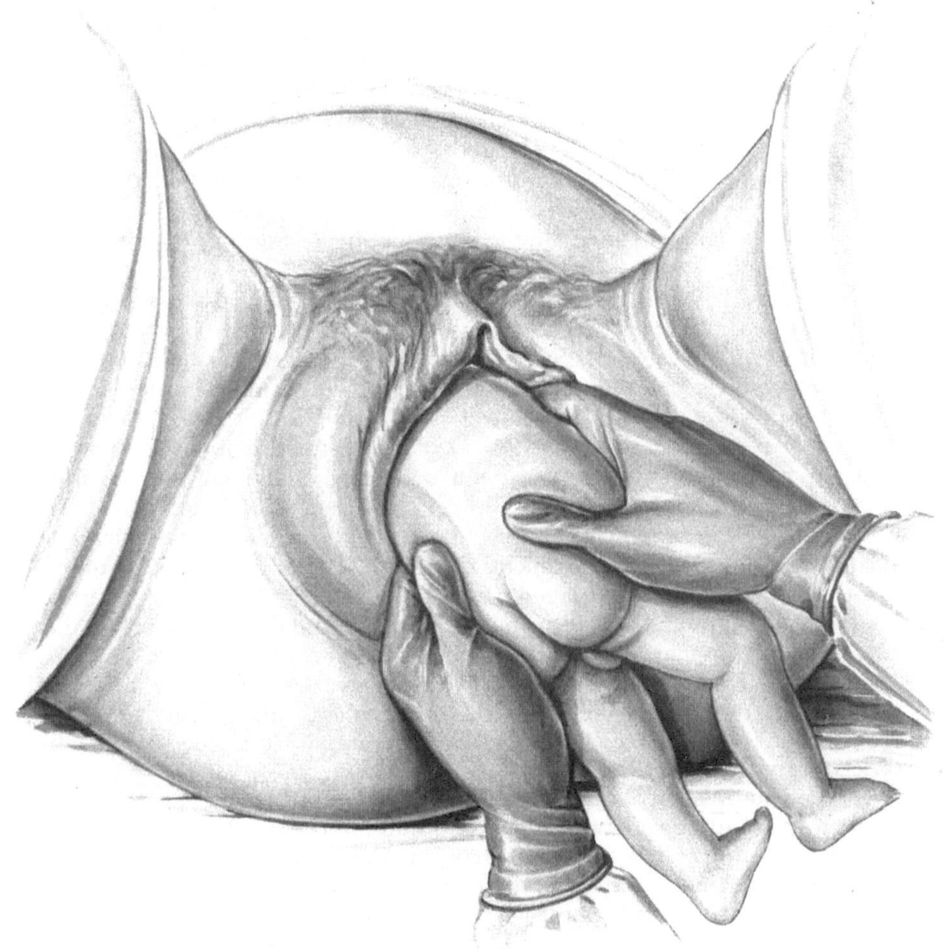

Abb. 103. Ergreifen der Hüftgegend.

erleiden. Mit Hilfe von in mehreren Richtungen ausgeführten Muttermundsincisionen läßt sich der bestehende Widerstand beseitigen und der Kopf entwickeln. Vor der Incision sollte man versuchen, den Muttermund mit dem Finger zurückzuschieben. So erzielt man oft ohne Incisionen den gewünschten Erfolg und vermeidet — was nicht unwesentlich ist — überflüssige Blutungen.

Bei der Armlösung entstehende Schwierigkeiten.

a) Beobachtet man bei der Extraktion, daß der Bauch des Kindes und nicht der Rücken die Tendenz hat, nach vorne zu rotieren, so muß man vor allem versuchen, durch Drehen am Rumpfe den Rücken nach vorne zu bringen. Wenn dies nicht gelingt, bleibt nichts anderes übrig, als mit der sog. falschen Hand längs des Bauches bis zum Brustkorb einzugehen, den Arm vor der Brust herabzustreifen und herauszuleiten (den rechten Arm also mit der linken Hand und umgekehrt). Falls nun ein erneuter Versuch, den Rücken nach vorne zu bringen, mißlingt, entwickelt man den zweiten Arm in ähnlicher Weise wie den ersten. Die Rotation des kindlichen Rückens nach vorne gestaltet sich oft etwas leichter, wenn man die Frucht während des Drehens etwas zurückschiebt. Bei der Armlösung vom Brustkorb her leistet — besonders wenn die Arme hochgeschlagen sind — das FRITSCHsche Verfahren gute Dienste. Man ergreift das Kind bei den Füßen und hebt es steil gegen den Leib der Mutter. Nun geht man mit der „falschen" Hand entlang des kindlichen Rückens ein, dringt bis zu den Schultern vor, senkt den Rumpf und streift den Arm mit der inneren Hand vor dem Gesicht herab. In Fällen, in denen die Arme zu weit nach vorne gelegen sind, löst man sie auch hinter der Symphyse, und zwar gleichfalls mit der falschen Hand.

b) Wenn die Arme nicht vor der Brust gekreuzt sondern neben dem Kopf hochgestreckt sind, spricht man von *hochgeschlagenen Armen*. In diesem Falle geht man nicht mit zwei sondern mit vier Fingern, eventuell mit der ganzen Hand in die Scheide ein, um das Handgelenk oder wenigstens den Ellbogen erreichen und die Arme lösen zu können.

c) *In den Nacken emporgeschlagene Arme* bedeuten eine noch wesentlich schwierigere Komplikation. Zunächst versucht man die Arme auf die übliche Weise zu lösen. Bei Erfolglosigkeit dieses Verfahrens hakt man einen Finger in die Ellenbeuge ein und bemüht sich, den Arm durch die Nackenfurche vorzubringen. Kommt man auch so nicht zum Ziel, so dreht man den Rumpf der Frucht, so daß der emporgeschlagene Arm während der Drehung zurückbleibt. Nun entwickelt man ihn auf die übliche Art. Wenn der hintere Arm hochgeschlagen ist, dreht man den Rücken, wenn es der vordere ist, den Bauch des Kindes unter die Symphyse. In den Fällen, in denen die Armlösung durch keine der angegebenen Methoden gelingen will, bleibt nichts übrig, als den Oberarm zu brechen. Um späteren Vorwürfen zu entgehen, empfiehlt es sich, vorher darauf aufmerksam zu machen.

d) Bei engem Becken kann es geschehen, daß die hochgeschlagenen Arme zwischen Kopf und Beckenwand eingeklemmt werden. Wenn man früher, schon bevor die Spitze des Schulterblattes in der Schamspalte erscheint, mit der Armlösung beginnt, läßt sich diese Komplikation vermeiden. Falls aber die Arme schon sehr eingeklemmt sind, versucht man, sie vor dem Promontorium herunterzustreifen. Nach Mißlingen dieses Vorgehens ist ein energisches Ziehen nach unten erforderlich. Mitunter wird man dabei aber eine Oberarm fraktur erleben.

Bei Entwicklung des Kopfes auftretende Schwierigkeiten.

Die allgemein übliche Entwicklung des nachfolgenden Kopfes wurde weiter oben schon beschrieben. Es stehen aber auch noch andere Methoden zur Verfügung. Jedes Verfahren besitzt seinen eigenen Anwendungsbereich.

a) Die *Methode nach* WIGAND-MARTIN-WINCKEL. Man läßt das Kind wie beim SMELLIE-VEITschen Handgriff auf dem Unterarm reiten und hakt zwei Finger der linken Hand in den Mund ein. Indem man so die Flexionshaltung sichert, übt man mit der anderen Hand durch die Bauchdecken der Mutter hindurch einen Druck auf den kindlichen Kopf aus und exprimiert ihn (Abb. 104). Im Gegensatz zum SMELLIE-VEITschen Verfahren wird also hier der Kopf nicht durch einen Zug von unten sondern durch einen Druck von oben zur Welt gebracht. MARTIN empfahl, den Mittelfinger tief in den Mund zu führen. Zeige- und Ringfinger kommen dabei auf den Unterkiefer zu liegen. Normalerweise

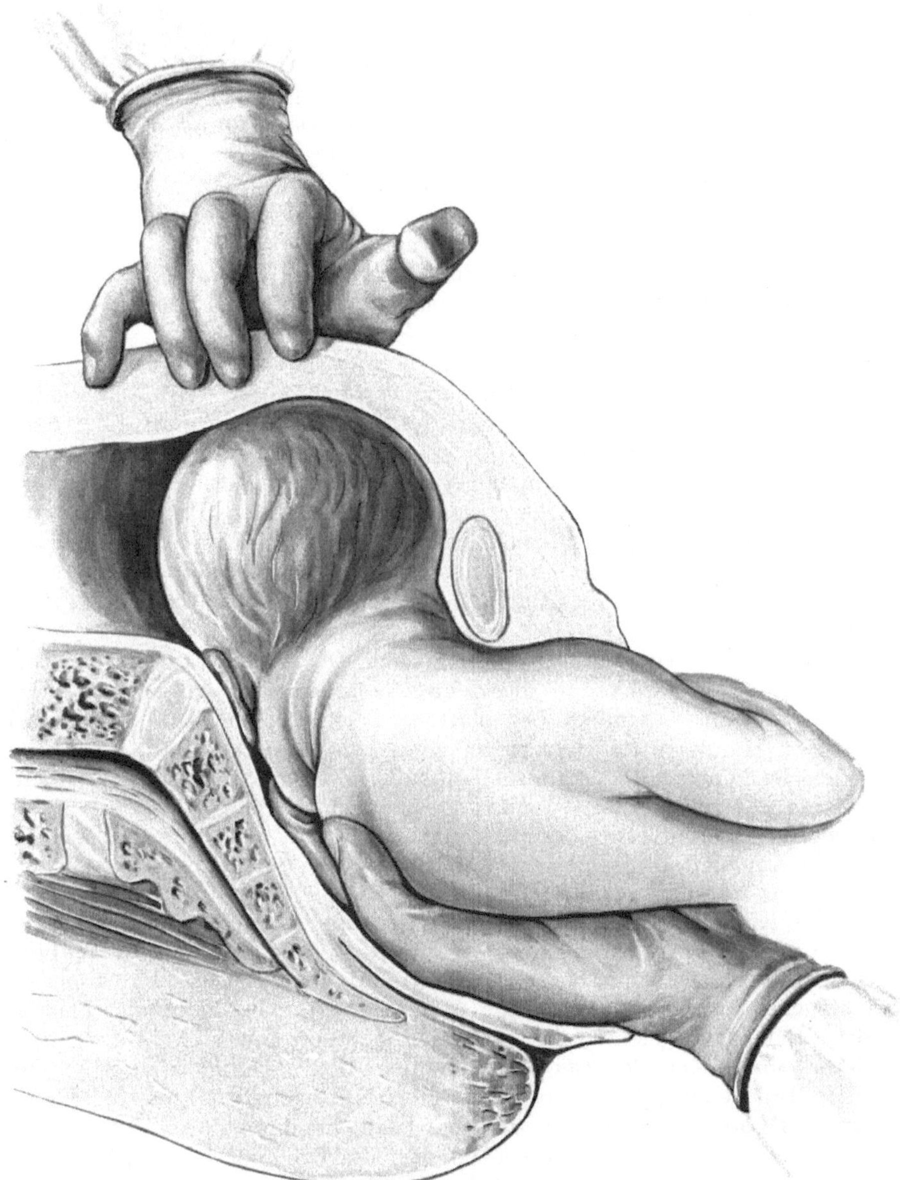

Abb. 104. WIGAND-MARTIN-WINCKELscher Handgriff.

verwenden wir den SMELLIE-VEITschen Handgriff. In Fällen aber, in denen der Kopf den Beckeneingang noch nicht passiert hat oder ein plattes Becken mäßigen Grades vorliegt, ist das WIGAND-MARTIN-WINCKELsche Verfahren vorzuziehen. Mit seiner Hilfe gelingt es nämlich leichter, den Kopf durch den Beckeneingang zu bringen.

b) Beim *Prager Handgriff* legt man die eine Hand gabelförmig rechts und links vom Hals auf die Schultern, umfaßt mit der anderen die Füße, und zwar so, daß der Daumen auf die Waden, die übrigen vier Finger auf die Streckseite der Unterschenkel gelangen. Dann zieht man so lange stark nach unten, bis sich das Subocciput unter dem Schambogen anstemmt. Nun hebt man den kindlichen Körper mit einer raschen Bewegung nach oben und bringt dadurch den Kopf zum Durchschneiden. Da diese Methode die mütterlichen Weichteile in hohem Maße gefährdet, wird sie im allgemeinen nicht mehr angewandt. Am ehesten benutzt man sie in Gestalt des sog. *umgekehrten Prager Handgriffes*, wenn das Kinn an der Symphyse hängenbleibt. SCHAUTA empfahl eine Kombination des SMELLIE-VEITschen mit dem Prager Handgriff. Demnach soll man mit dem ersten den Kopf bis zum Beckenboden leiten und ihn dann mit dem Prager Handgriff zum Durchschneiden bringen.

c) Das VAN HOORN*sche Verfahren* gleicht dem Prager Handgriff weitgehend. Ein Unterschied besteht nur insofern, als man dabei nur die Füße ergreift und das Umfassen der Schultern unterläßt.

d) Die *Zangenoperationen am nachfolgenden Kopf* sind alten Ursprungs. Eine Zeitlang waren sie vollkommen aufgegeben und erst neuerdings werden sie wieder, besonders von Geburtshelfern der Vereinigten Staaten, angewandt. Bei noch nicht am Beckenboden stehendem Kopf können sie sehr gute Dienste leisten. Der größte Vorteil anderen Verfahren gegenüber besteht darin, daß man den Kopf selbst ergreift und folglich eine übermäßige Dehnung des Halses sowie eine eventuell mögliche Halswirbelsäulenfraktur vermeidet. Zur Ausführung der Operation hebt ein Assistent den kindlichen Rumpf gegen den Bauch der Mutter hoch und der Operateur legt die Zange im queren oder in einem schrägen Durchmesser an.

Wie man sieht, hat jede Methode ihren Vorteil. Die Kunst des Geburtshelfers besteht darin, für den Einzelfall die richtige auszuwählen. So ist z. B., wie erwähnt, bei engem, besonders bei plattem Becken, dem WIGAND-MARTIN-WINCKELschen Handgriff der Vorzug zu geben. Bei plattem Becken passiert der Kopf den Beckeneingang bekanntlich in mäßiger Deflexion mit querverlaufender Pfeilnaht. Die geringgradige Deflexion ermöglicht es dem Schädel, den verkürzten geraden Durchmesser des platten Beckens mit dem bitemporalen an Stelle des biparietalen Durchmessers zu überwinden. Bei der Ausführung des WIGAND-MARTIN-WINCKELschen Handgriffes in Fällen von plattem Becken wird man also das Kinn der Brust nur wenig nähern und versuchen, den Kopf bei querverlaufender Pfeilnaht mit Hilfe des mit der äußeren Hand ausgeübten Druckes durch den Beckeneingang zu bringen. Bei einem gleichmäßig verengten Becken hingegen ist es am günstigsten, wenn der Kopf in maximaler Flexion durchtritt. Dementsprechend hat man auch bei der Operation vorzugehen.

Im Falle eines *hohen Geradstandes* dreht man den nachfolgenden Kopf mit den in den Mund eingehakten Fingern in einen schrägen Durchmesser. Unter gleichzeitiger Expression von oben versucht man ihn dann durch das Becken zu befördern. Gelingt auf die beschriebene Art die Drehung des Kopfes nicht, so versucht man mit der inneren Hand das Gesicht nach einer Seite abzulenken.

Bei *tiefem Querstand* muß die ausgebliebene Drehung ebenfalls nachgeholt werden. Wenn man den Kopf gleichzeitig etwas zurückschiebt, kommt man meist leichter zum Ziele.

Sollte der Kopf einmal während der Extraktion abreißen, so hakt man den Finger in den Mund ein und exprimiert von oben. Man kann auch einen BRAUNschen Haken im Munde einhängen. Falls auch diese Maßnahme versagt, verwendet man den Cephalotryptor. Ein geübter Geburtshelfer läßt es erst gar nicht so weit kommen, sondern nimmt gleich den Cephalotryptor, sobald er das Einreißen der Halswirbelsäule bemerkt, oder er perforiert den Kopf und entfernt ihn mit dem Kranioklasten.

Im Falle von *dorsoposteriorer Lage*, wenn sich also der Bauch der Frucht nach vorne dreht, kann nicht nur die Lösung der Arme sondern auch die Entwicklung des Kopfes Schwierigkeiten bereiten. Der in Flexionshaltung zum Beckenausgang gelangende Kopf läßt sich durch den umgekehrten SMELLIE-VEITschen oder durch den WIGAND-MARTIN-WINCKELschen Handgriff entwickeln. Wesentlich schwieriger gestaltet sich die Situation, wenn das Kinn an der Symphyse hängenbleibt (Abb. 105). Ohne entsprechende Hilfe kann die Geburt dann nicht zu Ende gehen. Man wird versuchen, das Kinn mit der Faust der äußeren Hand von der Symphyse wegzuschieben oder mit der in den Geburtskanal eingeführten ganzen Hand den Nacken zu umfassen und auf die Seite zu wenden. Bei Erfolglosigkeit dieser Maßnahmen trachtet man, mit den Fingern der inneren Hand in den Mund zu gelangen und den Kopf seitwärts zu drehen. Manchmal hilft auch ein Kombinieren eines inneren mit dem erwähnten äußeren Handgriff. Als ultimum refugium bleibt noch der *umgekehrte Prager Handgriff*. Man umfaßt den Hals des Kindes gabelförmig von hinten, ergreift mit der anderen Hand die Füße, zieht diese erst nach unten abwärts und hebt dann mit einer energischen Bewegung die Frucht im Bogen gegen den Leib der Mutter. Dieses Vorgehen geht oft mit schweren Dammverletzungen einher. Man perforiere also lieber, falls die Frucht inzwischen abgestorben ist oder eventuell sogar der umgekehrte Prager Handgriff keinen Erfolg gebracht hat, den nachfolgenden Kopf.

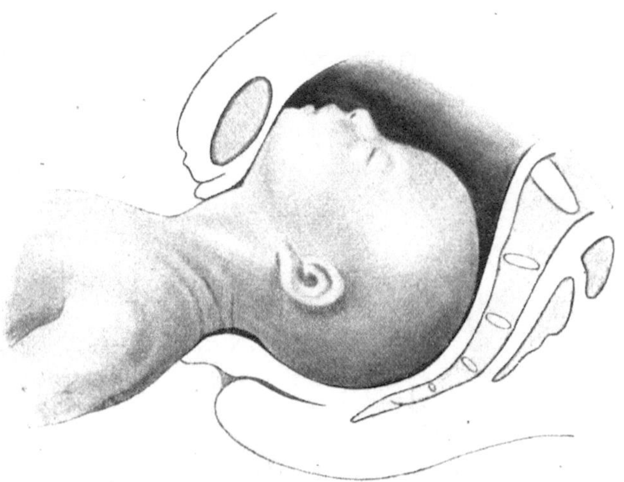

Abb. 105. Kinn über der Symphyse hängen geblieben.

Eine ähnliche geburtsunmögliche Lage entsteht, wenn sich das Kinn unmittelbar über dem Promontorium befindet und so verhindert wird, ins Becken einzutreten. Mit Hilfe der durch die Scheide eingeführten Hand muß man versuchen, das Kinn nach der Seite abzulenken.

VII. Die Zangenoperationen.

Schreitet die Geburt infolge schlechter Wehen bei Kopf- oder Beckenendlage nicht vorwärts und ist andererseits ihre Beendigung im Interesse der Mutter oder des Kindes geboten, so kann man mit der geburtshilflichen Zange den Kopf oder den Steiß fassen und die Geburt beenden. Voraussetzung ist, daß die Vorbedingungen für diese Operation erfüllt sind. Die Zange unterstützt die Wehentätigkeit. Deshalb muß man den vorliegenden Teil auf die Weise durch den Geburtskanal extrahieren, die dem physiologischen Ablauf der Geburt entspricht. Eine genaue Kenntnis des Geburtsmechanismus ist demnach für den Operateur unerläßlich. Aus diesem Grunde wurde er auch weiter oben kurz erläutert.

Es ist eine allgemein anerkannte Regel, daß die Zange nicht zur Überwindung eines Mißverhältnisses sondern lediglich zur Ergänzung einer fehlenden oder mangelhaften Wehentätigkeit geeignet ist. Da es aber oft gerade bei geringgradigen Beckenverengerungen zu einer Zangenoperation kommt, meinen Studenten und auch manche Ärzte in Verkennung der Zusammenhänge, die Zange werde wegen eines engen Beckens angelegt. In dieser Tatsache sehen sie einen Widerspruch zwischen Theorie und Praxis. Zur Klärung dieses Mißverständnisses muß gesagt werden, daß die Zangenoperation bei engem Becken nicht der Überwindung eines Mißverhältnisses sondern lediglich der Unterstützung der unzulänglichen Wehentätigkeit dient. Die Frage, warum bei engem Becken relativ häufig die Zange angelegt wird, ist dahingehend zu beantworten, daß die Kraft der Gebärmutter bei der Überwindung der größeren Widerstände infolge des Mißverhältnisses versagt. Es entsteht also eine sekundäre Wehenschwäche. Falls nun aus mütterlicher oder kindlicher Indikation eine Geburtsbeendigung erforderlich wird, ist eine Unterstützung der erschöpften Gebärmutter durch eine Zangenoperation angezeigt.

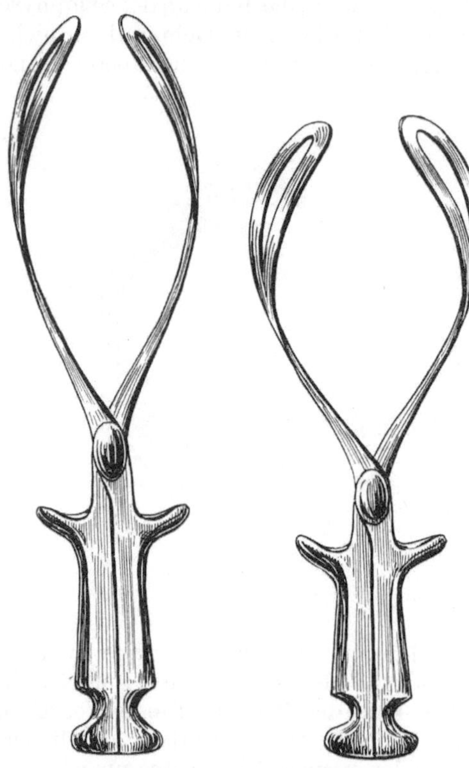

Abb. 106. Zangen vom NAEGELEschen Typ.

Früher nahm man an, die Wirkung der Zange beruhe auf einer Kompression des kindlichen Schädels. Eine gut konstruierte Zange darf aber, wie man heute weiß, keine solche Wirkung auf den Kopf ausüben.

Die Erfindung der Zange ist mit dem Namen des Engländers CHAMBERLEN verknüpft (siehe Geschichte der Geburtshilfe). Dieser verfertigte das erste Zangenmodell und verwandte es mit Erfolg an lebenden Kindern. Seither entstanden viele Modifikationen, und heutzutage ist eine ganze Reihe von Typen im Gebrauch. Bei uns ist die NAEGELEsche Zange am verbreitetsten, die mit dem BRÜNNINGHAUSENschen Verschluß versehen ist (Abb. 106). (Neuere römische Ausgrabungen förderten ein Relief zutage, auf dem eine Szene nach einer Geburt dargestellt ist. Neben anderem sieht man ein Instrument, das an eine geburtshilfliche Zange erinnern könnte.)

Die alten Zangen bestanden aus zwei Stahlbranchen. Diese wurden während des Gebrauchs ungekreuzt miteinander befestigt. Die Blätter der heute üblichen Instrumente kreuzen sich. Jedes Blatt besteht aus drei Teilen: dem Griff (Manubrium) zum Erfassen des Instruments, dem Löffel (Cochlea), dargestellt durch eine gefensterte Stahlplatte und dem Verschluß (Pars juncturae), der die beiden Löffel verbindet.

Der Zangengriff endet meistens in einem Knopf. Vor dem Schloß ist beiderseits ein Haken (BUSCH) angebracht. Diese Vorrichtungen gestatten das Instrument sicherer zu ergreifen.

Die Spitzen der Zangenlöffel sind abgerundet. Zwischen Schloß und Löffel befindet sich der Zangenhals. Die Löffel sind — wie erwähnt — meist nicht kompakt sondern gefenstert. Die Öffnung wird von den Rippen umschlossen. Die größte Breite der Löffel beträgt etwa 5 cm. Seitlich trifft je 1 cm auf die Rippen.

Die Zangenlöffel besitzen eine zweifache Krümmung, eine Kopf- und eine Beckenkrümmung.

Die Beckenkrümmung ist leicht zu erkennen, wenn man die Zange auf eine waagrechte Unterlage legt (Abb. 107). Die Spitze der Zange steht dann um etwa 9—10 cm höher als die Basis. Die Beckenkrümmung erlaubt, den Kopf in Richtung der Beckenachse zu ergreifen. Die Kopfkrümmung ist so bemessen,

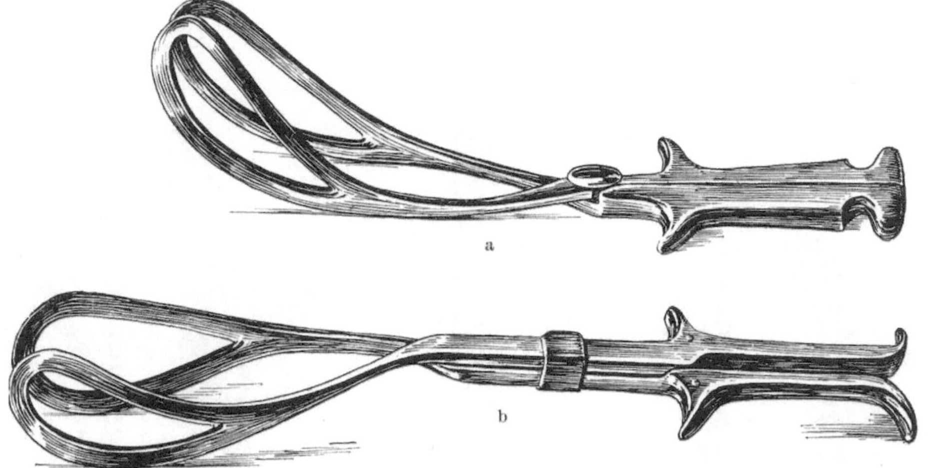

Abb. 107 a und b. a NAEGELEsche Zange (mit Beckenkrümmung). b KIELLANDsche Zange (ohne Beckenkrümmung).

daß die größte Entfernung der Löffel etwa 8—9 cm ausmacht und den Kopf einer reifen Frucht ohne wesentlichen Druck fassen läßt. Je nachdem, ob die Zange der Extraktion des Kopfes aus dem Beckeneingang, der Beckenhöhle oder dem Beckenausgang dient, wechselt ihre Länge zwischen 35 und 40 cm. Davon entfallen ungefähr 20—25 cm auf die Löffel.

Das *Schloß der Zange* kann verschiedenartig gestaltet sein. Man unterscheidet drei Haupttypen, das englische, das französische und das deutsche Schloß.

a) Das englische Schloß sieht man z. B. an der SMELLIEschen Zange (Abb. 108). Es handelt sich um einen sog. Bajonettverschluß. Das linke Blatt trägt oben und das rechte Blatt unten eine vorspringende Platte. Beim Schließen der Zange stützen sich diese Tabulae gegeneinander an. Um zu vermeiden, daß sich die beiden Zangenlöffel gegeneinander verschieben, ist am rechten Löffel eine Stahlplatte angebracht, die den linken Löffel an der Kreuzungsstelle von außen umfaßt und festhält.

b) Das französische Schloß — z. B. an der LEVRETschen Zange (Abb. 109) — besteht im wesentlichen aus einem am linken Löffel angebrachten Stift, den man beim Schließen in eine Öffnung am rechten Löffel einfügen muß. Zur Sicherung des Verschlusses dient ein kleiner Zapfen an der Spitze des Stiftes, der sich um 90° drehen läßt. Eine andere Sicherungsmöglichkeit besteht in einer kleinen verschieblichen Stahlplatte am rechten Löffel, die in eine Kerbe des Stiftes einrastet.

c) Bei dem deutschen Schloß von BRÜNNINGHAUSEN erhebt sich aus dem linken Löffel ein mit einem Knopf versehener Stahlzylinder, auf den der halbkreisförmige Ausschnitt des rechten Löffels genau paßt (Abb. 110). Nach Schließen der Zange können sich die beiden Löffel weder in horizontaler noch in vertikaler Richtung verschieben. Die NAEGELEsche Zange trägt den in einem Knopf endigenden Zylinder am linken Löffel.

Bei uns sind, wie bereits erwähnt, die NAEGELEsche Zange sowie einige Modifikationen und die KIELLAND-Zange am weitesten verbreitet. Früher benutzte man zur Extraktion des im Beckeneingang stehenden Kopfes das TARNIERsche Modell. Auf dieses soll deshalb später näher eingegangen werden, weil seine Grundidee auch heute noch von Konstrukteuren ,,neuer Zangentypen" verwertet wird.

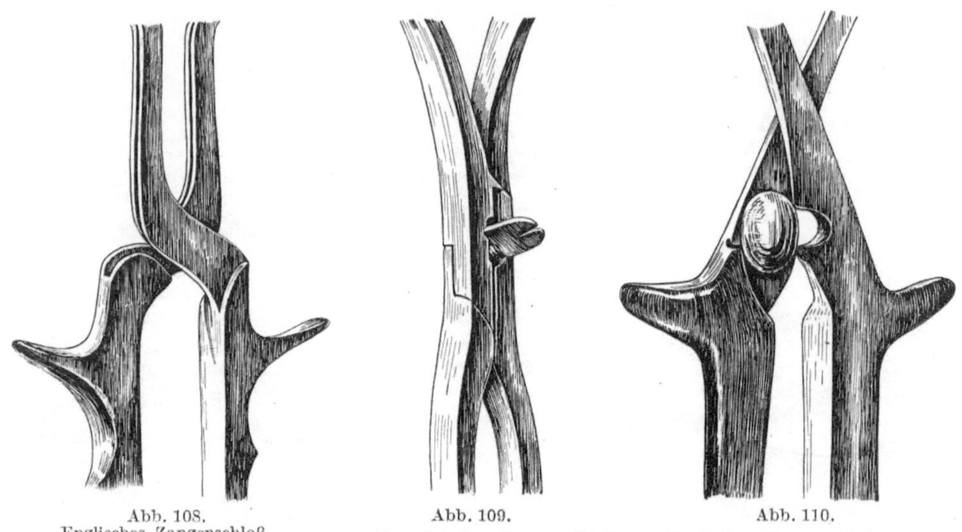

Abb. 108. Englisches Zangenschloß. Abb. 109. Französisches Zangenschloß. Abb. 110. Deutsches Zangenschloß.

Außer den Zangen von NAEGELE, TARNIER und KIELLAND sind noch viele Modelle bekannt. Die meisten sind nur Abarten oder Kombinationen der genannten Instrumente.

Vor allem in jenen Ländern, in denen Geburtshilfe und Gynäkologie getrennte Fächer sind, hat beinahe jeder Geburtshelfer mit größerer Praxis sein eigenes Zangenmodell (gefenstert, ungefenstert, mit und ohne Zugvorrichtung, mit und ohne Beckenkrümmung, mit über die breite Fläche der Löffel verlaufender Beckenkrümmung usw.). Die Beschreibung aller dieser Instrumente würde den Rahmen dieses Buches weit überschreiten. Im übrigen hängt der Erfolg mehr von dem Operateur als von der Zange ab (richtige Diagnose- und Indikationsstellung, gute Technik). Die oben genannten Zangenmodelle sind in der Hand des gut ausgebildeten Facharztes ausreichend, um gute Erfolge zu erzielen. Aus diesem Grunde wurden auch nur die bei uns gebräuchlichen Instrumente beschrieben.

Vorbedingungen für die Zangenoperationen.

1. Der Muttermund soll völlig oder doch wenigstens fast völlig erweitert sein. Es ist ohne weiteres verständlich, daß bei der Beendigung der Geburt durch eine Zangenoperation die Weichteile, besonders der Muttermund, den Durchtritt des Kindes nicht verhindern dürfen. Dieser Umstand ist vor allem bei Erstgebärenden und noch mehr bei alten Erstgebärenden zu berücksichtigen. Andernfalls kommt es infolge der schlechteren Dehnbarkeit der Weichteile bei einer forcierten Extraktion leicht zu schweren Nebenverletzungen. Aber auch bei Mehrgebärenden darf der Zustand des Muttermundes nicht außer acht gelassen werden. Ein geübter Geburtshelfer kann allerdings im Notfalle ausnahmsweise auch schon bei fast völlig erweitertem Muttermunde eine Zangenoperation riskieren.

Falls die völlige Eröffnung des Muttermundes die einzige fehlende Vorbedingung für eine Zangenoperation ist, kann sie der erfahrene Facharzt dadurch erfüllen, daß er eine Muttermundsincision oder eine Hysterotomia vaginalis anterior ausführt. Nach Beseitigung der Widerstände auf diese Art läßt sich der Eingriff erfolgreich beenden. Am richtigsten ist es aber, wenn sich auch der geübte Geburtshelfer an die Regel hält, eine Zangenoperation nicht vor völliger Eröffnung des Muttermundes auszuführen.

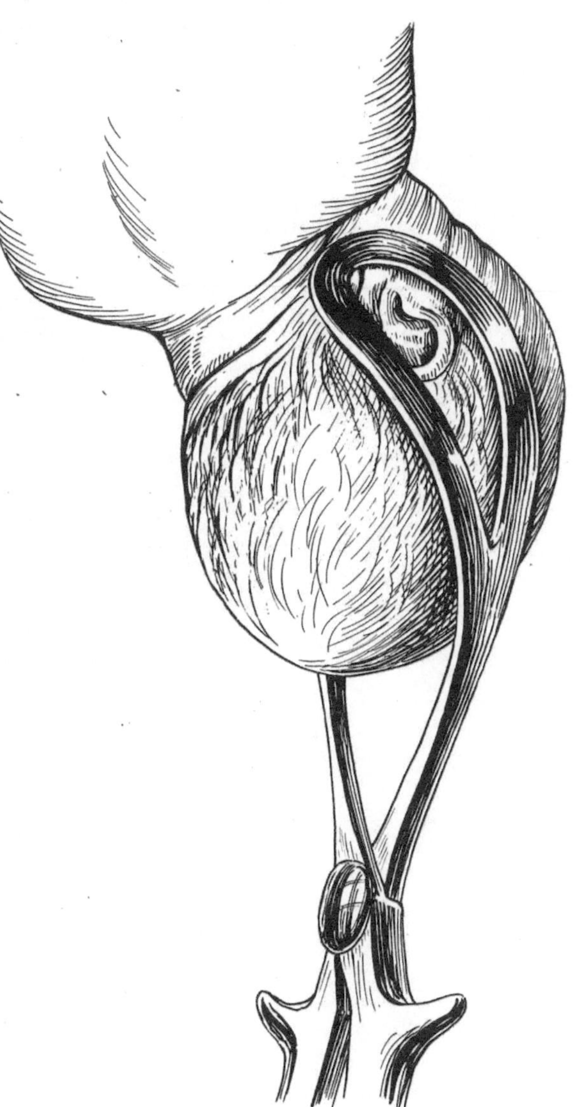

Abb. 111. Ergreifen des Kopfes im biparietalen Durchmesser.

2. *Der Kopf muß sich in einer zum Anlegen der Zange geeigneten Lage und Haltung befinden.* Am günstigsten ist eine vordere Hinterhauptslage, bei der der Kopf mit gerade verlaufender Pfeilnaht und nach vorne rotierter kleiner Fontanelle (als Leitstelle) im Beckenausgang steht. Diese Voraussetzungen ermöglichen eine typische Zangenoperation. Manchmal ist man aber gezwungen, unter weniger günstigen Verhältnissen, z. B. bei noch nicht im Beckenausgang stehendem Kopfe und noch nicht in den geraden Durchmesser rotierter Pfeilnaht die Zange anzulegen. In allen diesen Fällen hat man immer vor Augen zu haben, daß man bei Entwicklung des Kindes den physiologischen Geburtsmechanismus nachahmen muß. Es ist also neben dem Zuge noch die fehlende Drehung auszuführen. Hierzu ist ein sicheres Erfassen des Kopfes mit der Zange im biparietalen Durchmesser (Abb. 111) nötig. Da aber eine Zange mit Beckenkrümmung nicht in jedem Durchmesser des Beckens angelegt werden darf, ist das Erfassen des Kopfes in dem genannten Diameter nicht immer möglich. Um z. B. bei quer verlaufender Pfeilnaht den Kopf biparietal fassen zu können, müßte man die Zange im geraden Durchmesser des Beckens applizieren. Dies ist aber nicht zu empfehlen, weil die Zange während des Zuges

unter Umständen die seitliche Scheidenwand verletzen würde (Abb. 112). Man muß daher einen Kompromiß schließen und die Zange im schrägen Durchmesser anlegen. Eine Zange mit Beckenkrümmung darf im Beckenausgang und in der Beckenmitte im queren oder in einem schrägen Durchmesser (Abb. 113). im Beckeneingang nur im queren Durchmesser angelegt werden. Deshalb soll man

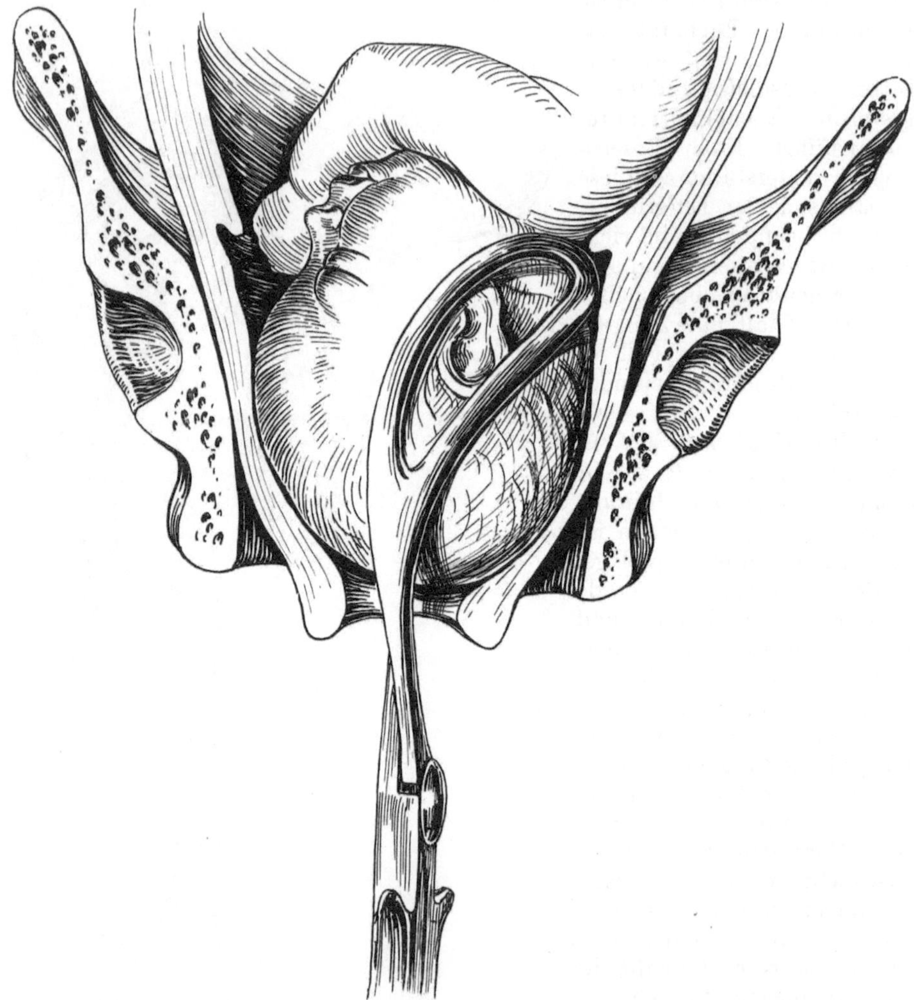

Abb. 112. Falsche Anwendung einer Zange mit Beckenkrümmung im geraden Durchmesser des Beckens.

z. B. *bei einer Deflexionslage im Beckeneingang keine Zange mit Beckenkrümmung anlegen,* weil die im queren Durchmesser liegende Zange den Hals des Kindes verletzen könnte.

Außer den bereits erwähnten gibt es noch eine Reihe von Momenten, die eine Zangenoperation verbieten. Normalerweise konfiguriert sich der Kopf bei der Passage des Geburtskanals. Ein schlecht konfigurabler Kopf vermag aber nicht einmal bei guten Wehen ein normales Becken, viel weniger natürlich ein verengtes zu durchlaufen. Wie erwähnt, dient die Zange nicht der Überwindung eines Mißverhältnisses sondern lediglich der Ergänzung einer mangelhaften oder fehlenden Wehentätigkeit. Damit wird verständlich, daß ein nicht konfigurierter, über dem Beckeneingang stehender Kopf für den Forceps überhaupt nicht geeignet ist. Man darf nur dann einen Zangenversuch machen, wenn der kindliche Schädel bereits mit einem großen Segment im Beckeneingang fixiert

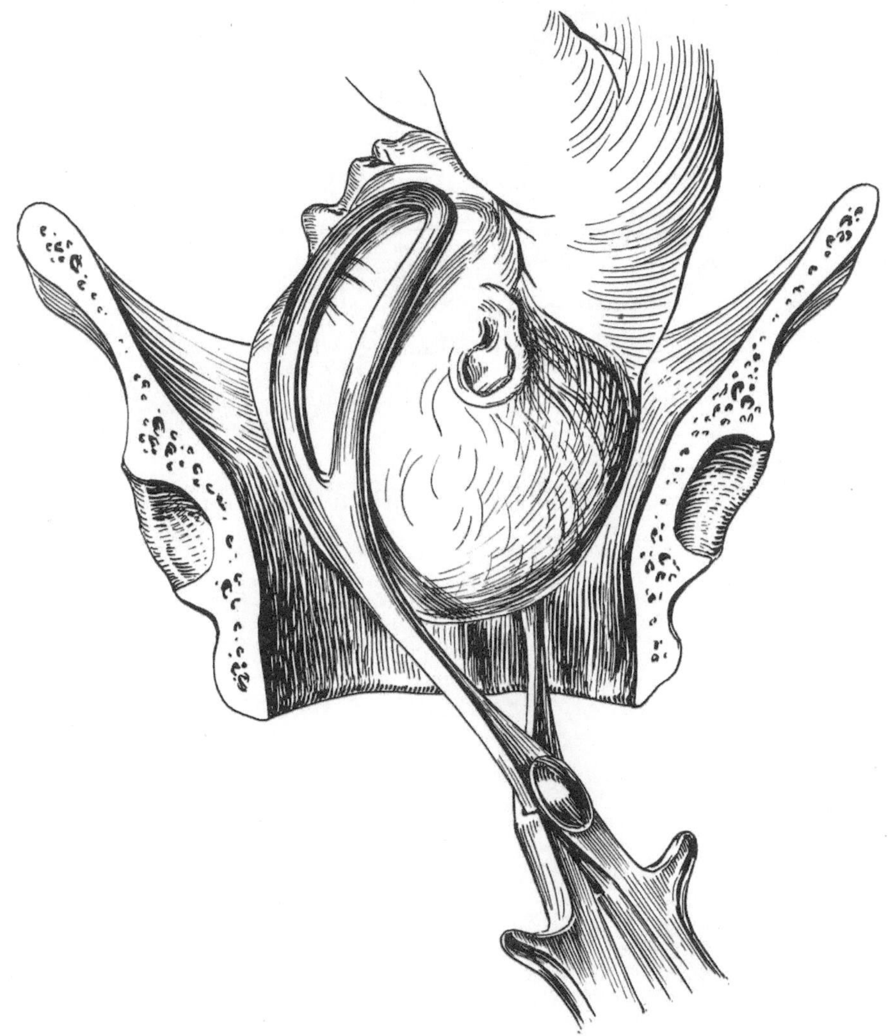

Abb. 113. Zange im linken schrägen Durchmesser des Beckens faßt den Kopf bei querstehender Pfeilnaht nicht im Adaptationsoptimum.

ist und sich zu konfigurieren beginnt. Solche Fälle dürfen aber nur von einem sehr geübten Facharzt und zwar nur in der Klinik angegangen werden. Ganz anders ist die Situation zu beurteilen, sobald der Kopf den Beckeneingang mit seinem größten Umfang passiert hat. Dann darf auch der praktische Arzt die Operation versuchen. Nach Möglichkeit sollte aber der Nichtfacharzt zuwarten, bis der Schädel in die Beckenhöhle eingetreten ist.

Woran kann man nun erkennen, in welchem Abschnitt des Beckens sich der Kopf befindet? Dem schlecht ausgebildeten oder oberflächlich untersuchenden

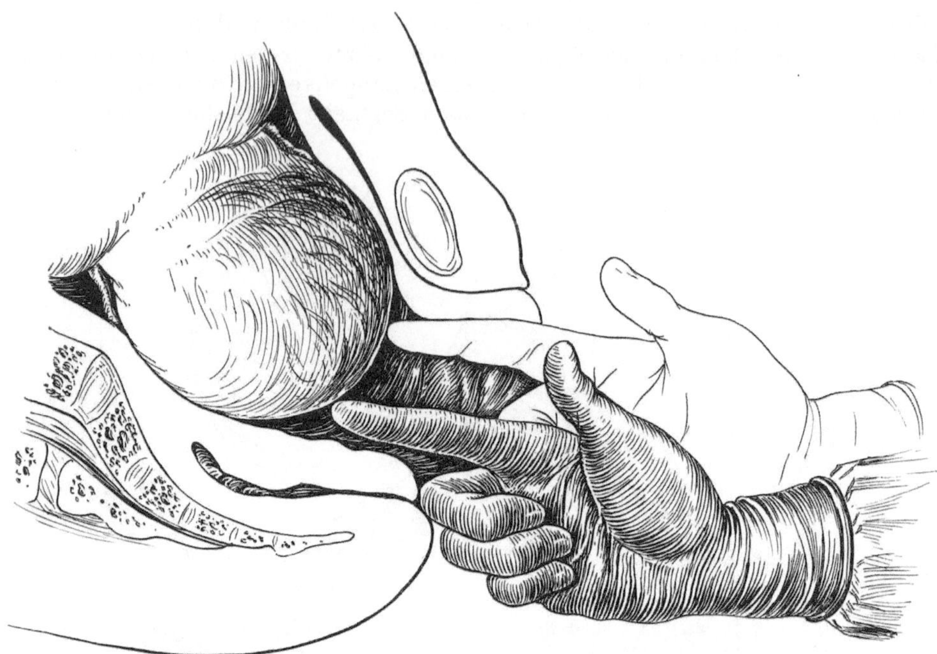

Abb. 114. Der Stand des Kopfes wird nicht richtig beurteilt, wenn der untersuchende Finger unmittelbar unter der Symphyse und nicht in Richtung der Führungslinie eingeht (in Anlehnung an MARTIUS).

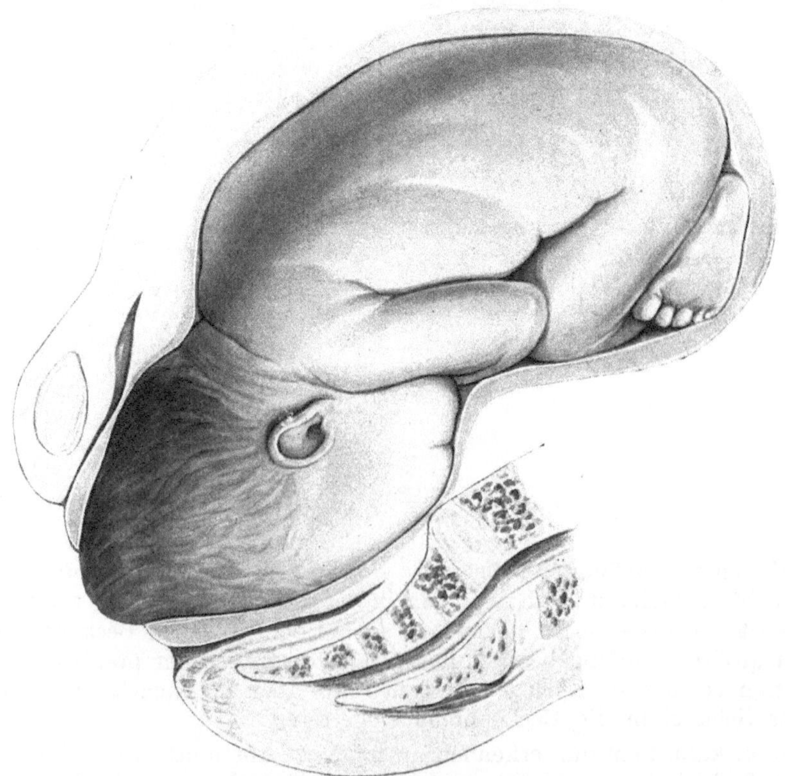

Abb. 115. Caput succedaneum schon in der Vulva sichtbar, während der Kopf den Beckeneingang mit seinem größten Umfang kaum passiert hat.

Geburtshelfer können bei der Klärung dieser Frage große Irrtümer unterlaufen. Es gibt Ärzte, die in Verkennung der Zusammenhänge sich dadurch ein Bild verschaffen wollen, daß sie bei der inneren Untersuchung die Entfernung des Kopfes vom Scheideneingang messen. Dieses Verfahren ist vollkommen falsch, vor allem, wenn der Untersucher mit dem Finger unmittelbar unter der Symphyse (Abb. 114) und nicht längs der Beckenachse eingeht. Weitere Irrtümer sind

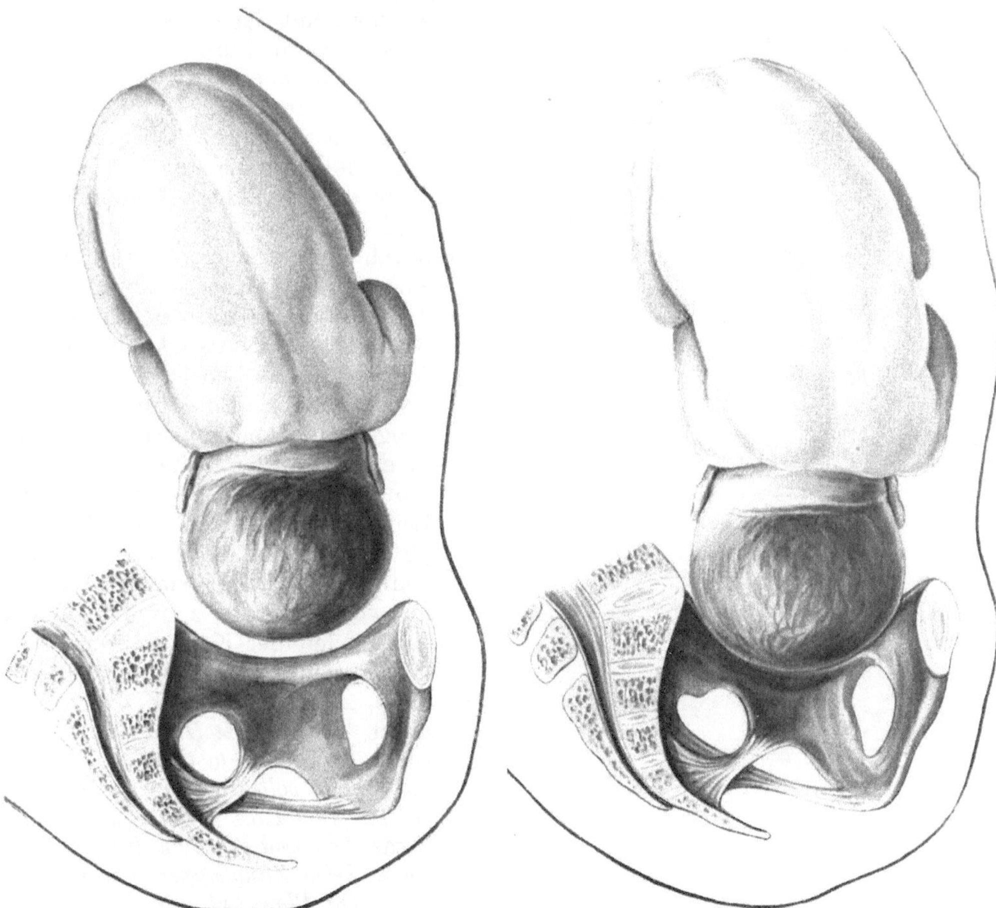

Abb. 116. Kopf über dem Beckeneingang. Abb. 117. Kopf dem Beckeneingang aufliegend.

durch eine starke Konfiguration und Kopfgeschwulst bei lang dauernden Geburten möglich. Zuweilen ist die starke Kopfgeschwulst schon in der Schamspalte sichtbar, während der kindliche Schädel den Beckeneingang mit seinem größten Umfang noch kaum passiert hat (Abb. 115). Bei einer genauen Diagnosestellung muß also eine Kopfgeschwulst berücksichtigt und der Stand der Leitstelle unter Abrechnung dieser Schwellung bestimmt werden (Abb. 119). Falls keine Geburtsgeschwulst vorhanden ist, steht die Leitstelle, sobald der Kopf in die Beckenhöhle eingetreten ist, in der Interspinallinie oder unmittelbar darüber (Abb. 118); das Promontorium ist nicht einmal mehr mit gekrümmtem Finger erreichbar. *Wenn man mit gekrümmtem Finger bis zum Promontorium gelangen kann, steht der Kopf im Beckeneingang* (Abb. 117); *wenn dies noch mit gestrecktem Finger möglich ist, über dem Beckeneingang* (Abb. 116). *Die genaue Lokalisation des kindlichen Schädels im Beckenraum allein auf Grund der inneren Untersuchung ist schwer.* Es empfiehlt sich daher, eine kombinierte Untersuchung vorzunehmen, und zwar in der Weise, daß man die Finger der inneren Hand auf den unteren Pol des Kopfes legt und mit der äußeren Hand tastet, wie groß das über dem Beckeneingang befindliche Segment ist. Wenn man bei dieser Methode mit der inneren Hand rectal statt vaginal untersucht, vermag man sich ebenfalls ausgezeichnet zu orientieren. Wir führen nur unmittelbar vor einer Operation die vaginale Untersuchung durch. Mit Hilfe des erwähnten kombinierten Verfahrens lassen sich Irrtümer, die durch eine starke Konfiguration und eine größere Kopfgeschwulst bedingt sind, vermeiden. Bisweilen wird die Situation auch falsch beurteilt, wenn das Becken niedriger ist als gewöhnlich. Eine gute Orientierungsmöglichkeit hat der Fachmann in der Lage der Leitstelle zu den HODGEschen Ebenen. Wenn sich die Leitstelle in der dem unteren Symphysenrand entsprechenden Ebene befindet und sicher kein Mißverhältnis vorliegt (falls z. B. bei Mehrgebärenden der Kopf während der Wehen tief in das Becken eindringt), kann er im Notfall die Zange anlegen. *Solange das Hinterhaupt aber von außen noch tastbar ist, ist der Kopf nicht vollständig in das Becken eingetreten. Dies bedenke der praktische Arzt und führe zu diesem Zeitpunkt keine Zangenoperation aus.*

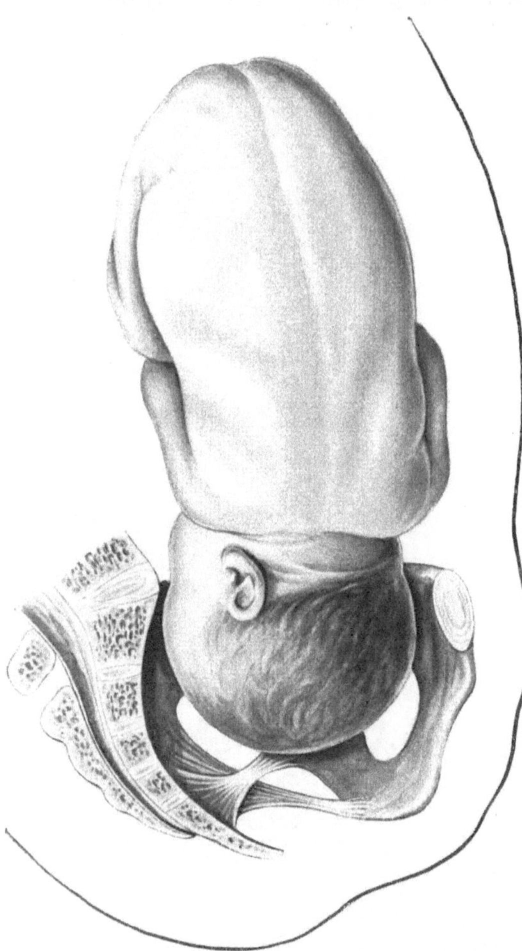

Abb. 118. Kopf hat den Beckeneingang mit dem größten Umfang passiert.

3. Die Blase soll gesprungen sein. Ein Anlegen der Zange bei stehender Blase führt durch Zug an den Eihäuten unter Umständen zur Ablösung der Placenta von ihrer Haftstelle. Schwere Blutungen können die Folge sein. Deshalb wird man eine stehende Blase vor einer Zangenoperation sprengen.

4. Es darf kein enges Becken vorliegen, oder aber, falls das Becken verengt ist, muß der Kopf die Enge mit seinem größten Umfange passiert haben. Den Kopf durch die Verengerung hindurchzuziehen ist unstatthaft, weil die Zange ja nicht zur Überwindung eines Mißverhältnisses dient. Bei Nichtbeachtung dieser Vorschrift kommt es leicht zu schweren Verletzungen des Kindes. Auch die Mutter bringt man in große Gefahr (Verletzungen, Atonie). Das Leben der Frucht ist in solchen Fällen aber ohnedies durch eine Zangenoperation nicht zu retten.

5. *Der Kopf muß von entsprechender Größe und Konsistenz sein.* Die Zange ist zum Ergreifen des Kopfes einer normalen, reifen Frucht konstruiert. Ein wesentlich kleinerer oder größerer kindlicher Schädel ist also ein ungeeignetes Objekt. Bei einem zu kleinen Kopfe könnte die Zange abgleiten und zu schweren Weichteilverletzungen führen. Bei einem zu großen Schädel liegt ein Mißverhältnis vor; die Situation entspricht der bei engem Becken und es ist folglich auch die Vorbedingung 4 nicht gegeben.

6. *Das Kind soll leben.* Bei jeder Zangenentbindung muß man mit der Möglichkeit von Verletzungen der mütterlichen Weichteile rechnen. Wegen einer toten Frucht darf man die Mutter keiner Gefahr aussetzen. Da das Kind keine Rücksichten mehr verlangt, ist, falls eine Geburtsbeendigung im mütterlichen Interesse nötig wird, die Frau auf die schonendste Art (Perforation) zu entbinden.

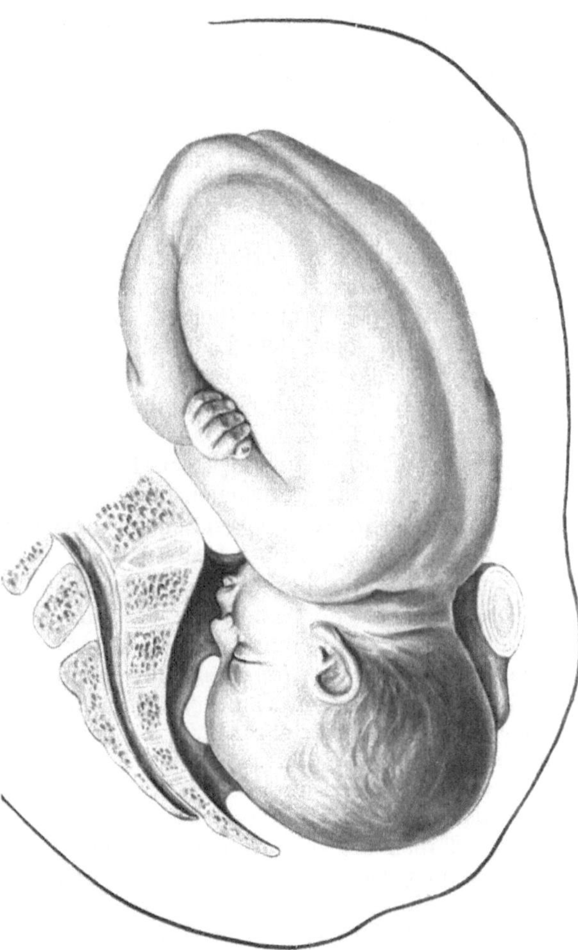

Abb. 119. Kopf im Beckenausgang.

Indikationen der Zangenoperationen.

Zangenoperationen werden, wie alle geburtshilflichen Eingriffe, wegen einer die *Mutter*, die *Frucht* oder *beide* bedrohenden Gefahr ausgeführt. Besteht eine direkte Lebensgefahr, so spricht man von einer *vitalen Indikation.* Natürlich müssen immer die Vorbedingungen erfüllt sein. Regelwidrigkeiten, die eine vitale Indikation für eine Operation darstellen, sind z. B. gewisse *Erkrankungen der Mutter*, auf welche die Geburt einen *schädlichen Einfluß* ausübt (Nierenleiden, schwere Atemnot infolge Herz- und Lungenleiden, Eklampsie usw.). Weiter gehört hierher die vorzeitige Placentalösung, bei der man unter bestimmten Voraussetzungen die Geburt mit der Zange beenden und die Patientin vor dem Verbluten retten kann.

Bei *drohender Asphyxie* nimmt man Zangenoperationen im *Interesse des Kindes* auf Grund einer vitalen Indikation vor.

Die genannten Regelwidrigkeiten stellen aber keine spezielle Indikation für Zangenoperationen dar; denn es kommen dabei auch andere geburtshilfliche Eingriffe in Frage. Man wird im gegebenen Falle dasjenige Verfahren wählen, das den besten Erfolg verspricht. Die Vorbedingungen müssen natürlich erfüllt sein.

Im folgenden soll von der *prophylaktischen Zangenoperation* die Rede sein. Diese führt man nicht wegen einer bestehenden sondern wegen einer drohenden Gefahr prophylaktisch aus. Man entschließt sich beispielsweise zum Anlegen der Zange, wenn der *Kopf lange an einer Stelle verharrt* und die Geburt bzw. die Austreibungsperiode sich in die Länge zieht (z. B. wegen Wehenschwäche). Zuvor wird man natürlich auf andere Weise durch Verabreichung von Wehenmitteln usw. eine Geburtsbeschleunigung zu erreichen suchen. Ziel der Operation ist die Verhütung der Gefahren, die bei lang dauernden Geburten die Mutter und das Kind bedrohen. Hierher gehören in erster Linie eine intrauterine Infektion und daraus resultierend eine Zersetzung des Fruchtwassers sowie Fieber. Von großer Bedeutung ist ferner die Möglichkeit einer Atonie, die lebensgefährliche Blutungen post partum verursachen kann. Zersetztes Fruchtwasser gefährdet auch — falls es aspiriert wird — das Leben des Kindes. Sich in die Länge ziehende Geburten stellen noch in anderer Beziehung eine Gefahr für die Frucht dar. Durch lang andauernden Druck des Beckenringes auf den kindlichen Schädel entstehen z. B. intrakranielle Blutungen. Nach Abfluß des Fruchtwassers beobachtet man mitunter bei sich sehr verzögernden Geburten, daß sich die Gebärmutter der Frucht dicht anlegt und durch diese enge Umschnürung unter Umständen sogar den Tod des Kindes herbeiführt.

Durch den lange an einer Stelle des Geburtskanals verharrenden Kopf entstehen außer der Infektion noch andere Gefahren für die Mutter. Die Beckenweichteile, die längere Zeit dem Druck des kindlichen Schädels ausgesetzt sind, werden leicht anämisch und nekrotisch, so daß es später zu einer Demarkation und Abstoßung der abgestorbenen Gewebsteile kommt. Die Folgen sind Fisteln, d. h. Kommunikationen zwischen Scheide bzw. Cervicalkanal und den benachbarten Organen. Die Lage dieser Fisteln ist so charakteristisch, daß man mit ihrer Hilfe noch nach Jahren in der Lage ist, festzustellen, an welcher Stelle des Beckens der Kopf bei der Geburt länger verweilt hatte.

Eine Indikation für eine prophylaktische Zangenoperation ist ferner dann gegeben, wenn der *Kopf lange im Beckenausgang verharrt.* Infolge des Druckes auf die Beckenbodenmuskulatur kann diese übermäßig gedehnt und sogar atrophisch werden. In der Ätiologie der Senkungen und Prolapse spielt dieser Umstand auch eine Rolle.

Wie die angegebenen Beispiele zeigen, kann man mit der Zange sowohl die Mutter als auch das Kind vor schweren Komplikationen bewahren. Da aber in solchen Fällen die Operation nicht wegen einer bestehenden sondern wegen einer drohenden Gefahr ausgeführt wird, möge sich nur derjenige zu einer prophylaktischen Zangenentbindung entschließen, der die entsprechende Ausbildung besitzt, damit die Mutter nicht in Gefahr gebracht wird. Für den praktischen Arzt ist eine prophylaktische Zangenoperation nicht ratsam, solange sich der Kopf noch in einem höheren Abschnitt des Geburtskanals befindet. Anders ist natürlich die Situation, wenn der Kopf bereits am Beckenausgang steht und die Pfeilnaht ihre Drehung in den geraden Durchmesser fast oder ganz vollendet hat. Bedingung ist also, daß sich der kindliche Schädel im Beckenausgang befindet oder tief in die Beckenhöhle eingedrungen ist.

Der *sehr geübte und erfahrene Facharzt* darf sich auch zu einer *prophylaktischen* Zangenoperation entschließen, wenn der Kopf nach langem Kreißen schließlich in die Beckenhöhle eintritt. Die Ursache einer Geburtsverzögerung liegt meist in einem erhöhten Widerstand des knöchernen und weichen Geburtskanals oder in einer Störung des Geburtsmechanismus; als Folge beobachtet man eine Schädigung des Kindes. In diesen Fällen kommt es mitunter von einer Minute zur anderen zu einer Verschlechterung der kindlichen Herztöne, und zwar in dem Ausmaße, daß es auch nach einer rasch durchgeführten Zangenoperation nicht mehr gelingt, das Kind lebend zur Welt zu bringen. In anderen Fällen befindet sich die Frucht in einer sehr schweren Asphyxie, und es gelingt mit Mühe oder überhaupt nicht, sie durch Wiederbelebungsversuche zu retten. Nach unseren Erfahrungen handelt der Geburtshelfer am richtigsten, wenn er bei sich *stark verzögernden Geburten die Zange anlegt, sobald der Kopf in der Tiefe der Beckenhöhle oder im Beckenausgang angelangt ist* und nicht erst wartet, bis sich die kindlichen Herztöne verschlechtern. Falls die Operation aber schwer und nur mit größerer Gefährdung der mütterlichen Weichteile ausgeführt werden kann, ist sie besser zu unterlassen.

Auf Drängen der Angehörigen, die der Kreißenden die Schmerzen ersparen wollen, ohne eine tatsächlich gegebene Indikation sich zum Anlegen der Zange zu entschließen, geht nicht an. Eine Schmerzstillung läßt sich auch auf andere Weise erreichen.

Es ist nämlich nicht zu übersehen, daß auch die kleinste geburtshilfliche Operation mit der Möglichkeit einer Infektion einhergeht. Gerade nach Zangenoperationen, die aus „Humanität" ausgeführt wurden, sieht man mitunter — vor allem natürlich, wenn der Arzt ein weniger geschickter Operateur ist — schwere Weichteilverletzungen sowie Fieber im Wochenbett. Die Frau hat oft ihr ganzes Leben an den Folgen zu tragen und denkt keineswegs in Dankbarkeit an den Arzt, der sie durch die Operation vor vorübergehenden Schmerzen bewahren wollte und dafür ein langwieriges Leiden verursachte.

Allgemeine Regeln für die Ausführung der Zangenoperationen.

1. Wie bereits erwähnt, *ergreift die Zange den Kopf dann am sichersten, wenn sie im biparietalen Durchmesser* angelegt wird (Abb. 111). Da es nicht ratsam ist, die mit einer Beckenkrümmung versehene NAEGELEsche Zange im geraden Durchmesser des Beckens zu verwenden (sie kann beim Zug die Blase und die seitliche Scheidenwand verletzen), soll man bei Querstand den Kopf nicht im biparietalen Durchmesser fassen. Im Beckeneingang ist eine Zange mit Beckenkrümmung ausschließlich im Querdurchmesser zu applizieren. Nur der sehr geübte Geburtshelfer darf sie etwas seitlich davon anlegen. Bei einer Deflexionslage würde die im queren Durchmesser des Beckeneinganges liegende Zange den Hals der Frucht quetschen. Deshalb ist in solchen Fällen die Verwendung einer Zange mit Beckenkrümmung verboten.

2. *Die Zange ist so anzulegen, daß ihre Spitze gegen die Leitstelle zu gerichtet ist.* Die Zangenspitze muß also bei Hinterhauptslagen zur kleinen Fontanelle, bei Vorderhauptslagen zur großen Fontanelle und bei Gesichtslagen zum Kinn hin blicken. Ist die Leitstelle nach hinten rotiert, darf man die Zange nicht in der üblichen Weise anlegen, weil ihre Krümmung sonst umgekehrt gerichtet wäre wie die Biegung des Geburtskanales. Die Zangenspitzen würden dann an der hinteren Scheidenwand entlanggleiten (Abb. 120). In solchen Fällen hilft man sich, indem man vorübergehend eine sog. falsche Leitstelle annimmt und diese kreuzbeinwärts dreht (siehe SCANZONIsche Operation). Eine andere Möglichkeit ist die Verwendung der KIELLAND-Zange, die keine Beckenkrümmung und somit auch keine nach hinten gerichtete Spitze besitzt.

Bei hinterer Hinterhauptslage kann die sog. interimistische Leitstelle auch nach vorne gedreht und der Kopf dem Mechanismus der Vorderhauptslage entsprechend entwickelt werden.

3. Für das Einführen der Zange gelten folgende Richtlinien:

a) *Die Beckenkrümmung der Zange muß mit der Beckenführungslinie übereinstimmen.* Die Zangengriffe werden also erhoben, der entgegengesetzten Leistenbeuge der Mutter genähert und dann unter Senken in das innere Genitale eingeführt. Wie weit man den Griff zu senken hat, richtet sich danach, ob der Kopf im Beckeneingang, in der Beckenhöhle oder im Beckenausgang steht.

b) *Das Einführen der Zange hat stets ohne Gewalt, unter dem Schutze der Hand zu geschehen.* Dadurch sollen Einklemmungen der Weichteile zwischen kindlichem Schädel und Zange vermieden werden. Beim Einführen gelangt die Zange zunächst in die Gegend der Articulatio sacroiliaca, d. h. an das hintere Ende des

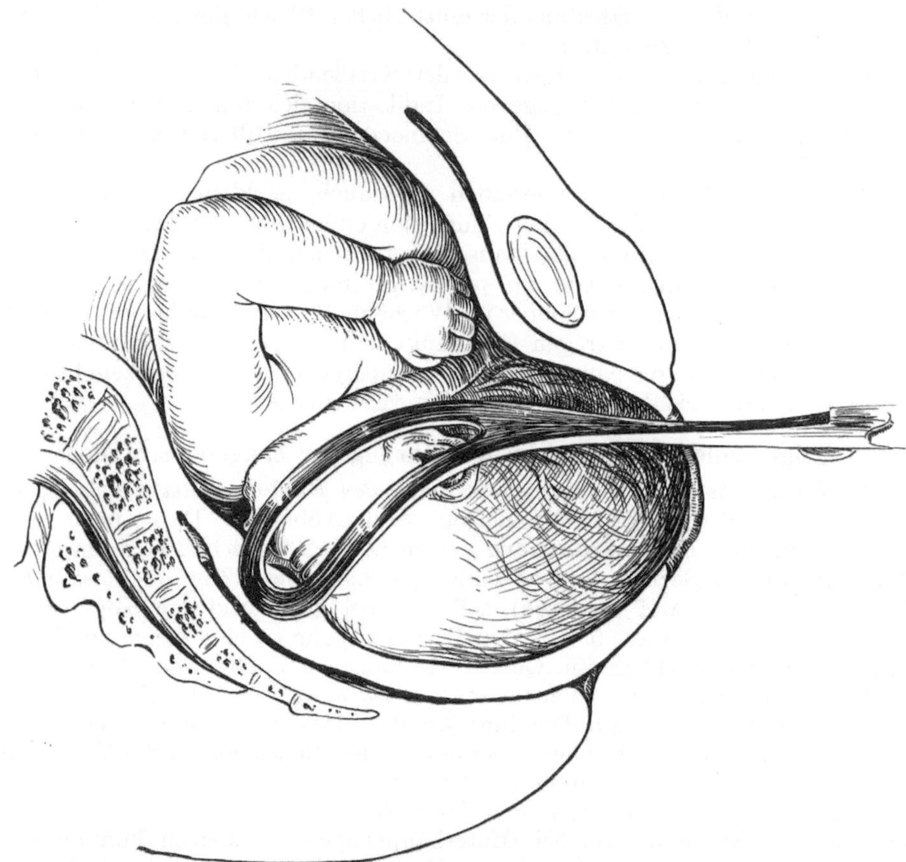

Abb. 120. Falsche Anwendung der Zange mit der Spitze nach hinten.

schrägen Beckendurchmessers. Soll sie an einen Endpunkt des Querdurchmessers oder an das vordere Ende eines Schrägdurchmessers gelangen, läßt man sie wandern (Abb. 121). Hierzu unterstützt man den Zangengriff mit dem Daumen und bringt durch Senken des Zangengriffes den Löffel unter dem Schutze der Hand nach vorne.

c) Für den weniger geübten Operateur ist es ratsam, sich vor Anlegen der Zange den *Operationsplan* zurechtzulegen und die Zange in der Lage vor die Schamspalte zu halten, in der sie sich später im Becken befinden soll.

d) *Zuerst legt man immer den linken Löffel ein.* Der rechte muß nach dem Einführen *über* den linken zu liegen kommen. Bei Verwendung der Zange im rechten schrägen Durchmesser kann man allerdings auch den hinteren, also den rechten Löffel zuerst einführen. Das Schließen der Zange ist hierbei umständlicher und gelingt erst dann, wenn man den rechten Löffel, der unter dem linken liegt, nach vorne bringt. Man pflegt von einem Kreuzen der Zangenlöffel zu sprechen. Es ist aber auch in diesem Falle zweckmäßiger, den linken Löffel wandern zu lassen.

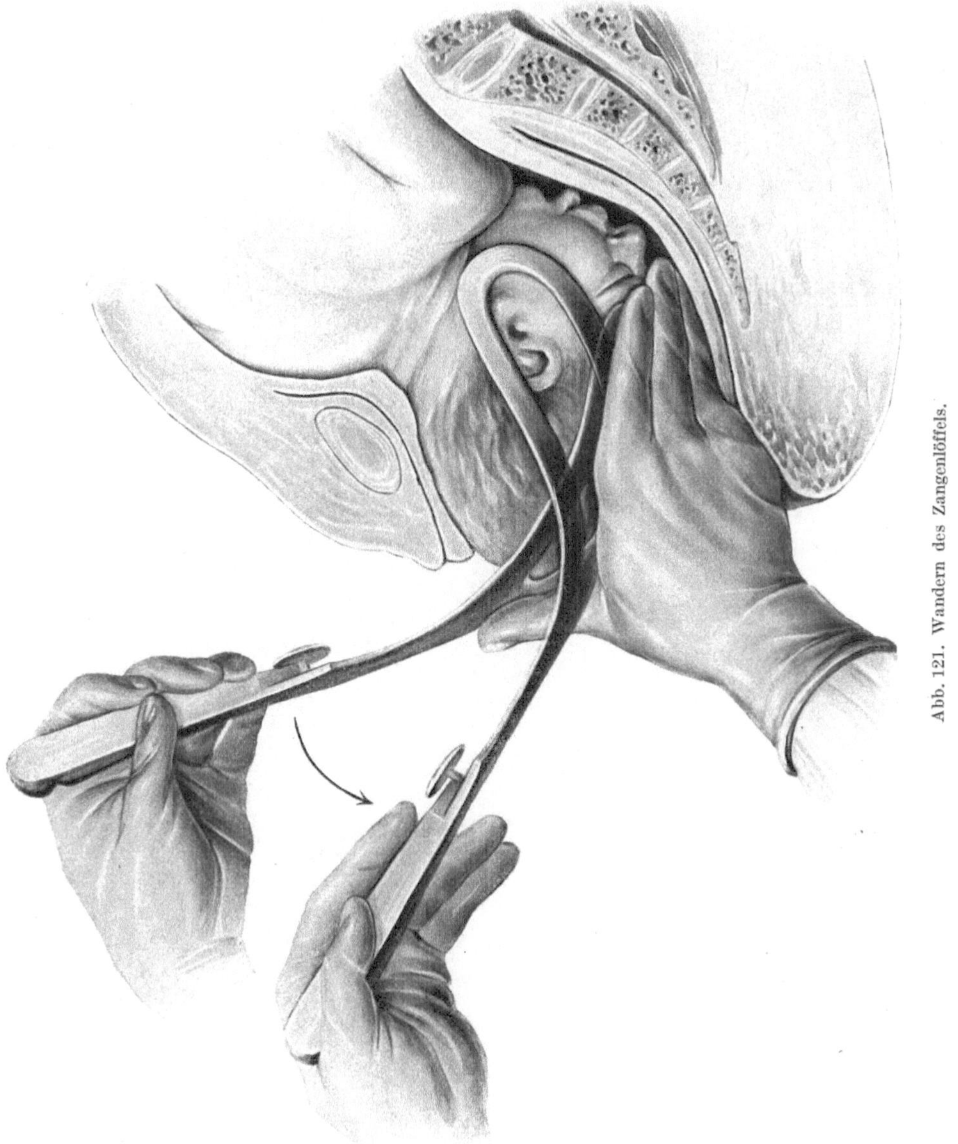

Abb. 121. Wandern des Zangenlöffels.

4. Nach dem Einführen kann man die beiden Zangenlöffel nur dann schließen, wenn sich die entsprechenden Teile des Schlosses *in gleicher Höhe und in gleicher Ebene* befinden. Falls nun der eine Löffel tiefer liegt als der andere, muß man auch den zweiten vorsichtig tiefer schieben, beide in die gleiche Ebene bringen und dann schließen. Diese Vorschrift gilt nur zum Teil für die KIELLAND-Zange, deren Branchen auch nach dem Schließen gegeneinander verschieblich bleiben.

Sie können also verschieden tief eingeführt werden, müssen aber in der gleichen Ebene liegen.

5. Vor der Extraktion hat man sich zu überzeugen, ob der Kopf dem Zuge der Zange tatsächlich folgt. Bei diesem *Probezug* ergreift man den Zangengriff

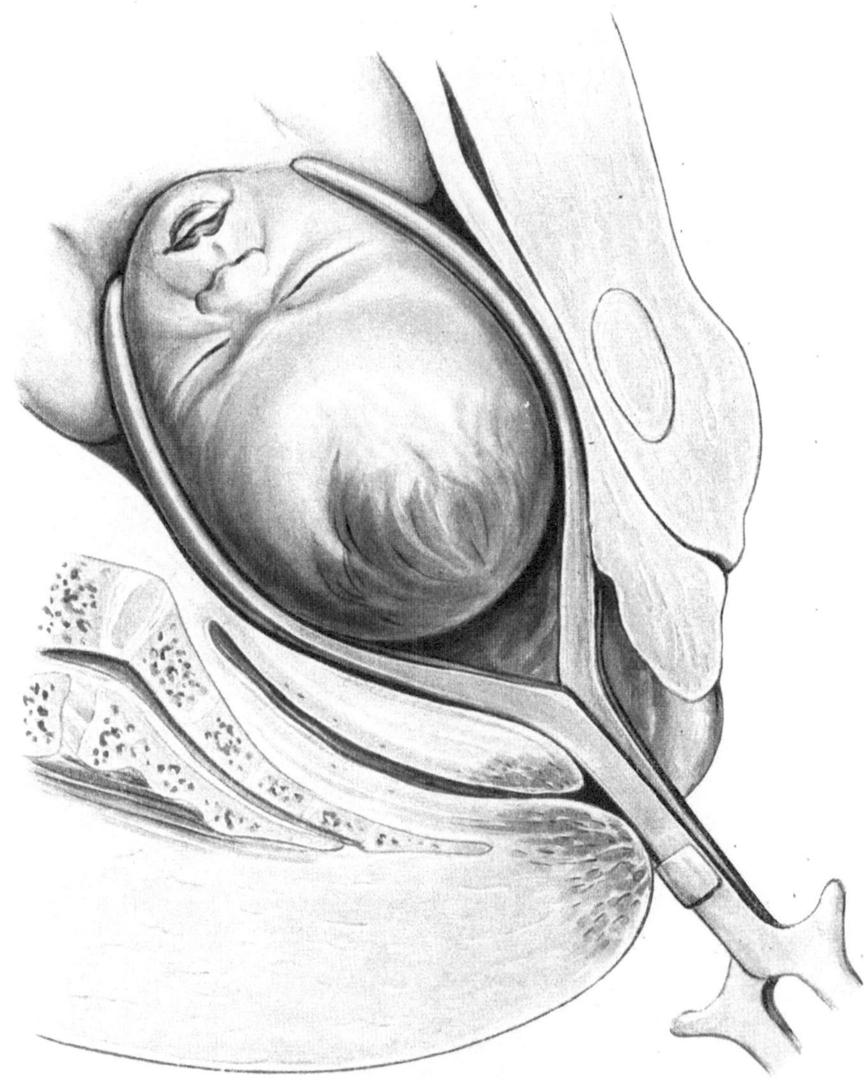

Abb. 122. Bei im Beckeneingang stehendem Kopf muß der Zug steil nach unten erfolgen.

mit der rechten Hand, zieht und kontrolliert mit dem dem Kopfe aufgelegten Zeigefinger der linken Hand, ob der Kopf tiefer rückt (Abb. 131).

6. Für die Extraktion ergreift man die Zange wie Abb. 132 demonstriert. Der *Zug hat tangential zur Beckenachse* zu erfolgen. Man muß also bei einer Beckeneingangszange (Abb. 122) anders ziehen als bei einer Beckenausgangszange (Abb. 123). Je höher der Kopf steht, desto steiler muß man nach unten ziehen. Bei im Beckenausgang stehendem Kopfe nähert sich die Zugrichtung

bereits der Waagrechten. Da die Zange dem Ersatze fehlender Wehen dient, darf der *Zug während der Extraktion nicht andauernd erfolgen.* Er soll, den Wehen und Wehenpausen entsprechend, zeitweise unterbrochen werden. Dabei läßt man gleichzeitig auch mit dem Druck auf die Zangenlöffel etwas nach. Diese Vorschriften sind vor allem dann bedeutungsvoll, wenn man den Kopf aus einem höheren Beckenabschnitt extrahiert. Bei entsprechender Vorsicht und langsamem, von Pausen unterbrochenem Zuge kommt es kaum zu intrakraniellen Blutungen.

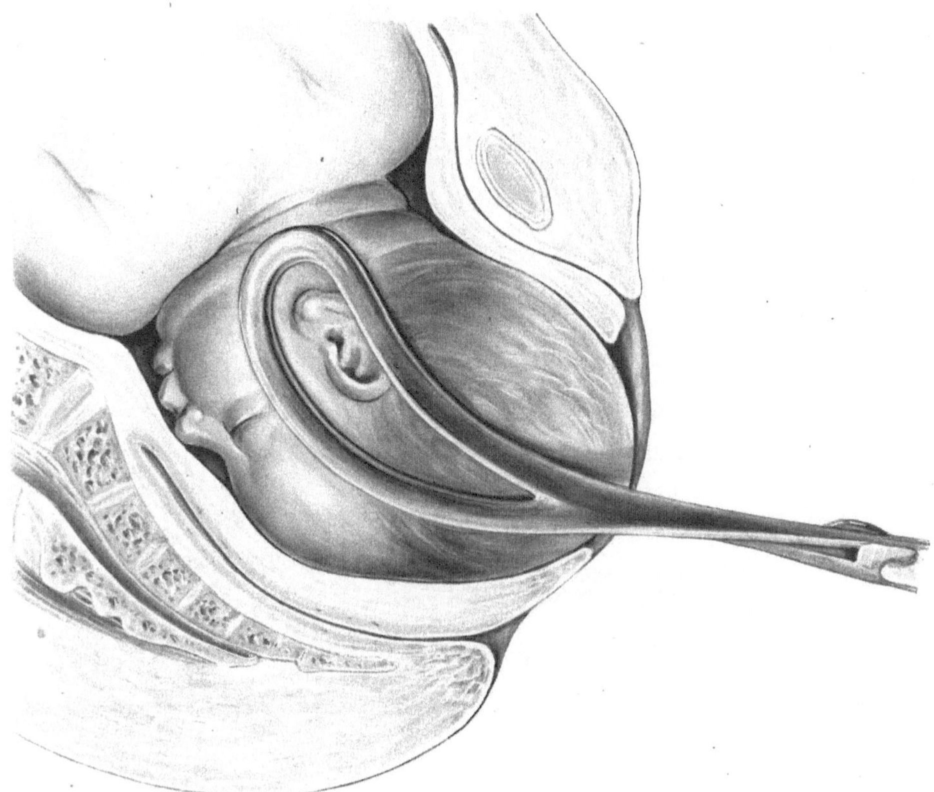

Abb. 123. Zugrichtung bei im Beckenausgang stehendem Kopf.

7. In Fällen, in denen die Zange den Kopf nicht gut und sicher ergriffen hat, kann sie *abgleiten,* und zwar entweder *in Richtung der Beckenachse* oder *senkrecht dazu.* Gleitet die Zange in der Achsenrichtung ab (Abb. 124), so entfernen sich die Spitzen des Instrumentes voneinander, weil sie an einen breiteren Durchmesser des kindlichen Schädels gelangen. Der Operateur bemerkt dies an einem Auseinanderweichen der Zangenlöffel. Das Abgleiten in senkrechter Richtung zur Beckenachse (Abb. 125) ist daran zu erkennen, daß der Kopf dem Zug nicht folgt und sich die Griffe einander nähern (falls sie nicht schon vorher aneinander lagen). An diese beiden Möglichkeiten hat man immer zu denken; denn falls der Operateur das Abgleiten nicht wahrnimmt und die leere Zange herauszieht, kann er schwere Weichteilverletzungen der Mutter verursachen. Bei einem Abrutschen in Achsenrichtung kann man nach Öffnung des Schlosses unter dem Schutze der Hand die Lage der Zange korrigieren. In beiden Fällen ist es aber besser, die Löffel zu entfernen, neu anzulegen und erst dann die Operation fortzusetzen.

8. *Nach jeder Zangenoperation,* vor allem, wenn der Kopf aus der Beckenhöhle oder dem Beckeneingang extrahiert wurde, *überzeugt man sich, ob nicht im Scheidengewölbe oder im unteren Gebärmutterabschnitt ein Riß entstanden* ist.

Die Ausführung der Zangenoperationen.

Wie bereits erwähnt, muß der Operateur dem Geburtsmechanismus entsprechend vorgehen und den Kopf so durch das Becken ziehen, wie er unter

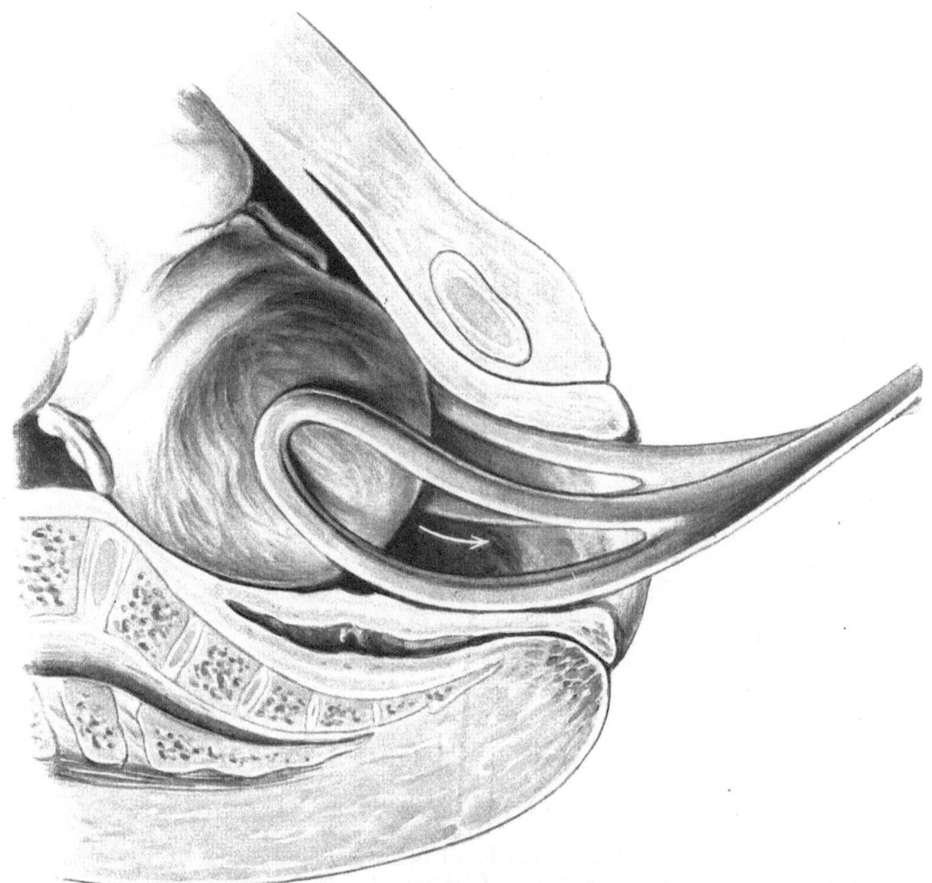

Abb. 124. Abgleiten der Zange in Richtung der Beckenachse.

normalen Umständen durchtreten würde. Ohne Kenntnis des Geburtsmechanismus ist eine Zangenoperation nicht gut durchführbar. Für denjenigen dagegen, der über ausreichendes Wissen verfügt, ist die Aufstellung des Operationsplanes und auch die Ausführung der Operation selbst keine besondere Schwierigkeit.

Als erstes hat man die nötigen Vorbereitungen zu treffen. In einer Klinik lagert man die Kreißende auf den Operationstisch, im Privathaus auf das Querbett oder einen Tisch.

Die Operation soll, da sie ziemlich schmerzhaft ist, in Narkose ausgeführt werden. Bei ganz oder beinahe im Beckenausgang stehendem Kopf kann man den Eingriff auch in Lokalanästhesie vornehmen.

Nach Lagerung der Gebärenden folgt die Vorbereitung des Genitale und die Entleerung der Blase. Ferner werden die zur Operation benötigten Instrumente vorbereitet, und zwar je nach der gegebenen Situation eine NAEGELEsche Beckenhöhlen- oder Beckenausgangszange (evtl. eine KIELLAND-Zange), eine gerade Schere oder ein Skalpell mit Knopf für eine Episiotomie und schließlich die zur Dammnaht erforderlichen Instrumente. Wegen der Gefahr von Nebenverletzungen lege man auch die zur Entfaltung des Geburtskanals erforderlichen Instrumente bereit.

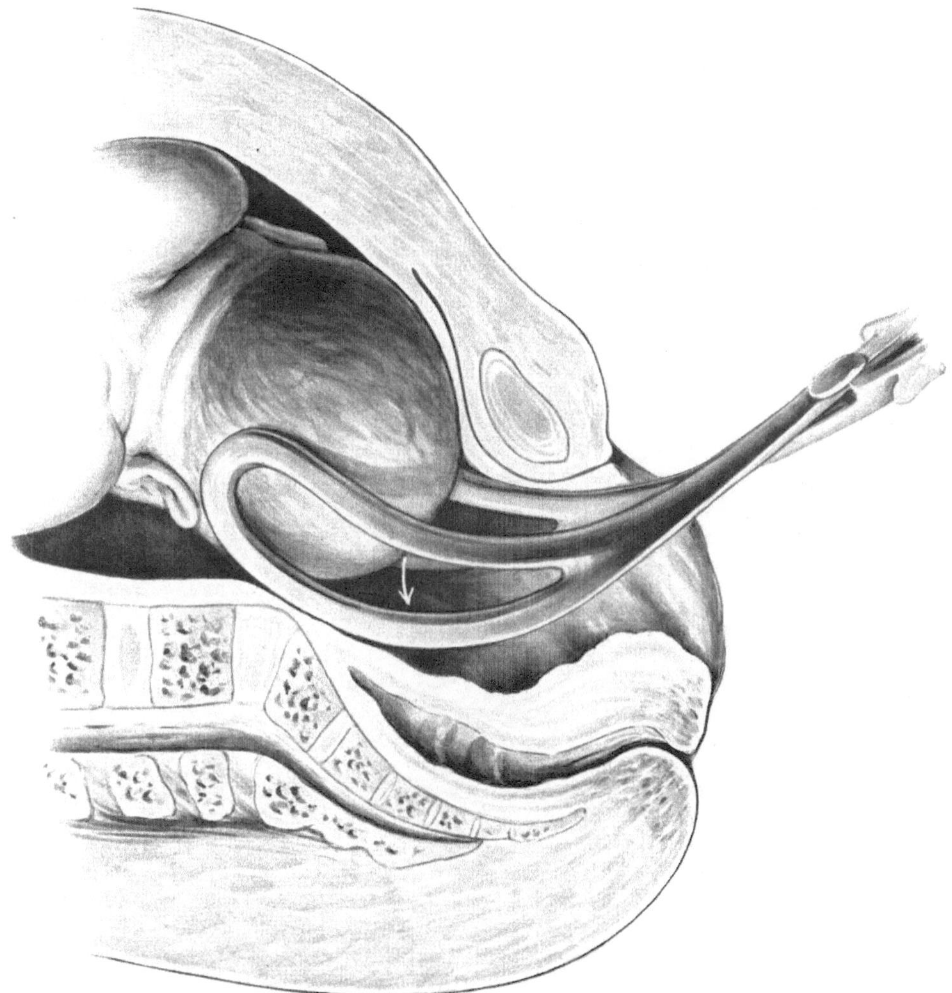

Abb. 125. Abgleiten der Zange senkrecht zur Beckenachse.

Da man immer bemüht ist, den Kopf im biparietalen Durchmesser zu ergreifen, muß man die Zange verschieden anlegen, je nachdem der Kopf seine zweite Drehung bereits ausgeführt hat oder nicht. Falls aber die Leitstelle an einem Endpunkt des queren Durchmessers steht oder weiter nach hinten rotiert ist, darf man eine Zange mit Beckenkrümmung nicht so applizieren, daß ihre Spitze gegen die Leitstelle sieht. Man ist dann gezwungen, gewisse Konzessionen zu machen oder mit der KIELLAND-Zange, die keine Beckenkrümmung besitzt, zu arbeiten. Eine dritte Möglichkeit stellt das sog. SCANZONIsche Manöver dar.

Die *Ausführung der Zangenoperation* gestaltet sich (abgesehen von der sog. hohen Zange, die bei im Beckeneingang stehendem Kopf in Frage kommt und in einem besonderen Kapitel besprochen werden soll) verschieden und kann auf *vier Arten* geschehen. *Sie richtet sich danach, ob der im Beckenausgang oder in der Beckenhöhle befindliche Kopf seine zweite Drehung ganz, teilweise, überhaupt nicht oder in falscher Richtung vollzogen hat.*

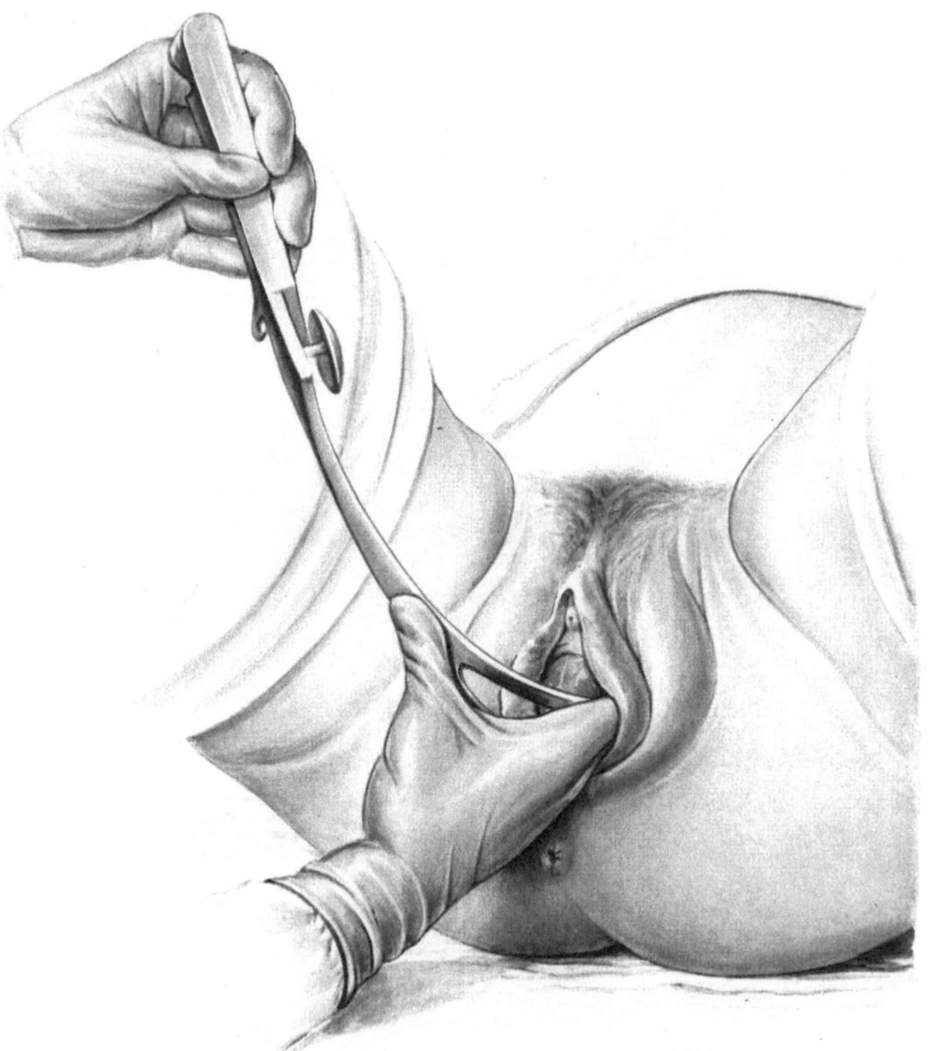

Abb. 126. Einführen des linken Zangenlöffels.

1. Die Ausführung der Zangenoperation nach Vollendung der II. Drehung (bei vollkommen nach vorne rotierter Leitstelle) (Typ I).

a) Hinterhauptslage. Die günstigsten Bedingungen für eine Zangenoperation sind gegeben, wenn das Hinterhaupt am Beckenausgang angelangt, die kleine Fontanelle als Leitstelle nach vorne gedreht ist und die Pfeilnaht im geraden Durchmesser steht. Um den Kopf im biparietalen Durchmesser fassen zu können, muß man die Zange im Querdurchmesser des Beckenausgangs so anlegen, daß ihre Spitze gegen die Leitstelle, in diesem Falle gegen die kleine

Fontanelle, blickt. Die Aufgabe des Geburtshelfers bei einer Zangenentbindung besteht darin, die fehlende oder mangelhafte Wehentätigkeit zu ersetzen und den Geburtsmechanismus nachahmend die Geburt zu Ende zu führen. Man zieht so lange nach unten, bis sich das Subocciput unter der Symphyse anstemmt und

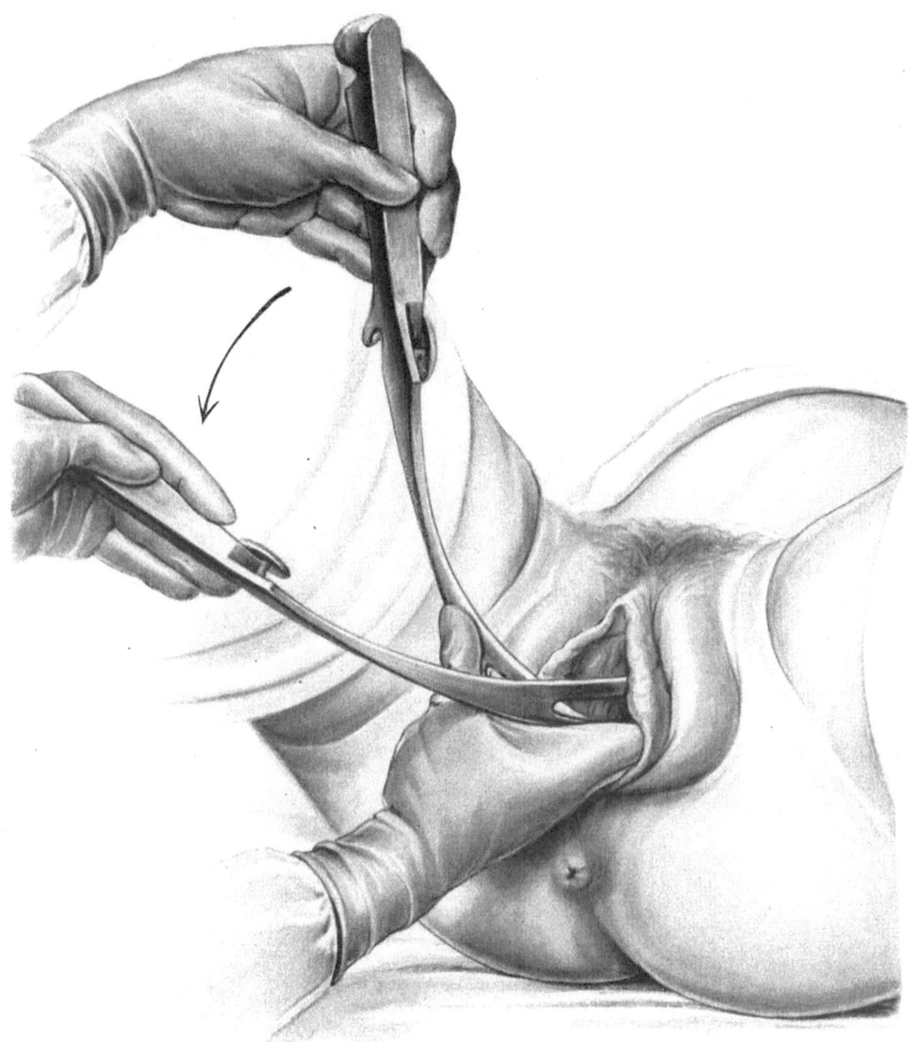

Abb. 127. Wandern des Löffels nach vorne durch Senken des Griffes.

bringt dann den Kopf zum Durchschneiden. Im einzelnen gestaltet sich die Ausführung der Operation folgendermaßen: Nachdem die erforderlichen Vorbereitungen getroffen wurden, entfaltet man die Vulva mit zwei Fingern der linken Hand. Nun geht man mit Zeige- und Mittelfinger der rechten Hand unter gleichzeitigem Druck auf den Damm in die Gegend der linken Articulatio sacroiliaca der Kreißenden ein. Hierauf faßt man den linken Zangenlöffel (der linke Löffel trägt den Knopf am Schloß!) mit leichter Hand wie einen Geigenbogen oder einen Federhalter und führt ihn von der rechten Leistenbeuge der Mutter her unter gleichzeitigem Senken des Griffes in die Gegend der linken Articulatio sacroiliaca ein.

Dieser Vorgang wird durch den rechten abduzierten oder opponierten Daumen unterstützt (Abb. 126). Die in die Scheide eingeführte rechte Hand schützt vor Nebenverletzungen. Da die Zange im Querdurchmesser angelegt werden soll, muß sie aus der Gegend der linken Articulatio sacroiliaca, vom hinteren Endpunkt des linken schrägen Durchmessers an den linken Endpunkt des Quer-

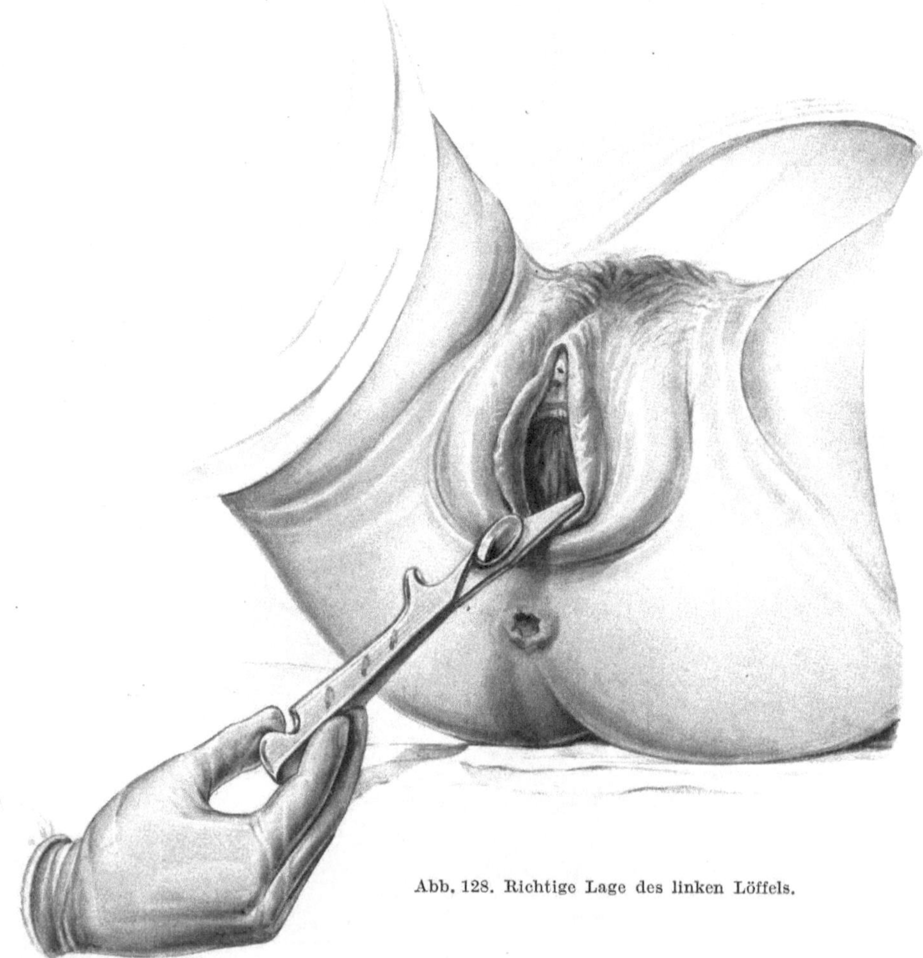

Abb. 128. Richtige Lage des linken Löffels.

durchmessers gebracht werden. Das Wandern des Zangenlöffels nach dieser Stelle erreicht man dadurch, daß man den Zangengriff, der von dem abduzierten Daumen unterstützt wird, senkt und den Löffel unter dem Schutz der inneren Hand etwas nach vorne bringt (Abb. 127). Sobald der linke Löffel am gewünschten Platze liegt und der Griff in Höhe der Scheide steht, übergibt man ihn einem Assistenten (Abb. 128). Dieser steht an der rechten Seite der Mutter und hält, *unter* dem Oberschenkel der Patientin durchgreifend, den Zangengriff. Nun spreizt man die Vulva mit zwei Fingern der rechten Hand und geht mit Zeige- und Mittelfinger der linken Hand unter Druck auf den Damm in die Gegend der rechten Articulatio sacroiliaca ein. Darauf erfaßt man den rechten Löffel mit der rechten Hand und führt ihn von der linken Leistenbeuge der Mutter her unter dem Schutz der linken Hand auf die oben beschriebene Weise in die Gegend der rechten Articulatio sacroiliaca ein (Abb. 129). Der rechte Zangenlöffel muß nun aus der Gegend der rechten Articulatio sacroiliaca, also vom hinteren Endpunkt des rechten schrägen Durchmessers etwas nach vorne wandern, bis er an den rechten Endpunkt des Querdurchmessers gelangt. Falls der Arzt ohne Assistenz operiert, kann er sich auch helfen, indem er den Griff

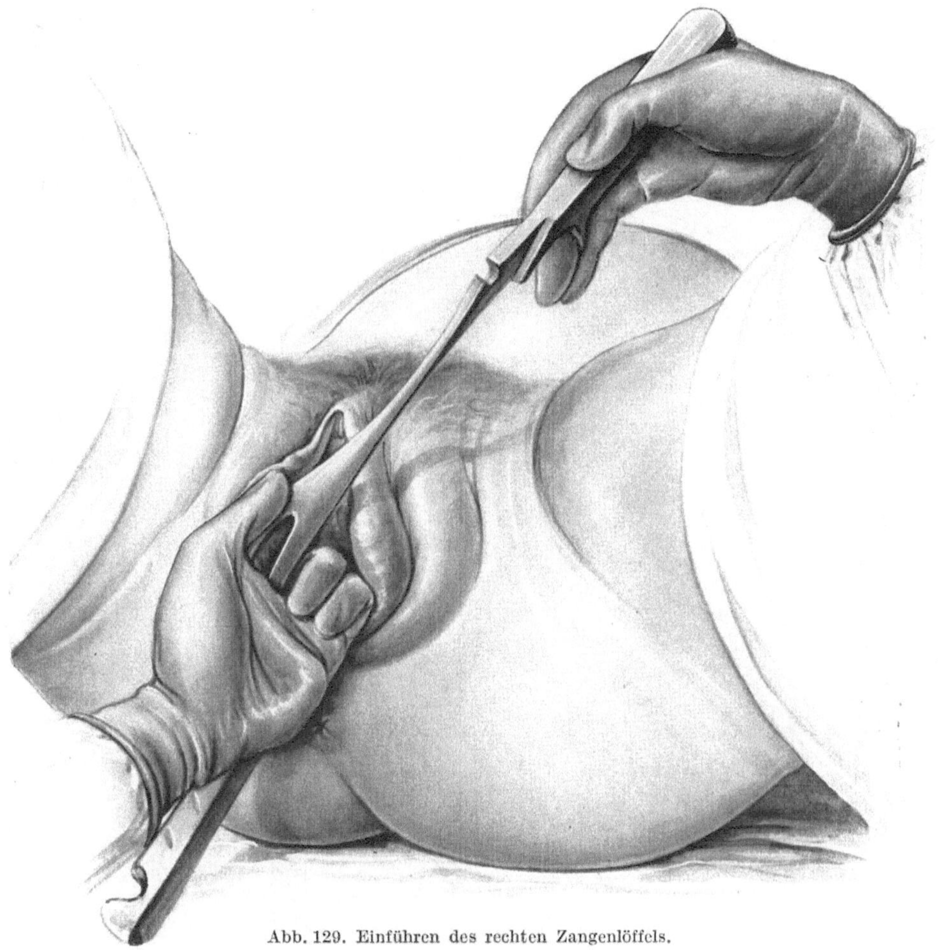

Abb. 129. Einführen des rechten Zangenlöffels.

des bereits eingeführten linken Löffels mit dem kleinen Finger der linken (inneren) Hand festhält.

Nach dem Einführen werden die Zangenlöffel geschlossen. Zu diesem Zwecke bringt man die nebeneinander liegenden Griffe in eine Ebene und die entsprechenden Teile des Schlosses in dieselbe Höhe. Die Zangengriffe faßt man mit der gleichnamigen Hand, indem man den Daumen auf die obere, den dritten, vierten und fünften Finger auf die untere Fläche der Griffe legt. Die gestreckten Zeigefinger spreizen die Vulva (Abb. 130) und verhüten dadurch ein Mitfassen der Schamlippen oder Schamhaare beim Schließen der Zange. Nun schließt man die Zange.

Der Probezug. Nachdem man sich überzeugt hat, daß die Zange gut liegt, ergreift man mit der rechten Hand den Zangengriff, legt den Zeigefinger der linken Hand auf den kindlichen Schädel und beobachtet, ob er dem Zuge folgt (Abb. 131).

Die Traktion. Nach dem Probezug beginnt die eigentliche Extraktion. Der Zug muß tangential zur Beckenachse erfolgen. Bei im Beckenausgang stehendem Kopfe zieht man so lange (Abb. 132), bis sich das Subocciput unter dem Schambogen anstützt. Durch Nachtasten überzeugt man sich, ob dies wirklich der Fall ist.

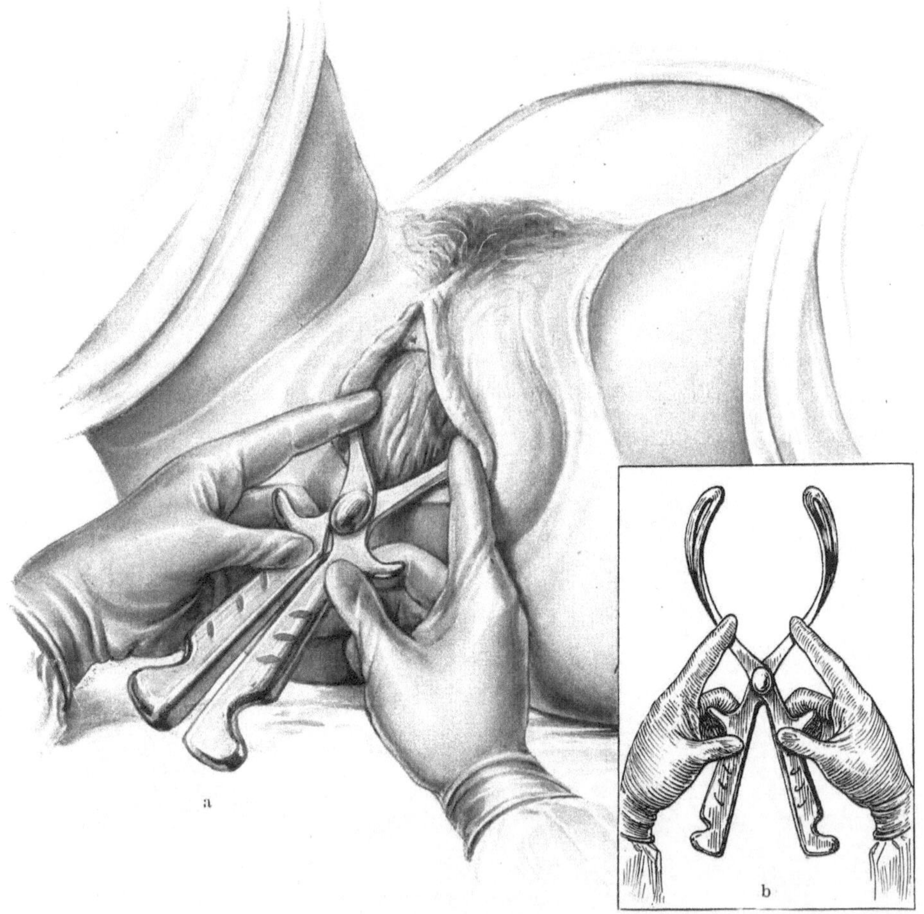

Abb. 130 a und b. a Schließen der Zange. b Richtige Haltung der Hände beim Schließen der Zange.

Nun faßt man mit der rechten Hand die Zange am Schlosse wie einen Dolch und bringt den Kopf unter Heben des Zangengriffes zum Durchschneiden. Gleichzeitig schützt man vorschriftsmäßig den Damm mit der linken Hand (Abb. 133).

In Fällen, in denen die Traktion erfolglos ist (dies kommt eher bei Extraktionen aus höheren Beckenabschnitten vor), kann man während des Ziehens mit dem Zangengriff leichte Pendelbewegungen in waagrechter Richtung ausführen. Dadurch gelangt bald die linke, bald die rechte Seite des Kopfes tiefer. Wegen der Gefahr von Verletzungen der lateralen Scheidenwand dürfen diese leichten Pendelbewegungen nur mit großer Vorsicht vorgenommen werden. Senkrechte Pendelbewegungen verursachen oft schwere Nebenverletzungen und sind daher verboten.

Sobald der Kopf geboren ist, entfernt man die Zangenlöffel, ergreift den Kopf, indem man den Nacken mit der einen Hand gabelförmig umfaßt und den Unterkiefer mit der anderen Hand stützt. Jetzt senkt man den Kopf nach unten, bis die vordere Schulter geboren ist. Durch Heben des kindlichen Schädels im Bogen nach aufwärts gelangt sodann die hintere Schulter zum Durchschneiden. Die übrigen Teile der Frucht werden meist ohne Schwierigkeiten geboren.

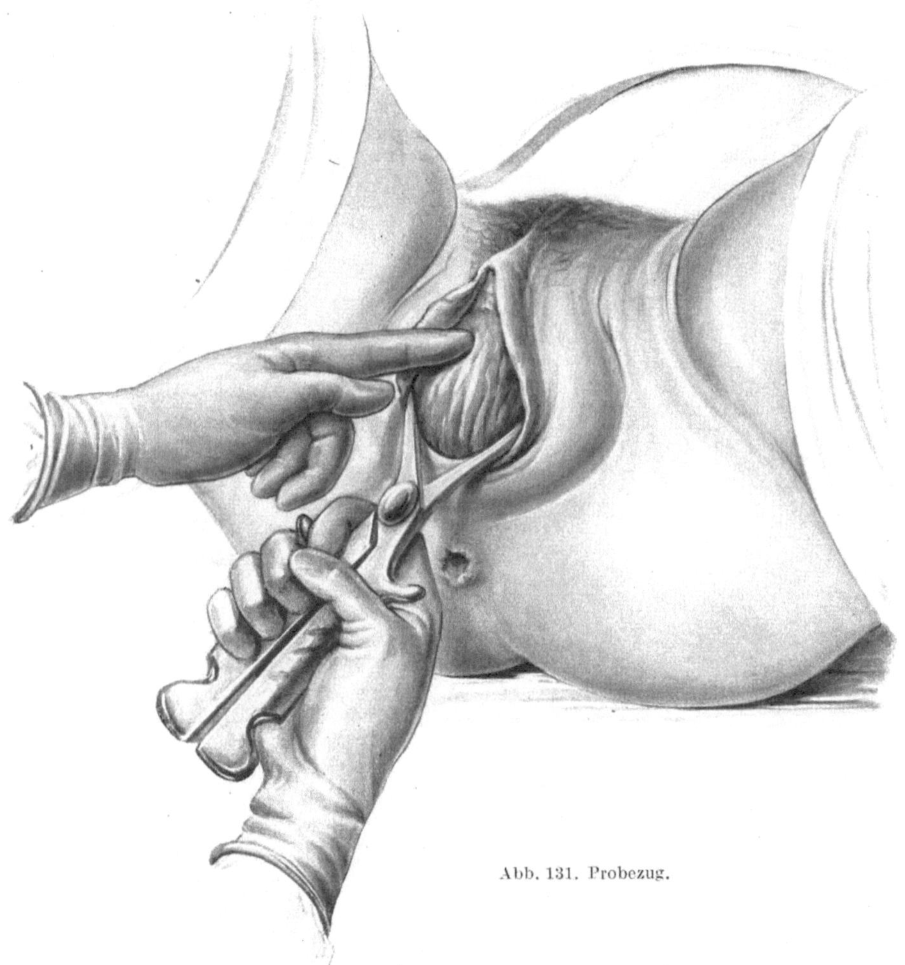

Abb. 131. Probezug.

b) Vorderhauptslage. Wenn der Kopf mit der Pfeilnaht im geraden Durchmesser am Beckenausgang steht und die große Fontanelle als Leitstelle nach vorne gedreht ist, muß die Zange ebenso angelegt werden wie bei Hinterhauptslage. In diesem Falle wird natürlich die *Zangenspitze nicht gegen die kleine sondern gegen die große Fontanelle gerichtet.* Da diese nach vorne rotiert ist, wird die Zange auch hier mit nach vorne gewendeter Spitze *im Querdurchmesser* des Beckens angelegt (Abb. 134). Ein Unterschied besteht nur im Herausheben des Kopfes. Man zieht so lange tangential zur Beckenachse, bis sich die Nasenwurzel oder die Glabella unter dem Schambogen anstemmt und bringt dann Vorderhaupt und Occiput zum Durchschneiden. Damit auch das Gesicht geboren werden kann, senkt man erneut den Griff der Zange.

c) Gesichtslage. Befindet sich bei Gesichtslage der Kopf mit der Gesichtslinie im geraden Durchmesser am Beckenboden, so wird die Zange ebenfalls im Querdurchmesser des Beckenausganges angelegt, wobei die Zangenspitze nach

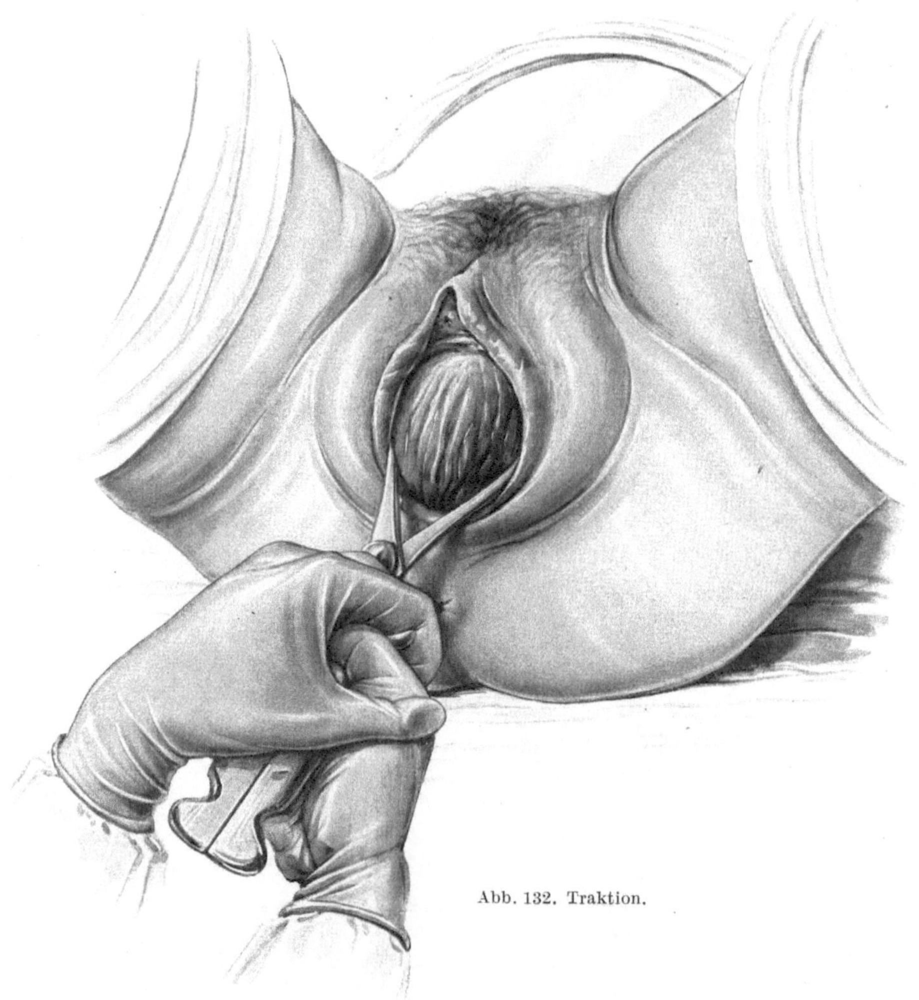

Abb. 132. Traktion.

vorne gerichtet ist (Abb. 135). Das Durchschneiden des Kopfes hat dem Geburtsmechanismus bei Gesichtslage entsprechend zu erfolgen. Man zieht also mit der im Querdurchmesser angelegten Zange so lange tangential zur Beckenachse, bis sich die Regio submandibularis unter dem Schambogen anstemmt und bringt dann — während die linke Hand den Damm schützt — nacheinander Stirne, Vorderhaupt und Occiput zum Durchschneiden.

d) Stirnlage. Auch in den Fällen, in denen sich bei am Beckenausgang stehendem Kopfe die Stirne als Leitstelle nach vorne gedreht hat und die Stirnnaht im geraden Durchmesser steht, wird die Zange im Querdurchmesser des Beckens angelegt (Abb. 136). Zunächst zieht man tangential zur Beckenachse, bis sich der Oberkiefer unter dem Schambogen abstützt. Sodann bringt man durch Heben des Zangengriffes unter Dammschutz das Vorderhaupt und das Occiput zum

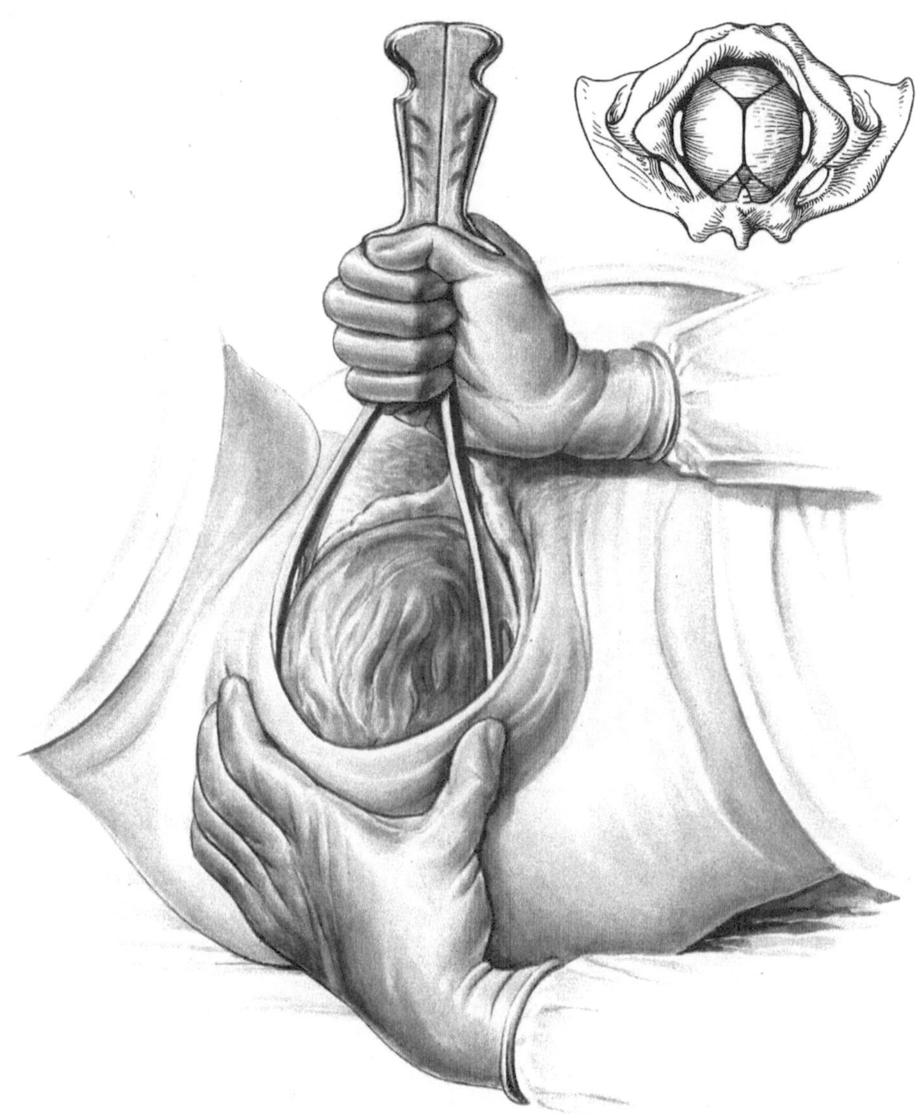

Abb. 133. Entwicklung des Kopfes mit der Zange unter Dammschutz.

Durchschneiden. Erneutes Senken des Zangengriffes läßt schließlich den Unterkiefer unter der Symphyse durchtreten. Auch in diesem Falle ahmt man den natürlichen Geburtsmechanismus nach. Erfahrungsgemäß kommt es unter günstigen Bedingungen schon bei spontan verlaufenden Stirnlagegeburten vor, daß mit dem Tiefertreten des Kopfes schließlich die Regio submandibularis als Hypomochlion unter die Symphyse gelangt. Deshalb wird man bei Zangenoperationen versuchen, den kindlichen Schädel möglichst nach diesem Mechanismus zu entwickeln. Hierbei tritt nämlich der Kopf mit dem 10 cm langen Höhendurchmesser durch und nicht, wie bei dem erstgenannten Mechanismus, mit dem 13,5 cm langen großen schrägen Durchmesser. Die Gefahr von Dammverletzungen ist folglich auch wesentlich geringer.

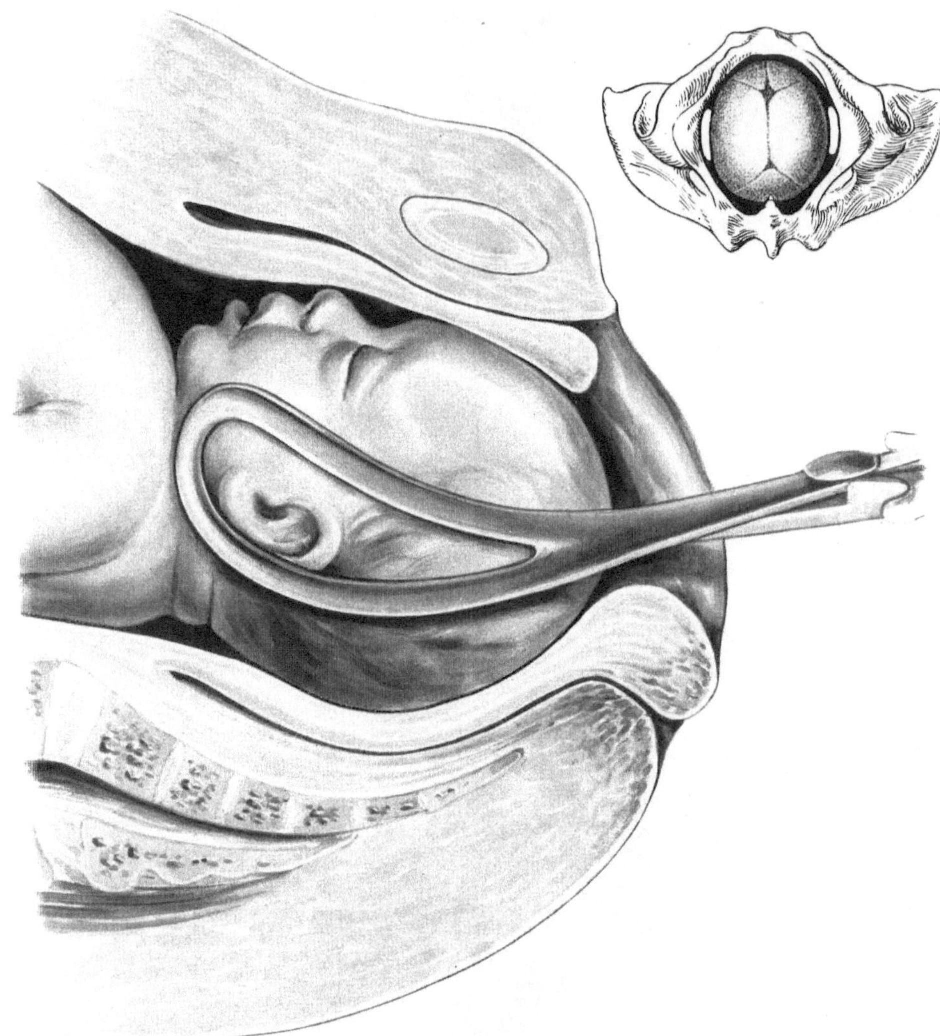

Abb. 134. Vorderhauptslage. Kopf im Beckenausgang. Große Fontanelle unter der Symphyse. Zange im queren Durchmesser des Beckenausgangs.

Zusammenfassend kann gesagt werden: Befindet sich der Kopf mit nach vorne, zum vorderen Endpunkt des geraden Durchmessers des Beckenausganges rotierter Leitstelle am Beckenausgang, so legt man die Zange immer wie bei typischer Zangenoperation in Hinterhauptslage im Querdurchmesser an, und zwar ohne Rücksicht darauf, ob sich der Kopf in Flexion oder in Deflexion befindet. Die Deflexionslagen erfordern nur insofern eine Abweichung, als es der entsprechende Geburtsmechanismus bedingt. So muß bei Vorderhauptslage erst die Nasenwurzel, bei Gesichtslage die Regio submandibularis und bei Stirnlage der Oberkiefer (eventuell die Regio submandibularis) unter den Schambogen gelangen, bevor man den Kopf zum Durchschneiden bringen kann. Durch erneutes Senken des Zangengriffes am Ende der Operation wird bei Vorderhauptslage das Gesicht und bei Stirnlage das Kinn unter dem Schambogen geboren.

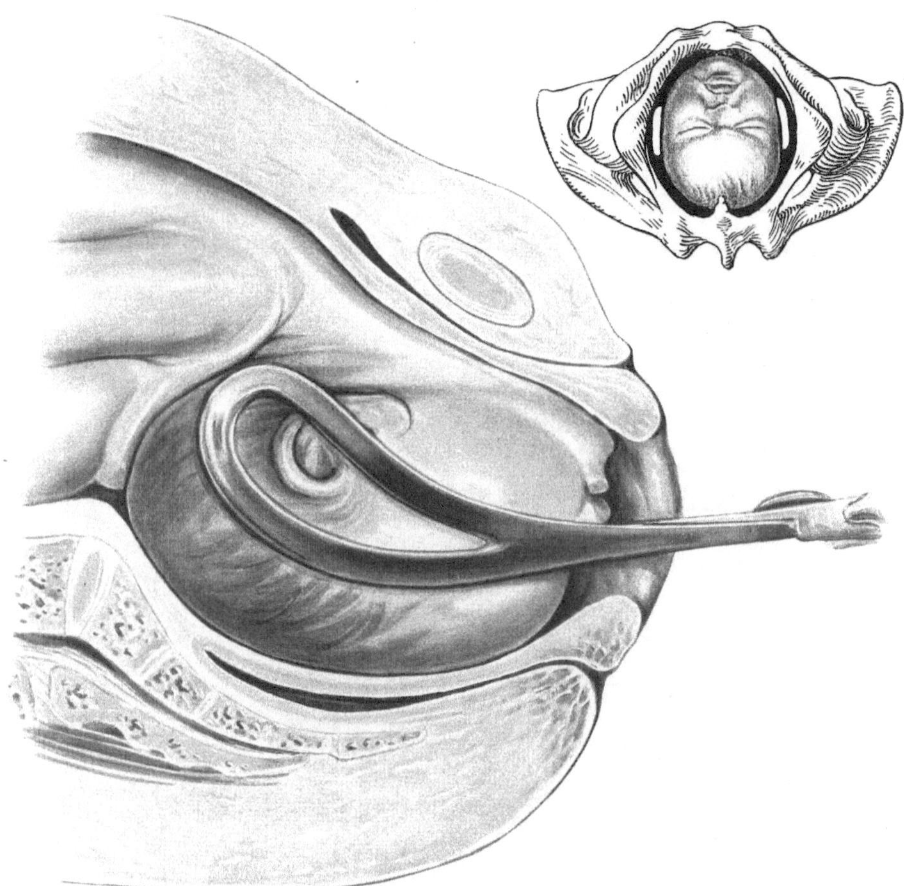

Abb. 135. Gesichtslage. Kopf im Beckenausgang. Kinn unter der Symphyse. Zange im queren Durchmesser des Beckenausgangs.

2. Die Ausführung der Zangenoperation bei teilweise erfolgter II. Drehung (bei teilweise nach vorne rotierter Leitstelle) (Typ II).

Die Leitstelle befindet sich im Beckeneingang meist an einem Endpunkt des Querdurchmessers und rotiert, während der Kopf das Becken passiert, gewöhnlich nach vorne. In der Beckenhöhle trifft man sie normalerweise in einem schrägen Durchmesser an. Soll in diesem Falle die Zange den Kopf biparietal fassen, so muß sie in dem der Pfeilnaht entgegengesetzten schrägen Durchmesser angelegt werden. Steht die Pfeilnaht im rechten schrägen Durchmesser, kommt die Zange in den linken; steht die Pfeilnaht im linken schrägen Durchmesser, kommt die Zange in den rechten zu liegen. Zunächst hat man die Leitstelle während der Extraktion nach vorne zu drehen. Des weiteren gestaltet sich die Operation wie in den Fällen, in denen der Kopf mit nach vorne rotierter Leitstelle im Beckenausgang steht (siehe voriges Kapitel). Falls sich der Kopf noch in der Beckenhöhle befindet, ist natürlich steiler nach unten zu ziehen, als wenn er bereits am Beckenboden angelangt wäre. Es besteht ja die Vorschrift, immer tangential zur Beckenachse zu ziehen.

a) Zangenoperation aus Beckenmitte bei Hinterhauptslage. Steht der Kopf in der Beckenhöhle, die Pfeilnaht in einem schrägen Durchmesser und die kleine

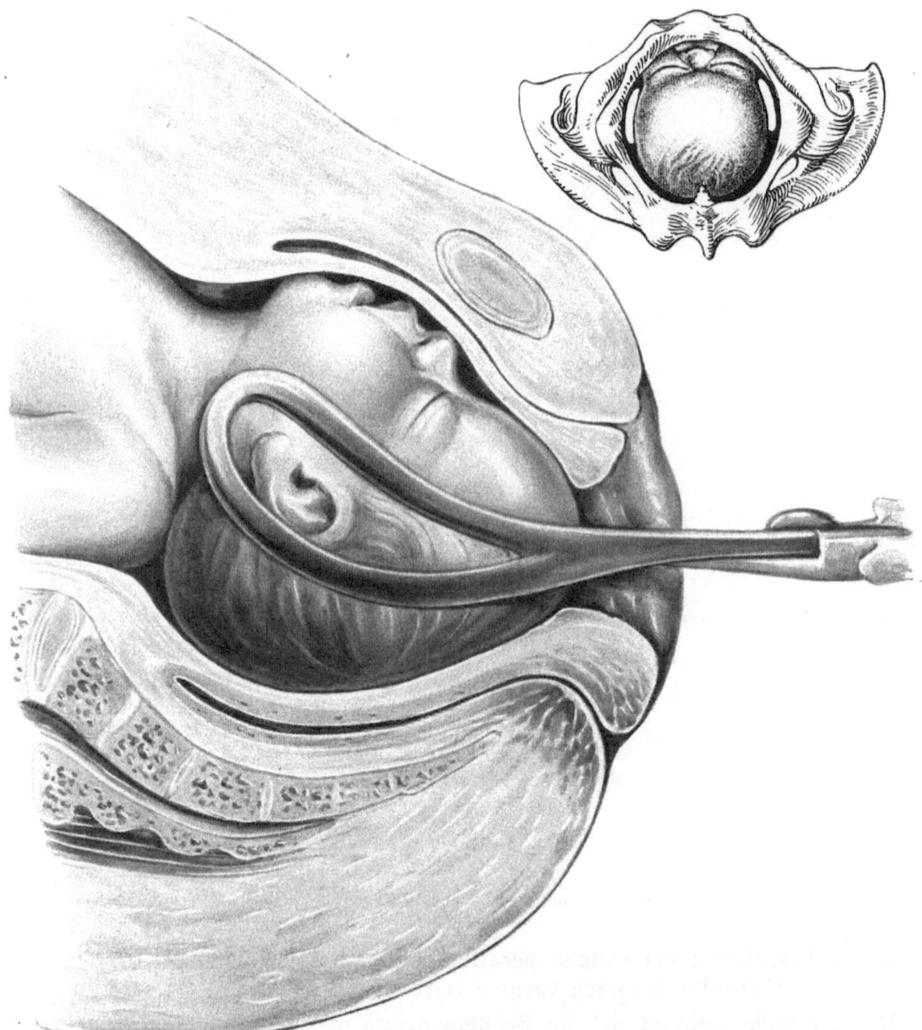

Abb. 136. Stirnlage. Kopf im Beckenausgang. Stirne unter der Symphyse. Zange im queren Durchmesser des Beckenausgangs.

Fontanelle an dessen vorderem Endpunkt, dann ist die Zange im entgegengesetzten schrägen Durchmesser mit zur kleinen Fontanelle gerichteter Spitze anzulegen (Abb. 137). Des besseren Verständnisses halber sei folgendes Beispiel angeführt: Es handelt sich um eine Hinterhauptslage; der Kopf steht in der Beckenhöhle, die Pfeilnaht im rechten schrägen Durchmesser, die kleine Fontanelle links vorne, mit anderen Worten, es liegt eine I. Hinterhauptslage vor. Zunächst wird, nachdem die entsprechenden Vorbereitungen getroffen wurden, die Vulva mit zwei Fingern der linken Hand entfaltet. Nun dringt man mit Zeige- und Mittelfinger der rechten Hand (im Bedarfsfall, d. h., wenn der Kopf höher steht, verwendet man vier Finger) unter Druck auf den Damm in die Scheide, genauer gesagt, in die Gegend der linken Articulatio sacroiliaca der Kreißenden ein. Mit der linken Hand erfaßt man in der oben angegebenen Weise den linken Zangenlöffel und führt ihn von der rechten Leistenbeuge der Mutter her unter Senken des Griffes auf der Innenfläche der schützenden Hand in die Gegend der linken

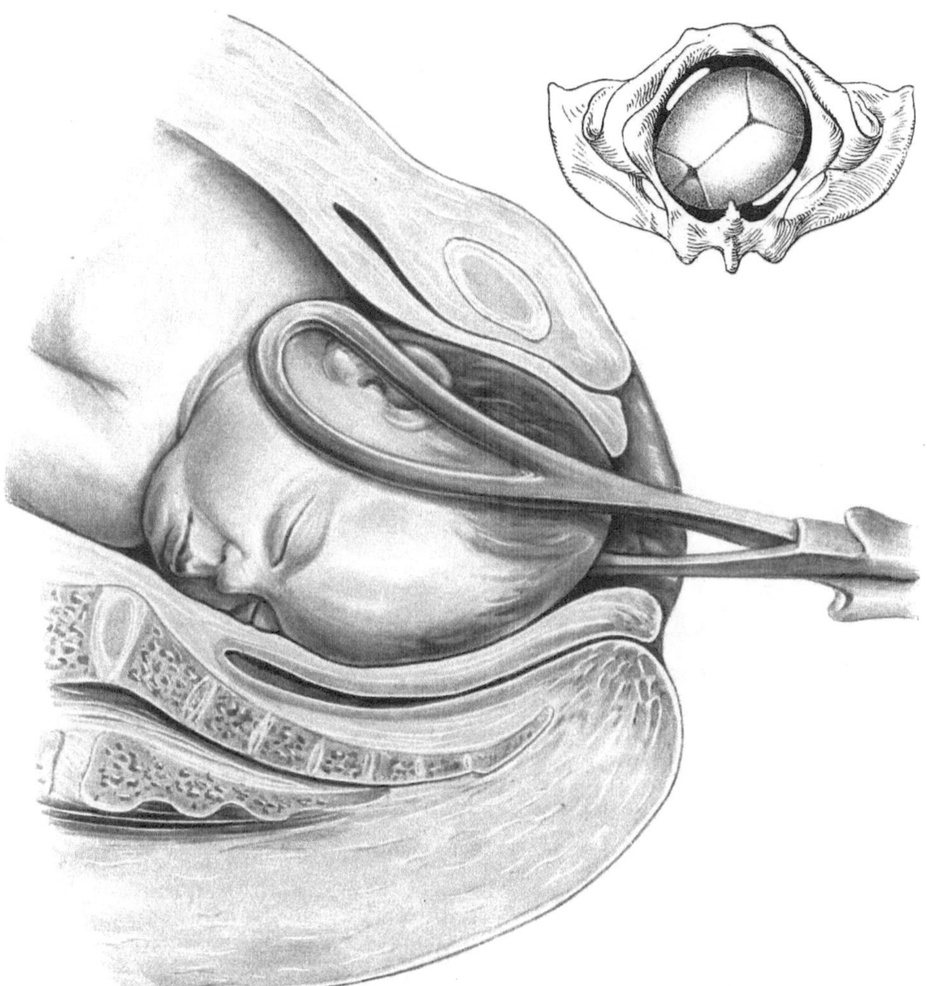

Abb. 137. Hinterhauptslage. Kopf in Beckenmitte. Pfeilnaht im rechten schrägen Durchmesser. Kleine Fontanelle links vorne. Zange im linken schrägen Durchmesser.

Articulatio sacroiliaca der Kreißenden. Damit befindet sich der linke Zangenlöffel bereits an der gewünschten Stelle, nämlich am hinteren Endpunkt des linken schrägen Durchmessers und wird in dieser Lage einem Assistenten übergeben. Jetzt spreizt man die Vulva mit der rechten Hand, dringt mit zwei bzw. vier Fingern der linken Hand unter gleichzeitigem Druck auf den Damm in die Gegend der rechten Articulatio sacroiliaca ein und bringt den rechten Löffel auf die vorstehend beschriebene Art eben dorthin. Da die Zange im linken schrägen Durchmesser verwendet werden soll, muß der rechte Löffel aus der Gegend der rechten Articulatio sacroiliaca, d. h. vom hinteren Endpunkt des rechten schrägen Durchmessers unter Senken des Griffes auf die weiter oben angegebene Weise wandern, bis er an den vorderen Endpunkt des linken schrägen Durchmessers gelangt. Nun schließt man die Zange vorschriftsmäßig, macht den Probezug, zieht tangential zur Beckenachse und dreht gleichzeitig die Leitstelle

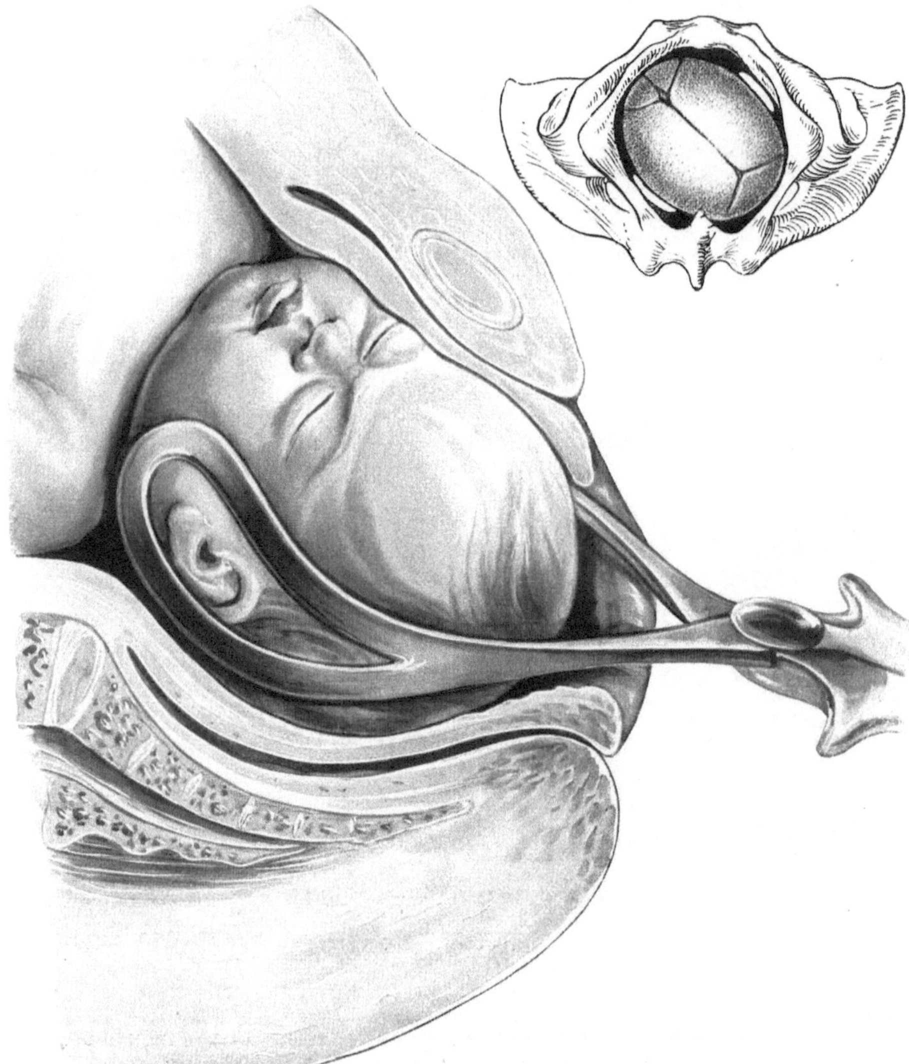

Abb. 138. Vorderhauptslage. Kopf in Beckenmitte. Pfeilnaht im linken schrägen Durchmesser. Große Fontanelle rechts vorne. Zange im rechten schrägen Durchmesser.

(kleine Fontanelle) nach vorne. Sobald die kleine Fontanelle vorne steht, ist eine Situation hergestellt, die eine typische Zangenoperation erlaubt. Man zieht also, bis sich das Subocciput unter dem Schambogen anstemmt und bringt dann den Kopf zum Durchschneiden.

Bei II. Hinterhauptslage befindet sich die Pfeilnaht im linken schrägen Durchmesser. Die Zange wird im rechten schrägen Durchmesser angelegt und die auf der rechten Seite stehende kleine Fontanelle nach vorne gedreht.

b) Zangenoperation aus Beckenmitte bei Vorderhauptslage. Der Kopf steht in der Beckenmitte, die Pfeilnaht in einem schrägen Durchmesser und die große Fontanelle an dessen vorderem Endpunkt. Die Zange wird im entgegengesetzten schrägen Durchmesser mit gegen die große Fontanelle hin gerichteter Spitze angelegt (Abb. 138). Die große Fontanelle ist also in diesem Falle die Leitstelle

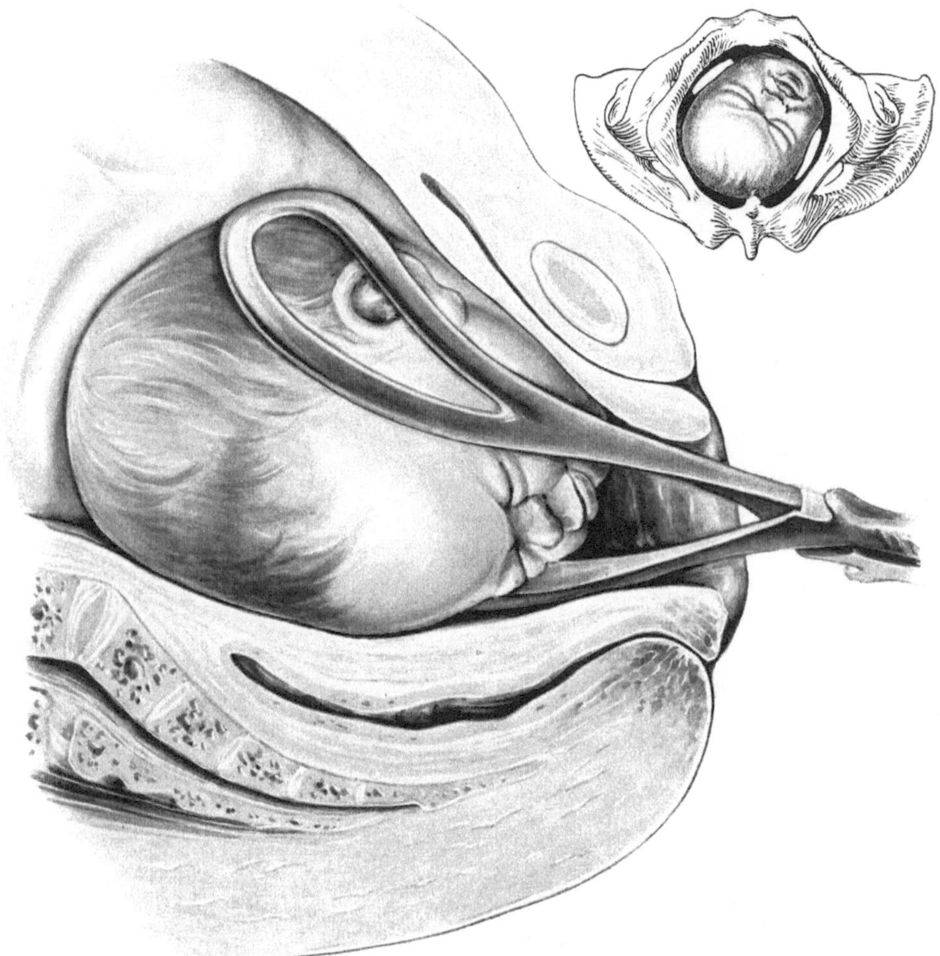

Abb. 139. Gesichtslage. Kopf in Beckenmitte. Gesichtslinie im rechten schrägen Durchmesser. Kinn links vorne. Zange im linken schrägen Durchmesser.

und wird deswegen nach vorne gedreht. Sobald die Pfeilnaht in den geraden Durchmesser gelangt ist, gestaltet sich die Extraktion weiterhin so, wie es oben für Fälle mit nach vorne rotierter großer Fontanelle beschrieben wurde.

c) Bei Gesichtslage. Wenn der Kopf in der Beckenmitte, die Gesichtslinie in einem schrägen Durchmesser und das Kinn an dessen vorderem Endpunkt angetroffen werden, ist die Zange ebenfalls im entgegengesetzten schrägen Durchmesser mit gegen das Kinn gerichteter Spitze zu verwenden (Abb. 139). Das Kinn wird nach vorne gedreht und die Geburt nach dem für die Gesichtslage gültigen Mechanismus zu Ende geführt.

d) Bei Stirnlage. Findet man die Stirnnaht in einem schrägen Durchmesser, so wird nach Anlegen der Zange im entgegengesetzten schrägen Durchmesser (Abb. 140) die Stirne als Leitstelle nach vorne gedreht und die Geburt nach dem Stirnlagemechanismus beendet.

Zusammenfassung: Steht der Kopf in Beckenmitte und die Leitstelle am vorderen Endpunkt eines schrägen Durchmessers, so ist die Zange im entgegengesetzten schrägen

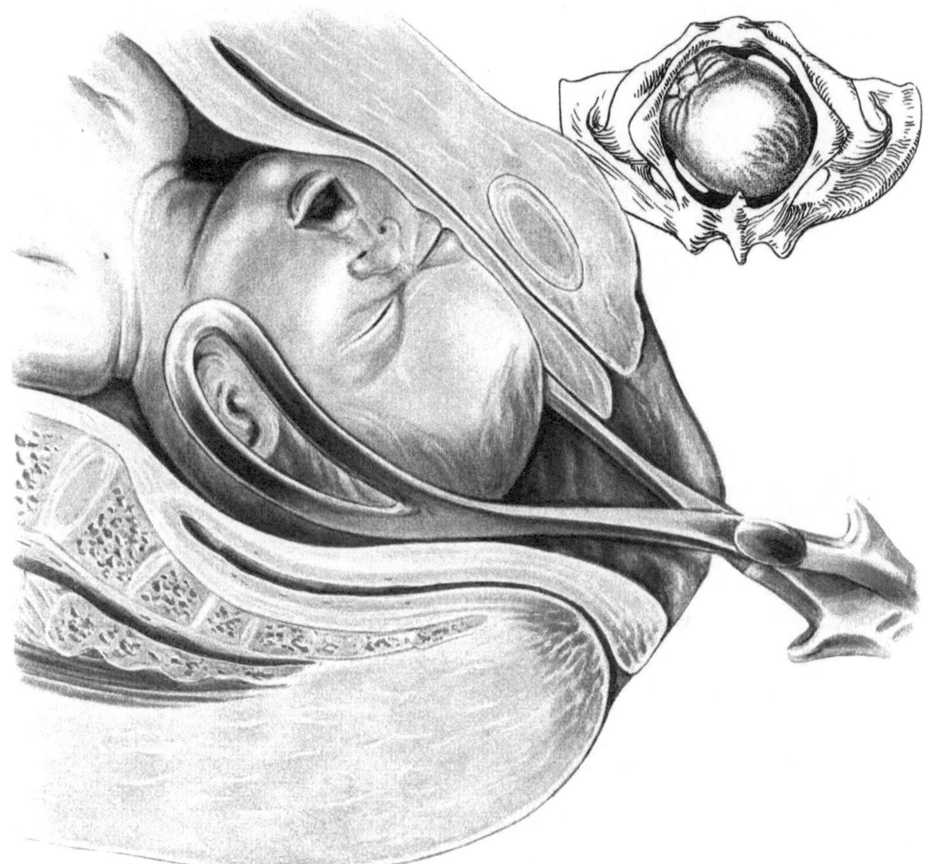

Abb. 140. Stirnlage. Kopf in Beckenmitte. Stirnnaht im linken schrägen Durchmesser. Stirne rechts vorne. Zange im rechten schrägen Durchmesser.

Durchmesser mit gegen die Leitstelle gerichteter Spitze anzulegen. Unter gleichzeitigem Zuge wird die Leitstelle nach vorne gedreht. Sobald sie sich dann unter der Symphyse befindet, wird die Operation fortgesetzt, wie es bei vorne befindlicher Leitstelle (Typ I) zu geschehen hat.

3. Die Ausführung der Zangenoperation bei noch nicht begonnener II. Drehung (bei noch nicht nach vorne rotierter Leitstelle) (Typ III).

Wie bei Beschreibung des Geburtsmechanismus erwähnt wurde, pflegt der Kopf seine II. Drehung in der Beckenhöhle auszuführen. Tritt bei ausbleibender II. Drehung der Kopf tiefer, so daß man im Beckenausgang oder in dessen Nähe die Pfeilnaht oder bei Gesichtslage die Gesichtslinie quer verlaufend findet, so spricht man von einem tiefen Querstand. Um den Kopf richtig fassen zu können, wäre in diesem Falle die Zange im geraden Durchmesser des Beckens anzulegen. Da dies aber bei Verwendung einer Zange mit Beckenkrümmung wegen der bereits erwähnten Gefahr von Nebenverletzungen nicht ratsam ist, muß man eine Kompromißlösung wählen. Der Kopf läßt sich dabei allerdings weniger sicher ergreifen; denn man ist ja gezwungen, die Zange im schrägen Durchmesser des kindlichen Schädels, also nicht biparietal, anzulegen. Die

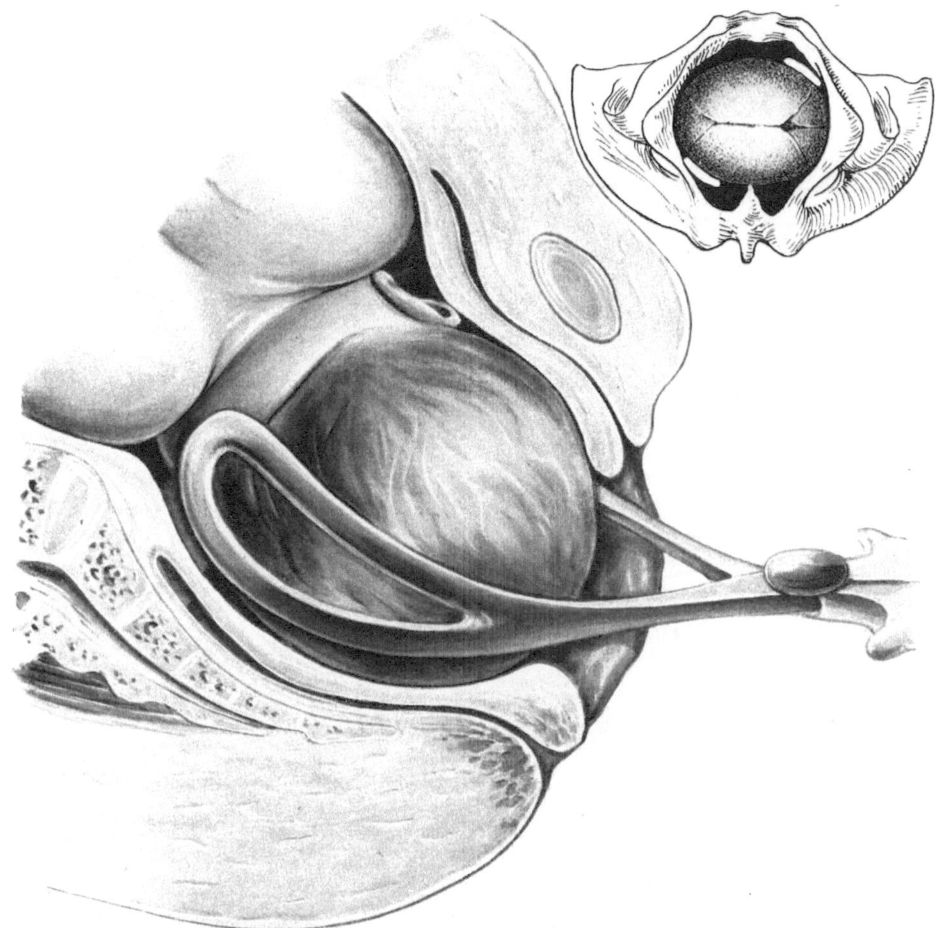

Abb. 141. Tiefer Querstand. Kleine Fontanelle rechts. Zange im rechten schrägen Durchmesser.

Zangenspitze sieht gegen die Leitstelle. Steht diese links, dann kommt die Zange in den linken schrägen, steht sie rechts, dann kommt die Zange in den rechten schrägen Beckendurchmesser zu liegen. Während der Traktion wird die Leitstelle nach vorne gedreht. Des weiteren gestaltet sich die Operation wie in den Fällen, in denen die Leitstelle gleich vorne anzutreffen ist (Typ I).

a) Steht im Falle eines tiefen Querstandes bei *Hinterhauptslage* die kleine Fontanelle links, so wird die Zange im linken schrägen, steht die kleine Fontanelle rechts, so wird die Zange im rechten schrägen Durchmesser angelegt. Die Zangenspitze sieht gegen die Leitstelle (Abb. 141). Nun dreht man die kleine Fontanelle nach vorne, zieht so lange tangential zur Beckenachse, bis sich das Subocciput unter dem Schambogen anstemmt und bringt den Kopf zum Durchschneiden.

b) Im Falle eines tiefen Querstandes bei *Gesichtslage* verläuft die Gesichtslinie im Querdurchmesser. Je nachdem, ob das Kinn links oder rechts liegt, verwendet man die Zange im linken oder rechten Schrägdurchmesser des Beckens (Abb. 142), dreht das Kinn nach vorne und bringt den Kopf, dem Mechanismus der Gesichtslage entsprechend, zum Durchschneiden.

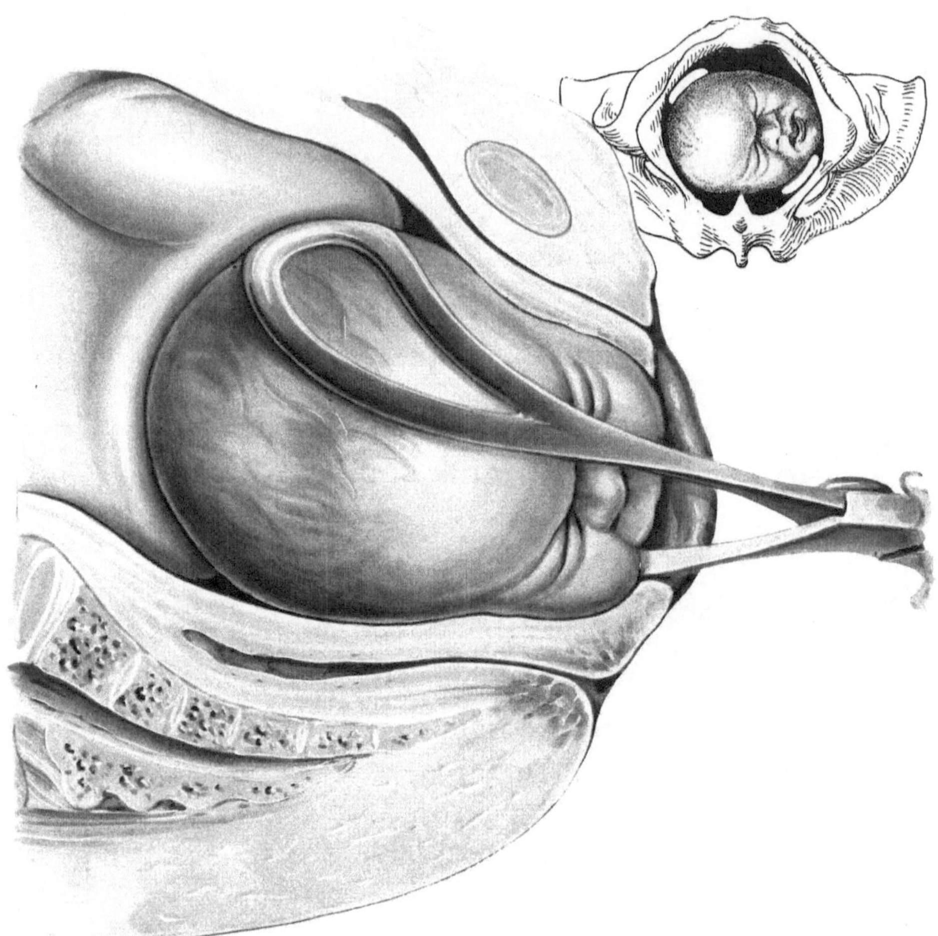

Abb. 142. Gesichtslage. Tiefer Querstand. Kinn links. Zange im linken schrägen Durchmesser.

c) Im Falle eines tiefen Querstandes bei *Stirnlage* findet man die Stirnnaht im Querdurchmesser. Bei links stehender Stirne (Leitstelle) legt man die Zange im linken, bei rechts stehender Stirne im rechten Schrägdurchmesser des Beckens an. Nun dreht man die Stirne nach vorne und bringt den Kopf nach dem Mechanismus der Stirnlage zum Durchschneiden.

Bei tiefem Querstand wird die Zange, entsprechend der Lage der Leitstelle auf der linken oder rechten Seite, im linken oder rechten Schrägdurchmesser des Beckens angelegt. Die Zangenspitze ist gegen die Leitstelle gerichtet. Diese wird nach vorne gedreht und sodann der Kopf, dem Geburtsmechanismus der betreffenden Lage entsprechend, zum Durchschneiden gebracht.

Wie aus dem Gesagten hervorgeht, läßt sich der Kopf bei Querstand der Pfeilnaht in Beckenmitte oder im Beckenausgang mit einer Zange, die eine

Beckenkrümmung besitzt, nicht optimal fassen. Deshalb geben wir in solchen Fällen der KIELLAND-*Zange den Vorzug* (Abb. 146). Wegen der fehlenden Beckenkrümmung kann man sie auch im geraden Durchmesser des Beckens anlegen und so den Kopf trotz quer verlaufender Pfeilnaht im biparietalen Durchmesser sicher ergreifen. Die KIELLAND-Zange ist um so mehr zu empfehlen, als sie sich vor allem als *Drehinstrument* gut bewährt hat.

4. Die Ausführung der Zangenoperation bei in falscher Richtung (nach hinten) rotierter oder von Anfang an hinten stehender Leitstelle (SCANZONIsche Operation) (Typ IV).

Eine mit Beckenkrümmung versehene Zange darf nie mit nach hinten gerichteter Spitze verwendet werden. Die Krümmung der Zange läuft sonst der Biegung des Geburtskanales gerade entgegengesetzt und die Zangenspitze könnte an der hinteren Scheidenwand schwere Verletzungen hervorrufen. Bei nach hinten rotierter Leitstelle darf also die Zange nicht, wie es die allgemeine Vorschrift verlangt, mit zur Leitstelle gerichteter Spitze angelegt werden. In dieser Situation hilft man sich auf folgende Weise: Die Stelle, die auf demselben *schrägen Durchmesser*, aber an dem entgegengesetzten Endpunkt liegt wie die eigentliche Leitstelle, wird vorübergehend als Leitstelle angenommen. Die Zange wird nun so angelegt, daß ihre Spitze zu dieser *falschen Leitstelle* blickt. *Nun dreht man die angenommene falsche Leitstelle während der Traktion nicht nach vorne sondern in „falscher" Richtung, also nach hinten*, bis ein Querstand entsteht. Hierauf entfernt man die Zange und legt sie mit gegen die richtige Leitstelle blickender Spitze erneut an, wie bei einem Querstand. *Diese Zangenoperation gehört der Vergangenheit an* und wird lediglich der Vollständigkeit halber angeführt. Heute verwendet man lieber die KIELLAND-Zange. Bei Hinterhauptslage ist es manchmal einfacher, die große Fontanelle mit der KIELLAND-Zange nach vorne zu drehen und den Kopf nach dem Mechanismus der hinteren Hinterhauptslage zum Durchschneiden zu bringen.

a) Dreht sich bei einer *Hinterhauptslage* die Leitstelle nach hinten (hintere Hinterhauptslage) oder steht sie schon von Beginn an infolge einer Einstellungsanomalie des kindlichen Schädels dort, so wählt man die große Fontanelle als interimistische Leitstelle. Steht diese links, dann legt man die Zange im linken schrägen, steht sie rechts, legt man die Zange im rechten schrägen Durchmesser an. Während der Traktion dreht man die große Fontanelle nicht nach vorne sondern nach hinten, bis ein tiefer Querstand hergestellt ist. Nun nimmt man die Zange ab und legt sie erneut an, wie bei einem tiefen Querstand. Je nachdem, ob die kleine Fontanelle jetzt links oder rechts liegt, wird die Zange im linken oder rechten Schrägdurchmesser appliziert. Jetzt muß die Zangenspitze gegen die kleine Fontanelle gerichtet sein. Die Fortsetzung der Operation gestaltet sich wie bei tiefem Querstand. Einfacher ist es jedoch, wie erwähnt, die große Fontanelle nach vorne zu drehen und den Kopf entsprechend dem Mechanismus der hinteren Hinterhauptslage zu entwickeln.

b) Bei *Gesichtslage* und vollkommen nach hinten rotiertem Kinn hat man zunächst zu versuchen, dieses in einen schrägen Durchmesser zu bringen. Wenn dann die Gesichtslinie in einem schrägen Durchmesser steht, betrachtet man die Stirne als provisorische Leitstelle und wendet die Zange im rechten oder linken schrägen Durchmesser an, je nachdem sich die Stirne rechts oder links befindet. Durch Drehen der Stirne nach hinten stellt man einen Querstand her. Sodann entfernt man die Zange, legt sie erneut an und beendet die Geburt wie bei einer Gesichtslage mit quer verlaufender Gesichtslinie.

Das SCANZONI*sche Verfahren, das nur in die Hand eines geübten Operateurs gehört, gelangt heute kaum mehr zur Anwendung. Die* KIELLAND-*Zange erlaubt nämlich, die Operation auch bei nach hinten rotierter Leitstelle mit einem einmaligen Anlegen auszuführen.*

Die hohe oder Beckeneingangszange.

Manche Autoren sprechen schon dann von einer hohen Zange, wenn sich der Kopf im oberen Teil der Beckenhöhle befindet, andere hingegen nur, wenn er noch beweglich über dem Beckeneingang steht. Die Definition ist also nicht einheitlich. Aber selbst, wenn man nur bei im Beckeneingang stehendem Kopf von einer hohen Zange spricht, kann man die Zangenoperationen nicht von einem einzigen Gesichtspunkt aus beurteilen. Bezüglich der Gefahr und des Erfolges ist es nämlich immer noch ein Unterschied, ob die Zange an einem dem Beckeneingang aufliegenden oder an einem mit dem größten Umfang in den Beckeneingang eingetretenen, gut konfigurablen Kopf angelegt wird.

Verschieden sind auch die Ansichten über die Vorbedingungen zur hohen Zange. Die konservativeren Geburtshelfer halten einen Zangenversuch nur für erlaubt, falls der größte Umfang des Kopfes den Beckeneingang bereits passiert hat oder doch wenigstens im Beckeneingang steht. Andere hingegen glauben, ausnahmsweise, vor allem, wenn es sich um eine Mehrgebärende handelt, auch an dem mit einem kleinen Segment in den Beckeneingang eingetretenen kindlichen Schädel die Zange anlegen zu dürfen, vorausgesetzt, daß *sicher* kein Mißverhältnis vorliegt. Diese Frage läßt sich mit Hilfe der HOFMEIERschen Impression klären.

Die Grenzen der Anwendungsmöglichkeit der hohen Zange hängen natürlich in hohem Maße von der Erfahrung und Geschicklichkeit des betreffenden Operateurs ab. Der gut ausgebildete, erfahrene Facharzt kann selbstverständlich, vor allem, wenn ihm die Ausrüstung einer Klinik zur Verfügung steht, schwierigere Aufgaben übernehmen als der praktische Arzt. *Von Beckeneingangszangen ist dem Nichtfacharzt für Geburtshilfe auf jeden Fall abzuraten.* Die Ausführung der Operation gestaltet sich mitunter außerordentlich schwierig. Die Indikationsstellung und besonders die Beurteilung, ob die Zangenentbindung überhaupt möglich sein wird, erfordern sehr großes Wissen und ausgedehnte Erfahrung. Aber auch der Facharzt möge in jedem Falle bedenken, was er unternimmt und erst nach reiflicher Erwägung der Situation mit der Operation beginnen. Mitunter lassen sich schöne und überraschende Erfolge durch eine hohe Zange erreichen. Man hüte sich jedoch vor Übertreibungen und versuche die Operation nicht, wenn es sich beispielsweise um eine Erstgebärende oder sogar eine alte Erstgebärende handelt, bei der ein nicht konfigurierter Kopf nur mit einem kleinen Segment in den Beckeneingang eingetreten ist. Wer sich nicht an diese Regeln hält, kann traurige Erfahrungen machen. Anders ist die Situation bei einer Mehrgebärenden zu beurteilen, bei der während der vorangegangenen Geburten der Schädel eines gut entwickelten Kindes den Beckeneingang passiert hat. Noch günstiger liegen die Verhältnisse, wenn man beobachtet, wie der Kopf in der Wehe tief in den Beckeneingang eintritt und diesen mit seinem größten Umfang passiert, sich aber nach der Wehe wieder zurückzieht. Sollte also unter diesen Voraussetzungen die Geburt lange Zeit nicht mehr fortschreiten oder ganz zum Stillstand kommen, so darf der über entsprechende Erfahrung verfügende Facharzt eine Beckeneingangszange ausführen. Manchmal zwingen aber auch ungünstigere Umstände zum Anlegen der Zange, so z. B., wenn eine Wendung nicht mehr möglich und ein Kaiserschnitt wegen fraglicher Asepsis des Geburtskanales kontraindiziert ist. In solchen Fällen bleibt unter Umständen nichts anderes übrig, als eine hohe Zange zu versuchen. *Keinesfalls darf aber eine hohe*

Zange forciert werden. Dies ist vielleicht der wichtigste Gesichtspunkt, den man zu berücksichtigen hat. Der erfahrene, gewandte Facharzt, der zudem über die entsprechende Ruhe beim Operieren verfügt und zeitig erkennt, wann er die Operation abbrechen muß, wird diese nicht forcieren und deswegen kein Unheil anrichten. Zu großer Kraftaufwand und ein Versuch, das Unmögliche durchzusetzen, kann die schlimmsten Folgen haben. In solchen Fällen geht das Kind infolge Verletzungen des Schädels meist zugrunde, und die Mutter erleidet manchmal so schwere Verletzungen, daß sie ebenfalls umkommt. Es wurde also dann im Interesse der Mutter eine Operation unternommen, die sowohl der Mutter als auch dem Kinde das Leben kostete.

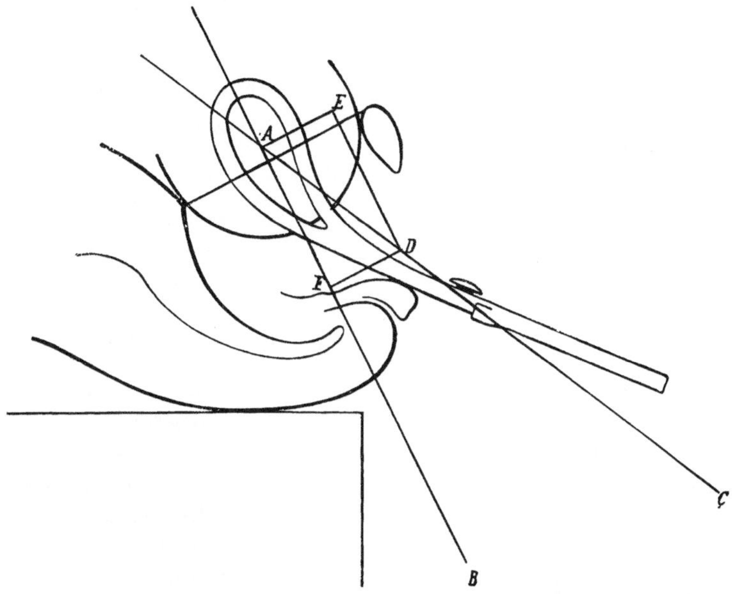

Abb. 143. Bei im Beckeneingang stehendem Kopf geht eine Komponente der Kraft als Druck gegen die Symphyse verloren, falls eine NAEGELEsche Zange verwendet wird (BUMM).

Der Zug hat, worauf schon oben hingewiesen wurde, bei den Zangenoperationen tangential zur Beckenachse zu erfolgen. Um dieser Forderung gerecht zu werden, müßte man den im Beckeneingang stehenden Kopf so steil nach unten ziehen, daß die Zugrichtung den Damm, ja sogar die Spitze des Kreuzbeines träfe. In jedem Falle, in dem man den Kopf aus dem Beckeneingang herunterholt, ist ein Ziehen in der optimalen Richtung unmöglich. Die Kraft, die an dem kindlichen Schädel zieht (A—C), teilt sich in zwei Komponenten (Abb. 143). Die Komponente A—E drückt den Kopf gegen die Symphyse und geht also verloren. Eine ganze Reihe von Geburtshelfern bemühte sich daher, der Unvollkommenheit der üblichen Zangenmodelle abzuhelfen (OSIANDER, BREUS, SÄNGER u. a.). Neuerdings wurde von THIESSEN eine zweckmäßige Haltung der Zange angegeben. Am meisten war das Instrument von TARNIER verbreitet (Abb. 144), das inzwischen von anderen durch kleinere Veränderungen modifiziert wurde. Das Wesen der TARNIERschen Zange besteht darin, daß man nicht am Griff sondern an einer eigens zu diesem Zweck angebrachten Achsenzugvorrichtung zieht. Diese wird von zwei zügelartigen Metallstäbchen gebildet, welche an den beiden Zangenlöffeln befestigt sind und an einen Zuggriff angeschlossen werden. Wie Abb. 145 zeigt, wird bei Verwendung der TARNIERschen Zange die Komponente des Zuges, die sich sonst als Druck gegen die Symphyse erschöpft, ebenfalls zum Zuge des Kopfes in der Richtung A—B ausgenutzt. Außer der Achsenzugvorrichtung besitzt die TARNIERsche Zange noch unterhalb der Schloßschraube eine Flügelschraube, durch welche die bereits am Kopf angelegten Zangenlöffel fixiert werden, bevor die Schloßschraube angezogen wird.

Wie schon erwähnt, darf eine Zange mit Beckenkrümmung im Beckeneingang nur im Querdurchmesser verwandt werden. Aus diesem Grunde ist eine Beckeneingangszange bei Deflexionslagen unstatthaft (dies gilt nicht für die KIELLAND-Zange), weil die Zangenspitzen den Hals der Frucht quetschen würden. Manche hielten es für erlaubt, die Beckeneingangszange in einem Durchmesser, der etwas vom queren abweicht, anzulegen. Dieses Vorgehen ist aber selbst in der Hand des geübten Operateurs gefährlich.

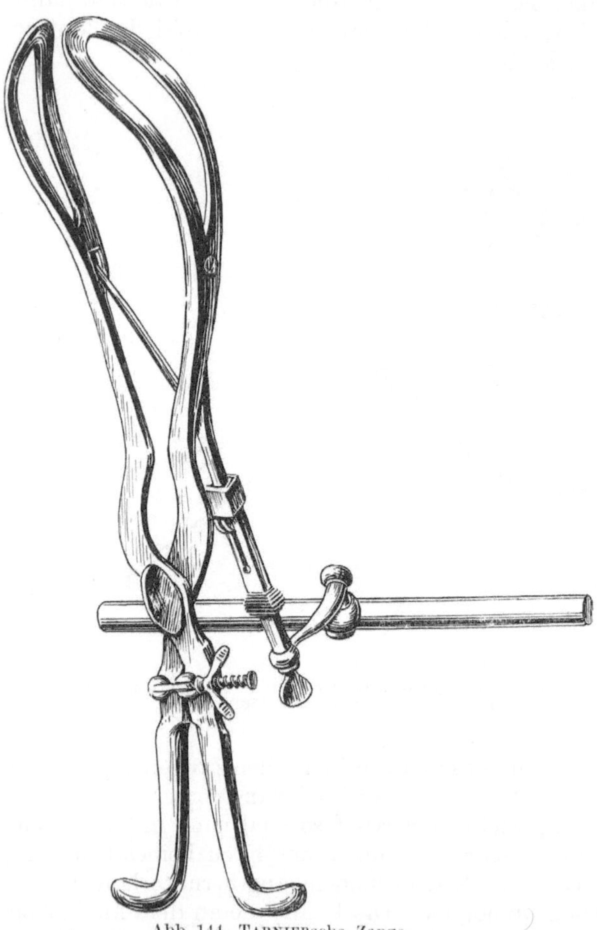

Abb. 144. TARNIERsche Zange.

Zangenoperationen im Beckeneingang wurden bis in die neuere Zeit mit Zangen des TARNIERschen Typs ausgeführt. *Heute sind diese Instrumente ziemlich außer Gebrauch gekommen.* Wir selbst benutzen sie auch seit langem nicht mehr. Der Grund liegt in der schwierigen Handhabung der Achsenzugzangen; außerdem stellt der Kaiserschnitt jetzt ein Konkurrenzverfahren der hohen Zange dar und hat diese in den Hintergrund gedrängt. Dies wurde erst möglich, als die Mortalität der Schnittentbindung erheblich abgesunken war und der Kaiserschnitt nur in den entsprechenden Fällen vorgenommen wurde. Besonders bei Erstgebärenden wird heutzutage die hohe Zange kaum oder überhaupt nicht mehr verwandt. Man soll vielmehr rechtzeitig die Indikation zum Kaiserschnitt stellen. *In Fällen, in denen man heute noch zu einer Zangenoperation bei im Beckeneingang stehendem Kopf gezwungen wird, verwendet man lieber die* KIELLAND-*Zange. Diese ist grazil und hat den Vorteil, daß sie sich auch im geraden Durchmesser des Beckeneinganges anlegen läßt.* Man kann also den Kopf selbst dann im biparietalen Durchmesser fassen, wenn die Pfeilnaht quer steht.

Trotzdem wollen wir die TARNIERsche Zange kurz erwähnen. Es gibt nämlich auch noch Geburtshelfer, besonders in Frankreich, aber auch in den Vereinigten Staaten, die Zangen ähnlicher Konstruktion, allerdings leichter gebaut, an dem im oberen Abschnitt der Beckenhöhle stehenden Kopf anlegen.

Durch den steil nach unten gerichteten Zug bei der hohen Zange wird der Damm begreiflicherweise stark gefährdet. Sobald man also merkt, daß die Operation nicht ohne eine Dammverletzung verlaufen wird, macht man rechtzeitig eine Episiotomie, um Dammrisse III. Grades zu vermeiden. Man führe die Episiotomie aber nicht schon vor dem Einlegen der Zangenlöffel aus, sondern erst dann, wenn man sieht, daß der Kopf folgt, die Operation also erfolgreich zu werden verspricht. Solange man noch mit dem Mißlingen der Zangenoperation und der Möglichkeit einer Perforation rechnen muß, soll man keine Episiotomie vornehmen. Wegen einer toten Frucht lohnt es sich nämlich nicht, den Damm so tief einzuschneiden, wie es bei einer hohen Zange erforderlich wäre.

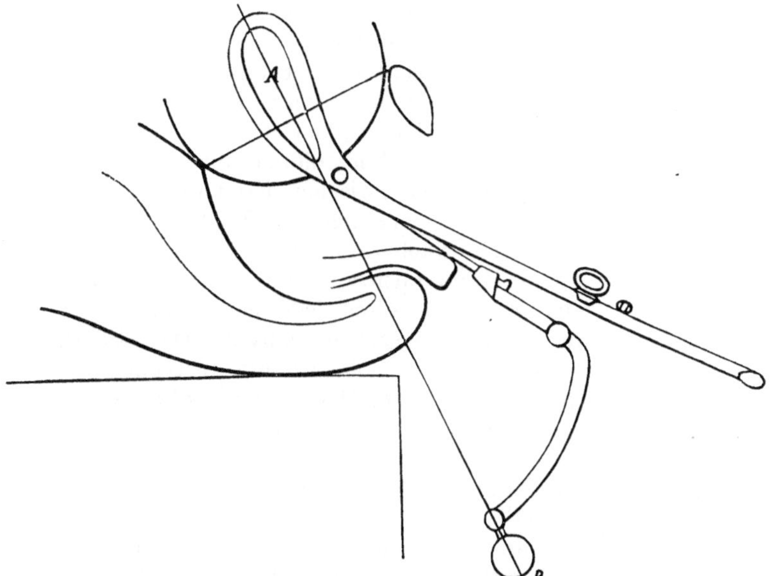

Abb. 145. Mit einer Achsenzugzange wird die ganze Kraft ausgenutzt.

Die KIELLAND-Zange.

Zangen mit Beckenkrümmung haben den Nachteil, daß sie nicht in jedem Durchmesser des Beckens verwendet werden können. Der Kopf läßt sich damit nicht immer optimal, d. h. biparietal fassen. KIELLAND, ein norwegischer Gynäkologe, half dieser Unvollkommenheit ab, indem er ein Instrument *ohne Beckenkrümmung* konstruierte (Abb. 146), das folglich an der Scheidenwand auch dann keine Verletzungen setzt, wenn es im geraden Beckendurchmesser verwendet wird (Abb. 147). Da dieses Instrument auch mit nach hinten gerichteter Spitze zu verwenden ist, erlaubt es, den *Kopf in jeder Ebene des Beckens und bei jeder Einstellung des Schädels im biparietalen Durchmesser* zu erfassen (Abb. 147 und 148). Die KIELLAND-Zange, die *graziler* als jeder bisher verwendete Forceps ist, besitzt außer den genannten noch weitere Vorteile. Das Zangenschloß wird von einer aus dem linken Löffel entspringenden umgebogenen Metallplatte gebildet und erlaubt ein Verschieben der Löffel in Längsrichtung nach dem Schließen. Diese Verschieblichkeit ermöglicht ein Anlegen der Zangenlöffel in verschiedener Tiefe des Geburtskanales. Im weiteren Verlauf der Operation stellen sich die beiden Blätter der Zange fast immer von selbst in gleicher Höhe ein. Das Gleitschloß gestattet daher die Verwendung der Zange auch bei asynklitischer Einstellung. Die Arretierung der Zangenlöffel an Stelle des Gleitschlosses verzichtet also auf einen großen Vorteil der KIELLAND-Zange, und deswegen erscheinen solche Zangenmodelle unzweckmäßig. Wir hatten Gelegenheit, die KIELLAND-Zange in einigen Fällen von LITZMANNscher Obliquität bei im Beckeneingang stehendem Kopfe im geraden Durchmesser des Beckens anzulegen und lebende Kinder zu entwickeln. Der Kopf trat längs des vorderen Zangenlöffels in das Becken, wie der Fuß über einen Schuhlöffel in den Schuh. Weichteilverletzungen durch die Zange entstanden nicht.

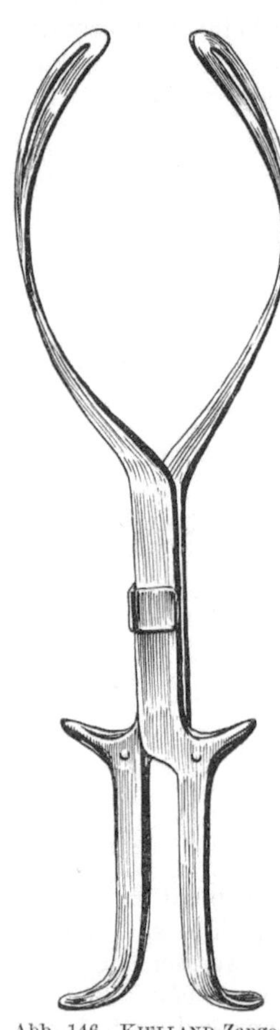

Abb. 146. KIELLAND-Zange.

Die Verwendung des Instrumentes im Beckeneingang sowie bei Querstand in der Beckenhöhle und im Beckenausgang gestaltet sich nach der Beschreibung KIELLANDs folgendermaßen: Nach entsprechender Vorbereitung wird die Kreißende in Steinschnittlage gebracht. Immer wird der vordere Löffel zuerst eingeführt. Mit zwei Fingern der rechten oder linken Hand dringt man bis unter die Symphyse zwischen Kopf und Rand des Muttermundes ein. Unter dem Schutze dieser beiden Finger führt man den Zangenlöffel mit nach vorne konkaver Kopfkrümmung zwischen Kopf und Muttermund hoch. Sollte die Zangenspitze am Kopfe anstoßen, senkt man den Griff. Nach Einlegen des vorderen Löffels wird die innere Hand entfernt und der eingeführte Löffel mit leichter Hand, ohne jede Gewaltanwendung um 180^0 um seine Längsachse gedreht. Die Richtung, in der gedreht werden soll, ist am Instrument durch einen Knopf bezeichnet. Der vordere Löffel liegt also nun mit seiner Kopfkrümmung dem kindlichen Schädel auf. Jetzt folgt das Einführen des hinteren Löffels. Um ein Einklemmen des Muttermundes zu vermeiden, geht man ebenfalls mit zwei Fingern in die Scheide ein und schiebt den hinteren Löffel unmittelbar vor dem Promontorium oder seitlich davon hoch. Hierauf schließt man die Zange. Sie liegt also im geraden Beckendurchmesser. Während des Zuges nach unten vollführt der Kopf häufig von selbst seine II. Drehung. Falls dies nicht geschieht, muß man sie mit der Zange nachholen. Erst nachdem der Kopf in die Beckenhöhle gezogen wurde, dreht man die Leitstelle nach vorne. Es ist ratsam, *während der Drehung nicht zu ziehen.* Da die KIELLAND-Zange den Kopf im biparietalen Durchmesser sicher ergreift, gelingt die Drehung meist leicht.

In Fällen, in denen das Einführen des vorderen Löffels in der beschriebenen Weise nicht möglich ist, empfiehlt KIELLAND, ihn wie bei der NAEGELEschen Zange erst in die Kreuzbeinexkavation einzuführen und dann nach vorne, bis an den Endpunkt des geraden Durchmessers wandern zu lassen. *Wir pflegen die KIELLAND-Zange immer auf diese Art einzuführen*; denn beim Einlegen der Löffel nach der Originalbeschreibung KIELLANDs sind laut Literaturangaben schon Blasenverletzungen, ja sogar Perforationen der vorderen Uteruswand vorgekommen. Auch Vorfall der Nabelschnur und Ausreißen von Placentagewebe wurden beobachtet. Außer den beiden genannten Möglichkeiten gibt es noch eine dritte, den vorderen Löffel einzuführen. Hierbei schiebt man den vorderen Löffel nicht wie bei der Originalmethode nach KIELLAND mit nach vorne gerichteter Konkavität, sondern umgekehrt gleich mit nach vorne gerichteter Konvexität unmittelbar unter der Symphyse hoch (RUNGE).

Unseren Erfahrungen zufolge ist bei Verwendung der KIELLAND-Zange eine exakte Diagnosestellung von besonderer Bedeutung. Wer nicht genau untersuchen kann, darf die KIELLAND-Zange nicht benutzen; denn er wird den Kopf nicht dem richtigen Mechanismus entsprechend drehen.

In der Hand des geübten Facharztes ist die KIELLAND-Zange ein außerordentlich wertvolles Instrument. Sie bewährt sich vor allem bei Drehungs-

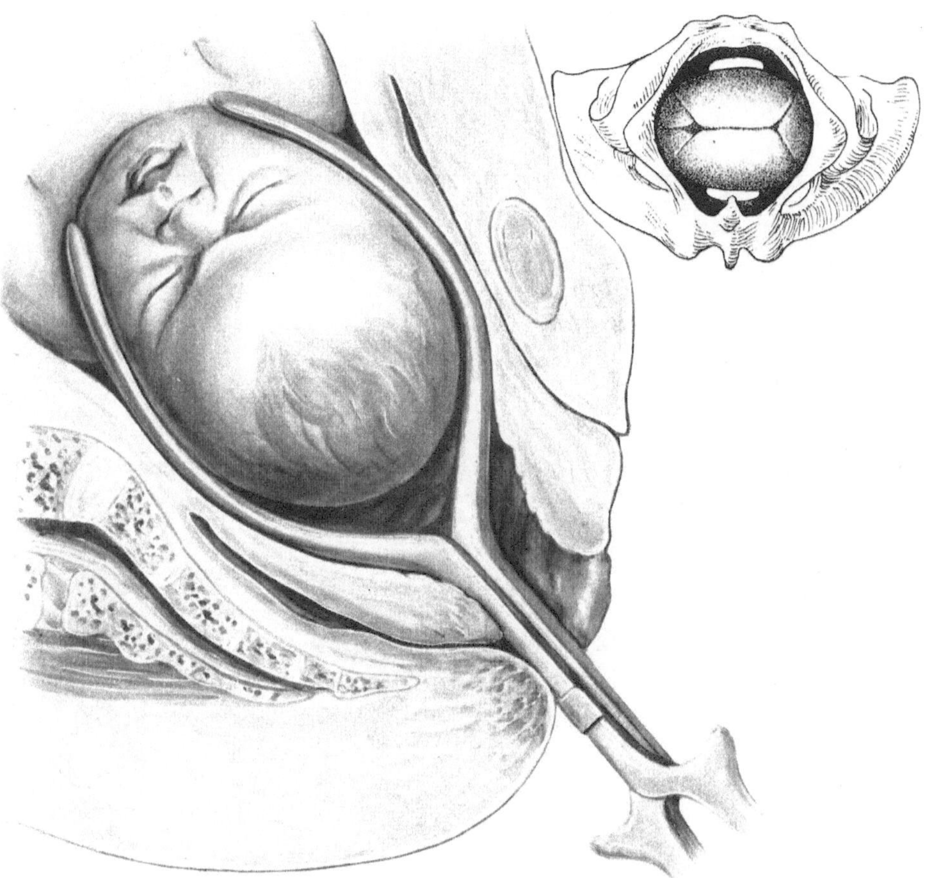

Abb. 147. Kopf im Beckeneingang. Pfeilnaht im queren Durchmesser. KIELLAND-Zange im geraden Durchmesser.

anomalien des Kopfes als *Drehzange*, auch in den Fällen, in denen die NAEGELEsche Zange versagt. *Bei nach hinten rotierter Leitstelle macht sie das komplizierte und schwierige SCANZONIsche Drehverfahren entbehrlich.* Mit dem KIELLANDschen Instrument kann man in solchen Fällen die provisorische Leitstelle so lange in falscher Richtung, also nach hinten drehen, bis die richtige Leitstelle, z. B. das Kinn, an den vorderen Endpunkt des geraden Durchmessers gelangt. Dem Nichtfacharzt für Geburtshilfe ist die KIELLAND-Zange weniger zu empfehlen; denn eine wirklich präzise Diagnosestellung ist die Grundbedingung für ihre Verwendung. Manche Autoren möchten dieses Instrument ausnahmslos bei allen Zangenoperationen verwendet wissen. Wir selbst sehen keinen Grund, in den Fällen, in denen der Kopf bereits in einem tieferen Abschnitt des Geburtskanals angelangt ist und die Pfeilnaht im schrägen oder geraden Durchmesser steht, also ein biparietales Anlegen der Zange erlaubt, die Verwendung der seit Jahrzehnten bewährten NAEGELEschen Zange aufzugeben. Die Beckenkrümmung ist hierbei ja gerade von Vorteil. Bei Drehungsanomalien hingegen leistet die KIELLAND-Zange Besseres als der NAEGELEsche Forceps. In Fällen, in denen der Kopf noch im Beckeneingang steht, verwenden wir ausschließlich die KIELLAND-Zange.

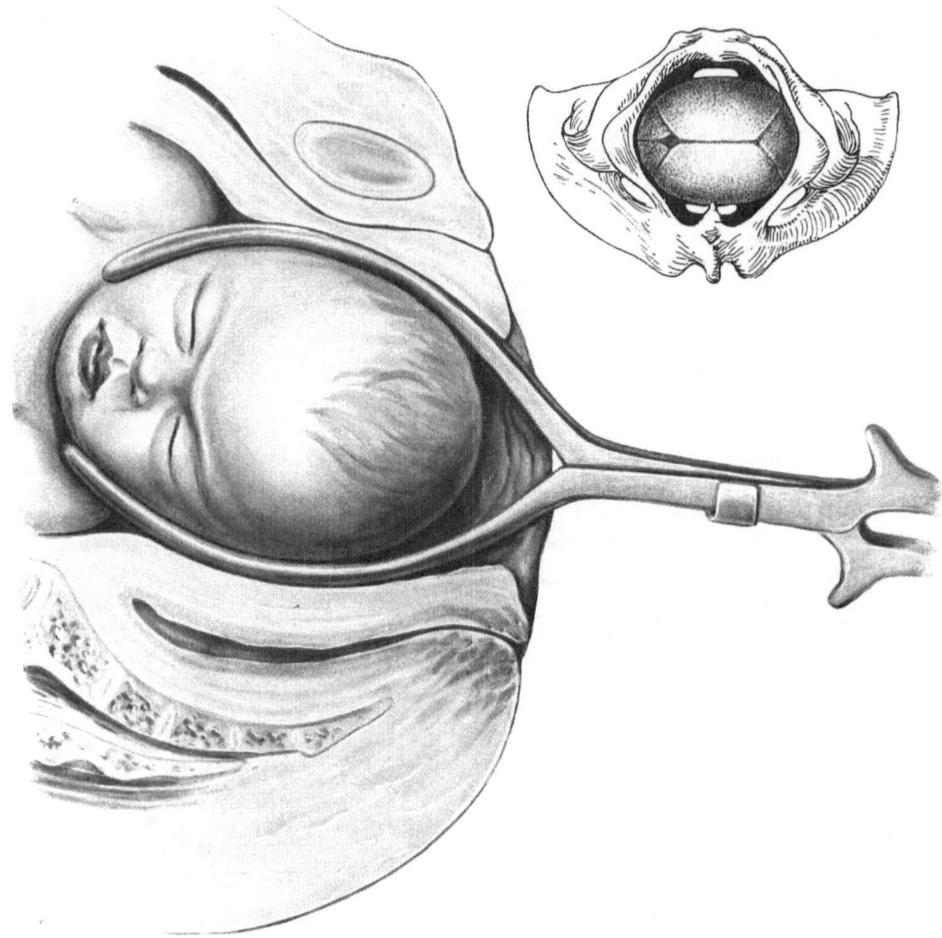

Abb. 148. Bei tiefem Querstand kann man den Kopf mit der KIELLAND-Zange ebenfalls biparietal fassen.

Der Erfolg der Zangenoperation beruht nicht nur auf der Art ihrer Ausführung, sondern auch auf der richtigen Beurteilung der Situation. Man muß also erkennen, ob die Vorbedingungen und eine Indikation gegeben sind und muß vor allem eine gute Diagnose stellen. Sodann hat man sich bei der Ausführung der Operation immer den Geburtsmechanismus vor Augen zu halten. Es ist nicht nur wichtig, in der entsprechenden Weise zu ziehen, sondern man muß auch zeitweise — vor allem bei Beckeneingangs- und Beckenmittenzangen — die Löffel lockern und kurze Pausen einschalten. Falls die Vorbedingungen erfüllt sind, eine wirkliche Indikation gegeben ist und mit guter Technik gearbeitet wird, lassen sich mit der KIELLAND-Zange ausgezeichnete Ergebnisse erzielen. Wer nicht auf die oben beschriebene Weise vorgeht und vor allem nicht mit der nötigen Ruhe, sondern nervös und hastig extrahieren will, wird es nie zu guten Erfolgen bringen. Bei der Mutter wird er allerlei Nebenverletzungen und beim Kinde intrakranielle Blutungen verursachen. Wenn wir sagten, daß wir den verschiedenen „neueren" Zangentypen keine größere Bedeutung beimessen, dann vor allem deshalb, weil es nicht in erster Linie auf das Instrument, sondern auf den Operateur ankommt. Zudem leisten die bisher verwendeten Zangenmodelle in den entsprechenden Händen wirklich Ausgezeichnetes.

VIII. Expressio fetus.

Außer den Wehen spielt in der Austreibungsperiode die Tätigkeit der Bauchpresse eine wichtige Rolle. Falls sie unzulänglich ist, kann es zu einer Geburtsverzögerung kommen. Als Ersatz oder Ergänzung dient auch die KRISTELLER*sche Expression*. Nach der von KRISTELLER empfohlenen Weise wird sie aber heute nicht mehr ausgeführt; denn die Erweiterung des Muttermundes in der Eröffnungsperiode wird dadurch nicht gefördert. Von gutem Erfolge ist sie hingegen während der *Austreibungsperiode*, vor allem, *wenn sich der Kopf fast oder ganz im Beckenausgang befindet und wenn er seine II. Drehung fast oder ganz beendet hat*. In solchen Fällen kann man bei einer Indikation zur Geburtsbeendigung vor einer Zangenoperation die Expression versuchen, deren Effekt sich noch durch die Verabreichung von Uterotonica (3—5 IE eines Hypophysenhinterlappenpräparates intramuskulär) steigern läßt. Die Expression besitzt den Vorteil, daß man dabei nicht in den Geburtskanal eingeht, also auch dessen Asepsis nicht gefährdet. Eine gewisse Gefahr liegt aber in einer zu großen Kraftanwendung, wie manche Beispiele aus der Literatur beweisen. So wurde z. B. schon über Bersten von Dünndarmschlingen durch eine mit roher Kraft ausgeführte Expression berichtet. Die Folge war eine tödliche Peritonitis. Weiter kam es zu Uterusruptur und zu vorzeitiger Placentalösung. Deshalb muß mit Nachdruck darauf hingewiesen werden, daß das *Forcieren der Expression gefährlich und daher abzulehnen* ist. Selbstverständlich ist es verboten, zu exprimieren, wenn sich neben der schwangeren Gebärmutter eine Geschwulst befindet. Diese könnte platzen und die Bauchhöhle mit ihrem Inhalt infizieren. Kontraindiziert ist die Expression ferner bei drohender Uterusruptur. In einem solchen Falle ist die Geburt auf die schonendste Weise zu beenden.

Da der Geburtsverlauf außerdem oft durch den Widerstand eines straffen, schlecht dehnbaren Dammes verzögert wird, empfiehlt es sich in solchen Fällen mit der Expression eine Episiotomie zu verbinden.

Ausführung. Tritt in einem Falle, in dem der Kopf im Beckenausgang und die Pfeilnaht ganz oder fast im geraden Durchmesser steht, eine Indikation zur Geburtsbeendigung auf, so gibt man einige Einheiten (keinesfalls mehr als 5) eines Hypophysenhinterlappenpräparates intramuskulär und führt nötigenfalls eine Episiotomie aus. Nun stellt man sich auf eine Seite der Kreißenden, legt die Hände so auf den Gebärmuttergrund auf, daß die Daumen nach vorne, die übrigen Finger auf die seitliche und hintere Uteruswand zu liegen kommen und übt *während der Wehen* einen langsam sich steigernden Druck aus. Nichts wäre unrichtiger als auf dem Bett der Kreißenden kniend unter Ausnutzung des ganzen Körpergewichtes zu exprimieren. Ein derartiges Verfahren ist schmerzhaft und kann zu den oben erwähnten Verletzungen führen. Bleiben einige während der Wehen ausgeführte Expressionen erfolglos, dann darf man nicht durch größeren Kraftaufwand weiterzukommen suchen, sondern soll lieber die Geburt mit der Zange beenden. Eine von einem Fachmann ausgeführte

Beckenausgangszange ist nämlich weniger gefährlich als eine forcierte rohe Expression. Deshalb soll immer alles vorbereitet sein, um im Bedarfsfalle die Geburt mit dem Forceps beenden zu können.

Die Expression kommt auch bei manchen *entbindenden Operationen* in Frage, um den Eingriff zu erleichtern, so z. B. beim Entwickeln der Schultern nach einer Zangenoperation. Wenn man den Schädel einer perforierten Frucht mit dem Kranioklasten extrahiert, ist ein leichter Druck von oben ebenfalls von guter Wirkung. Wichtiger als bei anderen geburtsbeendenden Operationen ist die Expression bei Entwicklung des Kindes aus Beckenendlage. Hier ergänzt sie die Wehentätigkeit und sichert — wie erwähnt — die physiologische Haltung der Frucht.

Schließlich wäre noch die *Impression des Kopfes* zu erwähnen. Zeigt im Falle einer Schädellage der Kopf keine Tendenz, in den Beckeneingang einzutreten, so faßt man nach HOFMEIER den Kopf, oberhalb der Symphyse durch die Bauchdecken durchtastend so, daß der Daumen auf das Occiput, die übrigen vier Finger auf das Gesicht oder Kinn zu liegen kommen. Nun drückt man energisch beckenwärts. Zweckmäßiger ist es aber, den Kopf mit beiden Händen, die wie beim IV. LEOPOLDschen Handgriff angelegt werden, in den Beckeneingang zu drücken. Bei *nachfolgendem Kopfe* exprimiert man gleichzeitig mit der Extraktion auf die bereits beschriebene Weise.

IX. Die Galeazange.

Die Kopfschwartenzange wurde erstmalig von WILLETT (1925) in England empfohlen; dort lernte ich dieses Instrument vor mehr als 20 Jahren kennen. Auf dem Kontinent wurde die Galeazange durch GAUSS, v. PALL u. a. modifiziert. Als Anwendungsgebiet für die Kopfschwartenzange gab WILLETT in erster Linie die Blutungen bei Placenta praevia an. Andere Autoren stellten dann im Laufe der folgenden Jahre noch weitere Indikationen auf. Über die Technik bei der Verwendung der Galeazange ist auf S. 69 und 70 berichtet. Auf Grund unserer eigenen Erfahrungen möchten wir die Indikationen zur Galeatraktion folgendermaßen zusammenfassen:

Indikationen.

1. In Fällen von Placenta praevia lateralis, marginalis sowie bei tiefsitzender Placenta, falls der Blutverlust nicht zu groß ist und trotz Blasensprengung die Fixation des Kopfes sowie die damit verbundene Kompression der gelösten Placenta nicht gelingt.
2. Bei Einstellungsanomalien, bei denen durch Korrektur der pathologischen Einstellung eine normale Geburt zu erwarten ist. So wird man z. B. bei Asynklitismus (auch bei der LITZMANNschen Obliquität) die Galeazange an dem noch höher stehenden Os parietale anlegen. In allen Fällen ist es wichtig, in der entsprechenden Richtung etwa mit $^1/_2$ kg Gewicht zu ziehen.
3. Bei Quer- und Schieflagen, falls es gelingt, den Kopf nach Blasensprengung durch äußere Handgriffe zwar über den Beckeneingang zu bringen; ein Versuch aber, ihn lediglich durch diese Maßnahme zu fixieren, fehlschlägt.
4. Bei Arm- und Nabelschnurvorfall, wenn nach der Reposition durch die Fixation des Kopfes ein normaler Geburtsverlauf zu erwarten ist. In diesen Fällen empfehlen wir (BURGER, v. VÉGH) schon vor der Reposition die Kopfschwartenzange anzulegen, damit sofort nach dem Hochschieben des vorgefallenen kindlichen Teiles ein Zug ausgeübt werden kann.

5. In sehr hartnäckigen Fällen von Wehenschwäche, die sich durch andere Maßnahmen nicht beeinflussen lassen.
6. Gelegentlich bei Eklampsie, Präeklampsie und anderen Erkrankungen der Mutter, falls eine Beendigung der Geburt angezeigt ist.
7. Ausnahmsweise beim Kaiserschnitt, falls beim Entwickeln des Kopfes größere Schwierigkeiten auftreten.
8. Bei totem Kinde, wenn die Beendigung der Geburt angezeigt erscheint.
9. Bei geringgradigem Mißverhältnis als *ultimum refugium*, falls eine Sectio caesarea nicht mehr in Frage kommt. Ein stärkeres Mißverhältnis stellt selbstverständlich eine Gegenindikation dar.

Vorbedingungen.

1. Der Muttermund soll mindestens zwei Querfinger breit sein.
2. Die Blase soll gesprungen sein oder gesprengt werden.
3. Man soll voraussichtlich mit einer kleinen Belastung auskommen, in Fällen von Placenta praevia darf sie keinesfalls mehr als 500 g betragen.

Nach Anlegen der Galeazange hat man darauf zu achten, daß der Zug immer tangential zur Beckenachse erfolgt. Am besten bedient man sich hierfür der von GAUSS angegebenen Einrichtung (Abb. 67). Sobald es möglich ist, soll die Zange abgenommen werden.

X. Die zerstückelnden Operationen.

Zweck der bisher besprochenen entbindenden Operationen ist es, sowohl das mütterliche als auch das kindliche Leben zu retten. Es kommt aber auch vor, daß das Kind bei Beendigung der Geburt nicht mehr lebt oder ohne einen Kaiserschnitt bzw. eine Erweiterung des knöchernen Beckenringes nicht lebend zur Welt gebracht werden kann. Falls dann die Möglichkeit zur Ausführung der letztgenannten Operationen nicht gegeben ist, die Patientin also mit anderen Worten nicht in eine Klinik gebracht werden kann, während gleichzeitig eine drohende Uterusruptur zum Handeln zwingt, gerät der Arzt ausnahmsweise in die verantwortungsvolle und deprimierende Lage, das kindliche Leben im Interesse der Mutter opfern zu müssen. Allerdings sind dabei die Lebensaussichten für das Kind meist ohnedies schon sehr fraglich.

Auch in der klinischen Geburtshilfe kann man in äußerst seltenen Fällen gezwungen werden, eine Embryotomie am vielleicht noch lebenden Kinde vorzunehmen. So ist es schon denkbar, daß man bei sicher infiziertem Uterusinhalt unter Umständen nicht die Verantwortung auf sich nehmen kann, die Mutter wegen eines problematischen kindlichen Lebens in Gefahr zu bringen. Solche Fälle sind aber Raritäten. Unter meiner Leitung kam es z. B. weder an meiner jetzigen noch an meiner früheren Klinik zur Perforation eines lebenden Kindes.

Die beste Methode zur Vermeidung der Zerstückelung einer lebenden Frucht ist die systematische Untersuchung und Betreuung der Schwangeren. Taucht dabei auch nur der geringste Verdacht auf, es könne zu einer regelwidrigen Geburt kommen, so sollte die Schwangere oder Kreißende rechtzeitig in eine Klinik eingewiesen werden. Dort hat man die besten Möglichkeiten, bei der Geburt sowohl der Mutter als auch dem Kinde das Leben zu erhalten.

Muß man eine *zerstückelnde Operation* durchführen, so hat man sich *anschließend immer zu überzeugen, ob nicht eine Verletzung des Scheidengewölbes, der Cervix oder eine Uterusruptur zustande gekommen ist.*

1. Die Kraniotomie oder Perforation.

Bei der Kraniotomie verfolgt man den Zweck, den kindlichen Schädel durch Entleerung seines Inhaltes zu verkleinern und dadurch den Geburtsverlauf zu erleichtern.

Vorbedingungen.

1. Der Muttermund muß weit genug sein, um unter dem Schutze der Hand die erforderlichen Instrumente in die Gebärmutter einführen zu können. Sollte die Kraniotomie bereits zu einem Zeitpunkt nötig werden, zu dem der Muttermund noch nicht ausreichend eröffnet ist, dann wendet man die stumpfen Dilatationsverfahren an. Hat man jedoch hierzu — was kaum vorkommt — nicht genügend Zeit, kann man den Muttermund eventuell auch blutig erweitern. Zudem muß die Feuchtblase gesprungen sein oder gesprengt werden.

2. Es darf kein Mißverhältnis solchen Grades vorhanden sein, daß der Kopf nicht einmal in perforiertem Zustand passieren kann. Diesbezüglich kommen in erster Linie das enge Becken und im kleinen Becken befindliche Geschwülste in Betracht. Ein Mißverhältnis, das vor allem durch die Größe des Kopfes bedingt ist (Hydrocephalus), läßt sich nämlich durch Kraniotomie beseitigen. Wie die Erfahrung lehrt, darf kein enges Becken IV. Grades vorhanden sein. Wenn die Conjugata vera kleiner als 6 bzw. 5,5 cm ist, kann man auch den verkleinerten Kopf nicht extrahieren. Eine Geschwulst im kleinen Becken erfordert stets erhöhte Aufmerksamkeit. Beim Extrahieren des Kopfes kann es sonst geschehen, daß der Tumor platzt und sein eventuell infizierter Inhalt in die Bauchhöhle gelangt. Bei einem Mißverhältnis, das sich auch durch Kraniotomie nicht beseitigen läßt, liegt eine absolute Indikation zum Kaiserschnitt vor (im Bedarfsfalle nach PORRO).

3. Der Kopf soll im Beckeneingang fixiert sein. Ist dies nicht der Fall, so fixiert ihn ein Assistent, um ein Verletzen der mütterlichen Weichteile zu verhüten, falls der Kopf bei der Perforation ausweichen sollte.

Indikationen.

In der modernen Geburtshilfe kommt die Kraniotomie, wie alle zerstückelnden Operationen, abgesehen von *äußerst seltenen Ausnahmen* nur bei totem Kinde in Frage.

1. Eine Indikation zur Kraniotomie ist *in allen Fällen gegeben, in denen es sich um eine Schädellage handelt, das Kind nicht mehr lebt und die Beendigung der Geburt in mütterlichem Interesse erforderlich ist. Prophylaktisch kann man* die Perforation *ausführen, wenn man sich dadurch eine wesentliche Erleichterung des Geburtsverlaufes verspricht,* so z. B. bei einer Erstgebärenden, bei der der Muttermund noch nicht völlig erweitert ist und der Kopf noch im Beckeneingang steht. Der kleinere Schädel gefährdet nämlich den Geburtskanal viel weniger. Natürlich wird man in einem solchen Falle, in dem man die Weichteile der Mutter schonen will, den perforierten Schädel nicht gleich mit dem Kranioklasten extrahieren, sondern die Geburt nach der Perforation sich selbst überlassen.

2. *Bei lebendem Kinde* kommt die Perforation — wie erwähnt — nur in äußerst seltenen Ausnahmen in Betracht; denn man wird jedes Mittel und jeden Weg versuchen, sie zu vermeiden.

Eine wirklich dringende Indikation für die Perforation eines lebenden Kindes stellt für den praktischen Arzt eigentlich nur die drohende Uterusruptur dar und auch nur dann, wenn keine Möglichkeit besteht, die Kreißende in ein Krankenhaus einzuliefern.

Die *Perforation des nachfolgenden Kopfes* ist unter Umständen erforderlich, wenn es infolge eines Mißverhältnisses nicht gelingt, ihn durch das Becken zu ziehen, oder wenn bei einer Drehungsanomalie das Kinn an der Symphyse hängenbleibt und die Verfahren zur Entwicklung des Kopfes versagen. Bis es so weit kommt, ist die Frucht meist abgestorben. In der Praxis handelt es sich also fast immer um die Perforation eines toten Kindes.

Die Ausführung der Perforation.

Die Perforationsinstrumente lassen sich in zwei große Gruppen einteilen. In die erste Gruppe gehören scherenartige Instrumente, die jedoch die Schneide

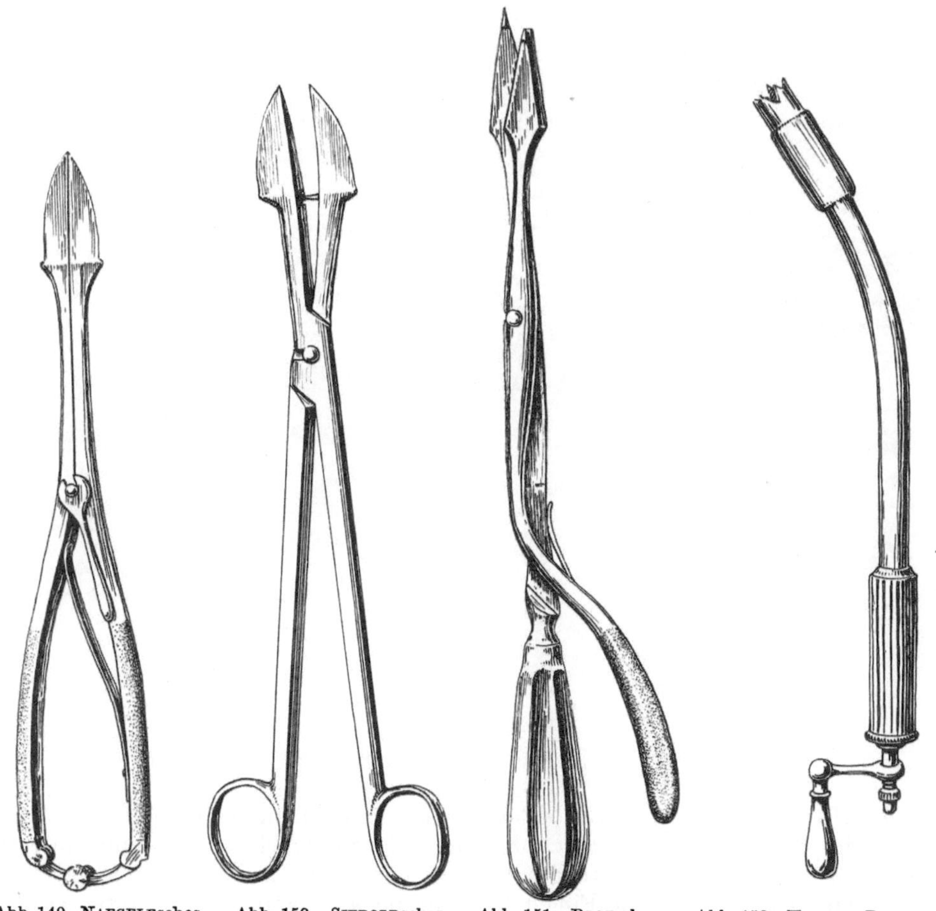

Abb. 149. NAEGELEsches Perforatorium. Abb. 150. SIEBOLDsches Perforatorium. Abb. 151. BLOTscher Dolch. Abb. 152. KIWISCH-BRAUNscher Trepan.

nach außen tragen und beim Spreizen die durch das Einstoßen in den kindlichen Schädel gesetzte Öffnung erweitern. Bei uns sind die NAEGELEsche Schere (Abb. 149), das SMELLIEsche, das SIEBOLDsche Perforatorium (Abb. 150) und der ähnlich wirkende BLOTsche Dolch (Abb. 151) am weitesten verbreitet. Die NAEGELEsche Schere besitzt an ihrem Griffe einen Verschluß, der ein selbständiges Öffnen beim Einführen in die Scheide verhindert. Der scherenartige Teil des Instruments ist etwas gebogen (wie eine Nagelschere), um ein Verletzen der eingeführten Hand zu verhüten.

Die zweite Gruppe der Perforationsinstrumente wird von den *Trepanen* gebildet. Im Prinzip handelt es sich dabei um eine kranzförmige Säge, die beim

Drehen der Bohrvorrichtung aus einer zylindrischen Röhre heraustritt und sich in den Kopf einbohrt. Am bekanntesten ist der KIWISCHsche Trepan, der von BRAUN mit einer Beckenkrümmung versehen wurde (Abb. 152).

Jeder Typ der genannten Instrumente hat seinen Vorteil. Die zuerst besprochenen nehmen vor allem wenig Platz ein und sind folglich auch bei engen räumlichen Verhältnissen gut zu gebrauchen. Die Trepane werden heute nur noch ausnahmsweise verwendet, wenn man z. B. nicht in der Lage ist, eine Naht oder Fontanelle zu erreichen und dann einen Knochen perforieren muß.

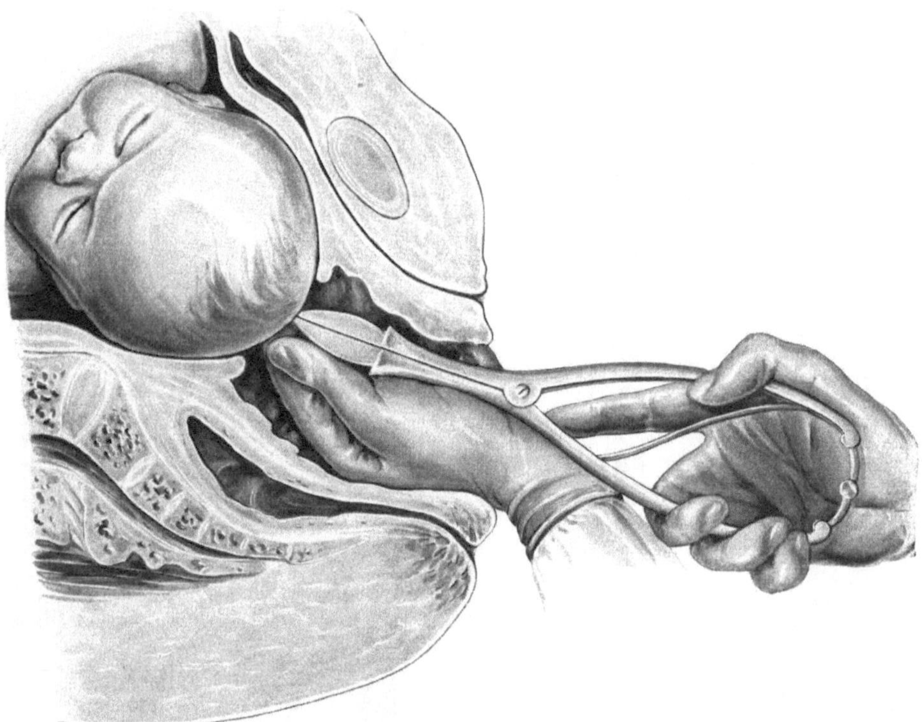

Abb. 153. Perforation mit dem NAEGELEschen Perforatorium.

Zur *Ausführung* der Perforation lagert man die Kreißende auf den Operationstisch oder das Querbett, bereitet das Genitale entsprechend vor und entleert die Blase. Nun entfaltet man die Scheide mit zwei Fingern einer Hand und dringt mit der anderen, die Finger kegelförmig aneinandergelegt, unter Druck auf den Damm in die Schamspalte ein, sucht den Muttermund und sodann die zu perforierende Naht oder Fontanelle auf. Da die große Fontanelle am meisten Platz bietet, wird man bemüht sein, sie zu erreichen. (Bei Gesichtslage kann man durch die Augenhöhle oder den weichen Gaumen hindurch perforieren. Zur Perforation eines Hydrocephalus genügt oft eine größere Infusionskanüle.) Die voraussichtliche Perforationsstelle umfaßt man mit den Fingern der inneren Hand kranzförmig, um bei eventuellem Abgleiten des Instrumentes Verletzungen der mütterlichen Weichteile zu verhüten. Jetzt folgt das Hochschieben des Perforatoriums unter dem Schutze der Hand (Abb. 153). Sobald die Spitze an die zu perforierende Stelle gelangt ist, dringt man mit Bohrbewegungen durch die Kopfhaut und stößt das Instrument mit einem kräftigen Ruck in den Kopf. Falls dieser nicht fest im Beckeneingang steht, muß ihn ein Assistent durch äußere Handgriffe fixieren. Sobald das Perforatorium in den kindlichen Schädel eingedrungen ist, wird die Perforationsstelle durch Spreizen der schneidenden Flächen vergrößert. Nun schließt man das Instrument wieder, dreht es um 90°, öffnet es von neuem, schließt und entfernt es. Nachdem man auf diese Weise ein genügend großes Loch geschaffen hat, führt man durch dieses hindurch eine Irrigatorröhre oder einen BOZEMAN-FRITSCHschen Katheter ein, rührt das Gehirn durcheinander und spült es aus.

Ein *Trepan* wird in ähnlicher Weise eingeführt wie ein Perforatorium. Der Unterschied bei der Verwendung dieser Instrumente besteht lediglich darin,

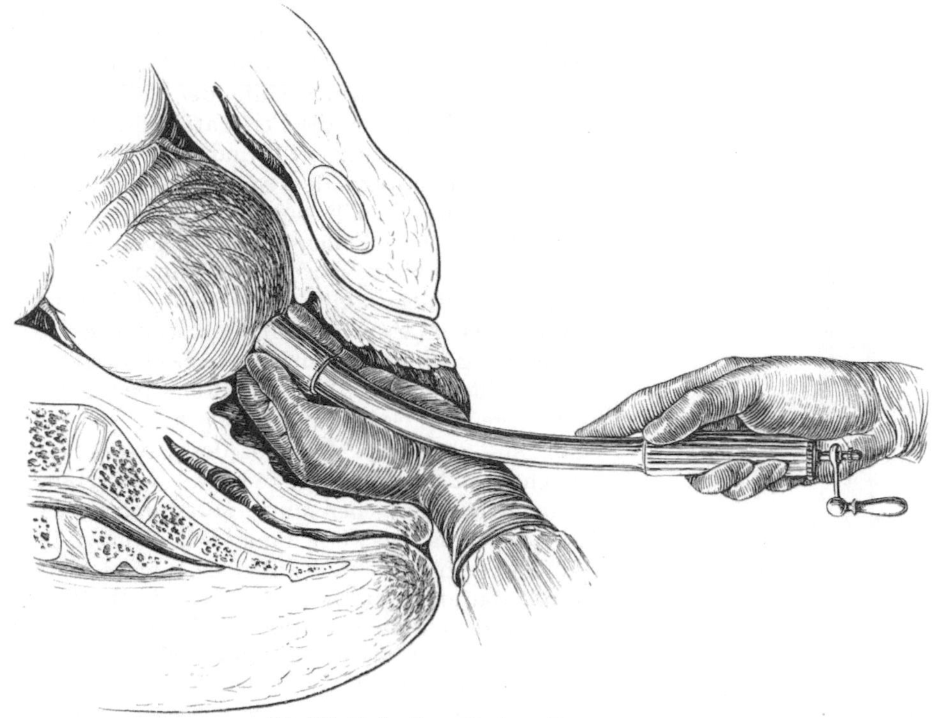

Abb. 154. Perforation mit einem Trepan.

daß man den an die zu perforierende Stelle herangebrachten Trepan nicht in den Schädel hineinstößt sondern durch Bohrbewegungen mit Hilfe der Kranzsäge hineinbohrt (Abb. 154). Wenn der Widerstand beim Bohren nachläßt, ist das ein Zeichen, daß der Knochen durchsägt ist. Man schraubt dann die Bohrvorrichtung zurück; die Säge verschwindet im Zylinder und das Instrument kann entfernt werden.

Nach der Perforation entfernt man entweder die Frucht sofort oder man wartet ihre spontane Ausstoßung ab. Falls die Beendigung der Geburt nicht dringend und die Wehen gut sind, überläßt man, vor allem bei einer Erstgebärenden mit engen Weichteilen, die Geburt den natürlichen Kräften. In jedem Falle jedoch, in dem aus irgendeinem Grunde eine rasche Entbindung geboten erscheint (Blutung, drohende Uterusruptur, andere Erkrankungen der Mutter, die eine akute Lebensgefahr darstellen), entfernt man die Frucht sofort nach der Perforation. Die meisten Geburtshelfer bedienen sich dabei des BRAUN*schen Kranioklasten* (Abb. 155). Dieser erinnert an eine geburtshilfliche Zange und besteht aus zwei ineinander passenden Branchen; die eine ist gefenstert, die andere solid Die Krümmung des soliden Armes verläuft parallel mit der Kopfkrümmung des gefensterten. Am Griff des Instrumentes befindet sich eine Druckvorrichtung, die ein Zusammendrücken der gefaßten Weichteile und ein sichereres Greifen ermöglicht. Beim Anlegen des Kranioklasten sucht man den *gefensterten Löffel über das Gesicht* des Kindes zu legen. Auf diese Weise faßt man mehr Gewebe zwischen den beiden Branchen als am Hinterhaupt und ergreift den Kopf sicherer.

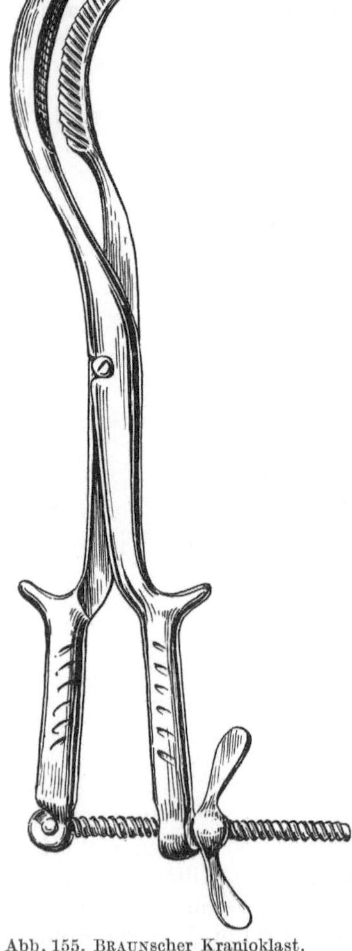

Abb. 155. BRAUNscher Kranioklast.

Die Anwendung des Kranioklasten gestaltet sich folgendermaßen: Nach der Perforation und Entfernung des Perforatoriums steckt man den Zeigefinger der inneren Hand in die Perforationsöffnung, um mit seiner Hilfe den soliden Teil des Kranioklasten in die Perforationsöffnung zu führen. Die Fixierung der Öffnung im kindlichen Schädel ist dann besonders wichtig, wenn sich der Kopf noch aus dem Beckeneingang wegschieben läßt. In solchen Fällen kann es nämlich geschehen, daß sich die Perforationsöffnung aus dem Bereich des Muttermundes verschiebt. Unter dem Schutze der inneren Hand führt man den soliden Löffel mit gesenktem Griff in das Loch des kindlichen Schädels (Abb. 156) und dreht die konvexe Seite gegen das Gesicht der Frucht hin. Nun geht man mit der dem Gesicht des Kindes entsprechenden Hand (z. B. linke Lage — linke Hand) in die Scheide zwischen Muttermund und Gesicht ein. (Zweckmäßigerweise nimmt man gleich zu Beginn die dem Gesicht des Kindes entsprechende Hand. Dadurch erübrigt sich später ein Wechseln der Hände, und die Infektionsgefahr ist geringer.) Hierauf schiebt man den gefensterten Teil des Kranioklasten ähnlich wie den Löffel einer geburtshilflichen Zange von der entgegengesetzten Leistenbeuge der Mutter her unter dem Schutze der inneren Hand und gleichzeitigem Senken des Griffes durch den Muttermund hindurch über das Gesicht hoch (Abb. 157). Nachdem man sich überzeugt hat, daß keine mütterlichen Weichteile mitgefaßt wurden, schließt man die Löffel. Sieht die Konvexität der Löffel nach der rechten Seite der Mutter, so schließt man den Kranioklasten ähnlich wie die geburtshilfliche Zange; sieht sie aber nach links, so ist das Schließen erst nach *Kreuzen* der Branchen möglich. Wir haben hier dieselbe Situation vor uns wie in den Fällen, in denen der rechte Zangenlöffel einer geburtshilflichen Zange zuerst eingeführt wurde. Dem Schließen des Kranioklasten folgt das Anziehen der Flügelschraube der Kompressionsvorrichtung. Man dreht, solange es möglich ist (Abb. 158), und ergreift dadurch den Kopf sicher zwischen den beiden Branchen des Instrumentes. Je weiter die Griffe nach dem Zusammenschrauben der Kompressionsvorrichtung voneinander entfernt sind, desto mehr Gewebe hat man gefaßt und desto sicherer den Kopf ergriffen. Jetzt folgt der Probezug und sodann die Extraktion (Abb. 159).

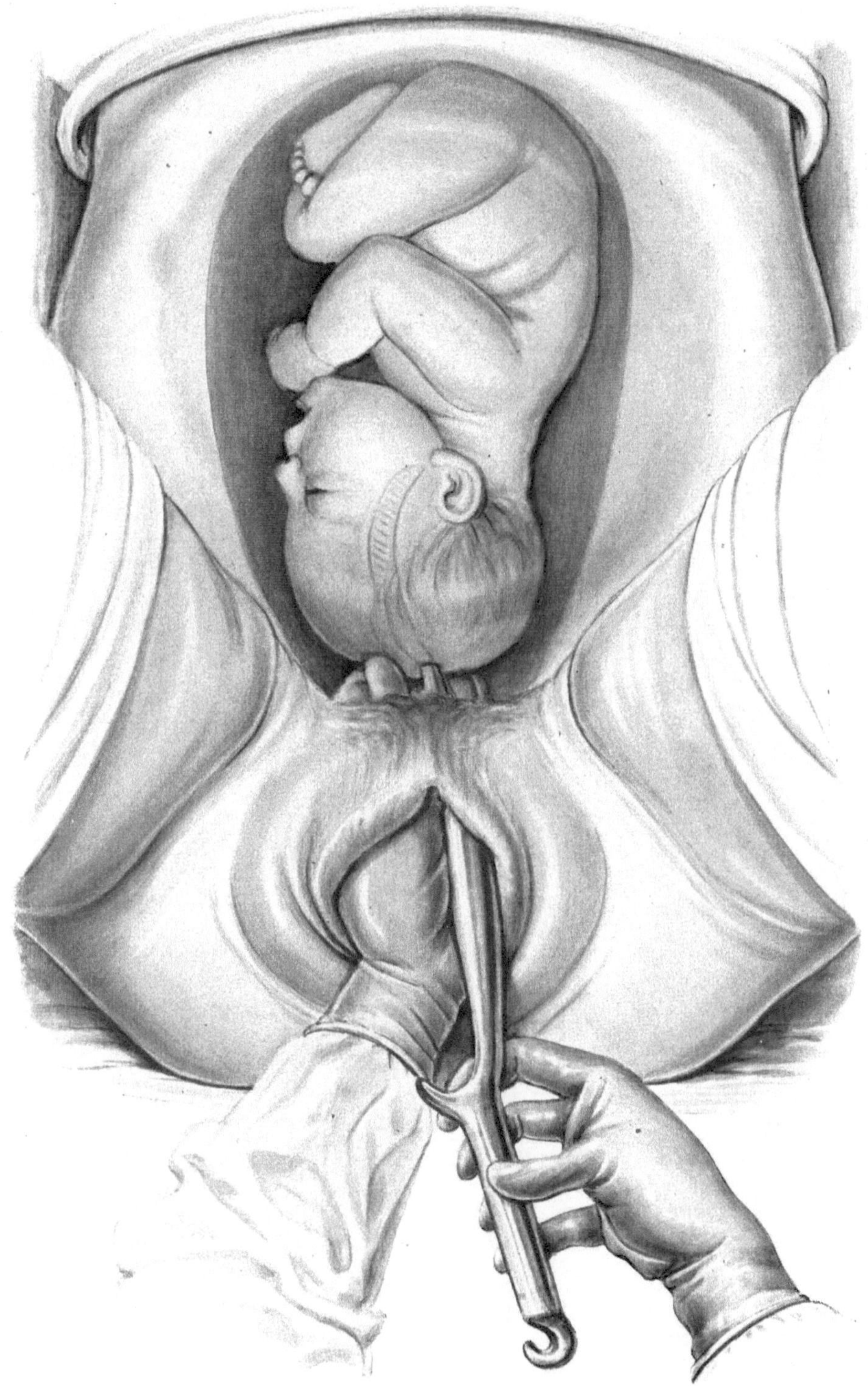

Abb. 156. Einführen des inneren Kranioklastlöffels.

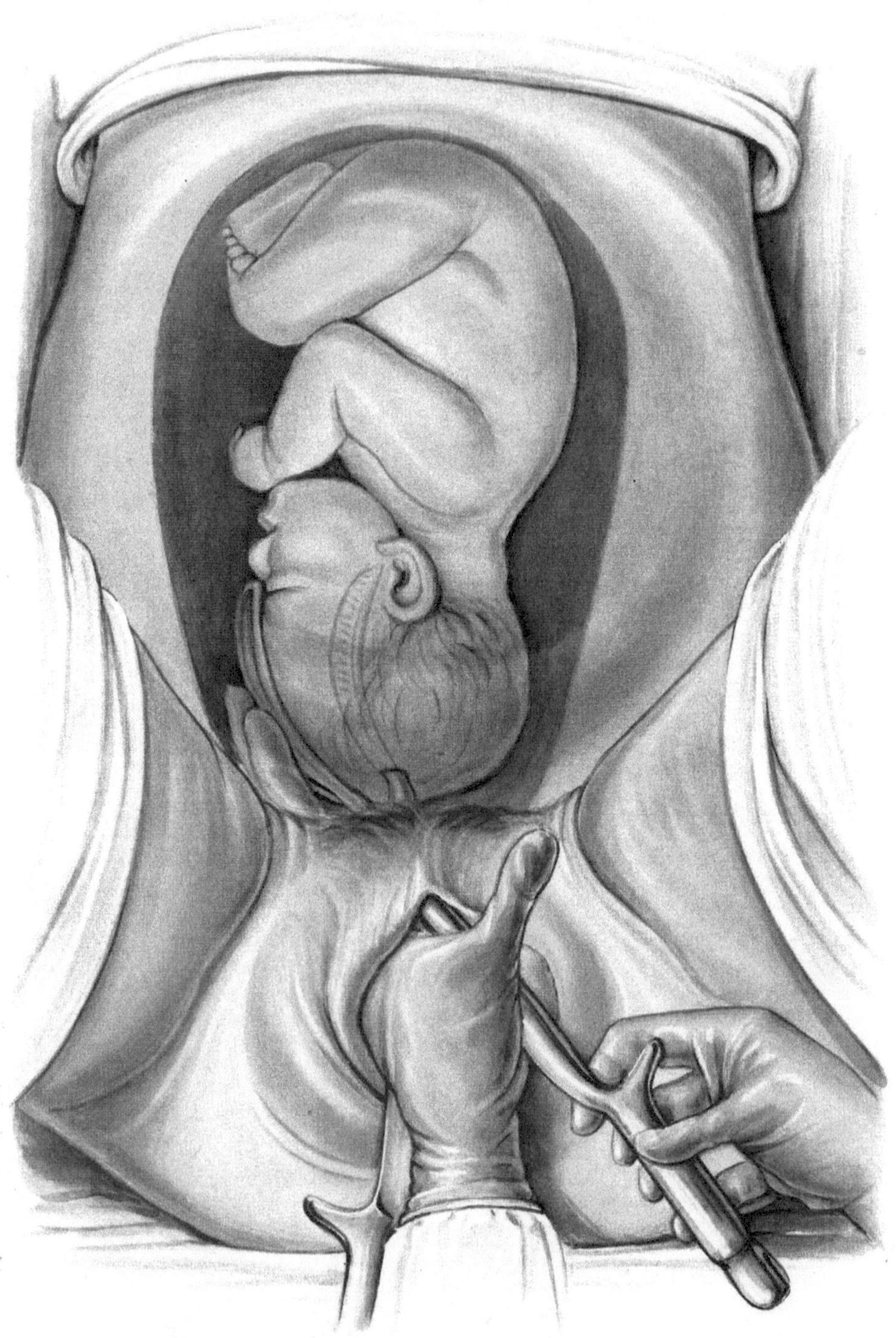

Abb. 157. Einführen des äußeren (gefensterten) Kranioklastlöffels.

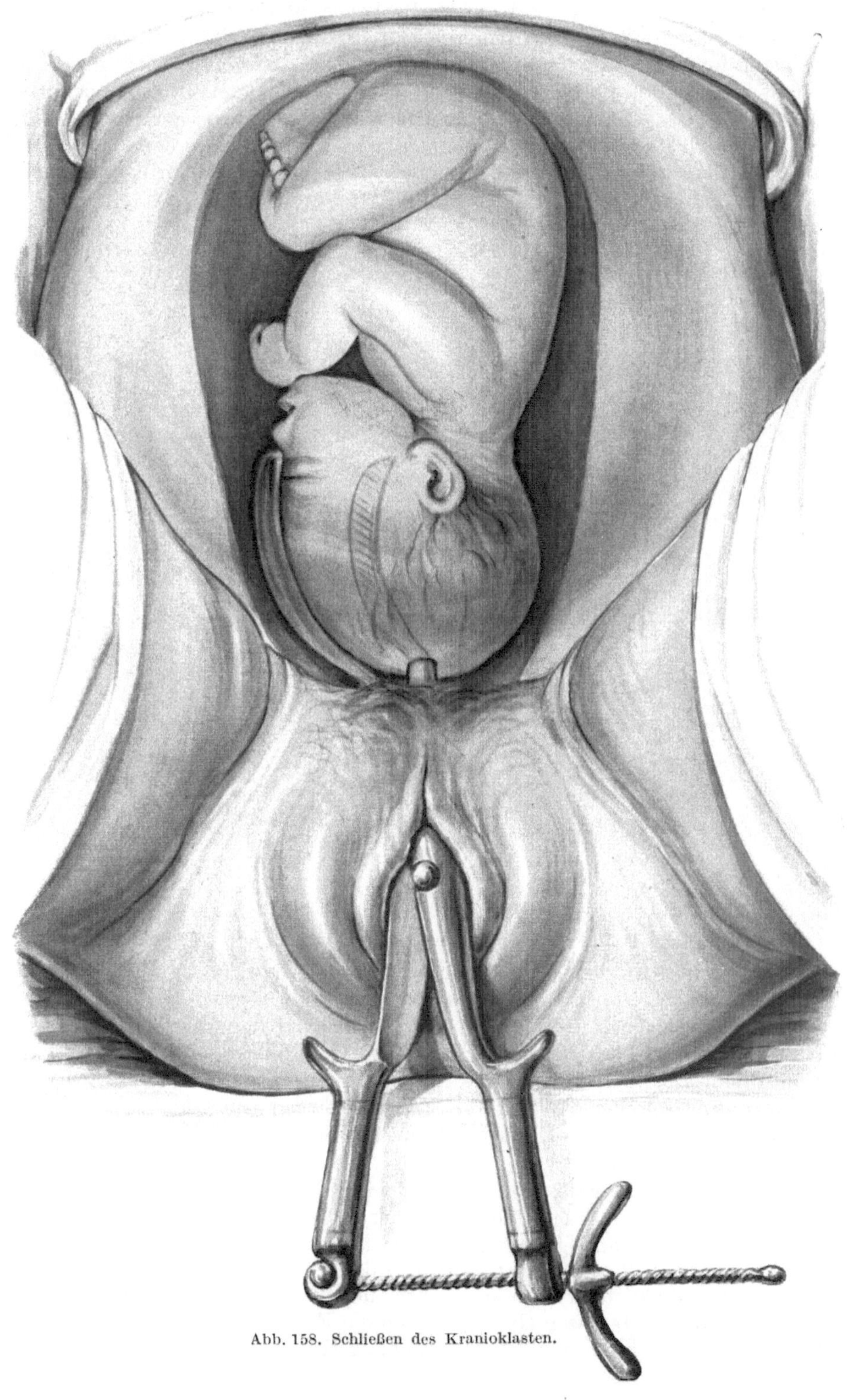

Abb. 158. Schließen des Kranioklasten.

Der Zug muß wie bei den Zangenoperationen tangential zur Beckenachse erfolgen. Mit anderen Worten, je höher der Kopf im Becken steht, desto steiler muß nach unten gezogen werden. Sobald der Kopf im Durchschneiden ist, ergreift man den Kranioklasten bzw. das Instrument, mit dem man den Kopf gefaßt hat, wie einen Dolch, hebt ihn langsam im Bogen hoch und bringt den Schädel mit Dammschutz zum Durchschneiden. Nach der Geburt des Kopfes extrahiert man entweder mit dem Kranioklasten weiter oder man entfernt ihn und faßt den Kopf mit der Hand. Zunächst wird bis zur Geburt der vorderen Schulter nach unten

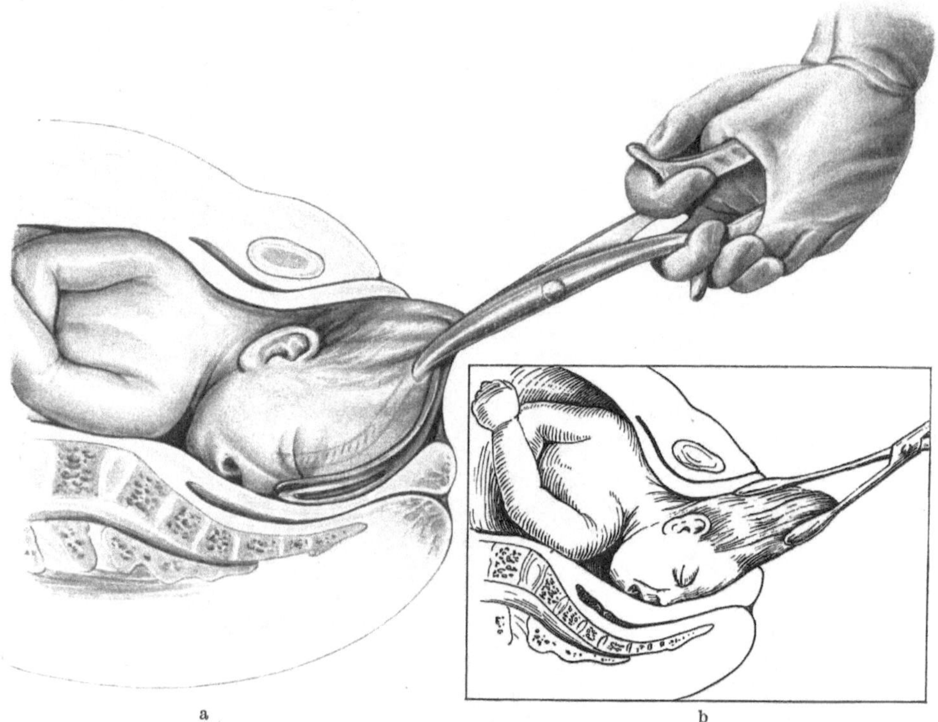

Abb. 159 a u. b. a Extraktion des Kopfes mit dem Kranioklasten. b Extraktion des Kopfes mit der BOERschen Knochenzange.

gezogen. Nun hebt man den Kopf wieder hoch und bringt die hintere Schulter zum Durchschneiden. *Bereitet die Geburt der Schultern Schwierigkeiten*, so läßt man entweder durch einen Assistenten einen Druck auf den Fundus uteri ausüben oder man schlingt ein *Handtuch um den Hals* und setzt so die Extraktion fort. Sollte man auch auf diese Weise nicht zum Ziele kommen, ist es zweckmäßig, *das vordere* (seltener das hintere) *Schlüsselbein mit einer starken Schere zu durchschneiden (Kleidotomie)*. Dadurch klappt der Schultergürtel zusammen und bietet weiterhin kein Hindernis.

Wenn der Kopf nicht ganz fest ergriffen wird, gleitet der Kranioklast mitunter während des Zuges ab. Zuweilen reißt aber auch das zwischen den Branchen gefaßte Gewebe aus. Dann legt man entweder das Instrument neu an oder setzt die Extraktion mit Hilfe des BRAUNschen Hakens, den man im Munde oder unter dem Kinn einhakt, fort. Man kann aber auch die Schädelknochen mit einer starken Zange (Abb. 159) fassen (BOËR) und so die Extraktion beenden. Hierbei ist jedoch darauf zu achten, das die vorstehenden Knochensplitter keine Weichteilverletzungen verursachen. Daher empfiehlt es sich, die spitzen Knochenenden mit einer Knochenzange abzubrechen oder aber — falls sie mit dem Schädel nurmehr in loser Verbindung stehen — abzudrehen und zu entfernen.

Einer besonderen Erwähnung bedarf die *Perforation des nachfolgenden Schädels.* Sie kommt dann in Frage, wenn der Kopf bei Extraktion aus Beckenendlage aus irgendeinem Grunde im Beckeneingang stecken bleibt und sich nicht mit dem SMELLIE-VEITschen oder WIGAND-MARTIN-WINCKELschen Griff entwickeln läßt. In solchen Fällen zieht man den bereits geborenen Rumpf nach unten und perforiert unter dem Schutze der Hand den Kopf in der Gegend des Foramen

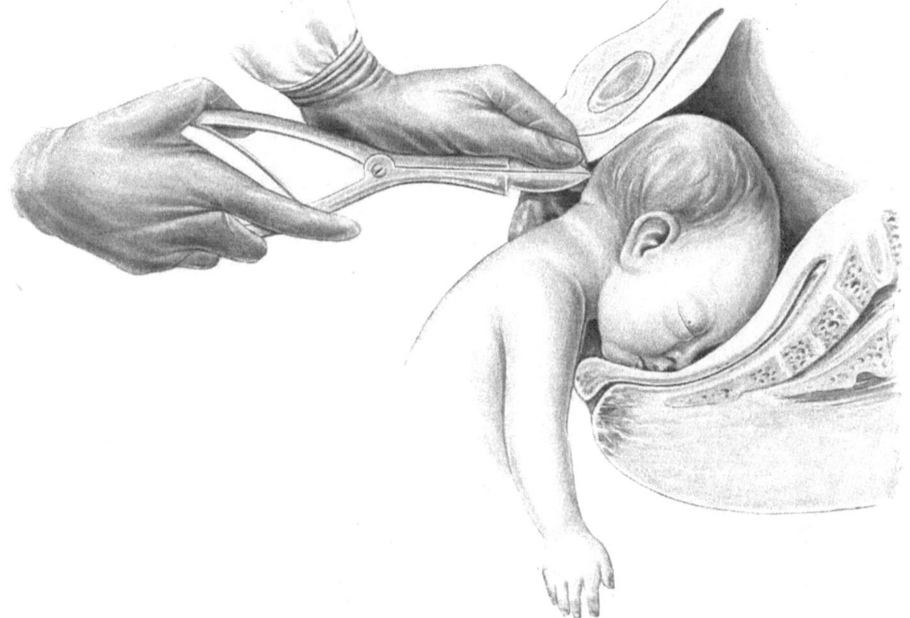

Abb. 160. Perforation des nachfolgenden Kopfes.

occipitale magnum (Abb. 160). Manche empfehlen mit dem Perforatorium hinter dem Sternocleidomastoideus einzustechen und von hier aus bis zur Schädelbasis vorzudringen. Nach dieser Methode führt man einen Finger in die entstandene Öffnung und sucht die Stelle, an der sich Wirbelsäule und Schädelbasis treffen, auf. Dort stößt man unter Führung des Fingers das Perforatorium ein, das auf diese Weise zwischen Atlas und Schädelbasis in das Foramen occipitale magnum gelangt. Schließlich sei noch ein drittes Verfahren erwähnt. DÖDERLEIN empfiehlt (nach COHNSTEIN), die Wirbelsäule zwischen zwei Halswirbeln mit einem Messer quer anzuschneiden, den Rumpf sodann nach unten zu ziehen und eventuell durch die jetzt klaffende Öffnung einen Metallkatheter in die Schädelhöhle einzuführen. Wenn man nun (nach Umrühren des Schädelinhaltes) die Frucht nach abwärts zieht, entleert sich das Gehirn.

Der perforierte nachfolgende Kopf läßt sich meist ohne jede Schwierigkeit extrahieren. Falls jedoch der Kopf sehr hart ist oder die Wirbelsäule während des Zuges abreißt, kann die Verwendung des Kranioklasten erforderlich werden.

Zur Extraktion des perforierten kindlichen Schädels stehen uns außer den genannten noch eine Reihe von Instrumenten zur Verfügung. Der *Cephalotryptor* (Abb. 161) besitzt eine gewisse Ähnlichkeit mit der Zange, ist aber wesentlich massiver und stärker; die Kopfkrümmung fehlt fast ganz. Der Griff ist mit einer Kompressionsvorrichtung versehen. Die Wirkung des Instruments beruht auf einem Zusammenpressen des Kopfes. Eingeführt wird es in ähnlicher Weise wie eine Zange. Der Hauptvorteil, den man bei seiner Verwendung hat, ist die Zerquetschung der Schädeldecke und auch der Schädelbasis. Deshalb ist der Cephalotryptor auch bei engem, sehr rigidem Muttermund mit gutem Erfolg zu benutzen.

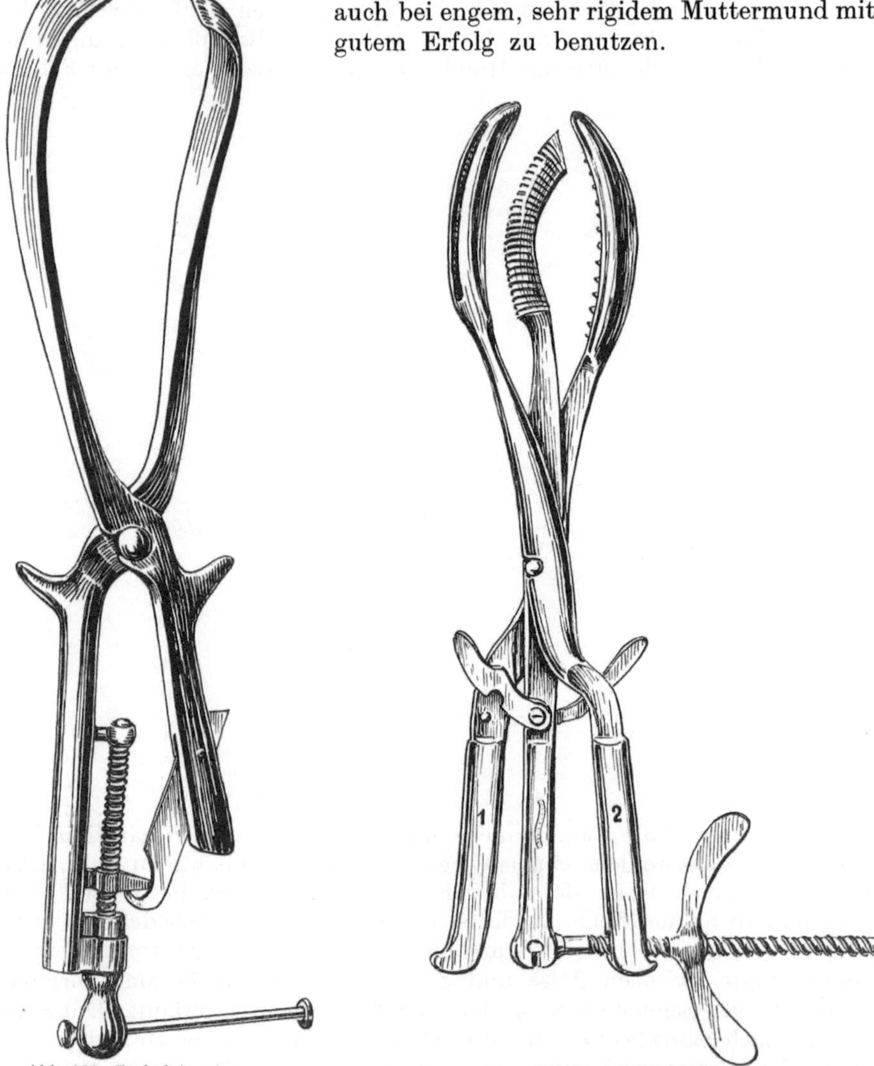

Abb. 161. Cephalotryptor.

Abb. 162. Cephalokranioklast.

Auvard und Zweifel konstruierten ein Instrument, das eine *Kombination des Cephalotryptors und des Kranioklasten* darstellt. Es besteht aus drei Branchen, einer soliden und zwei gefensterten. Dieser *Cephalokranioklast* (Abb. 162) fand keine allzu große Verbreitung. Bei seiner Verwendung wird die solide Branche in die Perforationsöffnung, die beiden gefensterten auf Nacken und Gesicht gebracht. Fehlings *vierlöffeliger Kranioklast* bietet keine besonderen Vorteile und besitzt daher auch keine größere Bedeutung.

2. Die Dekapitation der Frucht.

Bei der Dekapitation durchtrennt man den Hals des Kindes und ermöglicht damit dessen Entfernung in zwei Teilen. Rumpf und Kopf werden gesondert entwickelt.

Vorbedingungen.

1. Der Muttermund muß so weit sein, daß er das Dekapitationsinstrument unter dem Schutze der Hand einzuführen und anzuwenden erlaubt.

2. Der Hals der Frucht muß erreichbar sein. Falls diese Voraussetzung fehlt, ist die Operation nicht durchführbar. Man hat dann ein anderes Verfahren (Eviszeration, Dissectio fetus, Spondylotomie) zu wählen. Davon wird später noch die Rede sein.

3. Es darf keine Beckenverengerung IV. Grades vorhanden sein. In diesem Falle ließe sich die Frucht nicht einmal in zerstückeltem Zustande entfernen.

Indikationen.

Wenn bei *verschleppter Querlage* die vorliegende Schulter derart im Beckeneingang eingekeilt ist, daß sie sich von dort nicht mehr wegschieben läßt, ist eine Dekapitation angezeigt. Das gleiche gilt für die Fälle, in denen das Fruchtwasser schon seit langem abgeflossen ist und die Gebärmutter sich so eng über das Kind gezogen hat, daß dieses abgestorben ist. Die Wendung wäre hier für die Mutter sehr gefährlich. (Bei lebendem Kinde darf der geübte Geburtshelfer auch hier noch einen vorsichtigen Wendungsversuch machen. Wenn die Frau schon alt ist und noch kein Kind hat, kommt auch trotz des Infektionsverdachtes ein Kaiserschnitt in Frage. Allerdings ist dann eine besondere Methode zu wählen.)

Die Ausführung der Dekapitation.

Es gibt verschiedene Arten der Dekapitation:

1. Durchtrennung des Halses mit hakenartigen Instrumenten,
2. Durchtrennung des Halses mit sägenden Instrumenten,
3. Durchschneiden des Halses mit einem Messer oder einer Schere.

Das Durchtrennen des Halses kann mit dem Braun*schen Haken* (Abb. 163a) oder dem Zweifel*schen Trachelorrhektor* (Abb. 164) erfolgen. Die Dekapitation mit Hilfe des Braunschen Hakens gestaltet sich folgendermaßen. Nach Vorbereitung des Genitale der in Steinschnittlage gebrachten Kreißenden befestigt man an dem eventuell vorgefallenen Arm eine Wendungsschlinge und läßt diese durch einen Assistenten nach der dem kindlichen Kopfe entgegengesetzten Seite und nach unten ziehen. Hierauf entfaltet man die Vulva und führt bei I. Querlage die rechte, bei II. Querlage die linke Hand mit kegelförmig zusammengelegten Fingern ein, dringt, unter Ausübung eines Gegendruckes auf den Fundus uteri mit der äußeren Hand, durch den Muttermund vor und umfaßt den Hals der Frucht derart, daß der Daumen vorne und die übrigen vier Finger hinten liegen. Jetzt zieht man den Hals tiefer und schiebt unter dem Schutze der Hand den Braunschen Haken mit gesenktem Griff hoch (der Knopf des Hakens ist dabei gegen die Handfläche der inneren Hand gerichtet) und hakt ihn von vorne nach hinten über den Hals der Frucht (Abb. 163). Unter gleichzeitigem Zuge wird nun der Haken einige Male nach rechts und links gedreht, bis die Wirbelsäule durchbricht. Hierauf dreht man so lange mit dem Griff des Instruments in Richtung des Kopfes weiter, bis der Hals vollkommen durchtrennt ist. Außerordentlich wichtig ist es, daß der Kopf während des Drehens durch den Daumen der inneren Hand und vor allem durch äußere Handgriffe eines Assistenten fixiert wird. So können größere Bewegungen des Kopfes, die mit der Gefahr

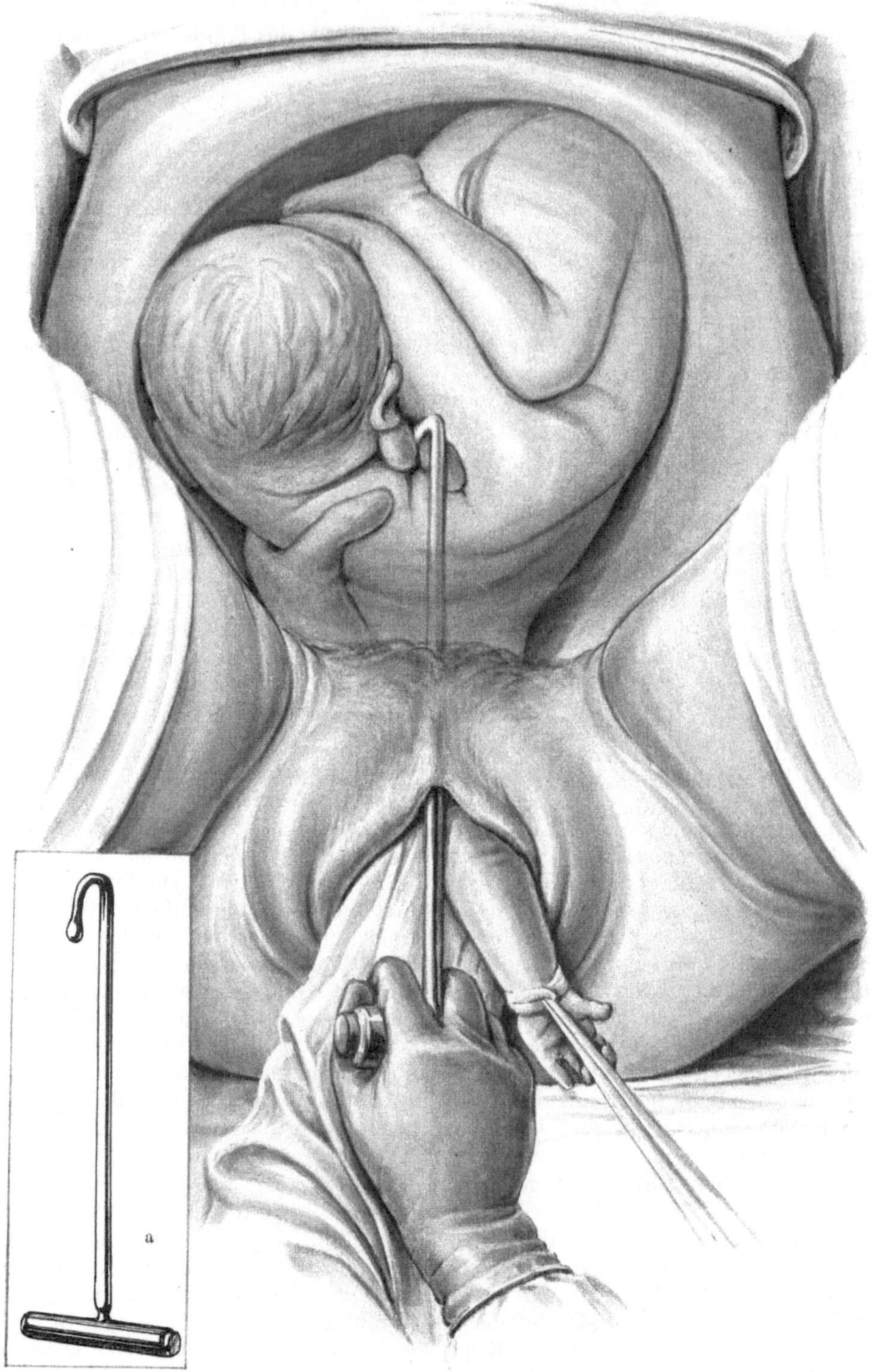

Abb. 163. Anwendung des BRAUNschen Hakens. a BRAUNscher Haken.

einer Uterusruptur einhergehen, vermieden werden. Sobald der Hals durchtrennt ist, entfernt man das Instrument unter dem Schutze der Hand und extrahiert die Frucht durch Zug an dem vorgefallenen Arme. Gelingt es auf diese Weise nicht, den kindlichen Körper zu entfernen oder ist der Arm nicht vorgefallen, so hakt man den BRAUNschen Haken in die Achselhöhle der Frucht ein und zieht so den Rumpf heraus. Sollte aber die Schulter sehr breit sein und deswegen den Durchtritt behindern, kann man das Schlüsselbein mit einer Schere durchtrennen (Kleidotomie). Der Kopf wird mit einem dem WIGAND-MARTIN-WINCKEL-Verfahren entsprechenden Handgriff entwickelt. Zwei Finger der inneren Hand hakt man in den Mund des Kindes und exprimiert den Kopf mit der äußeren Hand durch Druck von oben. Kommt man so nicht zum Ziele, so perforiert man den durch einen Assistenten oder zwischen den Löffeln einer Zange fixierten Kopf und extrahiert ihn mit dem Kranioklasten. Vor der Perforation kann man noch versuchen, den Schädel mit Hilfe des in den Mund eingehakten BRAUNschen Hakens herauszuziehen.

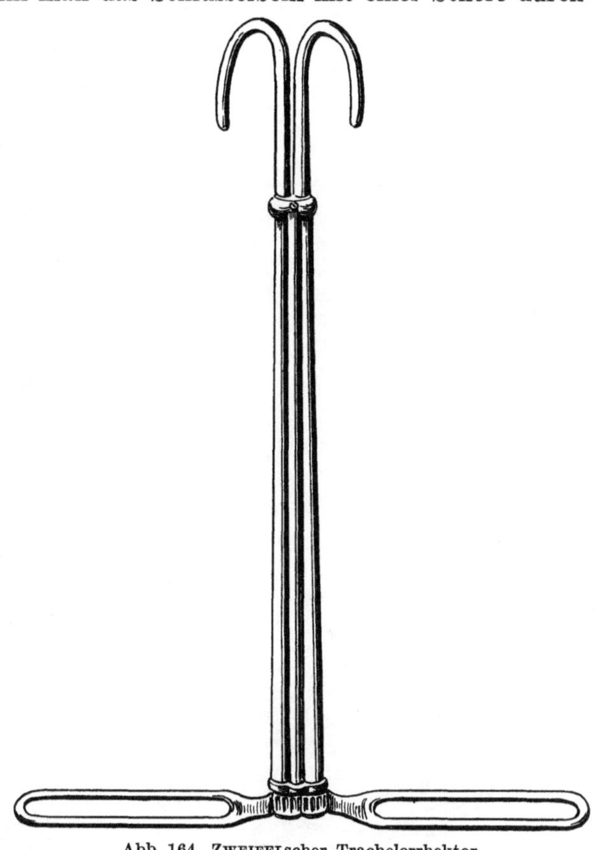

Abb. 164. ZWEIFELscher Trachelorrhektor.

Der ZWEIFELsche Trachelorrhektor gleicht in vielem dem BRAUNschen Haken. In einer gemeinsamen Achse sind zwei Haken miteinander befestigt (Abb. 164) und gegeneinander beweglich. Der Vorteil bei der Verwendung dieses Instruments besteht darin, daß der Kopf keine so großen Ausweichbewegungen macht. An dem stark gedehnten und verdünnten passiven Gebärmutterabschnitt kommt es also nicht so leicht zu einer Ruptur.

Bei der zweiten Art der Dekapitation bedient man sich verschiedener *sägender Instrumente*. Unter diesen ist der *KÉZMÁRSZKYsche Ecraseur* eines der ältesten. Er wird heute nicht mehr verwandt.

Das RIBEMONT-BONGsche Instrument, das von DÖDERLEIN mit einer Kettensäge versehen wurde, durchsägt den Hals der Frucht. Es besteht aus einem dem BRAUNschen Haken ähnlichen, gebogenen, an seiner Konkavität offenen Rohr und aus einem Ansatzstück. Der hakenförmige Teil des Instruments wird wie ein BRAUNscher Haken eingeführt und um den Hals des Kindes gelegt. Hierauf wird das Ansatzstück ebenfalls unter dem Schutze der Hand hochgebracht und mit dem ersten Teile des Instruments zusammengeschlossen. Nun bringt man in das Lumen des den Hals bogenförmig umgreifenden Instruments eine Kettensäge ein. Durch abwechselnden Zug an den Griffen, die an den Enden der Säge angebracht sind, wird der Hals durchsägt. Eine Verletzung der mütterlichen Weichteile ist nicht möglich, da nur die dem Hals zugewandte Seite des Rohres offen ist.

Der BLONDsche *Fingerhut* (Abb. 165) wird über den Daumen gestülpt. Der obere Teil des Instruments ist offen, so daß die Spitze des Daumens frei bleibt. Die volare Fläche des Fingerhutes trägt einen kleinen Haken, in dem eine Drahtsäge eingehakt wird. Die dorsale endet in einem Ring, der eine Übernahme des Fingerhutes mit dem Zeigefinger erlaubt. Die Anwendung gestaltet sich folgendermaßen: Man steckt den Fingerhut auf den Daumen, hängt die Säge ein und umfaßt den Hals der Frucht, wie es bei der Dekapitation mit dem BRAUNschen Haken beschrieben wurde. Nun schiebt man den Zeige- oder Mittelfinger in den besagten Ring, hebt den Fingerhut vom Daumen ab, führt ihn um den Hals herum und zieht ihn durch die Scheide heraus. Schließlich durchtrennt man den Hals der Frucht mit der Säge.

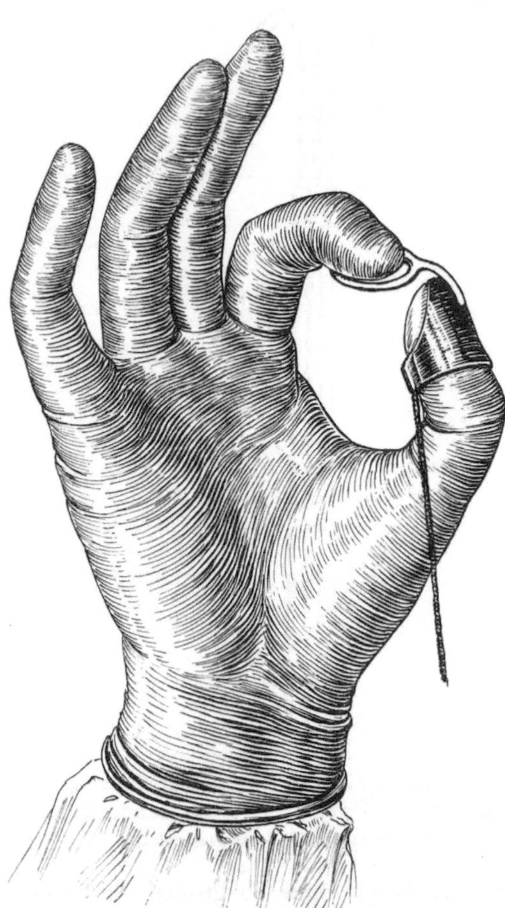

Abb. 165. BLONDscher Fingerhut.

Zum Durchschneiden des Halses wurde auch das SCHULTZEsche *Sichelmesser* (modifiziert nach FRANZ) empfohlen. Heutzutage wird es von niemand mehr benutzt.

Viel zweckmäßiger und einfacher ist es, die Dekapitation mit einer starken Schere vorzunehmen (Abb. 166a und b) (SIEBOLD, KÉZMÁRSZKY). Man umfaßt den Hals der Frucht wie bei der Verwendung des BRAUNschen Hakens und zieht ihn tiefer. Nach Einführen einer starken Schere unter dem Schutze der Hand durchtrennt man zunächst mit vorsichtigen, später mit kräftigen Scherenschlägen die Weichteile des Halses und die Wirbelsäule (Abb. 166). Viele halten dieses Verfahren wegen der Möglichkeit von Nebenverletzungen für gefährlich in der Hand des Ungeübten. Wir sind nicht dieser Ansicht und bevorzugen es vor allem wegen seiner Einfachheit. Nach unserer Meinung ist die Dekapitation mit der Schere schonender als die sehr verbreitete Methode mit dem BRAUNschen Haken. Bei letzterer läßt sich nämlich trotz aller Bemühungen, den Kopf zu fixieren, nicht vermeiden, daß er ausweichende Bewegungen macht, die den bei verschleppter Querlage meist dünn ausgezogenen passiven Uterusabschnitt zerreißen können. Eine weitere Möglichkeit der Dekapitation besteht in einer Fixierung des Halses mit dem BRAUNschen Haken und im Durchtrennen mit einer scharfen Schere, indem man dem Haken entlang schneidet.

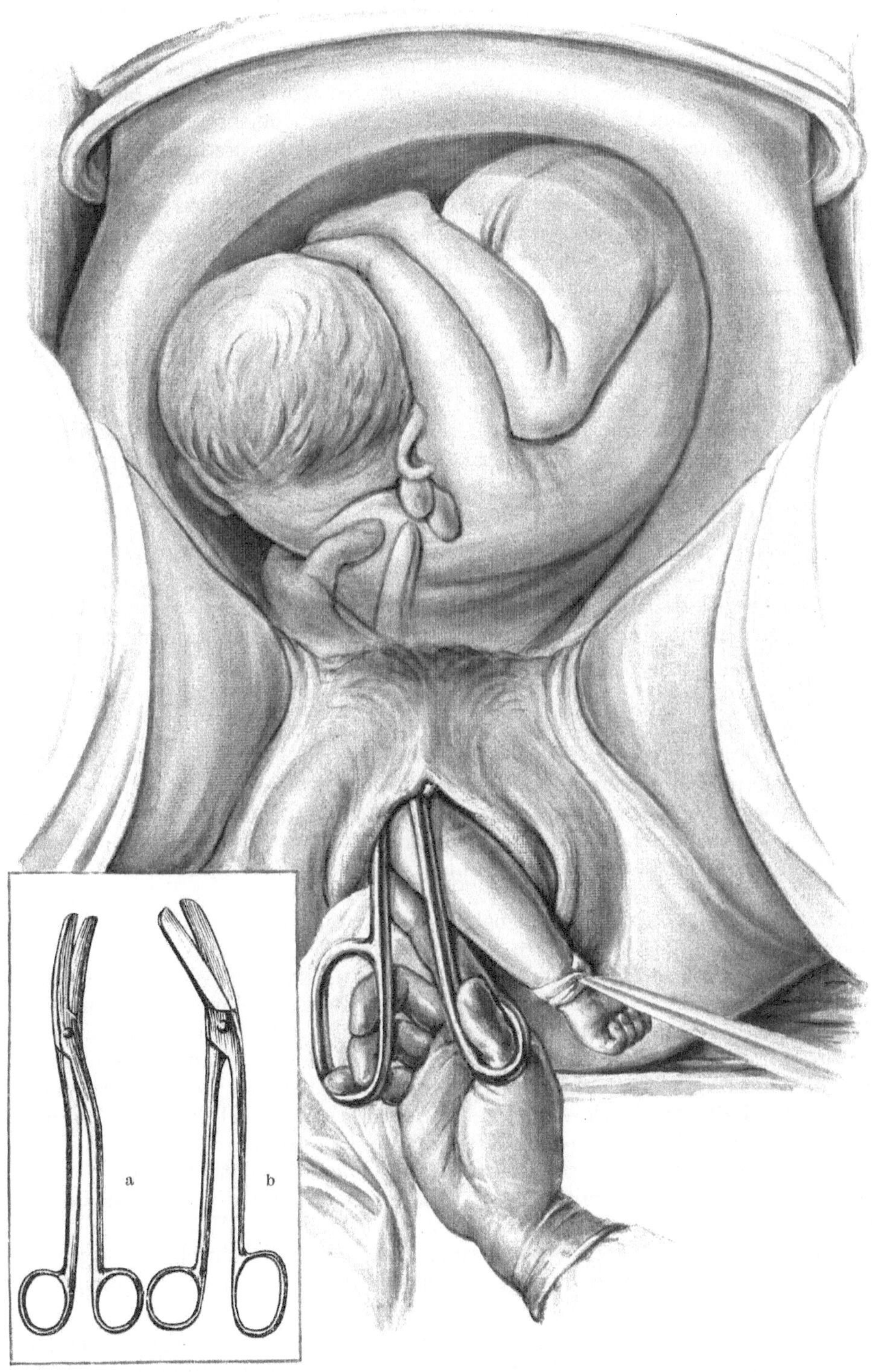

Abb. 166. Dekapitation mit einer starken Schere. a SIEBOLDsche Schere. b KÉZMÁRSZKYsche Schere.

Zu den scharfen Dekapitationsinstrumenten gehört auch das von Gauss, das wie eine Guillotine arbeitet.

In Ausnahmefällen kommt die Dekapitation auch bei *Geradlagen* in Frage. Wenn beispielsweise die Schultern nach Geburt des Kopfes stecken bleiben und sich trotz des Zuges an einem um den Hals der Frucht gelegten Handtuch oder trotz Kleidotomie nicht entwickeln lassen, kann man der Empfehlung Döderleins entsprechend den Kopf abschneiden. Auf diese Weise gewinnt man mehr Platz. Erst holt man die Arme herunter und extrahiert dann daran den Rumpf. Eine Indikation zur Dekapitation tritt unter Umständen einmal bei *zusammengewachsenen Zwillingen* und ganz ausnahmsweise auch bei Steckenbleiben des nachfolgenden Kopfes (Beckenendlage) auf. In letztgenanntem Falle durchschneidet man den Hals und sucht den Kopf auf die oben beschriebene Weise zu entwickeln.

3. Die Evisceration.

Bei der Evisceration werden die inneren Organe entfernt, um dem kindlichen Körper einen geringeren Umfang und eine größere Flexibilität zu verschaffen.

Vorbedingungen.

1. Der Muttermund muß so weit sein, daß man die zur Operation nötigen Instrumente unter dem Schutze der Hand hochführen und verwenden kann.

2. Es darf keine Beckenverengerung IV. Grades bestehen; denn in einem solchen Falle ließe sich nicht einmal die eviscerierte und zerstückelte Frucht entfernen.

Indikationen.

Eine Indikation zur Evisceration ist gegeben:

1. Wenn bei verschleppter Querlage der Hals der Frucht nicht mehr zu erreichen, also eine Dekapitation nicht durchführbar ist. Nach der Evisceration sinkt der kindliche Körper in sich zusammen, und so kann man meist bis zum Hals gelangen. Ist es aber auch dann noch nicht möglich, bis zum Hals vorzudringen, hat man ein anderes Verfahren zu wählen, z. B. die *Spondylotomie* oder *Dissectio fetus*.

2. Bei Mißbildungen, vor allem bei Doppelmißbildungen, welche die Geburt in verschiedener Weise behindern können. In diesen Fällen bleibt es der Erfahrung und Kombinationsgabe des Operateurs überlassen, wie er die Geburt zu Ende führen will. Unter den verschiedenen Zerstückelungsoperationen ist auch die Evisceration in Erwägung zu ziehen. Wenn eine einfache Mißbildung, z. B. ein Tumor der Sacralgegend, ein Geburtshindernis darstellt, genügt es manchmal, diesen zu zerstückeln. Oft gelingt das aber erst nach Evisceration der Frucht. Falls zu stark entwickelte Schultern die Geburt des Rumpfes unmöglich machen, kann man eine Kleidotomie ausführen.

3. Bei Hypertrophie der parenchymatösen Organe (eventuell auch bei abgestorbenem Riesenkinde), mit anderen Worten, wenn eine abnorme Größe von Thymus, Schilddrüse oder Leber die Geburt verhindern. Weiter kommt eine Evisceration in Frage bei Vergrößerung des Rumpfes durch Flüssigkeitsansammlung (Ascites, Hydrothorax, Cystenniere). In diesem Falle genügt oft eine einfache Punktion.

Zur Operation benutzt man ein Perforatorium. Es ist aber ratsam, außerdem noch eine starke Schere (Siebold, Kézmárszky) bereit zuhalten, um die geschaffene Öffnung erweitern zu können. Die Entfernung der Eingeweide geschieht mit einer starken Polypenzange.

Die Ausführung der Evisceration.

Nachdem man das Genitale der Kreißenden entsprechend vorbereitet, die Blase entleert und die Vulva entfaltet hat, geht man mit der kegelförmig zusammengelegten Hand unter Druck auf den Damm in die Scheide ein, dringt durch den Muttermund hoch und umfaßt die zu perforierende Stelle kranzförmig mit den Fingern (perforiert wird am Brustkorb oder am Bauch, je nachdem, welche Stelle günstiger liegt). Nun schiebt man, wie bei der Perforation des Kopfes beschrieben wurde, das Perforatorium unter dem Schutze der Hand mit gesenktem Griff hoch, durchbohrt die Haut und sticht es in die vorliegende Körperhöhle. Jetzt wird das Instrument geöffnet, geschlossen, um 90° gedreht, noch einmal geöffnet und endlich wieder geschlossen und so entfernt. Dann folgt, unter dem Schutz der inneren Hand, das Einführen einer starken Schere, mit der das Perforationsloch in Längsrichtung der Frucht mit Hilfe von auf- und abwärts geführten Schnitten gründlich erweitert wird. Durch die entstandene große Öffnung dringt man mit einer starken Polypenzange in die Körperhöhle der Frucht ein, faßt möglichst viel von den Eingeweiden und entfernt diese durch drehende Bewegungen. Die Arbeit mit der Polypenzange ist erst dann beendet, wenn die Brust- und Bauchhöhle entleert sind. Sollte dabei das Zwerchfell hinderlich sein, wird es durchstoßen oder herausgerissen. Der Hauptvorteil des Längsschnittes mit der Schere ist in einem starken Zusammenknicken des Brustkorbes zu erblicken. Die Evisceration läßt sich auch so vornehmen, daß man die Scheide mit Specula entfaltet und die Operation unter Kontrolle des Auges ausführt (Stoeckel). Dies ist aber dem ohne Assistenz arbeitenden praktischen Arzt kaum möglich.

Die Evisceration schafft gewöhnlich bessere Raumverhältnisse und dadurch die Möglichkeit der Wendung auf den Fuß, besser gesagt des Herabholens eines Fußes. Gelingt es aber nicht, an den Fuß heranzukommen, so bemüht man sich, den Hals zu erreichen und zu dekapitieren. Sollte man so ebenfalls nicht zum Ziele kommen, versucht man die Wirbelsäule mit einem Braunschen Haken anzuhaken und die Frucht conduplicato corpore zu entfernen. Eine andere Möglichkeit wäre die Durchtrennung der kindlichen Wirbelsäule (Spondylotomie) mit kräftigen Scherenschlägen und die Extraktion der Frucht in zwei Teilen.

Das Küstner*sche Rhachiotom* ist ein dem Kranioklasten ähnliches Instrument. An Stelle der stabilen Branche des Kranioklasten findet man hier aber ein scharfes inneres Blatt. Mit dem Rhachiotom, das quer über den kindlichen Rumpf zu legen ist, kann man die Frucht entzweischneiden *(Dissectio fetus)*. Normalerweise führt man, wenn es sich nicht um eine dorsoanteriore Querlage handelt, zunächst eine Evisceration aus, weil sonst das Durchschneiden des kindlichen Körpers zu schwierig wäre.

Operationsmethoden beim Hängenbleiben der Schultern.

Das Durchschneiden des Schlüsselbeins, die Kleidotomie wurde weiter oben schon erwähnt. Sie kommt selbstverständlich nur bei abgestorbenem Kinde in Frage. Eine Indikation ist gegeben, wenn die breiten Schultern nach Geburt des Kopfes hängenbleiben. Man geht dann so vor, daß man den Kopf der Frucht kräftig nach unten zieht, das Schlüsselbein abtastet und mit einem energischen Scherenschlag durchtrennt. Im Bedarfsfalle sind beide Schlüsselbeine zu durchschneiden. An Stelle der Kleidotomie empfahl Jolly von der kindlichen Bauchseite her in die hinten gelegene Achselhöhle einen Braunschen Haken einzuhaken und so die Schultern zu extrahieren. Ferner kann man, wie auf S. 192 erwähnt wurde, den Kopf der Frucht abtrennen und, nachdem man so genügend Platz gewonnen hat, die Arme herunterholen und daran den Rumpf extrahieren.

Folgen *bei lebendem Kinde* die Schultern nicht nach der Geburt des Kopfes, sondern bleiben hängen, so hat man sich vor allem zu überzeugen, ob sie sich schon in den geraden Durchmesser des Beckenausgangs gedreht haben. Wenn dies nicht der Fall ist, führt man die Hand in die Scheide ein und dreht die entsprechende Schulter nach vorne. Meist gelingt die Entwicklung der Schultern dann leicht. Andernfalls lagert man die Kreißende auf den Operationstisch oder auf das Querbett, um bei gleichzeitiger Expression *steiler nach unten* ziehen zu können, bis die vordere Schulter geboren ist. Führt auch dieses Vorgehen nicht zum Ziele, versucht man den hinteren, kreuzbeinwärts gelegenen Arm herabzuholen, indem man ihn mit der in die Scheide eingeführten Hand vor oder neben dem Rumpfe herabstreicht.

XI. Die beckenerweiternden Operationen.

Im vorstehenden wurden Operationen besprochen, die ein zwischen kindlichem Schädel und mütterlichem Becken bestehendes Mißverhältnis durch Verkleinerung des kindlichen Körpers beseitigen. Der außerordentlich große Nachteil der zerstückelnden Operationen besteht darin, daß man damit kein lebendes Kind gewinnen kann. Ein Mißverhältnis wird gewöhnlich schon zu einem Zeitpunkt erkannt, zu dem die Frucht noch lebt. Deshalb war man bemüht, Verfahren auszuarbeiten, mit deren Hilfe sich trotz des vorhandenen Mißverhältnisses ein lebendes Kind entwickeln läßt. Zu diesem Ziele führen zwei Wege. Entweder man bringt die Frucht unter Umgehung des Geburtskanales (Kaiserschnitt) zur Welt oder man sucht das von seiten des knöchernen Geburtskanales bestehende Hindernis auf irgendeine Art zu beseitigen (beckenerweiternde Operationen).

Die alte Anschauung, das knöcherne Becken weiche während der Geburt in der Symphyse auseinander, ist längst als irrig erkannt. Man weiß aber, daß sich die Knorpel und Bänder der Symphyse während der Schwangerschaft auflockern und dadurch den Beckenraum etwas erweitern. Diese Erweiterung ist aber unbedeutend und spielt praktisch kaum eine Rolle. Eine ganz erhebliche Vergrößerung des Beckenraumes läßt sich aber erreichen, wenn man die Symphyse durchschneidet (Symphyseotomie). Dadurch weichen die Schambeinäste auseinander und das zwischen Kopf und Becken bestehende Mißverhältnis wird geringer. Die erste Symphyseotomie an einer Lebenden, der Frau eines Soldaten, wurde im Jahre 1877 von SIGAULT in Paris ausgeführt. Der gerade Durchmesser des Beckeneingangs betrug 2,5 Zoll (6,75 cm). Während der Operation, die bei Kerzenbeleuchtung vorgenommen wurde, kam es zwar zu einer Verletzung des Blasenhalses, doch blieben Mutter und Frucht am Leben. SIGAULT wurde für sein Verdienst von der Pariser medizinischen Fakultät mit der Silbernen Medaille ausgezeichnet, später jedoch von vielen heftig angegriffen, da er die Indikation zur Symphyseotomie zu sehr erweiterte. Bedeutende Geburtshelfer, wie z. B. BAUDELOCQUE, erzielten mit dieser Operation so schlechte Ergebnisse, daß sie sich davon wieder abwandten. Seitdem geriet die Symphyseotomie ziemlich in Vergessenheit und erst als die Chirurgie einen neuen Aufschwung nahm, gewann sie wieder an Bedeutung.

Die Verfahren, die ausgearbeitet wurden, lassen sich in zwei Gruppen einteilen Bei der einen wird die Kontinuität des Beckenringes *in der Symphyse*, bei der anderen *im Schambogen* durchtrennt. Beide Methoden führte man zunächst nach Durchschneiden der Haut über der Symphyse bzw. dem Schambein aus. Später ging man zu den sog. *subcutanen* Verfahren über.

1. Die *Symphyseotomie*. Nach Vorbereitung des äußeren Genitale und der Haut legt man einen Hautschnitt vom Mons veneris nach abwärts. Die Klitoris zieht man etwas nach der Seite, um eine Verletzung dieses stark durchbluteten Organs zu vermeiden. Nun dringt man mit dem Finger durch die Wunde hinter die Symphyse, löst die Weichteile stumpf ab, orientiert sich genau über die Lage der Schamfuge und durchtrennt die Symphyse mit einem Knopfmesser. Es empfiehlt sich, hierbei eine Steinsonde in die Harnröhre einzuführen und diese nach der Seite zu halten.

2. Die *Hebosteotomie*. Die Durchsägung des Beckenringes wurde von GIGLI ursprünglich in der Weise vorgenommen, daß er nicht die Symphyse sondern — wie GALBIATI und STOLTZ bereits empfahlen — das Schambein durchsägte. Man durchschnitt erst die Haut, löste dann die Blase ab und durchsägte den Knochen. Bei diesem Vorgehen entstand eine relativ große, nach außen offene Wunde. Deshalb ging man später zur subcutanen Hebosteotomie über, deren Technik von BUMM und DÖDERLEIN ausgearbeitet wurde. Die so gesetzte Verletzung gleicht einem subcutanen Knochenbruch und heilt viel besser.

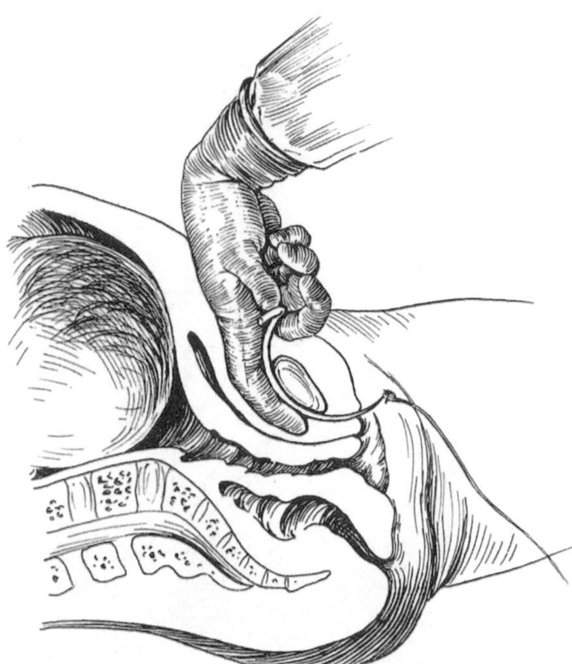

Abb. 167. Hebosteotomie nach DÖDERLEIN.

a) Bei dem *Verfahren nach* DÖDERLEIN führt man am oberen Rande des Schambeins einen kleinen Querschnitt aus. Mit dem Zeigefinger geht man in die Wunde ein, um das Schambein herum und schiebt die Blase stumpf nach der Seite. Nun leitet man die für diesen Zweck konstruierte Nadel unmittelbar hinter dem Schambein, an der Volarseite des Fingers entlang durch. Sobald die Spitze die Haut der großen Labie vorwölbt, schneidet man dort ein und hakt in den Haken der nun sichtbaren Nadel eine GIGLI-Säge ein. Diese wird nach oben zurückgezogen und der Knochen durchsägt (Abb. 167).

b) Bei der BUMM*schen Operation* geht man im eigentlichen Sinne des Wortes subcutan vor. Die sichelförmige Nadel wird am unteren Rande des Schambeins zwischen kleiner und großer Labie eingestochen und unter Kontrolle des in die Scheide eingeführten Fingers unmittelbar am Rande des Os pubis entlang nach oben hochgeleitet (Abb. 168). Schließlich sticht man die Nadel am oberen Schambeinrand durch die Haut, hakt in dem an ihrem Ende befindlichen Haken eine GIGLI-Säge ein, zieht diese mit der Nadel zurück und durchsägt den Knochen.

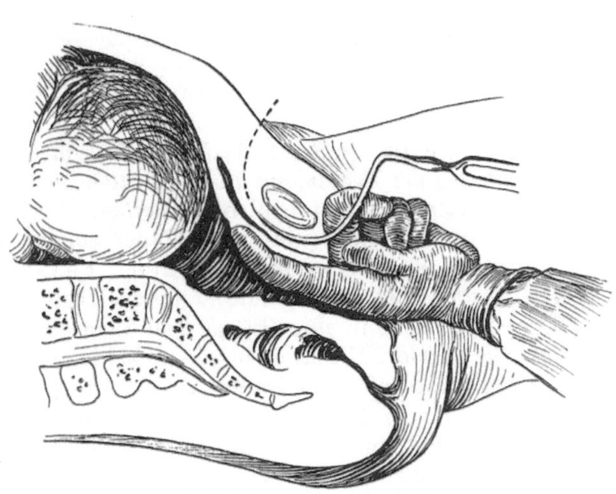

Abb. 168. Hebosteotomie nach BUMM.

Von den beiden Verfahren ist das DÖDERLEINsche das sicherere. Die Blase wird hierbei mit dem Finger zur Seite geschoben und folglich auch nicht so leicht verletzt wie bei der BUMMschen Methode.

Die percutane, sog. *offene Symphyseotomie* und Hebosteotomie wurde von der *subcutanen* schnell verdrängt. Letztere hat eine Reihe von Vorteilen: 1. verläuft sie mit einem geringeren Blutverlust, 2. werden dabei die Nachbarorgane (Blase, Harnröhre) weniger gefährdet und 3. wird der Beckenring nicht so stark zum Klaffen gebracht wie bei der offenen Symphyseotomie.

Bei jedem Verfahren ist darauf zu achten, daß sich der Beckenring nicht zu stark erweitert. Andernfalls kann es zu einer Beeinträchtigung der Sakroiliacalgelenke und damit zu schweren Gehstörungen kommen. Zu weites Auseinanderweichen der Knochenenden erhöht auch die Gefahr von Nebenverletzungen.

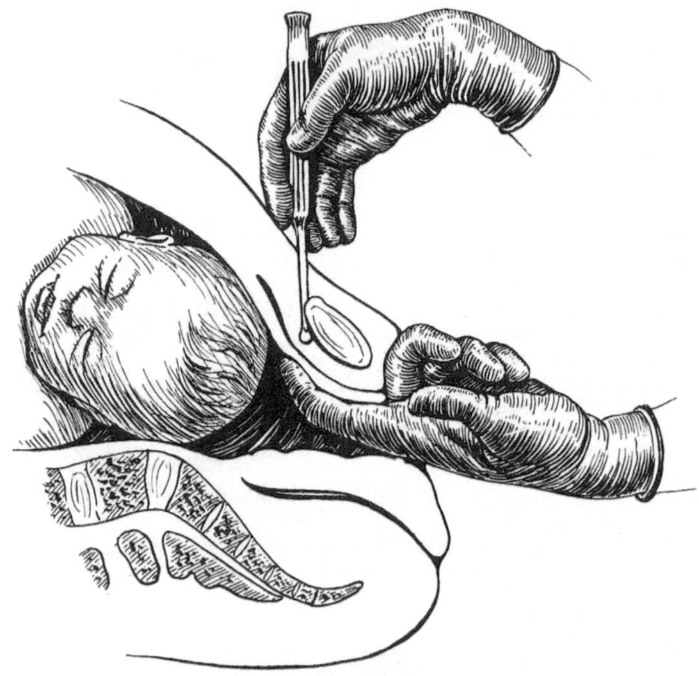

Abb. 169. Subcutane Symphyseotomie.

Es ist also wichtig, daß *ein Assistent die beiden Beckenschaufeln gegeneinander preßt, während der Beckenring durchschnitten wird. Außerdem läßt man die Beine mäßig abduziert und einwärts rotiert halten.*

3. Von den beckenerweiternden Operationen kommt heute höchstens noch die *subcutane Symphyseotomie* (ZWEIFEL, FRANK, KEHRER) in Frage.

Die Ausführung ist folgende: Zunächst durchschneidet man die Haut oberhalb der Symphyse in einer Länge von 2 cm direkt in der Mittellinie und durchtrennt die Fascie. Mit zwei in die Scheide eingeführten Fingern schiebt man die Urethra und mit dem Daumen die Klitoris zur Seite. Außerdem empfiehlt es sich, mit einem Finger in die Schnittwunde einzugehen und die hinter der Symphyse befindlichen Weichteile abzulösen. Mit einem Knopfmesser, das an Stelle des Fingers in die Wunde vorgeschoben wird, durchtrennt man den Symphysenknorpel von hinten nach vorne (Abb. 169). Auf diese Weise erzielten einige Geburtshelfer gute Erfolge. Manche halten es für wichtig, bei der Symphyseotomie das Lig. arcuatum zu schonen.

Nach der Durchtrennung des Beckenringes, gleichgültig, welchen Verfahrens man sich dabei bedient, hat man immer zu entscheiden, ob man die *Geburt operativ beenden oder spontan ablaufen lassen* will. Die Ansichten hierüber sind verschieden. Nach unserer Meinung kann man ausnahmsweise kurze Zeit auf einen spontanen Geburtsverlauf warten, falls der Kopf sofort den Beckeneingang passiert und die Wehen gut sind. Andernfalls halten wir es für unmenschlich, die Frau mit durchtrenntem Beckenring kreißen zu lassen. Zudem ist dieses Verhalten mit erheblichen Gefahren verbunden; denn es können schwere Weichteilverletzungen entstehen. Immer ist es von Vorteil, mit der Symphyseotomie so lange zu warten, bis einer Geburtsbeendigung von seiten der mütterlichen Weichteile nichts mehr im Wege steht. Wenn nötig, kann man nämlich dann den in das Becken eingetretenen Kopf mit der Zange entwickeln. Falls aber der kindliche Schädel ausnahmsweise nicht in das Becken eintritt, besteht dann die Möglichkeit einer Wendung und Extraktion. Nach Beendigung der Geburt wird die kleine Hautwunde versorgt und die Wöchnerin mit geschlossenen Oberschenkeln gelagert. Die Beine sollen im Kniegelenk etwas abgewinkelt sein. Der Beckenring wird mit Hilfe einer Binde straff zusammengehalten. Es empfiehlt sich, das zur Bandagierung verwandte Tuch mit einer Öffnung zu versehen, durch welche hindurch die andersseitige Hälfte hindurchgezogen werden kann. An den beiden Enden hängt man Gewichte an.

Die Symphyseotomie und Hebosteotomie bewirken eine Vergrößerung der Conjugata vera um 1—1,5 cm und ermöglichen dadurch in manchen Fällen von Beckenverengerung eine Geburt per vias naturales. Ein gut konfigurierter kindlicher Schädel vermag bei einer Vera von 8—8,5 cm das Becken noch zu passieren. Theoretisch kann also mit einer beckenerweiternden Operation im Falle eines einfach platten Beckens noch bei einer Vera von 7 cm ein Erfolg erzielt werden. Erfahrungsgemäß soll man jedoch 8 cm als die unterste Grenze betrachten. Es ist aber ratsam, sich der genannten Operationen erst dann zu bedienen, wenn es sich um noch geringere Beckenverengerungen handelt, vor allem, wenn der Kopf nicht gut konfigurabel ist oder noch keine Zeit hatte sich zu konfigurieren. *Gegenindikationen für eine beckenerweiternde Operation* sind unserer Meinung nach ein *infantiles Becken* oder eine *genitale Hypoplasie.*

Der Erfolg der Operation kann nicht nur durch eine zu starke Verengerung sondern auch durch eine Infektion vereitelt werden. *Es empfiehlt sich also, bei infizierten Geburtswegen keine Symphyseotomie oder Hebosteotomie vorzunehmen.* Obwohl die Wunde, die durch ein subcutanes Verfahren gesetzt wird, nicht mit dem Geburtskanal in Verbindung steht, läßt sich doch nicht immer ein Übergreifen der Infektion vermeiden. Es ist also besser, beckenerweiternde Operationen bei fieberhaften Geburten zu vermeiden.

Als unangenehme Komplikation tritt manchmal ein starker Widerstand der Weichteile auf. Deshalb sollte man — wie bereits erwähnt — erst dann operieren, wenn der Muttermund kein Hindernis mehr darstellt. Wegen des Widerstandes der Weichteile halten fast alle Geburtshelfer die beckenerweiternden Operationen *bei Erstgebärenden für kontraindiziert.*

Vor allem in früherer Zeit waren manche Autoren der Ansicht, die genannten Operationen seien technisch so einfach, daß sie auch vom praktischen Arzt im Privathause durchgeführt werden könnten. Wir raten schon deshalb davon ab, weil die Indikationsstellung Fachkenntnis und ausreichende Erfahrung verlangt. Nach unserer Ansicht sollte auch der Fachgynäkologe die Operation im Privathause nicht vornehmen. Wenn keine störenden Umstände vorhanden sind, ist die Ausführung sicher ziemlich einfach. Mitunter kommt es aber zu sehr unangenehmen Komplikationen (schwere Nebenverletzungen, Blutungen), die außerhalb der Klinik nicht zu beherrschen sind.

Auch in der klinischen Geburtshilfe entschließt man sich heute höchst selten zu beckenerweiternden Operationen. Sie kommen nurmehr in solchen Fällen in Frage, in denen eine Verengerung des Beckenausganges nicht rechtzeitig erkannt wurde, der Kopf im Becken steckenbleibt und keine andere Möglichkeit zur Rettung des Kindes vorhanden ist. Besonders in Spanien und in den südamerikanischen Ländern gibt es auch jetzt noch Anhänger vor allem der ZARATEschen Technik. Die kindliche Mortalität ist dabei aber etwas höher als beim Kaiserschnitt. Von den meisten Geburtshelfern werden beckenerweiternde Operationen prinzipiell nicht mehr angewandt. Der Hauptgrund hierfür ist darin zu erblicken, daß der Kaiserschnitt infolge Vervollkommnung der Operationstechnik und Asepsis bei weitem nicht mehr so gefährlich ist wie früher und seinen Anwendungsbereich auf Kosten anderer geburtshilflicher Operationen stark erweitert hat. Wenn man sich heutzutage schon bei einem kleineren Mißverhältnis zu einer Schnittentbindung entschließt, hat man den Vorteil, das Kind viel sicherer retten zu können als durch eine beckenerweiternde Operation, bei der die Frucht den Geburtskanal passieren und das Geburtstrauma aushalten muß. Infizierte Geburtswege, die für den Kaiserschnitt eine Gegenindikation darstellen, bedeuten aber erfahrungsgemäß auch bei beckenerweiternden Operationen eine Gefahr für die Mutter. Zudem schafft der Kaiserschnitt klare Wundverhältnisse und überrascht viel seltener durch unangenehme Zwischenfälle und schwer zu versorgende Nebenverletzungen.

Die mancherseits gehegte Hoffnung, durch beckenerweiternde Operationen eine ständige Erweiterung des Beckenraumes zu erzielen, wurde ebenso enttäuscht wie die Meinung ROTTERs, der dies durch eine *Promontoriumresektion* erreichen wollte. Durch Callusbildung kommt es in manchen Fällen sogar zu einer zusätzlichen stärkeren Verengerung.

Operationsmethoden bei Ankylose des Sacrococcygealgelenkes.

Eine Ankylose des Sacrococcygealgelenkes kann den Beckenausgang verengern, weil das Steißbein dem tiefer tretenden Kopfe nicht ausweicht. Am einfachsten hilft man sich in solchen Fällen, indem man mit dem Finger in die Scheide oder besser noch in den Mastdarm eingeht und das Steißbein abbricht. Auf dem Höhepunkt einer Wehe kann dies sogar ohne Narkose geschehen. In seltenen Ausnahmen kommt nach Angabe mancher Autoren auch eine Steißbeinresektion in Frage.

Das Abbrechen des Os coccygis hat in der Regel späterhin keine schädlichen Folgen. Wir sahen allerdings einen Fall, in dem durch starke Callusbildung bei der folgenden Geburt ein Mißverhältnis auftrat. Damit ist natürlich nicht gesagt, daß man ein stark nach innen vorspringendes ankylotisches Steißbein, das ein Geburtshindernis darstellt, nicht abbrechen soll. Mit Hilfe dieses einfachen Eingriffes läßt sich ja doch eine größere Operation (Kaiserschnitt, Symphyseotomie) vermeiden.

Im Verlaufe der Geburt kommt es mitunter auch zur Verletzung eines anderen Gelenkes, nämlich der Symphyse. Man spricht dann von einer *Symphyseolyse* oder einer Symphysenruptur. Die erste Bezeichnung ist richtiger; denn es handelt sich eigentlich nicht um eine Ruptur sondern um eine mehr oder weniger starke Dehnung des Knorpels. Beobachtet wird die Symphyseolyse vor allem nach operativen Entbindungen, aber auch nach Spontangeburten, ja sogar in Fällen, in denen es sich um relativ kleine Zwillinge handelte. Die Diagnose läßt sich meist daraus stellen, daß die Wöchnerin bei der geringsten Änderung ihrer Lage über Schmerzen besonders in der Gegend des Schambogens klagt. Diese Stelle ist auch schmerzhaft, wenn man das Becken von beiden Seiten her zusammendrückt oder die Symphyse abtastet. Bei dieser Gelegenheit kann man auch eine über das normale Maß hinausgehende Verbreiterung der Schamfuge feststellen. Dies läßt sich übrigens auch röntgenologisch bestätigen. Mitunter ist eine Symphyseolyse mit Fieber verbunden.

Die Therapie besteht in einem länger dauernden Zusammenziehen des Beckenringes z. B. mit einem Leintuch oder noch besser mit einer elastischen Binde. Die Kranke muß natürlich ruhig liegen. Nur in seltenen Fällen bleibt infolge der Auflockerung des Hüftgelenkes eine Gehstörung zurück.

XII. Der Kaiserschnitt.

Die Art der Entbindung, bei der man die Frucht unter Umgehung der natürlichen Geburtswege durch eine Laparotomie zur Welt bringt, wird als Kaiserschnitt bezeichnet. Dieser stellt bei der hohen Entwicklung der Chirurgie keine größere Gefahr mehr dar als eine leichte Bauchoperation; vorausgesetzt, daß man sich an bestimmte durch Erfahrung gewonnene Grundsätze hält. Noch bedeutungsvoller erscheint die Tatsache, daß der Kaiserschnitt auch nicht gefährlicher ist als eine größere geburtshilfliche Operation. Bis sich aber die Schnittentbindung zu der heute erreichten Höhe entwickeln konnte, mußten viele Frauen ihr Leben lassen.

Es soll hier einiges aus der Geschichte des Kaiserschnitts gebracht werden, damit man die heutigen Erfolge besser würdigen und die Zweckmäßigkeit des jetzt üblichen operativen Vorgehens begreifen kann.

Der Kaiserschnitt war — wie bereits in Kapitel I erwähnt — schon im Altertum bekannt. Das Gesetz des Königs Numa Pompilius läßt jedoch darauf schließen, daß er nur an der Toten ausgeführt wurde. Wenn man die nicht sicher verbürgten Fälle außer acht läßt, wurde die erste Schnittentbindung durch Christoph Bain im Jahre 1540 in Italien vorgenommen. Die Frucht kam tot zur Welt, die Mutter blieb am Leben. Der erste, der in Deutschland an einer Lebenden den Kaiserschnitt ausführte (1610), war Jeremias Trautmann, ein Chirurg aus Wittenberg. (Angeblich sollen schon vorher Schnittentbindungen durch Hebammen ausgeführt worden sein).

Da bis zum letzten Drittel des vorigen Jahrhunderts die Uteruswunde im allgemeinen nicht ausreichend vernäht wurde, ist die riesige Mortalität, mit der der Kaiserschnitt einherging, wohl verständlich. Man könnte sich eher wundern, daß nicht alle Frauen starben; es wurde ja ohne Asepsis gearbeitet und die Wunde der Gebärmutter mangelhaft verschlossen. Zudem bestand in Fällen, in denen zufällig keine primäre Infektion stattfand, die Gefahr einer von den in die Bauchhöhle gelangten Lochien ausgehenden sekundären Infektion. Die Erfolge waren so schlecht, daß Porro im Jahre 1876 den Vorschlag machte, nach Entfernung der Frucht die Gebärmutter zu amputieren. Hierbei bediente man sich entsprechend dem damaligen Stande der Chirurgie der extraperitonealen Stumpfversorgung. Nachdem man den Uterushals mit zwei Lanzennadeln durchstochen und unterhalb dieser Nadeln mit einem starken Gummiband abgeschnürt hatte, wurde amputiert und der Cervixstumpf im unteren Winkel der Bauchwunde fixiert.

Obzwar die Porrosche Operation in der Geschichte des Kaiserschnitts einen großen Fortschritt bedeutete, weil sie die Sterblichkeit beträchtlich senkte, bediente man sich ihrer nur ungern; denn sie beraubte junge Frauen ihrer Gebärmutter und ihrer Eierstöcke, also der Fortpflanzungsfähigkeit und Weiblichkeit. Wie richtig aber der Gedanke Porros war, ersieht man daraus, daß seine Methode auch heute noch bei infizierten Geburtswegen in Betracht kommt.

Natürlich bedeckt man jetzt den Uterusstumpf mit Peritoneum und erhält die Ovarien.

Einen größeren Fortschritt in der Technik des Kaiserschnitts bei aseptischen Geburtswegen brachte der Vorschlag Kehrers und Sängers (in den achtziger

Jahren), die Uterusmuskulatur mit durchgreifenden Nähten zu vereinigen und mit Bauchfell zu bedecken, in ähnlicher Weise wie das am Darm durch die LEMBERT-Naht geschieht.

Mit der Vervollkommnung der Asepsis und der Einführung der Nahtmethode von KEHRER und SÄNGER besserten sich die Ergebnisse des Kaiserschnitts wesentlich. Die Operationsmortalität betrug aber immer noch etwa 10%. Als Grund dafür sehen wir heute eine häufiger aufgetretene Lockerung der Naht infolge der Rückbildung des Uterus im Wochenbett an. Dadurch kam es dann zu einer Infektion des Peritoneums durch den Uterusinhalt.

Dieser Unvollkommenheit der Operationstechnik halfen FRANK und SELLHEIM ab, die — wie das übrigens schon zu Beginn des vorigen Jahrhunderts von JÖRG und RITGEN empfohlen wurde — den Uterus nicht am aktiven sondern am passiven Abschnitt aufzuschneiden begannen. Sie wollten dabei die Gebärmutter unter Umgehung des Bauchfells, also extraperitoneal eröffnen. Das Wesentliche dieses Vorgehens und das Geheimnis des Erfolges ist aber, wie spätere Erfahrungen zeigten, nicht in dem extraperitonealen Schnitt begründet sondern in der Eröffnung des Uterus am passiven und nicht am aktiven Abschnitt. Bei dieser Methode wird einerseits der Uteruswunde die nötige Ruhe im Wochenbett gesichert; andererseits läßt sich die Wundfläche vollkommener mit Peritoneum bedecken.

Es war ein weiter Weg, der zurückgelegt werden mußte, bis die Asepsis und Operationstechnik so weit entwickelt waren, daß die Mortalität der Schnittentbindung, die im vorigen Jahrhundert noch 60—90% betrug, auf etwa 1% gesenkt werden konnte. An dem Material der letzten 6 Jahre hatte ich in meiner früheren Klinik unter 292 Fällen eine mütterliche Sterblichkeit von nur 0,68%.

Vorbedingungen.

Außer der Vervollkommnung der Operationstechnik und Asepsis spielte für die Verbesserung der Ergebnisse auch die genaue Umgrenzung des Anwendungsgebietes auf Grund von Erfahrungen eine bedeutsame Rolle. Heute ist es allgemein bekannt, *wie gefährlich die Operation bei infizierten Geburtswegen ist*. Bei der Eröffnung der Gebärmutter läßt sich nämlich trotz aller Bemühungen, das Operationsgebiet gut zu isolieren, eine Infektion des Peritoneums durch abfließendes Fruchtwasser nicht sicher vermeiden. Weiter besteht noch die Gefahr, daß die durch das Wundsekret der Gebärmutter verunreinigte Naht im Wochenbett aufgeht und sekundär zu einer Peritonitis oder zu einer Entzündung des Beckenbindegewebes führt. Um ganz sicher zu gehen, empfahlen früher vorsichtige Geburtshelfer, Schwangere, bei denen es voraussichtlich zu einem Kaiserschnitt kommen wird, schon einige Zeit vor der Entbindung in die Klinik aufzunehmen, um sie hier sicher vor jeder Infektion zu schützen. So strenge Forderungen stellt heute vielleicht niemand mehr und man entschließt sich auch unter weniger günstigen Bedingungen zum Kaiserschnitt. Natürlich ist man immer noch bestrebt, *bei aseptischem Geburtskanal* zu operieren. Am liebsten ist es uns, wenn die Kreißende mit noch *stehender Blase in die Klinik kommt und außerhalb nicht vaginal untersucht wurde. Wenn der begründete Verdacht einer Infektion* (Fieber, übelriechendes Fruchtwasser) *vorliegt, führt man nach Möglichkeit keine Schnittentbindung aus*. Ist man aber dazu gezwungen, so bemüht man sich ganz besonders, eine Verunreinigung der Bauchhöhle zu vermeiden und amputiert eventuell die Gebärmutter zur Verhütung einer sekundären Peritonitis. Manche Geburtshelfer bedienen sich in solchen Fällen einer besonderen Methode der Schnittentbindung (SELLHEIM, PORTES).

Die größten Schwierigkeiten und Sorgen bereiten *infektionsverdächtige Fälle*. Hier hat man sich in jedem Einzelfalle hinsichtlich der zu ergreifenden Maßnahmen individuell zu entscheiden. Ein sicheres Mittel, zu klären, ob es sich um eine virulente Infektion handelt, gibt es nicht. Die RUGE-PHILIPPsche Virulenzprobe kommt schon deshalb weniger in Frage, weil es sich meist um dringende Fälle handelt, die nicht so viel Aufschub erlauben, wie zur Durchführung dieser Reaktion nötig wäre.

Vor allem ältere, aber auch noch manche jetzt tätigen Autoren vertreten die Ansicht, der Kaiserschnitt dürfe *nicht vor Wehenbeginn* vorgenommen werden. Sie glauben, es käme infolge geringerer Reizbarkeit der Gebärmutter nach der Entnahme der Frucht eher zu einer schweren Atonie und wegen des geschlossenen Muttermundes zu einer Lochienstauung. Sicher ist der heute übliche tiefe (mehr minder cervicale) Kaiserschnitt leichter durchführbar, wenn die Wehentätigkeit schon eine gewisse Zeit bestand. Wenn man aber bereits vor Wehenbeginn operiert, kommt es erfahrungsgemäß auch nicht häufiger als sonst zu Störungen der Uteruskontraktion. Lochienstauungen lassen sich durch Abwischen der Decidua von der Gebärmutterwand nach Entfernung der Placenta vermeiden. Weiterhin hat man die Möglichkeit, den Halskanal mit dem ZANGEMEISTERschen Dilatator zu erweitern und durch die entstandene Öffnung einen Gazestreifen durchzuführen. Mit diesem Gazestreifen pflegen wir auch die Gebärmutterhöhle von der Operationswunde her zu tamponieren. Nach unseren Erfahrungen birgt dieses Vorgehen keinerlei Gefahren in sich, hat aber den Vorteil, daß sich beim Ziehen des Streifens im Uterus befindliche Blutkoagula mitentleeren. Vielleicht ist es überflüssig zu betonen, daß wir den Kaiserschnitt nur bei lebendem Kinde ausführen, falls nicht eine absolute Beckenverengerung (IV. Grades) oder eine lebensgefährliche Blutung (Placenta praevia, vorzeitige Lösung) dazu zwingen. *Die Gefahren des Kaiserschnitts steigern sich proportional der seit dem Blasensprung verstrichenen Zeit.* Darauf sei hier mit Nachdruck hingewiesen. *Man hat sich also bei vor- oder frühzeitigem Blasensprung eher bezüglich der Operation zu entscheiden als bei stehender Blase.*

Indikationen.

Eine Indikation zum Kaiserschnitt ist gegeben:

1. Wenn aus irgendeinem Grunde ein Mißverhältnis besteht, das die Geburt eines lebenden Kindes per vias naturales unmöglich macht.

a) Eine der ersten anerkannten Indikationen für den Kaiserschnitt war das enge Becken. Hier kann es sich um eine absolute oder relative Indikation handeln. Eine absolute Indikation liegt vor, wenn es sich um eine Verengerung solchen Grades handelt, daß die Frucht nicht einmal in zerstückeltem Zustande zur Welt gebracht werden kann. Vor nicht allzulanger Zeit führte man den Kaiserschnitt lediglich in solchen Fällen, also bei Beckenverengerungen IV. Grades aus. Diejenigen Geburtshelfer, die die Berechtigung des Kaiserschnitts auf Grund einer relativen Indikation forderten, hatten mit den konservativeren schwere Auseinandersetzungen, bis diese schließlich genötigt waren, ihre Meinung auf Grund der erzielten guten Erfolge zu ändern.

Heute erscheint eine Schnittentbindung nicht nur in den Fällen, in denen eine Entfernung der Frucht nicht einmal in zerstückeltem Zustande möglich ist, berechtigt, sondern auch dann, *wenn man mit der Geburt eines lebenden Kindes per vias naturales nicht rechnen kann.* Falls man also bei genauer Beobachtung des Geburtsverlaufs feststellt, daß trotz längerer guter Wehentätigkeit keine Aussicht auf die Geburt eines lebenden Kindes besteht, kommt unter Umständen sogar bei engem Becken I. Grades ein Kaiserschnitt in Frage. Bei einer Mehrgebärenden, bei der die Erfahrungen vorangegangener Geburten zur Verfügung stehen, vermag man selbstverständlich schon früher über die Art der Entbindung zu entscheiden als bei einer Erstgebärenden. In letztem Falle darf man eher auf eine Spontangeburt hoffen; denn es handelt sich ja meist um einen gut konfigurablen Kopf einer kleineren Frucht und eine unverbrauchte Kraft der Gebärmutter.

Hierher wären auch jene Fälle zu zählen, in denen durch Überentwicklung der Frucht (Riesenkind) ein (relatives) Mißverhältnis entsteht. Nach Möglichkeit soll man die Indikation zum Kaiserschnitt immer zeitig stellen. Wenn man sich erst entschlossen hat, eine Sectio caesarea auszuführen, kann man schon vor Wehenbeginn, am Geburtstermin operieren.

b) Im kleinen Becken befindliche, die Geburt verhindernde Geschwülste. In solchen Fällen stellt der Kaiserschnitt unter Umständen die einzige Entbindungsmöglichkeit dar (siehe Kapitel XVI).

c) Einstellungs- und Drehungsanomalien des kindlichen Schädels (hoher Geradstand, hintere Scheitelbeineinstellung), die ein *relatives* Mißverhältnis verursachen bzw. die Geburt schwierig oder unmöglich machen (Stirn- oder Gesichtslagen mit nach hinten gerichtetem Kinn).

2. Wenn der Zustand der weichen Geburtswege voraussichtlich die Geburt eines lebenden Kindes verhindern wird, oder wenn eine spontane bzw. operative Entbindung per vias naturales eine größere Gefahr bedeutet als eine abdominale Schnittentbindung.

a) Der Widerstand der weichen Geburtswege kann eine absolute oder relative Indikation zum Kaiserschnitt bilden. Eine absolute Indikation ist gegeben, wenn Vernarbungen oder Verwachsungen der Weichteile eine Entbindung per vaginam völlig unmöglich machen, so daß man mit einer Uterusruptur rechnen muß. Falls der Widerstand der Weichteile die Geburt einer lebenden Frucht nicht erhoffen läßt, handelt es sich um eine *relative Indikation* zum Kaiserschnitt. Natürlich kann in solchen Fällen auch ein vaginaler Kaiserschnitt in Frage kommen. Bei alten Erstgebärenden kann aber der Widerstand der Weichteile unter Umständen so erheblich sein, daß die Frucht bei der Geburt umkommt. Die Weichteile machen gelegentlich, wie man immer deutlicher sieht, ebensolche Schwierigkeiten bei der Geburt wie das knöcherne Becken. Ausnahmsweise ist also in gewissen Fällen, z. B. bei alten Erstgebärenden, auch wegen des Widerstandes der Weichteile ein Kaiserschnitt in Betracht zu ziehen. Nach unseren Erfahrungen ist aber *der Muttermund bei alten Erstgebärenden meist nicht rigide sondern spastisch kontrahiert (Trismus). Es empfiehlt sich also in solchen Fällen, immer erst einen Versuch mit Spasmolyticis zu machen.* Sollte außer einer Beckenverengerung mäßigen Grades noch ein schlecht oder nicht dehnbarer Muttermund vorhanden sein, wird man sich selbstverständlich rascher zu einer Schnittentbindung entschließen als bei der gleichen Verengerung und nachgiebigen Weichteilen.

Weiter kann ein Kaiserschnitt in Frage kommen:

b) In gewissen Fällen von Placenta praevia, nämlich dann, wenn man das gefährliche Gebiet, das untere Uterinsegment, wo eine tödliche Blutung meist ihren Ausgang nimmt, umgehen will. Außer bei Placenta praevia totalis ist eine Sectio caesarea auch bei Placenta praevia lateralis oder marginalis angezeigt, wenn die Patientin schon viel Blut verloren hat (siehe Kapitel Placenta praevia). In den schwersten Fällen, in denen die Frau so hochgradig ausgeblutet ist, daß man ihr nicht einmal den Blutverlust einer normalen Placentarperiode zumuten kann, kommt als äußerst seltene Ausnahme die Amputatio *prae*caesarea in Frage.

c) Bei Collumcarcinom. Operable Fälle müssen im Anschluß an die Schnittentbindung im Interesse der Mutter radikal operiert werden. Der Kaiserschnitt wird deshalb ausgeführt, weil man damit das durch das krebsige Gewebe bedingte

Geburtshindernis überwinden und die Gefahr einer bei spontanem Geburtsverlauf drohenden schweren Blutung und Infektion vermeiden kann. Aus diesem Grunde führt man auch bei inoperablen Collumcarcinomen einen Kaiserschnitt aus. Auf andere Weise lassen sich Verletzungsblutungen aus dem brüchigen Cervicalgewebe unter Umständen gar nicht beherrschen. Bei inoperablen Carcinomen entfernt man nach Herausnahme des Kindes den Gebärmutterkörper, um die Placentahaftstelle, die einer Infektion als Eintrittspforte dienen könnte, auszuschalten.

d) Nach erfolgreich operierten Blasenfisteln oder verheilten Uterusrupturen zur Vermeidung von Narbenrissen.

Hier wirft sich auch die Frage auf, wie man sich bei Geburten nach einem vorausgegangenen Kaiserschnitt zu verhalten hat. Falls der Grund zur Schnittentbindung kein bleibender (enges Becken) sondern ein zufälliger (Placenta praevia, Einstellungsanomalie usw.) war, sollte man nach unserer Ansicht möglichst eine Spontangeburt anstreben. Selbstverständlich hat man in solchen Fällen den Geburtsverlauf mit *erhöhter Aufmerksamkeit* zu verfolgen.

e) Bei sehr großem Ödem oder hochgradiger Varicosität der Vulva. Diese Anomalien erfordern ebenso wie Hämatome, die die Scheide einengen, oder übermäßig starke Fettablagerungen im Parakolpium (Fall SELLHEIMs) nur äußerst selten einen Kaiserschnitt.

f) Eine Indikation wegen Weichteilwiderstandes liegt gelegentlich auch dann vor, wenn die Gebärmutter früher falsch ventrofixiert oder vaginaefixiert wurde. In solchen Fällen steht der Muttermund sehr hoch, ist nach hinten gerichtet und befindet sich nicht in der Beckenachse. Oft ist er überhaupt nicht erreichbar. Die vordere Wand des unteren Uterinsegments dehnt sich sehr stark aus. Kann man diesem Umstande auf andere Weise z. B. durch Vorziehen des Muttermundes nicht abhelfen, ist man zu einem Kaiserschnitt gezwungen.

Nach manchen Autoren wäre eine Schnittentbindung auch bei einer Infektion der Schamgegend oder des Scheideneinganges in Erwägung zu ziehen. Man sollte sich dies aber sehr überlegen; denn die Möglichkeit einer aufsteigenden Infektion ist genau so gegeben, wie nach einer Spontangeburt. Die eröffnete und wieder vernähte Uteruswand birgt im Gegenteil eine größere Gefahr in sich als die unversehrte. Wir entschließen uns in den genannten Fällen nur dann zu einem Kaiserschnitt, wenn wir gleichzeitig den Uterus amputieren können (bei dem Klimakterium nahestehenden Frauen, die bereits mehrere Kinder haben).

3. Wenn die Geburt im Interesse der Mutter rasch beendet werden muß und die Vorbedingungen für eine Entbindung per vias naturales nicht gegeben sind:

a) Nur ausnahmsweise macht man bei sehr schwerer Schwangerschaftstoxikose einen Kaiserschnitt. Eine Schnittentbindung kommt ferner in jenen seltenen Fällen in Frage, in denen eine *Eklampsie* bereits ausgebrochen ist, *die Anfälle sich trotz konservativer Behandlung immer häufiger wiederholen, das Allgemeinbefinden der Kreißenden schlecht wird und die Geburt sich noch im Anfangsstadium befindet oder noch nicht einmal begonnen hat. Außer im mütterlichen, wird hier die Operation auch im kindlichen Interesse unternommen.*

b) Wenn bei einer *vorzeitigen Placentalösung* der Zustand der Kreißenden so schlecht ist, daß man auf eine Ablösung der Nachgeburt in einem großen Bezirk oder auf eine uteroplacentare Apoplexie schließen muß, führt man einen Kaiserschnitt aus, falls die Geburt per vaginam nicht möglich oder nicht ratsam ist. In den Fällen von uteroplacentarer Apoplexie, in denen die Gebärmuttermuskulatur sehr schlaff ist und sich nicht kontrahiert, kann man sogar zu einer Amputation des Uterus gezwungen sein. Bei Mehrgebärenden oder toter Frucht wäre auch eine Hysterotomia vaginalis anterior in Erwägung zu ziehen.

c) Bei drohender Uterusruptur, falls die Frucht noch lebt und der Geburtskanal sicher nicht infiziert ist. Im Falle einer Infektion bemüht man sich, die

Geburt vaginal zu beenden. In gleicher Weise sollte man dann vorgehen, wenn es nach sehr langem Kreißen zu einer Uterusruptur zu kommen droht. Durch einen Kaiserschnitt würde man in solchen Fällen möglicherweise nur eine tote oder schwer asphyktische Frucht gewinnen.

d) Bei manchen schweren Erkrankungen der Mutter, z. B. bei einem mit chronischer Nephritis komplizierten urämischen Zustand oder wenn im Falle eines schweren dekompensierten Herzfehlers die Geburt nicht rasch fortschreitet und man nicht wagt, das Herz durch die mit den Wehen verbundenen Blutdruckschwankungen zu belasten. Ausnahmsweise ist die Frage der Schnittentbindung auch bei anderen Erkrankungen, bei schwerer BASEDOWscher Krankheit, Pneumonie, Diabetes, Thrombophlebitis usw. zu erwägen.

4. Wenn die Geburt im Interesse des Kindes beendet werden muß und die Vorbedingungen für eine vaginale Operation fehlen:

a) Ausnahmsweise bei *Vorfall oder Vorliegen der Nabelschnur* (siehe Kapitel XVII).

b) Ausnahmsweise bei habituellem Fruchttod am Ende der Schwangerschaft. Im allgemeinen leitet man aber hier lieber eine künstliche Frühgeburt ein.

c) Bei einer *Übertragung von längerer Dauer* (3 Wochen und mehr). Da es erfahrungsgemäß bei Übertragung schon vor Einsetzen der Wehen zu einem intrauterinen Absterben der Frucht kommen kann, sind die meisten Geburtshelfer für eine Einleitung der Geburt. Bei länger dauernden Übertragungen ist jedoch, vor allem bei Erstgebärenden und noch mehr bei alten Erstgebärenden eine Schnittentbindung in Erwägung zu ziehen. Diese erscheint im Interesse des Kindes ratsam; denn übertragene Kinder erliegen dem Geburtstrauma verhältnismäßig leicht.

d) Endlich wäre noch der Kaiserschnitt an der *Sterbenden oder soeben Verstorbenen* zu erwähnen, der, wie das Gesetz des Königs Numa Pompilius beweist, schon im Altertum ausgeführt wurde. Hier handelt es sich um die älteste Indikation zur Schnittentbindung. Wenn zu einem Zeitpunkt, zu dem die Frucht die Grenze der Lebensfähigkeit bereits erreicht hat, die Schwangere während der Gravidität oder Geburt stirbt, ist auch der praktische Arzt verpflichtet, im Interesse des Kindes einen Kaiserschnitt zu machen, vorausgesetzt, daß noch Lebensäußerungen der Frucht nachweisbar sind. Diese Situation kann bei plötzlichen Todesfällen eintreten. Falls lang anhaltende Krankheiten vorausgegangen sind, stirbt das Kind gewöhnlich schon vor der Mutter ab. Die Wahl des Zeitpunkts für die Ausführung des Kaiserschnitts an einer Sterbenden ist mit großer Verantwortung verbunden; denn bei falscher Beurteilung des Zustandes der Frau kann man mit dem Kaiserschnitt ihren Tod verursachen. Selbstverständlich hat man auch im Anschluß an die bei einer Toten ausgeführten Operation die Wunde ordnungsgemäß zu versorgen, um nicht bei den Angehörigen der Verstorbenen Anstoß zu erregen.

5. Eine *zusammengesetzte Indikation zum Kaiserschnitt* liegt vor, wenn mehrere Umstände gleichzeitig die Geburt erschweren. Eine Entscheidung ist vor allem bei solchen Regelwidrigkeiten schwierig, die für sich allein ein Abwarten erlauben würden. Besteht beispielsweise bei einer jungen Frau mit vorzeitigem Blasensprung und langer wehenloser Latenzzeit gleichzeitig ein kleines Mißverhältnis, eine Einstellungs- oder Drehungsanomalie, so ist es besonders wichtig, sich rechtzeitig zu entscheiden. Dasselbe gilt für alte Erstgebärende, bei denen eine Quer- oder Steißlage vorhanden ist, der Muttermund sich schlecht öffnet, Scheidengewölbe und Scheide Zeichen eines Infantilismus aufweisen und die Frucht gut entwickelt ist. Mütterlicherseits besteht hier die Indikation zum Kaiserschnitt wegen drohender schwerer Weichteilverletzungen, kindlicherseits wegen erhöhter Lebensgefahr der Frucht. Handelt es sich dagegen um eine dem *Klimakterium nahestehende Frau mit mehreren Kindern,* so ist längeres Zuwarten erlaubt; denn im Notfalle (wenn die Blase vor längerer Zeit gesprungen ist und die Möglichkeit einer Infektion des Geburtskanals besteht) kann man mit dem Kaiserschnitt eine supravaginale Amputation verbinden.

Die Ausführung des Kaiserschnittes.

Die Vorbereitungen zum Kaiserschnitt sind die gleichen wie bei einer gynäkologischen Laparotomie. Die meisten Geburtshelfer führen die Sectio caesarea an der narkotisierten Patientin aus. Da Schwangere und Kreißende mit relativ wenig Narkoticum zum Einschlafen zu bringen sind, ist die Narkose auch nicht sonderlich gefährlich. Außerdem kommen noch die Lokal-, Lumbal- und Periduralanästhesie in Betracht. Bezüglich der Lumbalanästhesie sind die Meinungen der verschiedenen Autoren geteilt. Bei der Lokalanästhesie ist im allgemeinen die Infiltration der Bauchwand ausreichend. Man kann aber auch noch die Plica vesicouterina mit einer 1%igen Novocainlösung infiltrieren.

Hinsichtlich der Operationstechnik unterscheidet man drei Arten des Kaiserschnitts: 1. den korporalen oder klassischen Kaiserschnitt, 2. den sog. cervicalen Kaiserschnitt, der extra- oder intraperitoneal ausgeführt werden kann und 3. den radikalen Kaiserschnitt, bei dem nicht nur die Frucht entfernt sondern auch der Uterus amputiert oder exstirpiert wird. Die erwähnten und gebräuchlichen Bezeichnungen treffen eigentlich nicht ganz zu. Sie sind aus der historischen Entwicklung des Kaiserschnitts zu erklären. Diejenigen Operateure, die als erste die klassische Methode, die Eröffnung der Gebärmutter am Fundus verließen, waren nämlich bestrebt, den Schnitt an der Cervix zu setzen. Dabei stellte es sich aber heraus, daß der Schnitt in Richtung des Uteruskörpers verlängert werden mußte. Der sog. cervicale Schnitt wird fast immer am Isthmus uteri vorgenommen. Davon wird später noch die Rede sein.

Außer den erwähnten gibt es noch andere Verfahren, die besonders für infizierte Fälle empfohlen wurden.

1. Die älteste Methode ist der **korporale oder klassische Kaiserschnitt.** Nach Entleerung der Blase und Vorbereitung der Bauchwand wird der Leib unter Einhaltung aller Kautelen des erhöhten Wundschutzes bis über den Nabel in der Mittellinie eröffnet. Das durchtrennte Peritoneum wird an Isoliertüchern fixiert und der Uterus vor die Bauchwand geholt. Nun stopft man die Bauchhöhle rings um und hinter dem Uteruskörper mit großen Tüchern ab, damit abfließendes Fruchtwasser und Blut nicht dahin gelangen können. Für die jetzt folgende Eröffnung der Gebärmutter gibt es eine Reihe von Methoden. Am weitesten verbreitet war ein Längsschnitt in der Mittellinie der Vorderwand.

Fritsch empfahl einen Querschnitt am Fundus, Müller einen Längsschnitt ebenfalls am Fundus; Olshausen schlug zur Vermeidung der Placentahaftstelle vor, die Gebärmutter an der Vorder- oder Hinterwand zu eröffnen, je nachdem die Ligg. rotunda vorne oder hinten einander mehr genähert verlaufen (Palmsches Zeichen).

Sobald die Gebärmutter aufgeschnitten ist, wird die Frucht mit der Hand am Kopf oder an den Beinen ergriffen und entfernt. Nun veranlaßt man den Uterus durch Reiben und durch Verabreichung eines Hypophysenhinterlappenpräparates (intravenös oder in die Gebärmuttermuskulatur selbst) zur Kontraktion und exprimiert die Placenta oder löst sie manuell.

Früher wurden von einem Assistenten die zu beiden Seiten der Cervix verlaufenden Aa. uterinae im Interesse eines geringeren Blutverlustes komprimiert. Dieses ursprünglich von P. Müller angegebene Verfahren empfahl neuerdings auch Doerfler.

Bei einer stärkeren Blutung kann die Tamponade des Cavum uteri erforderlich werden. Das Ende des Gazestreifens hat man selbstverständlich in die Scheide durchzuleiten. Sechs Stunden später wird die Tamponade gezogen. *Das Tamponieren der Gebärmutterhöhle von der Laparotomiewunde her ist hinsichtlich der Infektionsgefahr vollkommen harmlos* und mit einer durch die Scheide eingelegten

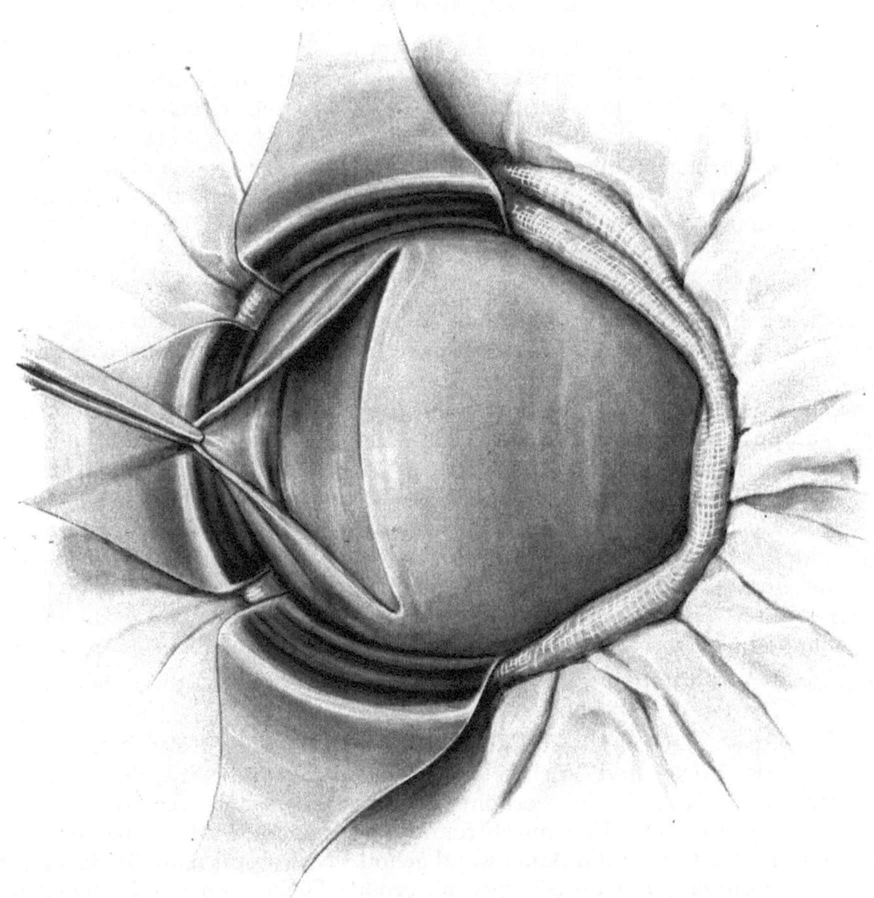

Abb. 170. Sectio caesarea. Eröffnen der Plica vesicouterina.

Tamponade gar nicht zu vergleichen. Wir tamponieren *prinzipiell* auch beim *cervicalen* Kaiserschnitt, um einer späteren atonischen Blutung vorzubeugen. Ein Vorteil des Verfahrens ist auch, daß beim Ziehen des Streifens die im Uterus befindlichen Blutkoagula mitentfernt werden. Bisher sahen wir viele Vorteile dieser Methode und nicht die geringste nachteilige Nebenwirkung. Zur Verminderung des Wochenflusses und zur Verhütung einer Lochiometra empfiehlt es sich, vor allem, wenn die Schnittentbindung bei engem Muttermund vorgenommen wurde, nach Entleerung des Uterus die Decidua mit einem Tuch gründlich auszuwischen.

Die Naht der Uteruswunde pflegt man in drei Schichten auszuführen. Die erste Naht greift durch den Muskel bis zur Schleimhaut. Die Mucosa selbst soll man nicht mitfassen, sonst kann es zu einem Einschluß von Schleimhautdrüsen in die Muskulatur kommen (Endometriosis). Die zweite Naht faßt Muskel und Serosa. Die dritte schließlich vereinigt in einer fortlaufenden Naht Serosa mit Serosa (ähnlich der LEMBERT-Naht). Als Nahtmaterial verwenden wir ausschließlich Catgut. Nach Versorgen der Uteruswunde werden Darm und Netz geordnet und die Bauchwand in Etagen vernäht.

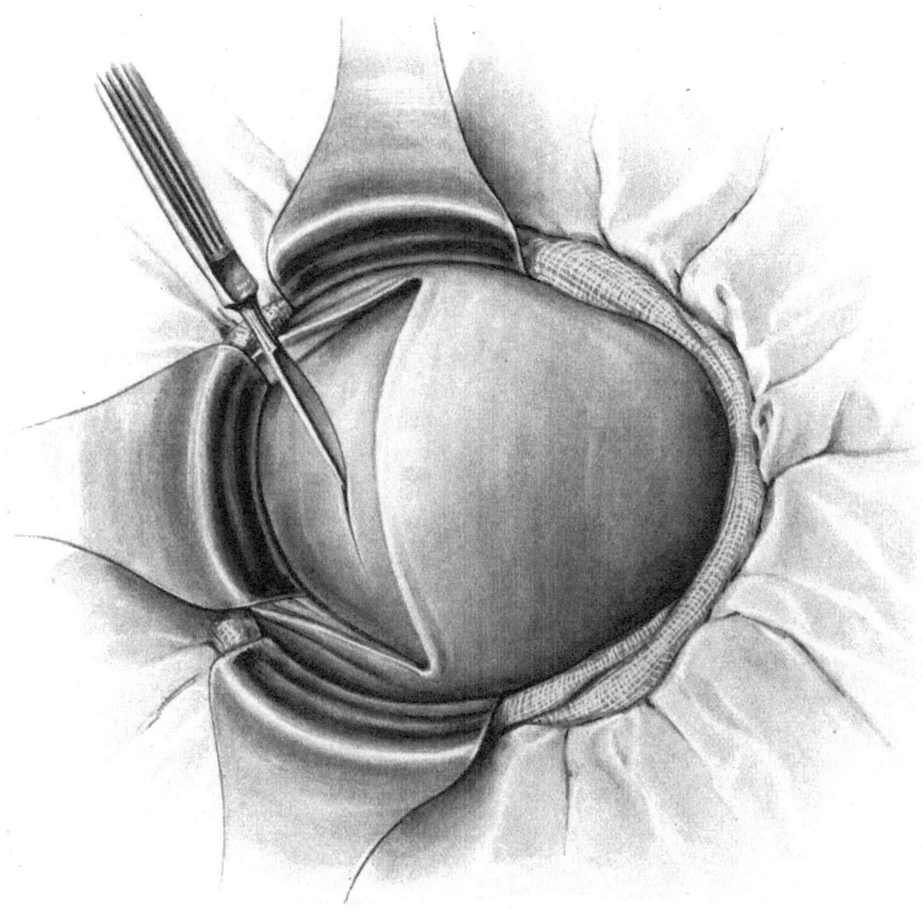

Abb. 171. Sectio caesarea. Stichincision im unteren Uterinsegment.

Der korporale Kaiserschnitt wird praktisch von niemand mehr ausgeführt. Er kommt höchstens in äußerst seltenen Ausnahmen einmal in Frage. Seine großen Nachteile sind, daß die Wunde an der Gebärmutter im Wochenbett nicht zur Ruhe kommt (Nachwehen, Involution des Uterus) und bei der Operation nicht so gut mit Peritoneum abgedeckt werden kann wie beim cervicalen Schnitt.

2. Die zweite Methode ist der sog. **cervicale Kaiserschnitt,** der a) extraperitoneal und b) intraperitoneal (auch transperitoneal genannt) ausgeführt werden kann. Das extraperitoneale Vorgehen ist das ältere.

a) Das Wesen des *extraperitonealen Kaiserschnitts* besteht darin, daß man den unteren Abschnitt der Gebärmutter ohne Eröffnung der Peritonealhöhle aufschneidet und so das Kind zu entfernen sucht. Bei dieser Methode wollte man vor allem die Peritonealhöhle vor einer eventuellen Infektion, d. h. vor einer Verunreinigung mit Fruchtwasser und Blut schützen.

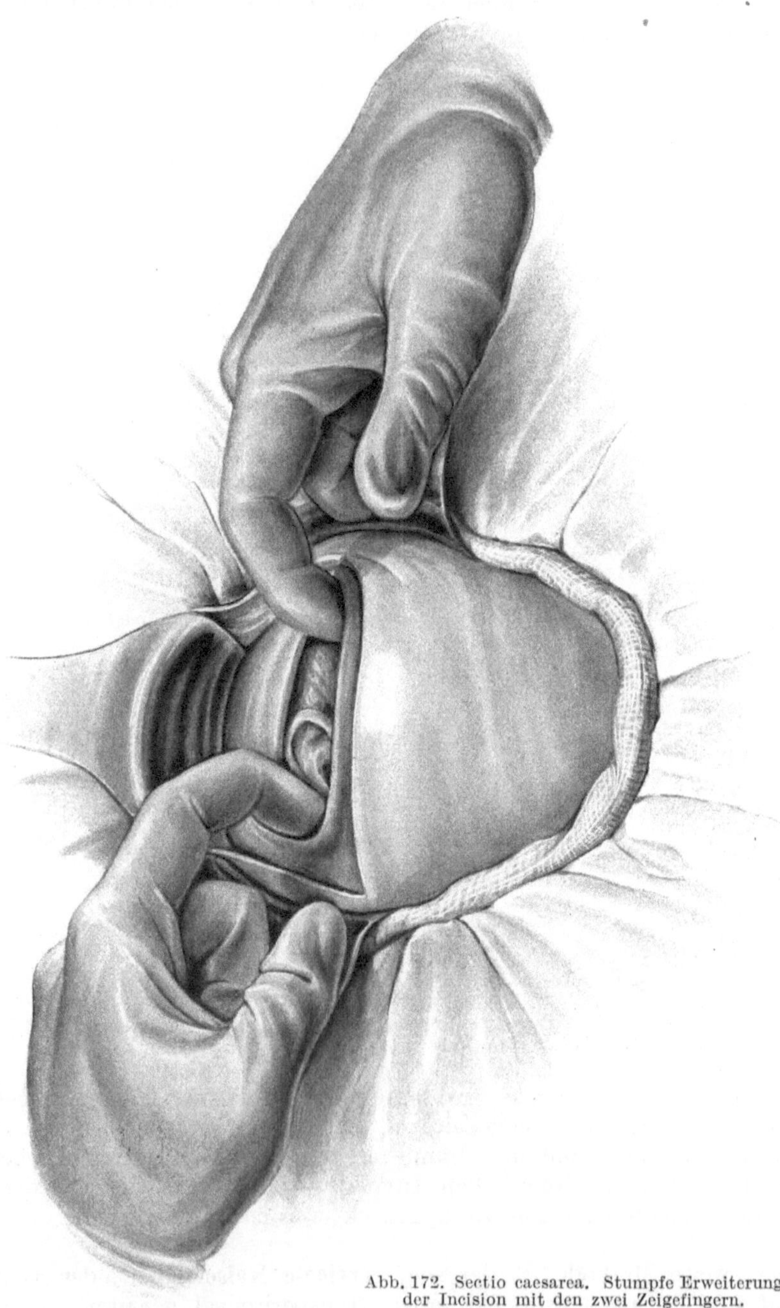

Abb. 172. Sectio caesarea. Stumpfe Erweiterung der Incision mit den zwei Zeigefingern.

Die Ausführung des extraperitonealen Kaiserschnitts gestaltet sich folgendermaßen: In der Mittellinie oder 3—5 cm daneben (KÜSTNER) wird ein Längsschnitt gelegt, die Fascie vorsichtig (um Blase und Peritoneum nicht zu verletzen) durchschnitten und der M. rectus durchtrennt. Sobald man das Cavum praevesicale *Retzii* erreicht hat, folgt der schwierigste Teil der Operation, das Abschieben der Blase. Nach LATZKO und DÖDERLEIN drängt man die Blase seitwärts abwärts — die Orientierung ist wesentlich leichter, wenn man die Blase zuvor anfüllt — und schiebt die Plica vesicouterina möglichst weit nach oben. Nachdem man so einen großen Teil des unteren Gebärmutterabschnitts zu Gesicht

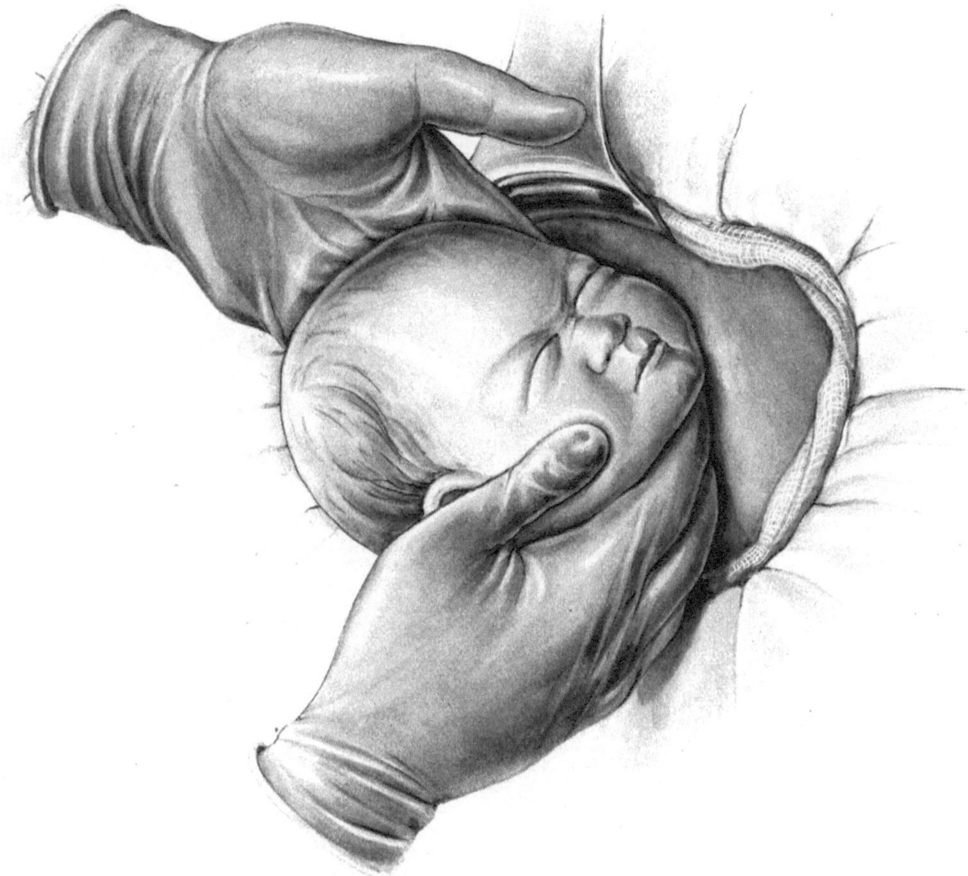

Abb. 173. Sectio caesarea. Entwicklung des kindlichen Kopfes.

bekommen hat, schneidet man ihn auf und extrahiert die Frucht. Nun wird die Placenta entfernt, die Uteruswunde vernäht, die Blase an ihren Platz zurückverlagert und die Bauchwand geschlossen. KÜSTNER empfahl, das Cavum praevesicale mit einem Gazestreifen zu drainieren.

b) *Der transperitoneale, besser gesagt, der intraperitoneale cervicale Kaiserschnitt.* Durch einen medianen Längsschnitt, der ungefähr bis in Nabelhöhe reicht, werden die Bauchdecken und das Peritoneum eröffnet. Mit Hilfe großer Tücher, die zwischen Uterus und Bauchwand eingebracht werden, dichtet man das Operationsgebiet möglichst vollkommen gegen die Bauchhöhle ab. Für die Heilung ist es außerordentlich wichtig, diese Isolierung richtig und exakt vorzunehmen; denn nur so kann man die Abdominalhöhle vor Verunreinigungen schützen. Vor allem ist dies wichtig, wenn die Operation nach dem Blasensprung ausgeführt wird. In solchen Fällen tauchen wir die Isoliertücher und später den Streifen für die Uterustamponade in Rivanollösung. In TRENDELENBURGscher Lagerung wird die Plica vesicouterina eröffnet und zusammen mit der Blase abgeschoben (Abb. 170). Nun legt man am unteren Uterinsegment einen kleinen, etwa 2—3 cm langen Querschnitt an (Abb. 171). In diese Öffnung

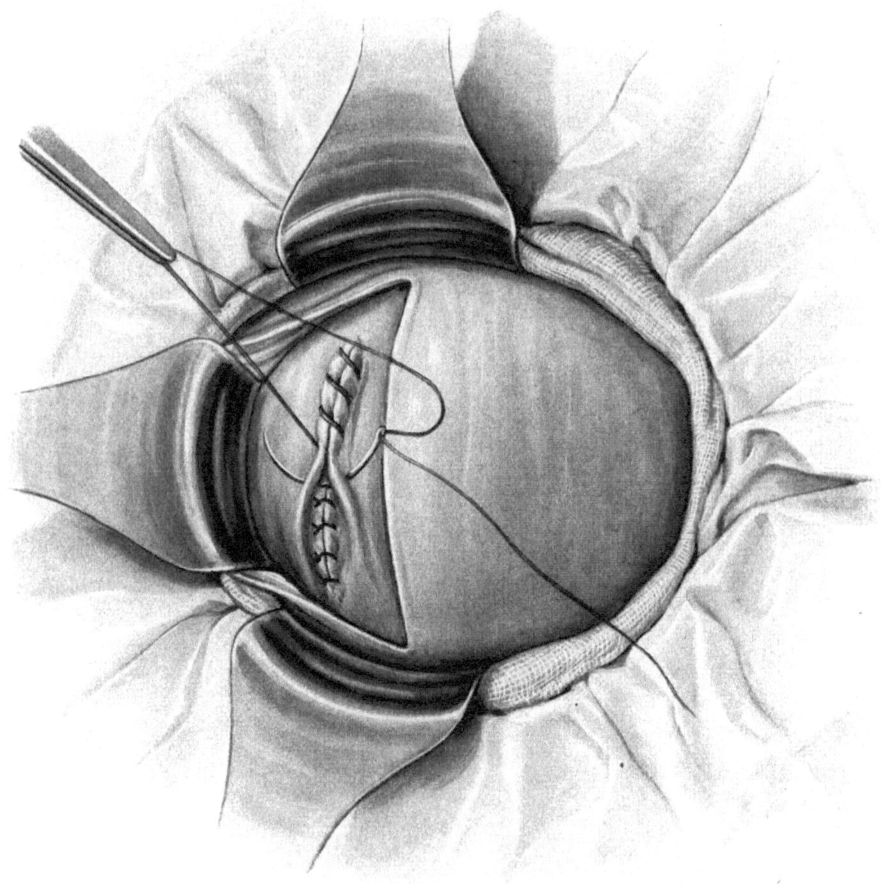

Abb. 174. Sectio caesarea. Versorgung der Uteruswunde mit einer Reihe von Knopfnähten und einer fortlaufenden Naht darüber.

geht man mit beiden Zeigefingern ein und erweitert sie stumpf nach rechts und links (Abb. 172). (Früher führte man einen Längsschnitt aus. In manchen Fällen von Querlage, in denen der Kontraktionsring sehr ausgeprägt ist, hat dieses Verfahren allerdings den Vorteil, daß der hindernde Ring durchschnitten und die Wendung erleichtert wird. Beim Ausführen eines Längsschnittes schiebt man die Blase so weit wie nötig ab. Maßgebend ist dabei, wie stark das untere Uterinsegment ausgezogen ist. Ein Assistent hält nun die Blase mit einem Speculum zurück. Dann folgt die Eröffnung der Gebärmutter.) Bei Kopflage greift man mit der flachen Hand um den Schädel der Frucht herum und hebt sie am Kopf heraus (Abb. 173). Man kann auch die Galea mit der Kopfschwartenzange fassen. (Manche verwenden zu diesem Zweck eine geburtshilfliche Zange oder irgendein besonderes Instrument. Sehr zweckmäßig ist der

SELLHEIMsche Hebel.) Falls man den Kopf durch die Wunde im Uterus nicht gut erreicht, ist es am besten, auf den Fuß zu wenden und zu extrahieren. Um ein Abfließen des Uterusinhalts in die Bauchhöhle zu vermeiden, stellt man während der Extraktion das Kopfende des Operationstisches hoch. Ein Assistent isoliert, sobald die Gebärmutter entleert ist und sich kontrahiert hat, das hinter dem Uterus befindliche Gebiet neuerdings mit großen Tüchern. Dadurch wird

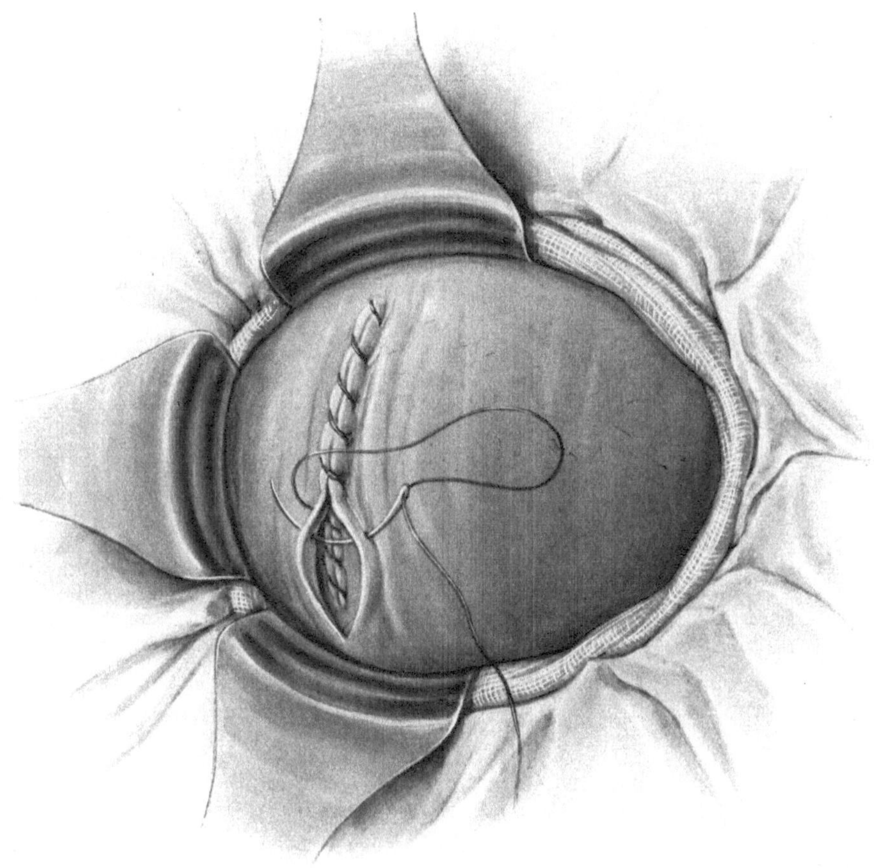

Abb. 175. Sectio caesarea. Peritonisierung der Uteruswunde mit der Plica vesicouterina.

verhütet, daß Darmschlingen infolge der Verkleinerung der Gebärmutter ungedeckt bleiben. Die Placenta wird von manchen Geburtshelfern mit dem CREDÉschen Handgriff exprimiert. Wir lösen sie manuell zusammen mit der Fruchtblase und wischen die Decidua mit einem Tuch gründlich vom Uteruscavum ab. Um einer Atonie vorzubeugen, tamponieren wir den Uterus mit einem Gazestreifen aus und führen dessen Ende durch den Cervicalkanal in die Scheide. (Nach 6 Std entfernen wir die Tamponade.) Nun werden, um das aseptische Vorgehen zu sichern. die Handschuhe gewechselt. Die Uteruswunde wird in einer ersten Schicht mit einer Reihe von Knopfnähten, in einer zweiten mit einer fortlaufenden Naht vereinigt (Abb. 174). Als nächstes verlagert man die Plica vesicouterina an ihren ursprünglichen Platz zurück und heftet sie mit einer fortlaufenden Catgutnaht dort fest (Abb. 175). Mit der Naht der Bauchwand in Etagen ist die Operation beendet.

3. Der radikale Kaiserschnitt. Der Grundgedanke dieser Operation stammt von PORRO, der im Jahre 1876 empfahl, gleichzeitig mit dem Kaiserschnitt den Uterus supravaginal zu amputieren und den Stumpf an die Bauchwand zu fixieren.

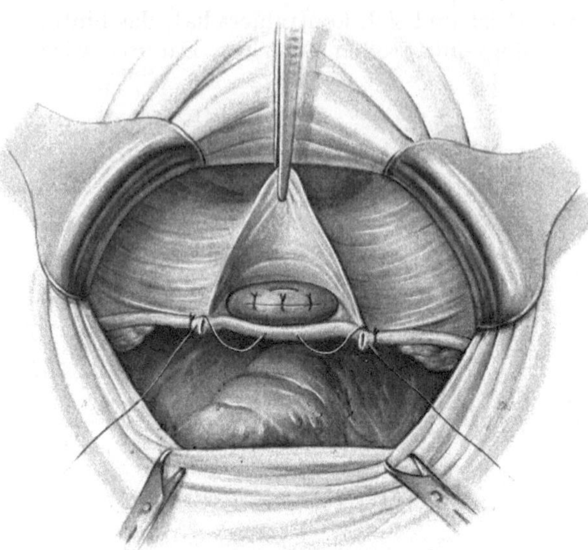

Abb. 176. Peritonisierung beim radikalen Kaiserschnitt. Phase I.

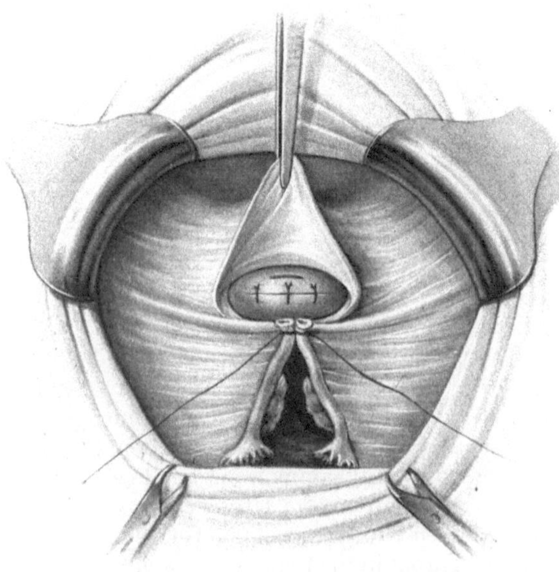

Abb. 177. Peritonisierung beim radikalen Kaiserschnitt. Phase II.

Die PORROsche Operation wird heute nur noch selten, und zwar bei infizierten Fällen ausgeführt. Ausnahmsweise kommt sogar eine Totalexstirpation in Frage. Im allgemeinen geht man so vor, daß man die Frucht durch Fundusschnitt entfernt, die Uteruswunde mit 1—2 MUSEUXschen Zangen zusammenfaßt, die Gebärmutter lege artis amputiert und den Stumpf mit dem Blasenperitoneum deckt.

Die Peritonisierung des Uterusstumpfes nehmen wir seit Jahren auch bei gynäkologischen Operationen nach meiner eigenen Methode mit einer einzigen Naht vor. Erst durchstechen wir den Adnex- und Rotundumstumpf der einen Seite, dann gehen wir mit der Nadel in zwei Touren, nach vorne und nach hinten, durch den Uterusstumpf, fassen schließlich den Adnex- und Rotundumstumpf der anderen Seite (Abb. 176) und setzen einen Knoten (Abb. 177). Nun werden die beiden Fadenenden mit Nadeln armiert und jederseits Tube sowie Peritoneum der Plica vesicouterina in die Naht genommen (Abb. 178) und verknotet (Abb. 179). Auf diese Weise werden die Stümpfe mit einer einzigen Naht vereinigt und peritonisiert[1].

Diese Methode wurde deshalb hier beschrieben, weil sie einfach und schnell durchzuführen ist und den Organismus nicht mit überflüssigem Nahtmaterial belastet. Deckt das Blasenperitoneum die Stümpfe nicht einwandfrei, so kann man noch durch eine feine Knopfnaht die Eileiter oder das Peritoneum der Ligg. infundibulopelvica vereinigen. Das Verfahren ist auch bei Uterusexstirpationen mit oder ohne Adnexe verwertbar.

Besteht bei sehr stark ausgebluteten Kreißenden die Gefahr, daß sie die mit einer normalen Placentarperiode verbundene Blutung nicht mehr ertragen werden, dann kann man, wie bereits erwähnt, eine *Amputatio praecaesarea* aus-

[1] Einzelheiten siehe Geburtshilfe und Frauenheilkunde 1948, Heft 8: Bemerkungen zur Frage der Peritonisierung nach subtotaler und totaler Hysterektomie (BURGER).

führen. Hierbei wird die Gebärmutter nach Eröffnung der Bauchdecken hervorgewälzt und supravaginal amputiert. Nun schneidet man sofort das Kind aus dem amputierten Uterus heraus und beendet die Operation auf die übliche Weise.

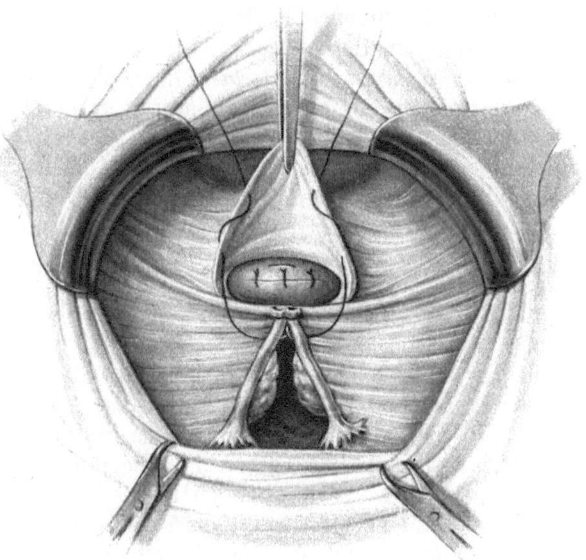

Abb. 178. Peritonisierung beim radikalen Kaiserschnitt. Phase III.

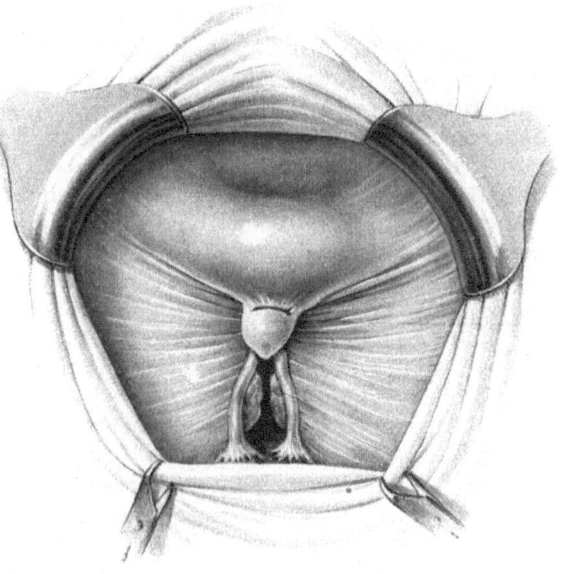

Abb. 179. Peritonisierung beim radikalen Kaiserschnitt. Phase IV.

Bei infiziertem Gebärmutterinhalt in Frage kommende Verfahren.

Zur Schaffung einer SELLHEIMschen *Uterus-Bauchdekkenfistel* eröffnet man den Leib durch einen Längsschnitt oberhalb der Symphyse und vernäht das Peritoneum parietale sorgfältig mit der Haut. Nun wird der Peritonealüberzug des unteren Uterinsegments in Längsrichtung durchtrennt, abgelöst und durch eine fortlaufende Naht mit dem parietalen Blatt vereinigt. Hierdurch erreicht man eine extraperitoneale Verlagerung der vorderen Uteruswand. Jetzt folgen die Eröffnung der Gebärmutter, die Entfernung der Frucht sowie der Nachgeburt und die Nahtvereinigung der Wundränder der Gebärmutter mit den Bauchdecken. Die Fistel schrumpft meist rasch im Wochenbett. Falls sie sich nicht spontan schließt, wird sie später, wenn sie sich gereinigt hat, in einer zweiten Sitzung operativ geschlossen.

Ein weiteres, für infizierte Fälle empfohlenes Verfahren ist die GOTTSCHALK-PORTESsche Operation. Man wälzt den Uterus vor die Bauchdecken und verschließt dahinter die Laparotomiewunde. Dann eröffnet man die Gebärmutter, vernäht sie wieder, sobald man die Frucht entnommen hat, und läßt sie zusammen mit den Adnexen vor der Bauchwand liegen. Nach der puerperalen Involution wird sie durch eine zweite Operation in die Bauchhöhle zurückverlagert.

Auf andere Verfahren wollen wir hier nicht eingehen, da sie nach unserer Meinung keine größere Bedeutung besitzen. Vor allem trifft dies für die Methoden zu, bei denen das Peritoneum parietale vor Eröffnung der Gebärmutter an die

Serosa der ganzen vorderen Uteruswand genäht wird. Wenn nicht schon früher, reißt die das Bauchfell fixierende Naht ein, sobald sich der Uterus bei der Entnahme des Kindes kontrahiert. Man schützt also auf die genannte Weise die Bauchhöhle weniger vor dem Eindringen des Fruchtwassers, als wenn man sie sorgfältig mit Tüchern isoliert.

In Fällen, in denen *sicher eine erhebliche Infektion der Gebärmutter vorliegt, ist ein Kaiserschnitt zu unterlassen.* Wenn aber in einem infektionsverdächtigen Falle das Leben des Kindes unbedingt gerettet werden soll, wälzt man, um eine Verunreinigung des Peritonealraums zu verhüten, den Uterus vor die Bauchdecken, eröffnet ihn am Fundus und amputiert ihn nach Entfernung der Frucht. Seit wir im Besitz der Antibiotica sind, ist es noch seltener nötig, die radikalen Kaiserschnittmethoden anzuwenden. Selbstverständlich kommen sie überhaupt nur dann in Frage, wenn sich die Frau schon nahe am Klimakterium befindet, vor allem, wenn sie schon mehrere Kinder hat oder nach langer steriler Ehe endlich doch schwanger wurde und in Anbetracht ihres Alters voraussichtlich nicht mehr in andere Umstände kommen wird. Eine junge Frau beraubt man nicht der Möglichkeit, späterhin noch zu konzipieren; auch bringt man sie nicht durch einen Kaiserschnitt in Gefahr, wenn es sich vielleicht um ein kindliches Leben mit fraglicher Prognose handelt, sondern sucht unter allen Umständen die Geburt per vaginam zu beenden. Sollte die Frucht dabei absterben, kann die Frau ja späterhin noch Kinder bekommen. Um nicht in solche heikle Situationen zu geraten, muß man die sog. *zusammengesetzten Indikationen zum Kaiserschnitt besonders berücksichtigen und rechtzeitig operieren.* So wird man das Leben der Mutter und des Kindes retten können.

Die Bewertung der einzelnen Methoden.

Die Ergebnisse des Kaiserschnitts besserten sich, wie erwähnt, von dem Zeitpunkt an ganz wesentlich, als man begann, die Gebärmutter an ihrem unteren Abschnitt und nicht mehr am oberen aufzuschneiden. Hierbei hat man weiterhin den Vorteil, daß man mehr Platz gewinnt und besser operieren kann, weil sich mit dem Fortschreiten der Geburt das untere Uterinsegment stärker ausdehnt. Es ist also möglich, die Geburt längere Zeit zu beobachten, ohne die Voraussetzung für die technische Durchführung einer eventuell nötig werdenden Operation zu verschlechtern. Im Falle eines Mißverhältnisses wird man es bei einer solchen längeren, berechtigten Observation des öfteren erleben, daß der Kopf schließlich doch den Beckeneingang passiert und eine vaginale Beendigung der Geburt ermöglicht. Der cervicale Kaiserschnitt erlaubt also in gewissem Sinne ein konservativeres Verhalten, als dies zur Zeit des klassischen Kaiserschnitts möglich gewesen wäre. Dieser drängte infolge seiner Gefährlichkeit zur baldigen Ausführung und wurde mitunter auch dann vorgenommen, wenn bei längerem Zuwarten doch noch eine Spontangeburt erfolgt wäre.

Unter den cervicalen Methoden *geben wir der intraperitonealen den Vorzug.* Dieser gegenüber hat das extraperitoneale Vorgehen gewisse Nachteile. In erster Linie ist es wesentlich umständlicher. Daß man sich dazu in der Hoffnung, es werde schon gelingen, das Peritoneum unversehrt zu erhalten, auch in infizierten Fällen, in denen niemand einen intraperitonealen Schnitt riskieren würde, entschließt, kann auch nicht als ein Vorteil gewertet werden. Wenn nämlich im Verlaufe der Operation das Bauchfell verletzt wird, ist die Situation wesentlich schlechter als bei einem intraperitonealen Kaiserschnitt, bei dem man das Operationsgebiet mit Hilfe von Tüchern isoliert. Im Falle einer Läsion des Bauchfells bei extraperitonealem Vorgehen gelangt der infizierte Uterusinhalt ungehindert in die Abdominalhöhle und läßt sich durch die kleine, im Peritoneum entstandene Öffnung nicht mehr entfernen. Zudem ist das Bindegewebe einer Infektion gegenüber weniger widerstandsfähig als das Bauchfell.

Aus diesen Gründen bevorzugen heute eigentlich alle Geburtshelfer den intraperitonealen Kaiserschnitt.

Von dieser Methode weichen wir selbst dann nicht ab, wenn wir vor oder im Beginn der Geburt operieren, wenn also das untere Uterinsegment noch nicht entsprechend distrahiert ist. Vor allem gilt dies, seit wir den Uterus durch einen Querschnitt eröffnen. (Bei Vornahme eines Längsschnitts kann man sich helfen, indem man den Schnitt, so weit wie nötig, auf den Gebärmutterkörper verlängert. Keinesfalls darf man vergessen, am Ende der Operation die ganze Schnittwunde mit Blasenperitoneum zu decken und dadurch retroperitoneal zu verlagern.)

Einen Fortschritt in der Technik des Kaiserschnitts bedeutete seinerzeit auch das von DOERFFLER empfohlene Verfahren. Diesem zufolge wälzt man den Uterus in allen Fällen vor die Bauchdecken und isoliert die Bauchhöhle mit besonderer Sorgfalt. Nachdem nun ein Assistent die Cervix kräftig umfaßt hat (zur Verminderung der Blutzufuhr), werden die Plica vesicouterina (zwischen den beiden Ligg. rotunda) und der Gebärmutterhals mit einem Querschnitt eröffnet. In allen Einzelheiten hat sich dieses Verfahren nicht verbreitet, besonders, weil zum Hervorwälzen der Gebärmutter ein viel größerer Bauchschnitt benötigt wird. Die meisten Geburtshelfer und auch wir selbst verwenden jetzt einen Querschnitt am unteren Uterinsegment. Der größte Vorteil dieses Schnittes besteht darin, daß er nicht subvesical weiterreißt und zu Verletzungen eventuell vorhandener Varicen führt. Das Nähen der quer verlaufenden Wunde gestaltet sich einfacher, weil sie nicht so tief sitzt und besser zur Hand liegt. Schließlich hat man hierbei auch einen geringeren Blutverlust. Ausnahmsweise bietet aber — wie erwähnt — ein Längsschnitt doch Vorteile.

Ist die Regelwidrigkeit, wegen der ein Kaiserschnitt ausgeführt wurde, keine bleibende, so *kann eine spätere Geburt auch spontan verlaufen.* Bei einer folgenden Schwangerschaft ist also nur dann immer eine Schnittentbindung auszuführen, wenn die Indikation dazu noch vorhanden ist (enges Becken). Wenn man sich aber entschließt, eine Spontangeburt abzuwarten, so muß der Verlauf besonders genau beobachtet werden, weil die Möglichkeit einer Narbendehiszenz oder einer Uterusruptur besteht. Im übrigen ist es möglich, eine Frau auch wiederholt durch einen Kaiserschnitt zu entbinden. Die vorausgegangene Operation bringt in der Regel keine technischen Schwierigkeiten mit sich. Im allgemeinen pflegt man die Frau bei der dritten Schnittentbindung zu sterilisieren. Unter besonderen Voraussetzungen wird man sich auch schon bei der zweiten dazu entschließen.

XIII. Der vaginale Kaiserschnitt.

An Stelle des ursprünglichen Verfahrens von DÜHRSSEN bedient man sich heute allgemein der Hysterotomia vaginalis anterior (s. S. 72) von BUMM. Hier soll nur auf das Anwendungsgebiet dieser Operation eingegangen werden, um die Mißverständnisse zu klären, die die Benennung Kaiserschnitt erwecken könnte. *Der vaginale Kaiserschnitt beseitigt lediglich den Widerstand des Muttermundes und kommt daher selbstverständlich nicht in Frage, wenn ein Mißverhältnis zwischen Becken und kindlichem Schädel infolge eines engen Beckens besteht und so die Geburt behindert wird.* Das Anwendungsgebiet beschränkt sich also nur auf die Fälle, in denen unter normalen Raumverhältnissen bei noch nicht völlig erweitertem Muttermund eine Geburtsbeendigung erforderlich ist. Eine vaginale

Sectio kann ausgeführt werden in gewissen Fällen von Eklampsie und immer dann, wenn die Geburt im Interesse der Mutter oder der Frucht per vias naturales beendet werden soll, während der Muttermund noch einen Widerstand bildet. Ausnahmsweise ist sie auch bei Placenta praevia (siehe Kapitel XIV) in Erwägung zu ziehen, falls man nach Beseitigung des Weichteilwiderstandes vaginal entbinden kann.

Die technische Ausführung des vaginalen Kaiserschnitts gestaltet sich bei Mehrgebärenden wesentlich leichter als bei Erstgebärenden. Der in der Technik des vaginalen Operierens Erfahrene darf ihn im Notfall aber auch bei einer Erstgebärenden vornehmen. Für den praktischen Arzt ist der vaginale Kaiserschnitt, der entsprechende Entfaltung der Scheide, Assistenz und Übung im Operieren erfordert, nicht geeignet. Bei einer erheblichen Infektion der Geburtswege möge sich aber auch der in einer Klinik tätige Facharzt nach Möglichkeit von dieser Operation fernhalten; denn aus der Infektion der Operationswunde entsteht leicht eine Entzündung des Beckenbindegewebes und eventuell sogar eine Allgemeininfektion.

XIV. Eingriffe bei Blutungen.

Für Blutungen während der Schwangerschaft und der Geburt gibt es eine Reihe von Ursachen. Beide müssen wir in erster Linie zu ergründen suchen, wenn unser Bemühen, die Blutung zu stillen, von Erfolg begleitet sein soll.

Blutungen während der Schwangerschaft.

Diese können entstehen:

1. durch vorzeitige Unterbrechung der Schwangerschaft (Abort, Mole, Extrauteringravidität),
2. durch vorzeitige Placentalösung (bei richtig sitzender oder vorliegender Placenta),
3. durch Verletzungen der Genitalorgane oder Platzen von Varicen,
4. durch ein Collumcarcinom oder eine Erosion.

Blutungen infolge von Verletzungen, Platzen eines Varixknotens oder vorzeitiger Lösung der Placenta werden während der Schwangerschaft ebenso behandelt wie bei der Geburt. Deshalb sollen sie erst später besprochen werden. Auf die Behandlung der *Fehlgeburten* wollen wir jedoch hier eingehen, weil sie eine besondere Beurteilung verdienen.

Nur der Vollständigkeit halber wird die *Extrauteringravidität* erwähnt, da auch durch sie regelwidrige Blutungen verursacht werden. Charakteristisch für solche Fälle ist, daß die Blutung verspätet einsetzt, aber nur geringfügig ist (weniger als bei einer normalen Menstruation) und lange anhält. Dies muß jedoch nicht in allen Fällen so sein. Das Wesentliche bei einer Extrauteringravidität ist *nicht die Blutung nach außen sondern nach innen.* Wegen der für die Frau bestehenden Lebensgefahr muß eine Laparotomie vorgenommen werden (meist eine Salpingektomie, ausnahmsweise auch eine Uterusamputation oder eine Kolpotomie). Die Besprechung dieser Operation gehört in die gynäkologische Operationslehre.

Bei der Behandlung der *Fehlgeburten* hat man zunächst zu klären, ob es sich um eine drohende, beginnende, unvollkommene oder vollkommene Fehlgeburt (Abortus imminens, incipiens, incompletus oder completus) handelt. Diagnostische Einzelheiten sind in den Lehrbüchern für Geburtshilfe nachzulesen.

Bei einem *Abortus imminens* gelingt es oft, die *Schwangerschaft* zu *erhalten.* Deshalb müssen *die therapeutischen Maßnahmen darauf gerichtet* sein. Man verordnet absolute Bettruhe und bemüht sich, die Reizbarkeit der Gebärmuttermuskulatur durch Opiate und Regelung des Stuhlgangs herabzusetzen. Sehr gut haben sich Novatropin-Papaverinpräparate und Gelbkörperhormon bewährt. Außerdem lohnt sich ein Versuch mit Vitamin C und E. Schließlich hat man darauf zu achten, daß die Schwangere nach Aufhören der Blutung und Wehen mindestens noch einige Tage im Bett liegen bleibt und erst dann aufsteht, wenn sich die pathologische Reizbarkeit der Gebärmutter vollständig gelegt hat.

Im Falle eines *Abortus incipiens* versucht man ebenfalls durch die erwähnten Maßnahmen die Schwangerschaft zu erhalten. Sollte jedoch infolge Ablösung eines größeren Teiles des Eies die Blutung so stark sein, daß die Erhaltung der Schwangerschaft nicht mehr in Frage kommt, so gibt man *Wehenmittel zur Beschleunigung der Fehlgeburt* und macht eventuell eine Scheiden-Cervix-Tamponade. Bei sehr starker Blutung wird man nach vorausgegangener Dilatation des Halskanals gleich ausräumen. Falls man sich in Anbetracht einer abundanten Blutung keine Zeit für eine langsame Erweiterung des Cervicalkanals lassen kann, wird man sich in *Ausnahmefällen* auch einmal zu einer Hysterotomia vaginalis anterior entschließen.

Inkomplette Aborte werden in *fieberfreie und fieberhafte* unterteilt. Der fieberfreie Abort ist nach der Auffassung aller Autoren auszuräumen. Bezüglich der Behandlung der fieberhaften Fälle ist man dagegen geteilter Meinung. Die Anhänger der *aktiven* Therapie vertreten die Ansicht, ein inkompletter Abort sei in allen Fällen auszuräumen. Die *konservative* Richtung fordert hingegen, man solle nur in seltenen Fällen, wenn es sich nämlich um eine starke Blutung handelt, eingreifen und im übrigen höchstens Wehenmittel zur Beschleunigung des Abortes geben. Einen vermittelnden Standpunkt nehmen die Vertreter der *exspektativen* Therapie ein. Sie warten bis zur Entfieberung der Patientin (die durch Verabreichung von Sulfonamiden oder Penicillin beschleunigt werden kann) möglichst einen spontanen Verlauf ab. Vor allem, wenn Blutung und Wehen vorhanden sind, suchen sie die Ausstoßung durch Wehenmittel und eventuell durch eine Tamponade zu beschleunigen. Sobald die Patientin einige Tage entfiebert ist, beenden sie den Abort. Eine sehr starke Blutung kann natürlich auch trotz des Fiebers zur Ausräumung einer Fehlgeburt zwingen.

Die Anhänger der konservativen Richtung begründen die Richtigkeit ihrer Ansicht mit der Behauptung, ein Eingreifen zerstöre den natürlichen Schutzwall im Gewebe und leiste damit der Ausbreitung der Infektion Vorschub. Die Vertreter der aktiven Richtung bezeichnen die zerfallenen Eiteile als die Materia peccans und halten deren Entfernung für eine kausale Therapie. Das exspekative Vorgehen hingegen wird durch die Auffassung begründet, der Organismus habe einige Tage nach Aufhören des Fiebers bereits eine gewisse Immunität gegenüber den vorhandenen Infektionskeimen erworben. Die Entfieberung ist in diesem Falle ein Zeichen dafür, daß der Organismus in dem Kampf gegen die Infektionserreger gesiegt hat. Zu diesem Zeitpunkt bedeutet also die Zerstörung des Schutzwalls für die Patientin keine größere Gefahr mehr.

Alle Geburtshelfer sind sich aber darin einig, daß man einen sog. *komplizierten Abort* nicht ausräumen darf. Von einem komplizierten Abort spricht man, wenn die Entzündung schon auf die Umgebung der Gebärmutter übergegriffen hat. Als Zeichen dafür findet man eine Empfindlichkeit der Uterusumgebung und eventuell sogar eine gröbere Veränderung der Adnexe oder des parametranen Bindegewebes. Die Ausräumung wird also in solchen Fällen allgemein abgelehnt. Andersartige Eingriffe hingegen wirken oft lebensrettend. So kann z. B. im

Falle eines eitrigen Exsudates oder eines Ovarialabscesses das Ablassen des Eiters durch eine Kolpotomie eine schlagartige Besserung bringen.

Wenn es sich um einen fieberhaften Abort handelt, gehen wir exspektativ vor und warten bei Verabreichung von Sulfonamiden oder Penicillin nach Möglichkeit, bis die Patientin einige Tage entfiebert ist. Heute ist auch ein aktiveres Vorgehen unter gleichzeitiger Anwendung von Antibiotica möglich (ANSELMINO u. a.).

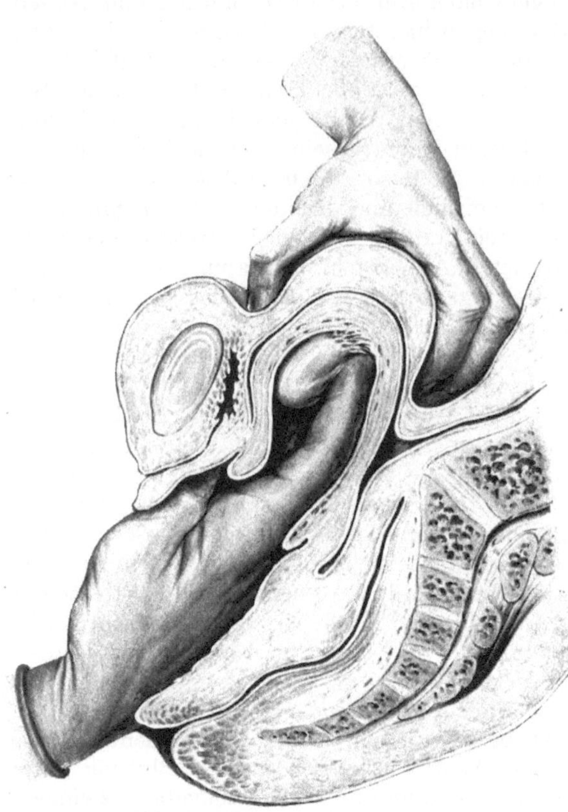

Abb. 180. Digitale Abortausräumung.

Sehr wichtig und viel umstritten ist die Frage, *wie* man eine Fehlgeburt ausräumen soll. Man kann digital oder instrumentell vorgehen. Zu welchem Verfahren man sich auch entschließt, immer hat man sich vor Augen zu halten, daß die *Ausräumung eines Aborts bei nicht genügend erweitertem Halskanale ein Kunstfehler ist.* Zweifellos werden in der Praxis diesbezüglich die meisten Fehler begangen. So manche Frau mußte schon ihr Leben lassen, weil diese Regel nicht beachtet wurde. Falls man nämlich das Ei von der Uteruswand löst, aber nicht durch den engen Halskanal durchbringt, kann an der Stelle, an der das Ei saß, eine so schwere Blutung entstehen, daß die Frau zugrunde geht. Die Gebärmutter kontrahiert sich nämlich erst dann entsprechend, wenn das Ei entfernt ist.

Die *digitale Ausräumung* geht folgendermaßen vor sich: Nach entsprechender Reinigung des äußeren Genitale und Entleerung der Blase geht man mit zwei Fingern oder mit der ganzen Hand in die Scheide ein, sucht den Muttermund auf und dringt, entsprechend seiner Weite, mit einem oder mit zwei Fingern in das Cavum uteri vor. Gleichzeitig umfaßt die äußere Hand die Gebärmutter und drückt sie der inneren Hand entgegen. Man sucht also nicht gewaltsam mit dem Finger bis zum Gebärmuttergrund vorzudringen, sondern stülpt sozusagen den Uterus mit der äußeren Hand über den operierenden Finger. Dieser geht nun zwischen Ei bzw. Placenta und Uteruswand vor, löst die noch haftenden Eiteile (Abb. 180) und entfernt sie durch den Cervicalkanal. Nachdem man sich überzeugt hat, daß die Gebärmutter vollkommen leer ist, spült man sie mit einer ungiftigen Desinfektionslösung, und zwar mit Hilfe eines BOZEMAN-FRITSCHschen Katheters.

Bei einer *instrumentellen Ausräumung* bedient man sich zweier Instrumente, der WINTER*schen Abortzange* (Abb. 75) und der großen stumpfen Curette (Abb. 74). Die Handhabung dieser Instrumente wurde bereits im Kapitel II beschrieben.

Die digitale und die instrumentelle Ausräumung haben beide ihre Vor- und Nachteile. Zweifellos ist das Arbeiten mit den genannten Instrumenten in der Hand des Geübten schonender. Es ist weniger schmerzhaft und kann in Lokalanästhesie sogar vollkommen schmerzlos ausgeführt werden. Ein weiterer großer Vorteil besteht darin, daß man dabei keine Infektionserreger in die Gefäße der Uteruswand massiert, wie dies bei der digitalen Methode der Fall sein kann. Wenn man wirklich eine stumpfe Curette verwendet, ist die Verwundung der Gebärmutter auch nicht erheblicher als bei der Ausräumung mit dem Finger. *Als einen sehr großen Nachteil des instrumentellen Arbeitens finden wir aber eine größere Gefährlichkeit.* In der Praxis vorkommende schwere Nebenverletzungen sind fast immer instrumentell gesetzt. Es ist geradezu unglaublich, welch grobe Fehler auf diesem Gebiet begangen werden. Es sind schon Fälle beobachtet worden, in denen nicht nur der Uterus perforiert, sondern von Ärzten, die jegliche Zurechnungsfähigkeit verloren hatten, sogar durch die Perforationsöffnung die ganzen Därme vorgezogen und abgeschnitten wurden. Da diese traurigen Ereignisse immer wieder vorkommen, können wir *den praktischen Ärzten nur mit allem Nachdruck raten, die Ausräumung nicht instrumentell sondern digital vorzunehmen.* Wenn die Beendigung einer Fehlgeburt bei genügend erweitertem Halskanal erfolgt, kann eigentlich kein größeres Unheil angerichtet werden. Falls der Praktiker den Eindruck hat, die Operation könne schwieriger werden, schicke er die Patientin in das nächste Krankenhaus oder rufe einen Facharzt zu Hilfe.

Bei einer *Molenschwangerschaft* geht man, soweit möglich, ebenfalls expektativ vor und unterstützt die Entleerung der Gebärmutter durch Verabreichung von Wehenmitteln. Sollte die Blutung stärker sein, so suche man mit einer Cervixtamponade und mit Wehenmitteln auszukommen. Falls aber eine schwere Blutung die Ausräumung erfordert, geht man am besten digital vor; denn das instrumentelle Arbeiten ist in der sehr stark aufgelockerten Gebärmutter besonders gefährlich.

Während und nach der Geburt auftretende Blutungen.

Bei der Behandlung der während und nach der Geburt auftretenden Blutungen hat man vor allem die Quelle, aus der sie stammen, ausfindig zu machen. Die Einteilung erfolgt in zwei große Gruppen:

1. in Blutungen aus der Placentahaftstelle und
2. in Verletzungsblutungen.

Die Therapie richtet sich jeweils nach Art des Falles und soll daher besonders besprochen werden. Die weiter unten erwähnten Regelwidrigkeiten in allen Einzelheiten zu erörtern, ist nicht Aufgabe der geburtshilflichen Operationslehre. Wir beschränken uns an dieser Stelle auf die Behandlung und die dabei gebräuchlichen Kunstgriffe und Operationen.

1. Von der Placentastelle herrührende Blutungen.

Die hierher gehörenden Blutungen besitzen verschiedene Ursachen. Das therapeutische Vorgehen gestaltet sich unterschiedlich, je nachdem die Placenta, von deren Haftstelle die Blutung stammt, bereits geboren ist oder sich noch in der Gebärmutterhöhle befindet. *Ist die Frucht bei einer Placentastellenblutung noch nicht geboren (vorzeitige Lösung, Placenta praevia), so hat man in erster Linie danach zu trachten, sie zu entfernen.*

Die Ursache der in diese Gruppe gehörenden Blutungen liegt darin, daß sich die Gebärmutter nach teilweiser oder vollkommener Lösung der Placenta aus irgendeinem Grunde nicht entsprechend kontrahiert und folglich auch nicht ihre physiologische blutstillende Wirkung ausübt. Diese besteht bekanntlich in einer Kontraktion der Muskelfasern und einer dadurch bedingten Kompression der bei der Placentalösung eröffneten Gefäße und Blutsinus.

a) Durch vorzeitige Lösung der Placenta bedingte Blutungen.

Zu einer vorzeitigen Lösung kommt es am leichtesten, wenn es sich um eine Placenta praevia handelt. Mitunter beobachtet man sie aber auch bei normal sitzender Placenta. In beiden Fällen kann die Blutung außerordentlich stark

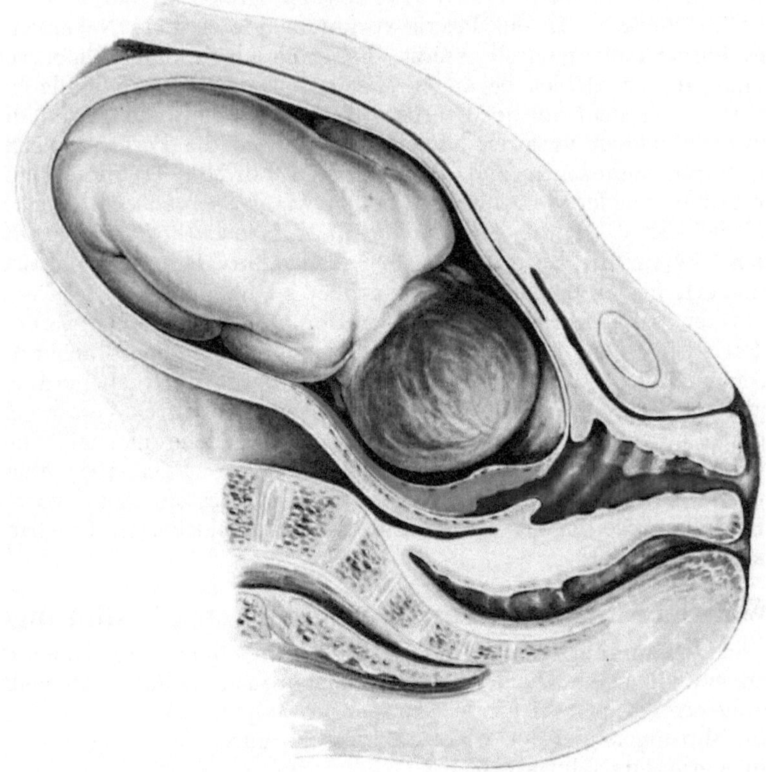

Abb. 181. Bei stehender Blase und hochstehendem Kopf blutet es aus der Lösungsstelle der Placenta.

sein und in der kürzesten Zeit den Tod der Mutter und der Frucht verursachen. Die kausale Therapie ist sowohl bei der vorzeitigen Lösung der richtig sitzenden Placenta als auch der Placenta praevia die Entleerung der Gebärmutter. So erhält diese die Möglichkeit, sich zu kontrahieren und nach dem physiologischen Mechanismus die Blutung zu stillen. Falls natürlich *der Muttermund noch nicht so weit ist, daß man die Geburt beenden kann, ist außer für die Beschleunigung der Geburt auch für die Blutstillung zu sorgen. Ein Forcieren der Geburtsbeendigung bringt die Gefahr von Weichteilverletzungen mit sich, die eine zusätzliche Blutung verursachen und so den Tod der Mutter verschulden können.* Die therapeutischen Maßnahmen gestalten sich bei Placenta praevia anders als bei vorzeitiger Lösung der richtig sitzenden Placenta und werden deshalb gesondert besprochen.

α) Blutstillende Verfahren bei Placenta praevia.

Bei Placenta praevia kommen zwei Gruppen von blutstillenden Verfahren in Frage. Strenggenommen sind nur die zur ersten Gruppe gehörenden Eingriffe *geburtshilfliche Operationen.* Sie sind die älteren und stehen auch dem praktischen Arzt zur Verfügung. Mit ihrer Hilfe kann man die Geburt durch unblutige Verfahren zu Ende führen. Die zweite Gruppe wird von den sog. *chirurgischen Methoden* gebildet. Sie sind nur in einem Krankenhaus mit entsprechender Assistenz und Ausrüstung durchführbar.

Dem praktischen Arzt stehen folgende Möglichkeiten zur Verfügung: *1. Scheidentamponade oder Einführen eines Kolpeurynters, 2. Blasensprengung, 3. Anwendung der Galeazange, 4. Metreuryse und 5. Wendung auf den Fuß nach* BRAXTON HICKS.

Jedes Verfahren hat seine Vor- und Nachteile. Im gegebenen Falle ist dasjenige auszuwählen, das entsprechend der Situation am ehesten zum Ziele zu führen scheint. Hier können natürlich nur allgemeine Richtlinien gegeben werden.

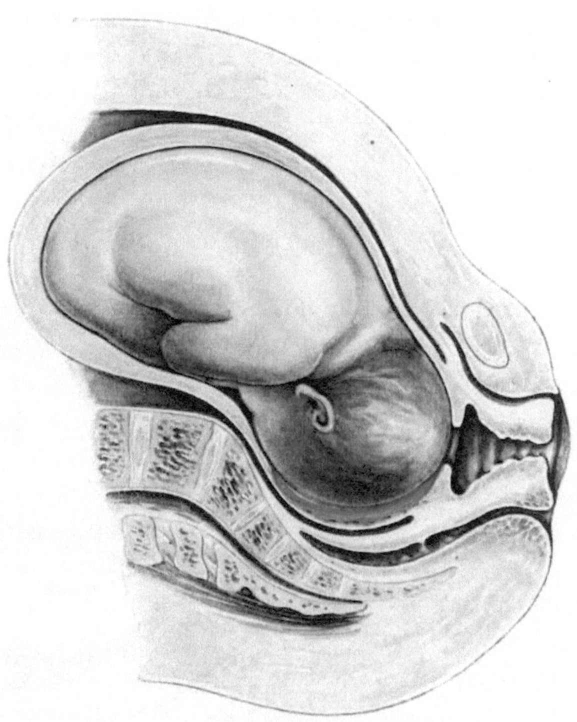

Abb. 182. Nach Blasensprung oder künstlicher Blasensprengung tritt der Kopf tiefer und tamponiert die blutende Stelle.

Bei Placenta praevia sollte man die *Kreißende — wenn möglich — in eine Klinik ein weisen,* wo nötigenfalls mit Hilfe größerer Operationen viel bessere Ergebnisse zu erreichen sind. Darauf werden wir später noch zurückkommen. Ist der praktische Arzt gezwungen einzugreifen, so berücksichtige er in erster Linie den Allgemeinzustand der Patientin. Er denke daran, daß eine augenblicklich geringe Blutung im nächsten Moment schon lebensgefährlich werden kann. Vor allem darf man sich bei einer chronischen Anämie, wenn also die Patientin schon seit längerer Zeit oder wiederholt geblutet hat, nicht durch einen relativ guten Puls irreleiten lassen, weil sich dieser im Falle einer erneuten Blutung mitunter ganz plötzlich verschlechtert. Manchmal ist nämlich der Puls trotz einer andauernden Blutung lange gut; denn der Organismus paßt sich dem langsam größer werdenden Verlust an. Es kann jedoch — falls die Patientin erneut zu bluten beginnt — eine geringe Blutung genügen, um zu einem Leerlaufen und Versagen des Herzens zu führen. *Bei einer Placenta-praevia-Blutung ist also unbedingt etwas zu unternehmen.* Man darf nicht untätig zusehen und glauben, der Blutverlust sei noch gar nicht so beträchtlich. Man weiß ja nie im voraus, ob nicht im nächsten Augenblick schon eine tödliche Blutung einsetzt. Wie schon erwähnt, ist es am richtigsten, die Patientin unverzüglich in eine Klinik einzuweisen. *Eine innere Untersuchung vermeide man möglichst* im Hinblick auf einen eventuell nötig werdenden Kaiserschnitt (Gefährdung der Asepsis).

1. Von den zur Verfügung stehenden Methoden ist dem praktischen Arzt die *Scheidentamponade und die Kolpeuryse zu widerraten.* Eine zuverlässige Blutstillung wird dadurch doch nicht erreicht; es besteht aber die Möglichkeit einer

Infektion und — falls eine Schnittentbindung ausgeführt wird — einer schweren Gefährdung während des Wochenbetts. Liegt ausnahmsweise einmal ein zwingender Grund zur Ausführung dieser Methoden vor, dann halte man sich streng an die Regeln der Asepsis.

2. Zweckmäßiger ist es, falls der Kopf der vorliegende Teil ist, der Muttermund sich auf eine Breite von reichlich zwei Querfingern eröffnet hat, die Wehen gut

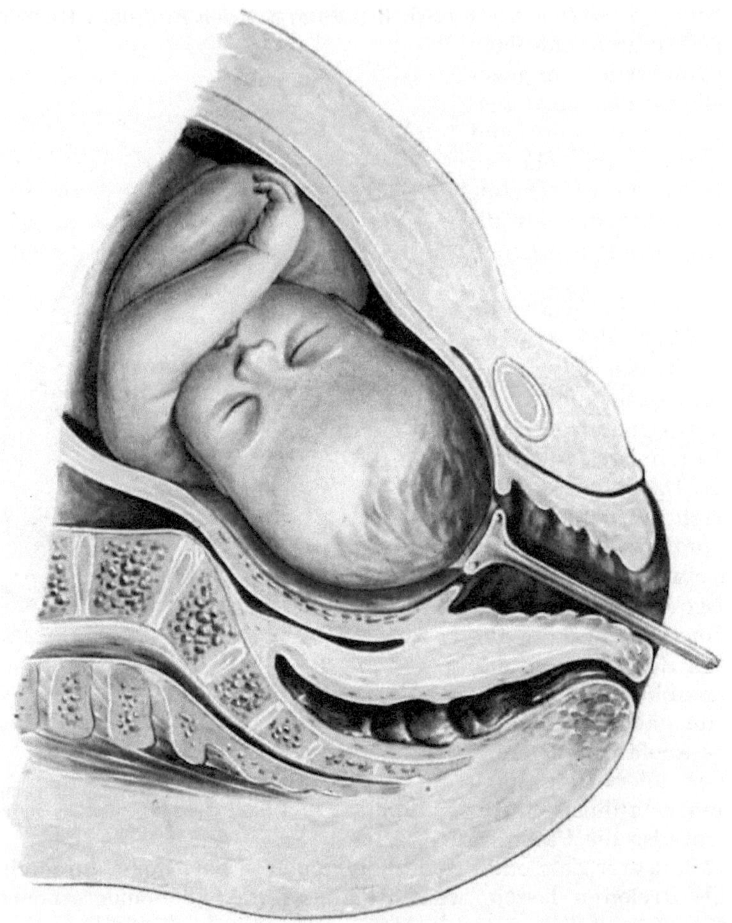

Abb. 183. Der mit einer Kopfschwartenzange gefaßte und unter Zug gehaltene kindliche Kopf tamponiert die blutende Stelle.

sind und es sich nicht um eine Placenta praevia totalis handelt, die *Blase zu sprengen*. Hierdurch erreicht man gewöhnlich ein Tiefertreten des Kopfes und damit ein Tamponieren der Lösungsstelle der Placenta, d. h. der Blutungsquelle (Abb. 181 und 182). Dieses Verfahren hat den Vorteil, daß es leicht ausführbar ist, meist die Blutung stillt und in der Regel zur Geburt eines lebenden Kindes führt.

3. *In Fällen, in denen der Kopf trotz Blasensprengung nicht tiefer tritt*, käme auch die Ballonbehandlung oder die Wendung nach Braxton Hicks in Betracht. Auf Grund neuerer Erfahrungen halten wir aber das *Anlegen der Galeazange* für richtiger. Durch den Zug des an ihr befestigten Gewichts tritt der Kopf tiefer und wirkt tamponierend (Abb. 183). Die Ausführung dieser Methode ist viel einfacher als die Metreuryse oder die Wendung auf den Fuß nach Braxton Hicks.

4. *Bei reichlich fingerbreitem Muttermund kommt unter Umständen auch die Metreuryse in Frage.* Man kann sich hierzu des CHAMPETIERschen, des BARNESschen oder des BAUMMschen Ballons bedienen. Wenn es sich um eine Placenta praevia handelt, ist die intraovuläre Einführung empfehlenswerter, weil sie die Blutung sicherer stillt (Abb. 184) als die extraovuläre. Nicht übersehen darf man die Tatsache, daß bisweilen der Kopf nicht an die Stelle des ausgestoßenen

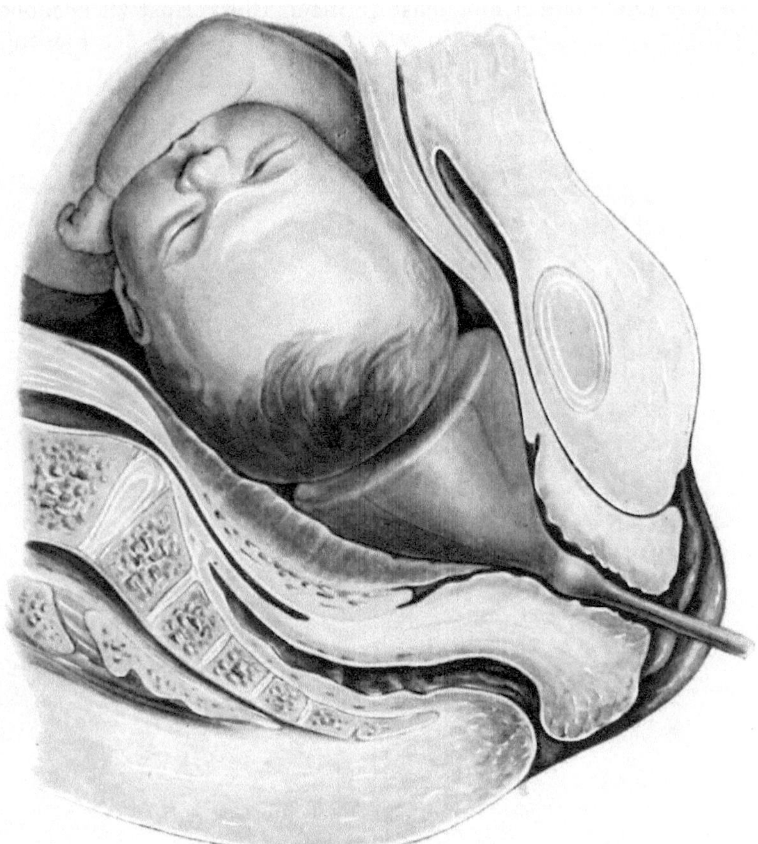

Abb. 184. Tamponade der blutenden Stelle durch einen Ballon.

Ballons tritt sondern ausweicht. Man ist also dann genötigt, die Asepsis des Geburtskanals ein zweites Mal zu gefährden und auf den Fuß zu wenden. Begreiflicherweise wird die Metreuryse also *heute kaum mehr zur Behandlung der Placenta praevia herangezogen.*

5. Die kombinierte Wendung auf den Fuß nach BRAXTON HICKS, mit der man die Blutung stillen und die Geburt beschleunigen kann, setzt eine Eröffnung des Muttermunds auf eine Breite von gut zwei Querfingern voraus (Abb. 185). *Es muß aber immer wieder betont werden, daß in diesem Falle die Frucht nicht extrahiert werden darf.* Einerseits besteht nämlich die Gefahr eines Cervixrisses, zum andern muß man damit rechnen, daß sich der übermäßig stark ausgezogene (distrahierte) passive Gebärmutterabschnitt nach Geburt der Frucht und Placenta eventuell nicht kontrahiert und dann unter Umständen zu einem Verbluten der Frau führt. Beobachtet man nach der Wendung eine Wehenschwäche und ein Weiterbluten, so hält man den vorgebrachten Fuß unter geringem Zug.

Anstatt der Methode nach Braxton Hicks, die technisch schwierig auszuführen ist und den meisten Kindern das Leben kostet, empfehlen wir für die Fälle, in denen der Kopf nach der Blasensprengung nicht tiefer tritt, die blutende Stelle also auch nicht tamponiert, die Anwendung der Galeazange.

Betrachtet man, in welch ausgeblutetem Zustand die Kreißenden oft in die Klinik kommen, so ersieht man die Notwendigkeit einer operativen Lösung, die die Geburt unter einem möglichst geringen Blutverlust zu beenden erlaubt. Noch wichtiger ist es aber, eine in oder unmittelbar nach der Placentarperiode

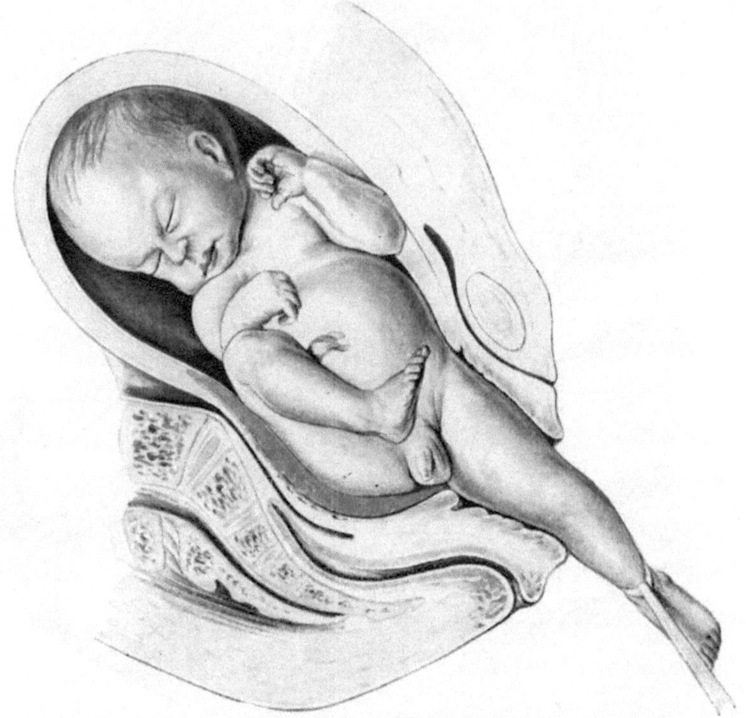

Abb. 185. Tamponade der blutenden Stelle durch den kindlichen Steiß.

auftretende Blutung zu beherrschen. Bei der Verwendung der alten Methoden erlebt man es des öfteren, daß die Blutung zwar bis zur Geburt des Kindes gestillt werden kann, in der Placentarperiode aber neuerdings auftritt und dadurch den Tod der Patientin herbeiführt. Aus diesem Grunde beendet man jetzt in gewissen Fällen die Geburt *unter Umgehung des gefährlichen Gebietes, also des unteren Gebärmutterabschnittes, durch einen Kaiserschnitt.* In erster Linie hat man dabei das Interesse der Mutter zu wahren; ja manchmal wird man sich sogar bei totem Kinde zu einem Kaiserschnitt entschließen. Sollte die Kreißende so stark ausgeblutet sein, daß man ihr nicht einmal den mit einer normalen Placentarperiode verbundenen Blutverlust zumuten darf, stellt die *Amputatio praecaesarea das zweckmäßigste Verfahren* dar. Man amputiert also zuerst den Uterus und entfernt dann sofort die Frucht. Wenn man während der Operation die Gefäße im voraus versorgt, läßt sich die Amputatio praecaesarea fast ohne Blutverlust ausführen. Normalerweise kann man so auch das Leben des Kindes retten.

Bei der Behandlung der Placenta praevia sind wir — falls es sich nicht gerade um eine Placenta praevia totalis handelt — im allgemeinen bestrebt, mit einer

Blasensprengung unser Ziel zu erreichen. Tritt aber der Kopf nicht tiefer, dann halten wir ihn mit einer *Kopfschwartenzange* unter Zug. *Bei Placenta praevia totalis machen wir immer einen Kaiserschnitt, bei Placenta praevia lateralis oder marginalis nur dann, wenn der Zustand der Mutter schlecht ist und zu Sorge Anlaß gibt (Anämie).* Die Amputatio praecaesarea ist für die allerschwersten Fälle reserviert. Wenn unter Beobachtung dieser Prinzipien möglichst viele Frauen und Kinder gerettet werden sollen, müssen die praktischen Ärzte ihre Fälle raschestens an die Klinik abgeben. Die erste Blutung verläuft meist nicht tödlich. Daher hat man gut Gelegenheit, die Patientin einzuliefern.

β) Blutstillende Verfahren bei vorzeitiger Lösung der richtig sitzenden Placenta.

Die Blutstillung ist in diesem Falle, ebenso wie bei Placenta praevia, erst dann als eine endgültige zu betrachten, wenn die Geburt beendet, d. h. der Uterus entleert ist. Unsere Aufgabe ist es somit, den *Geburtsverlauf* zu *beschleunigen.* In der Eröffnungsperiode bedient man sich hierzu gewöhnlich der Blasensprengung, eventuell auch der Anlegung einer Kopfschwartenzange (siehe Verfahren zur Erweiterung des Muttermundes). In der Austreibungsperiode beendet man die Geburt bei totem Kinde durch Perforation oder Embryotomie, bei lebender Frucht, der gegebenen Lage entsprechend, durch eine Zangenoperation oder durch Wendung und Extraktion. Hat die Patientin viel Blut verloren, so kann man in einer Klinik den Muttermund blutig erweitern (Hysterotomia vaginalis anterior) und vaginal entbinden. Falls es sich um eine Erstgebärende handelt, kommt — vor allem, wenn wegen einer Toxikose Verdacht auf eine *uteroplacentare Apoplexie* besteht — ein abdominaler Kaiserschnitt in Frage. Will man bei hochgradiger Anämie jeden weiteren Blutverlust vermeiden, so führt man ausnahmsweise eine *Amputatio praecaesarea* aus.

b) Atonische Blutungen.

Bei Blutungen während der Placentarperiode hat der Geburtshelfer vor allem zu entscheiden, ob es sich um eine Placentastellen- oder um eine Verletzungsblutung handelt. Zur Klärung dieser Frage bringt man den Uterus durch Massage oder Wehenmittel zur Kontraktion. *Hält dann die Blutung weiter an, so rührt sie von einer Verletzung her.*

Bei der Behandlung der Blutungen während der Placentarperiode spielt die Prophylaxe die wichtigste Rolle. Sie besteht in der richtigen Leitung der III. Geburtsphase. Das größte Unheil verursacht erfahrungsgemäß das überflüssige Reiben und Drücken der Gebärmutter durch Hebammen und Ärzte. Solange keine Regelwidrigkeit vorliegt, ist der wichtigste Grundsatz: abwarten. Ein Eingriff wird erst dann erforderlich, wenn eine Indikation dazu auftritt. Im allgemeinen sind es zwei Gründe, die ein Eingreifen bedingen: *1. eine die Grenzen des Normalen übersteigende Blutung und 2. eine stärkere Verzögerung der Placentarperiode* (über 2 Std). Im übrigen hat man bis zur Lösung der Placenta geduldig zu warten. Selbstverständlich kontrolliert man den Puls der Mutter und sucht sich über die Menge des verlorenen Blutes zu orientieren. Ein sehr gutes Verfahren hierfür ist es, die Patientin mit gestreckten, übereinander geschlagenen Beinen auf den Rücken zu lagern. Vor die Vulva bringt man einen sterilen Watte- oder Gazebausch. Auf diese Weise sammelt sich das entleerte Blut zwischen den beiden Oberschenkeln an und man vermag sich mit einem Blick von seiner Menge zu überzeugen. Man kann auch der Frau eine Schüssel unterschieben und so den Blutverlust messen. Daneben wird man natürlich in gewissen Abständen durch Betasten der Gebärmutter feststellen, ob sie nicht dauernd erschlafft ist. Die Blutung kann ja nicht nur nach außen, sondern auch nach innen, in das Uteruscavum erfolgen. Sobald sich die Placenta sicher gelöst hat und in der Cervix oder im Scheidengewölbe liegt, fordert man die Patientin auf zu pressen. Manchmal kommt es aber so nicht zu einer Ausstoßung der Nachgeburt. Eine gute Unterstützung der Bauchdeckentätigkeit besteht dann darin, daß man, an der Seite der Frau stehend, die Bauchdecken in einer Längsfalte zusammenrafft (Baer). Wird die Placenta auch so nicht geboren, entfernt man sie durch einen gelinden Druck. Durch Massage bringt

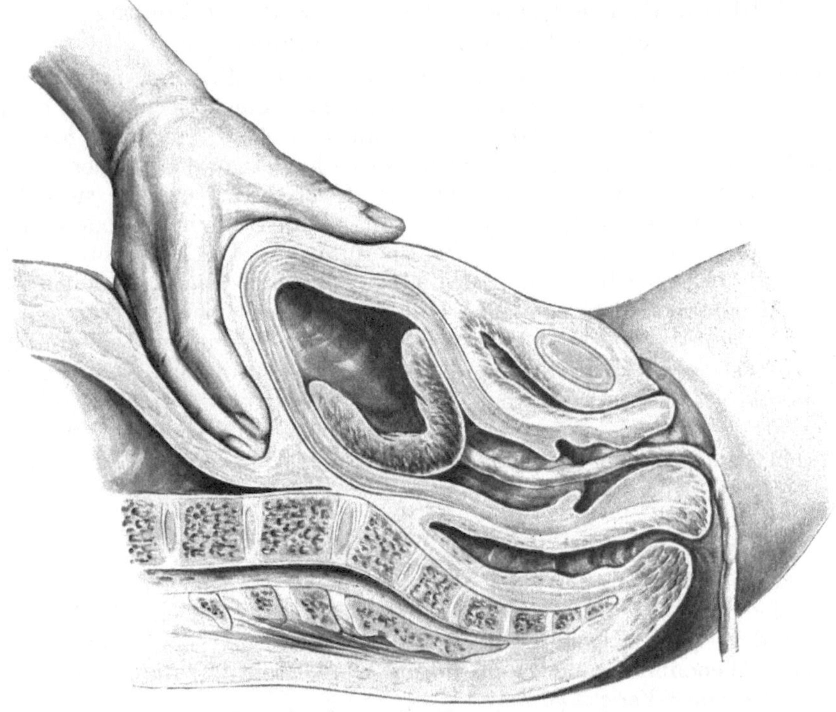

Abb. 186. Expression der gelösten Placenta aus der Gebärmutter.

man den Uterus zur Kontraktion, umfaßt den Fundus mit der rechten Hand (den Daumen an der Vorder-, die übrigen vier Finger an der Rückwand), gleicht durch Strecken der Gebärmutter den Anteflexionswinkel aus und übt in der Richtung der Beckenachse einen geringen Druck aus (Abb. 186). *Nichts wäre unrichtiger, als vor der Lösung der Placenta eine Expression zu versuchen.* Dabei könnte nämlich infolge partieller Placentalösung eine schwere Blutung entstehen. Außerdem bestünde die Gefahr, daß ein fester haftender Kotyledo zurückbliebe und ebenfalls schwere Blutungen oder, falls die Retention des Placentateiles nicht rechtzeitig erkannt würde, eine Puerperalinfektion verursachte.

Bei einer das physiologische Maß übersteigenden Blutung in der Placentarperiode darf man nicht untätig zusehen. Ist die Frau in einem guten Kräftezustand und der Blutverlust nicht zu beträchtlich, empfiehlt es sich, zunächst einen kleineren Eingriff zu versuchen. Erst wenn dieser erfolglos verläuft, entschließt man sich zu Operationen, die hinsichtlich der Wochenbettinfektion eine größere Gefahr in sich bergen. Besonders für den Nichtfachmann ist es ratsam, in dem therapeutischen Vorgehen eine gewisse Reihenfolge einzuhalten. Zunächst *entleert* man *die Blase* (oft verhindert nämlich eine gefüllte Blase die Kontraktion des Uterus), dann *massiert* man mit leichter Hand die *Gebärmutter*, gibt Hypophysenhinterlappenhormon und führt eventuell abwechselnd heiße und kalte Scheidenspülungen durch. Hört die Blutung dann nicht auf und ist die Placenta noch nicht geboren, so versucht man den CREDÉschen *Handgriff*, wenn nötig in Narkose. Erfahrungsgemäß gelingt es leichter, durch die erschlafften Bauchdecken der narkotisierten Patientin die Placenta zu exprimieren. Dieses Verfahren macht oft eine manuelle Lösung überflüssig, die mit der Gefahr einer intrauterinen Infektion einhergeht und besonders bei fieberhaften Geburten vermieden werden sollte. Bringen aber alle genannten Methoden keinen Erfolg, so bleibt nichts übrig, als die Placenta manuell zu lösen. Eine Indikation für diesen

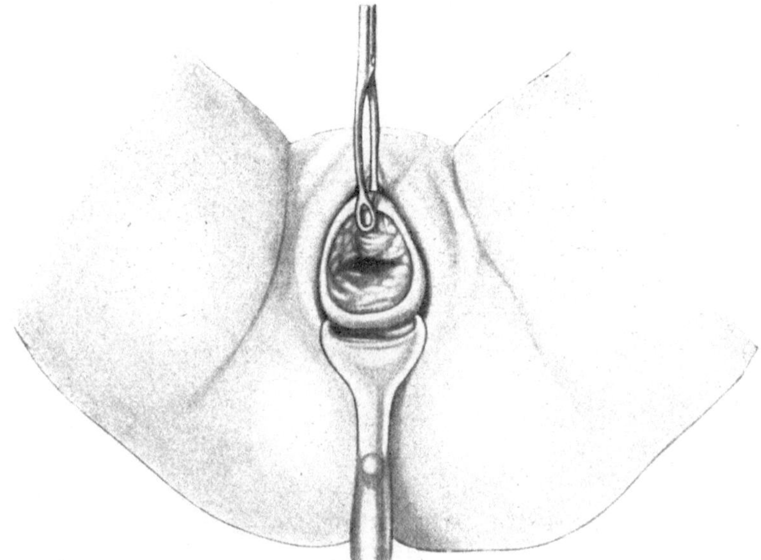

Abb. 187. Vor der manuellen Placentalösung wird der Muttermund in oder — falls möglich – vor den Scheideneingang gezogen.

Eingriff ist demnach gegeben, wenn 1. die Placentarperiode sich in die Länge zieht (etwa 2 Std) und 2. es auf keine andere Weise gelingt, eine bedrohliche Formen annehmende Blutung zu stillen.

Muß die Placenta nicht wegen einer Blutung sondern wegen Verzögerung der Nachgeburtsperiode gelöst werden, kann man zuvor einen Versuch mit dem MOJON-GABASTOUschen Verfahren machen. Dieses besteht in einem Einspritzen von 300—400 cm³ physiologischer Kochsalzlösung in die Nabelvene. Nach Ansicht mancher Autoren wirkt die injizierte Flüssigkeit wie ein retroplacentares Hämatom, nach der Meinung anderer ermöglicht sie infolge der Auffüllung der Placenta eine Ablösung von der Uteruswand. Für schwere Blutungen, die rasches Handeln erfordern, ist das Verfahren ungeeignet.

Die *manuelle Lösung* wird im allgemeinen so ausgeführt, daß man mit der linken Hand die Vulva spreizt und mit der rechten auf die bei der Wendung beschriebene Art in die Scheide eingeht. Entlang der durch einen Assistenten gespannten Nabelschnur dringt man, während die äußere Hand den Fundus entgegendrückt, in die Gebärmutterhöhle vor. Wie die Lösung vor sich geht, soll im Nachstehenden erörtert werden. Vor allem ist es wichtig, ein Einschleppen von Scheidenkeimen in die Gebärmutter zu verhüten. Es wurden hierfür mehrere Verfahren angegeben. Man kann z. B. mit speziell für diesen

Zweck angefertigten Gummihandschuhen arbeiten. *Am besten ist es, mit der operierenden Hand unter Umgehung, besser gesagt, unter Ausschaltung der Scheide in*

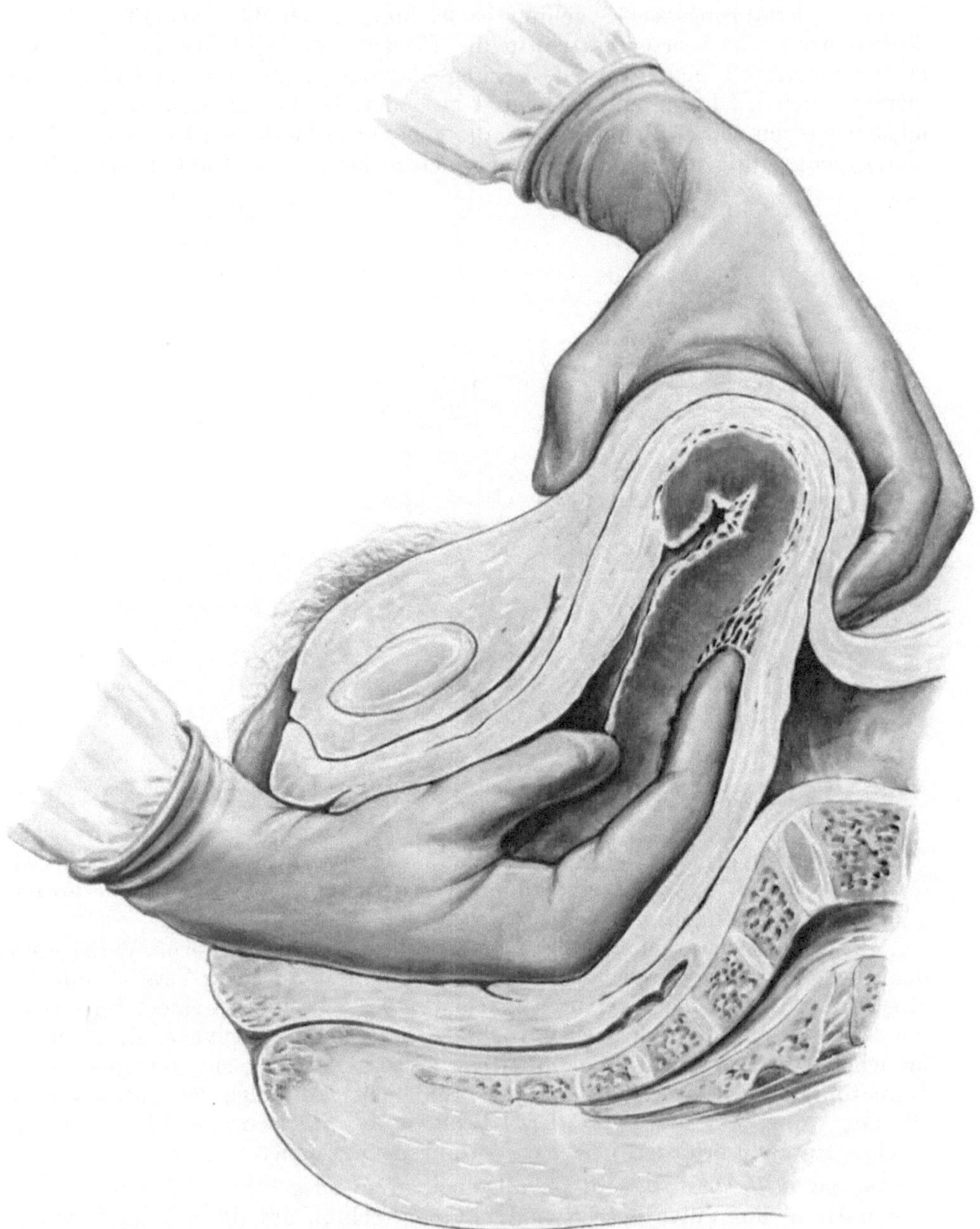

Abb. 188. Manuelle Placentalösung.

das Uteruscavum einzugehen. Folgende Methode ist hierfür geeignet: Nach der üblichen Vorbereitung des Genitale stellt man den Muttermund mit Specula ein, ergreift die vordere Lippe mit einer stumpfen Faßzange, zieht sie vor die Schamspalte (Abb. 187) und desinfiziert sie mit Jodtinktur. Nun wird die rechte Hand entlang der Nabelschnur durch den vor die Vulva gezogenen Muttermund in die Gebärmutterhöhle gebracht und mit der äußeren Hand ein Gegendruck auf den Fundus ausgeübt. Seit wir die Placentalösung auf diese Art vornehmen und den Regeln der Asepsis entsprechend steril gekleidet (steriler Mantel, Maske und besonders sterile Gummihandschuhe) arbeiten, sehen wir kaum noch ein fieberhaftes Wochenbett. Allerdings sind an der Verbesserung der Ergebnisse auch noch andere Umstände beteiligt. Weil man die manuelle Lösung jetzt mit vollkommenerer Asepsis und dadurch mit besseren Erfolgen vornehmen kann, darf man sich schon früher dazu entschließen. Man führt also die Operation an Frauen durch, die nicht so stark ausgeblutet und gegen eine eventuelle Infektion widerstandsfähiger sind. Aus diesem Grunde erreicht man ebenfalls eine Verbesserung der Ergebnisse.

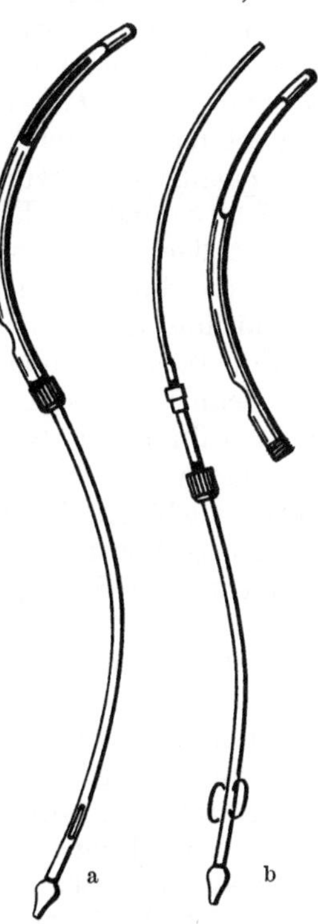

Abb. 189 a u. b. BOZEMAN-FRITSCH-Katheter a) gebrauchsfertig, b) zerlegt.

Mit der in die Gebärmutter gebrachten Hand sucht man zwischen den meist schon gelösten Rand der Placenta und die Uteruswand zu gelangen. Die dorsale Handfläche sieht gegen die Uteruswand, die volare gegen die Placenta. Hierauf beginnt man den Mutterkuchen mit sägenden Bewegungen abzuschälen (Abbildung 188). Um die weichere Placenta von der härteren Uteruswand besser unterscheiden und die Lösung in der richtigen Schicht vornehmen zu können, muß man den Uterus zeitweise mit der äußeren Hand reiben oder durch Hypophysenhinterlappenhormon zur Kontraktion bringen. Stößt man während des Lösens der Placenta auf dünne Stränge, so zerdrückt man sie zwischen Daumen und Zeigefinger. Hat man nun auf diese Weise die ganze Placenta losgelöst und sich davon überzeugt, daß nirgendwo an der Gebärmutterwand mehr Placentateile haften, dann entfernt man den Mutterkuchen mit Hilfe der herausgehenden Hand und durch Zug an der Nabelschnur. Während der Lösung der Nachgeburt und Austastung der Gebärmutterhöhle sollte man die Hand nicht herausziehen; denn ein erneutes Eingehen erhöht die Infektionsgefahr. Zum Schlusse spült man das Uteruscavum durch einen BOZEMAN-FRITSCHschen Katheter (Abb. 189) mit Wasser, dem etwas Jod zugesetzt ist. Zweck dieses Verfahrens ist nicht so sehr die Desinfektion der Gebärmutter als die Entfernung kleiner gelöster Gewebsteile durch den Flüssigkeitsstrom.

Die Lösung einer an der vorderen Gebärmutterwand haftenden Placenta ist mitunter recht schwierig; denn diese Stelle ist bei einer auf dem Rücken liegenden Patientin mit der Hand nicht so gut zu erreichen. Man hilft sich dann, indem man die Frau auf die der inneren Hand entsprechende Seite lagert (wenn man die rechte Hand nimmt, auf die linke Seite) und anschließend erst die Lösung durchführt.

Sollte sich der Muttermund inzwischen verengt haben, führt man zunächst einen und dann nacheinander immer mehr Finger ein.

Der praktische Arzt besitzt, falls ihm keine Assistenz zur Verfügung steht, nicht die Möglichkeit, zur Placentalösung auf die oben angegebene Weise mit der Hand in die Gebärmutter einzugehen. Eine Assistenz ist nämlich hierzu unbedingt erforderlich. Er kann sich also gezwungen sehen, durch die Scheide hindurch in das Cavum uteri vorzudringen. Bis zu einem gewissen Grade vermag er sich allerdings auch hier zu helfen, wenn er sich den Uterusfundus mit der äußeren Hand möglichst tief entgegendrückt. Auf diese Weise wird der Muttermund der Schamspalte genähert und die Hand kommt auf einer kürzeren Strecke mit der Scheide in Berührung. In jenen seltenen Fällen, in denen sich eine Placenta accreta oder increta nicht lösen läßt, ist die Patientin in eine Klinik einzuweisen. Falls nämlich wirklich einmal eine der genannten Regelwidrigkeiten vorliegt, muß mitunter die Gebärmutter amputiert werden.

Eine *Blutung nach Geburt der Placenta* hat den Arzt vor allem zu einer gründlichen Untersuchung des Mutterkuchens zu veranlassen. *Bei Verdacht auf Retention eines Placentateiles ist die Uterushöhle auszutasten.* In allen Fällen entleert man zunächst die Blase, gibt, wenn die Placenta sicher vollständig ist oder nachgetastet wurde, Secale- oder Hypophysenhinterlappenpräparate, reibt den Uterus und macht eine heiße oder kalte Scheidenspülung. Liegt schon eine hochgradige Anämie vor, so ist es ratsamer, eine heiße Spülung vorzunehmen um dem durch den beträchtlichen Blutverlust ohnehin schon abgekühlten Organismus nicht noch mehr Wärme zu entziehen.

Ein stark vergrößerter Uterus ist durch Reiben zur Kontraktion zu bringen. Wie beim CREDÉschen Handgriff umfaßt man die Gebärmutter und preßt die darin befindlichen Blutgerinnsel heraus. Mitunter findet man bei einer Nachtastung zwar keine Placentateile aber reichlich Blutcoagula, welche die Gebärmutter ausfüllen. Nach Entleerung dieser Gerinnsel pflegt die Blutung zu stehen. Der Eingriff war dann auch in diesem Falle nicht umsonst.

Wenn nach Lösung oder Spontanausstoßung der Placenta eine Blutung trotz der bereits erwähnten Methoden nicht aufhört oder so stark ist, daß ein größerer Eingriff erforderlich wird, kann man eventuell eine DÜHRSSEN*sche Uterus-Scheiden-Tamponade* vornehmen.

Diese Maßnahme gehört zu den wirksamsten Verfahren bei schweren atonischen Blutungen. Das Wesentliche ist dabei der Fremdkörperreiz, der die Gebärmutter zur Kontraktion anregt. Das Einlegen einer Tamponade birgt, wie jeder intrauterine Eingriff, Gefahren in sich und soll deshalb möglichst vermieden werden. Im Falle einer schweren Blutung kann man aber dazu gezwungen werden. Glücklicherweise ist das Tamponieren — vorausgesetzt, daß es streng aseptisch durchgeführt wird — nach unseren Erfahrungen jetzt nicht mehr so gefährlich wie früher, als man die Prinzipien des erhöhten Wundschutzes noch nicht kannte.

Vor jeder DÜHRSSEN*schen Uterus-Scheiden-Tamponade hat man sich zu überzeugen, ob nicht ein Placentarest in der Gebärmutterhöhle zurückgeblieben ist. Wer bei Retention eines Kotyledo tamponiert, begeht einen Kunstfehler.*

Es ist also vor Einlegen der DÜHRSSEN-Tamponade ebenso wie *bei jedem Verdacht auf Zurückbleiben von Placentateilen nachzutasten.* Ähnlich wie bei der manuellen Placentalösung wird die Hand in die Uterushöhle eingeführt und durch genaues Abtasten der Gebärmutterwand festgestellt, ob noch Placentareste haften. Ist das der Fall, so löst und entfernt man sie.

Das Einlegen der DÜHRSSEN*schen Uterus-Scheiden-Tamponade*: Man entleert die Blase, bereitet das Genitale entsprechend vor, stellt den Muttermund mit Specula ein, faßt die vordere Lippe mit einer stumpfen Faßzange und zieht sie vor die Schamspalte, damit man unter Ausschaltung der Scheide in die Gebärmutter eingehen kann. Nun wischt man den Muttermund und dessen Umgebung mit einem Jodtupfer ab. Nachdem man sich durch Nachtastung davon überzeugt hat, daß nichts in der Uterushöhle zurückgeblieben ist, entnimmt man der durch die Hebamme zugereichten DÜHRSSEN-Büchse den sterilen Gazestreifen und tamponiert die Uterushöhle (Abb. 190), sowie anschließend die Scheide aus. Dabei muß ein Anstreifen des Tampons sorgfältig vermieden werden. Das Tamponieren läßt sich auf zwei Arten ausführen. Entweder hält man mit einer Hand das die vordere Muttermundslippe fixierende Instrument, während ein Assistent durch die Bauchdecken hindurch den Uterusfundus nach abwärts drückt, oder man übergibt die Faßzange dem Assistenten und drückt sich selbst

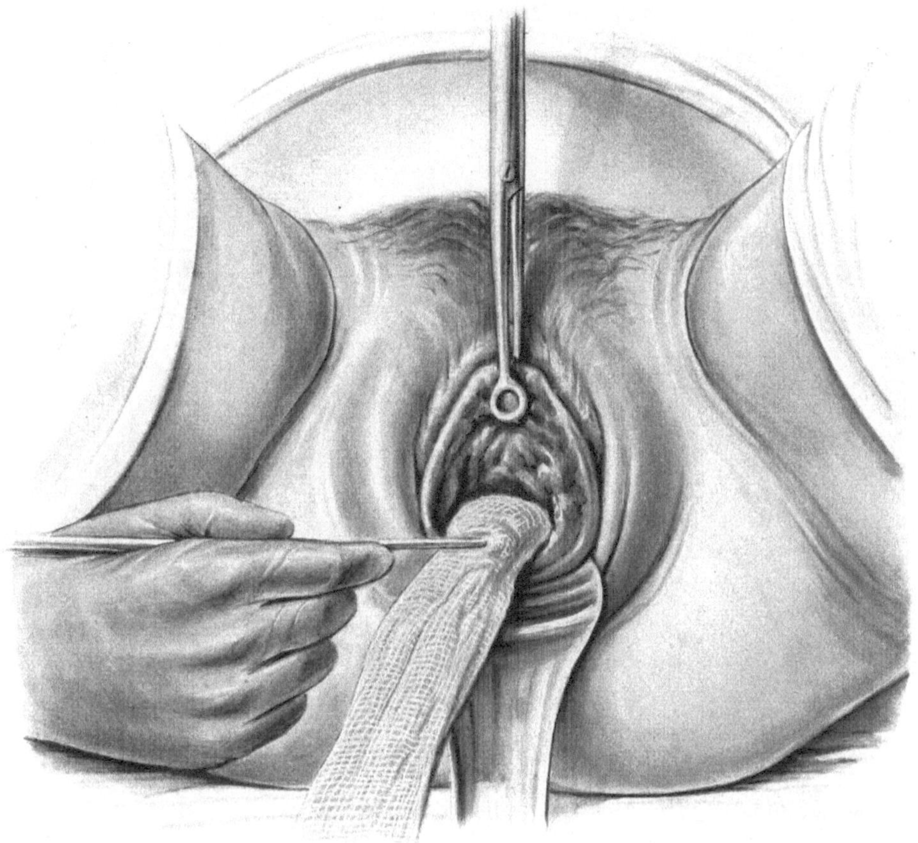

Abb. 190. Tamponade des Cavum uteri mit einem Gazestreifen. Zuvor wurde der Muttermund mit stumpfen Faßzangen in die Vulva gezogen.

die Gebärmutter mit der äußeren Hand entgegen. Das Einführen des Streifens geschieht entweder mit einem speziell für diesen Zweck konstruierten Instrument (z. B. dem SÄNGERschen) oder mit einer Kornzange bzw. einer anatomischen Pinzette. Die Tamponade muß jeden Teil der Gebärmutterhöhle gleichmäßig ausfüllen. Das Uteruscavum wird locker (da der Gazestreifen eigentlich nicht als Tamponade sondern als kontraktionsauslösender Fremdkörper wirken soll), Scheidengewölbe und Scheide werden fest austamponiert (Abb. 191 u. 192).

Nach Einlegen der DÜHRSSEN-Tamponade ist es ratsam, durch einen Druckverband auf den Leib der Patientin die Gebärmutter von oben her unter Druck zu halten und die Anteflexion zu sichern (Abb. 193).

Die Entfernung des Tampons erfolgt am zweckmäßigsten bereits nach 6 Std. Auf keinen Fall geht es an, ihn länger als 24 Std liegen zu lassen. Vor dem Ziehen des Streifens gibt man, um eine eventuelle Nachblutung zu verhindern, ein Hypophysenhinterlappen- oder Secale-Präparat. Manche Geburtshelfer nehmen an Stelle der DÜHRSSENschen nur eine Scheidentamponade vor und legen einen Druckverband auf den Leib an. Diese Methode ist aber mehr für geringere Blutungen, die aus dem Uterus oder aus kleinen Schürfungen der Cervix herstammen, geeignet.

Außer den schon erwähnten gibt es noch eine Reihe anderer Verfahren. Manche, wie z. B. die *bimanuelle Massage* und die *bimanuelle Kompression*, gehören bereits der Vergangenheit an.

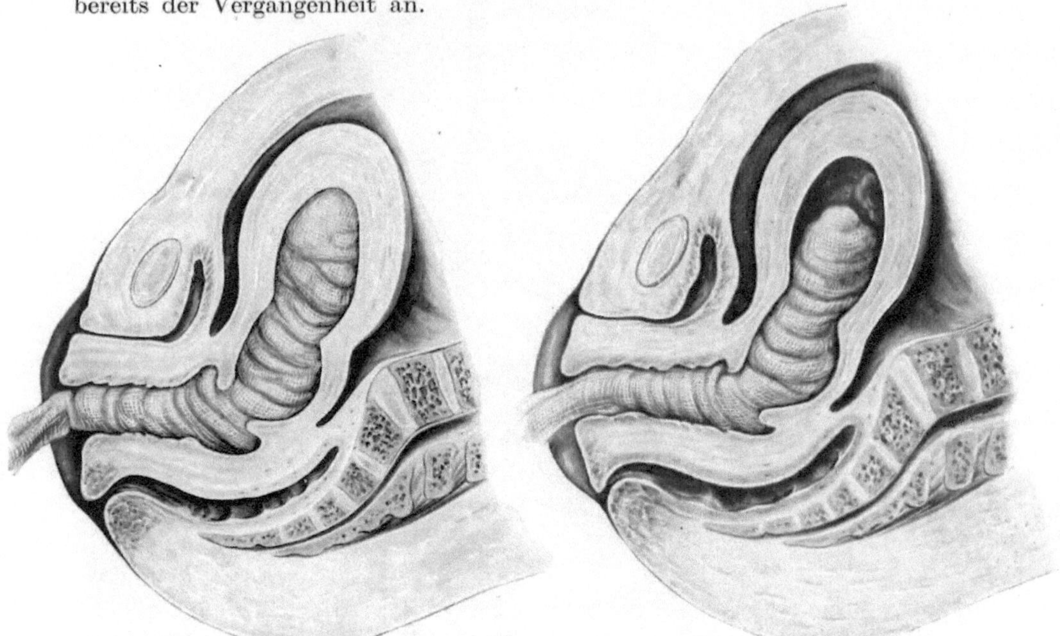

Abb. 191. Richtig ausgeführte DÜHRSSEN-Tamponade.

Abb. 192. Falsch ausgeführte DÜHRSSEN-Tamponade.

Bei der *bimanuellen Massage* reibt man den Uterus über der in die Gebärmutter eingeführten und zur Faust geballten Hand mit der äußeren Hand. Bei der *bimanuellen Kompression* geht man mit den Fingern der einen Hand in das hintere oder vordere Scheidengewölbe ein, bringt den Uterus in Anteflexion und preßt ihn 5—10 min lang zwischen beiden Händen zusammen. Beider Verfahren bedienten wir uns auch früher nicht gerne. Wenn wir schon die Frau durch Einführen der Hand in den Geburtskanal gefährden, so wählen wir eher die DÜHRSSENsche Uterus-Scheiden-Tamponade, die eine nachhaltigere Wirkung ausübt. Nach Möglichkeit vermeiden wir aber jeden intrauterinen Eingriff.

Der Gedanke, eine Placentastellenblutung durch *Komprimieren der Aorta* und die dadurch bedingte Verminderung der Blutzufuhr zu stillen, ist naheliegend und schon alt. Die älteste Methode war die Verwendung des MOMBURG*schen Schlauches*. Man legte einen etwa fingerdicken Gummischlauch langsam, unter Zug in mehreren Touren unterhalb des Rippenbogens um den Leib und spannte ihn so fest an, daß die Arteria femoralis nicht mehr pulsierte. Die beiden Enden des Schlauches wurden verknotet oder mit einer starken Klemme fixiert. Das Verfahren wird heute kaum mehr angewandt. Es belastet das Herz stark, kann

Darmverletzungen verursachen und ist meist sehr schmerzhaft. Großer Beliebtheit erfreut sich dagegen die *Aortenkompression*, wobei sich der Druck lediglich auf die Aorta abdominalis und auf kein weiteres Organ erstreckt. Von vielen zur

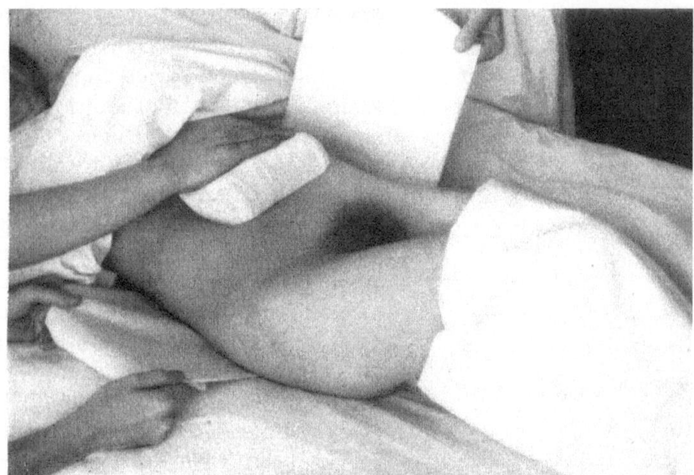

Abb. 193. Anlegen eines Kompressionsverbandes.

Verfügung stehenden Instrumenten pflegen wir an unserer Klinik das SEHRTsche oder das HASELHORSTsche zu benutzen (Abb. 194). Beide sind mit einer Flügelschraube schließbar. Das SEHRTsche Kompressorium erinnert an einen Zirkel.

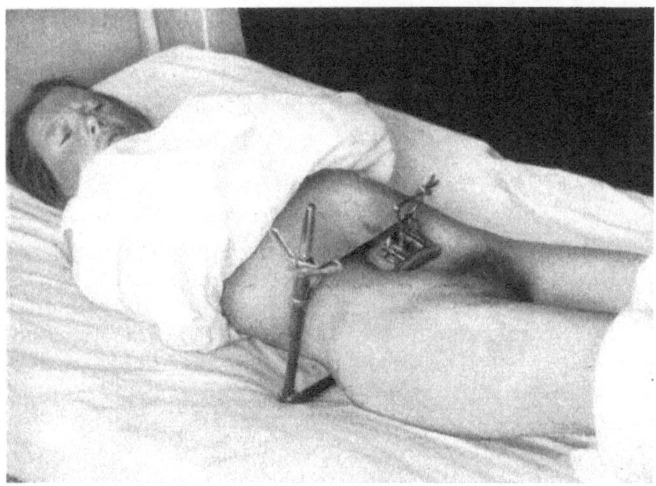

Abb. 194. Aortenkompression (nach HASELHORST).

Auf dem oberen Arm, nicht ganz in der Mitte, befindet sich eine vorspringende Platte, die über die Aorta gebracht wird und diese beim Anziehen der Flügelschraube komprimiert.

Die *Aortenkompression mit der Hand bzw. dem Daumen* läßt sich durch die erschlafften Bauchdecken der frisch Entbundenen leicht ausführen (Abb. 195) und ist für kleinere Blutungen sehr gut geeignet. Der große Vorteil der instrumentellen Kompression gegenüber besteht in der geringeren Umständlichkeit, der Schmerzlosigkeit und Ungefährlichkeit. Eine länger als 30 min dauernde Aortenkompression ist nicht ratsam.

Henkel empfahl zur Blutstillung die *Abklemmung der Parametrien.* Hierzu entleert man die Blase, entfaltet die Scheide und bringt die mit einer stumpfen Faßzange ergriffene Portio vaginalis vor die Schamspalte. Nun zieht man die Portio nach links und legt an der rechten Gebärmutterkante, möglichst hoch durch das Scheidengewölbe hindurchgreifend, eine Museuxsche Zange an (Abb. 196). Dann zieht man die Portio nach rechts und klemmt das linke Parametrium ab. Mit den Parametrien wird auch die Arteria uterina komprimiert. Die die Portio haltende Faßzange ist nun überflüssig und wird abgenommen. Die seitlichen Museux-Zangen umwickelt man mit Mull, um einem Decubitus der Vulva vorzubeugen. Erst nach Stunden werden sie entfernt. Gegen die Parametrienabklemmung wurde, besonders auf Grund theoretischer Überlegungen, vielfach Stellung genommen. Andere Autoren berichteten aber über gute Erfolge. Sollte die Blutung von einem Cervixriß herrühren, so klemmt man natürlich nur das Parametrium der einen Seite ab.

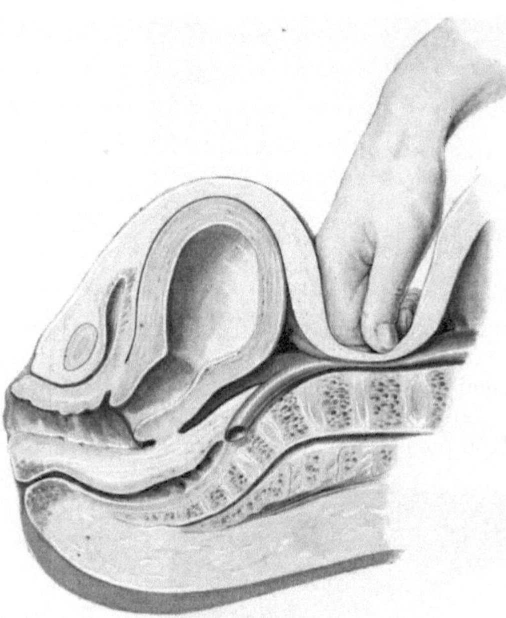

Abb. 195. Aortenkompression mit der Hand.

Das letzte Mittel, das uns für schwerste Blutungen bleibt, allerdings nur in äußerst seltenen Fällen zur Anwendung kommt, ist die *Amputation der Gebärmutter.* Zweifellos läßt sich auf diese Weise eine von der Placentastelle herrührende Blutung am sichersten stillen. Die Schwierigkeit liegt nur in der richtigen Bestimmung des Zeitpunktes für diese Operation; denn die Frauen ertragen Blutverluste recht verschieden. Hier spielen eine ganze Reihe von Faktoren eine Rolle, z. B. der allgemeine Gesundheitszustand, eine eventuell verborgene Schwangerschaftstoxikose und sicher auch die Konstitution. Frauen mit allen Anzeichen eines asthenisch-hypoplastischen Habitus und auch solche, bei denen ein asthenischer Körperbau durch ein reichliches aber schlaffes Fettpolster verdeckt ist, sind Blutungen gegenüber weniger resistent. Eine Methode, im Einzelfall die Resistenz gegen Blutverluste festzustellen, gibt es bis heute noch nicht. Es ist also außerordentlich schwierig, den richtigen Zeitpunkt für die Gebärmutteramputation mit Sicherheit zu erkennen. Am ehesten kann man sich auf die Beurteilung eines erfahrenen Klinikers und auf das *Verhalten des Blutdruckes* verlassen. Auf alle Fälle ist die Amputatio uteri in Erwägung zu ziehen, wenn eine lege artis ausgeführte Dührssen-Tamponade durchgeblutet ist, besonders wenn es bereits durch eine zweite Tamponade blutet. Auf der einen Seite besteht die Gefahr, daß man sich mit dem Eingriff verspätet; auf der anderen muß sich der gewissenhafte Arzt unter Umständen fragen, ob die Verstümmelung einer jungen Frau wirklich begründet und unvermeidlich war. Zur Ausführung der Operation kann man sich des vaginalen oder abdominalen Weges bedienen. Das vaginale Vorgehen kann mit einem größeren Blutverlust verbunden sein (hauptsächlich aus der Wunde des Scheidengewölbes). Daher ist eine Laparotomie trotz des größeren Operationsschocks zweckmäßiger. Dieser läßt sich aber bei raschem, zielbewußtem Arbeiten weitgehend vermeiden.

Zu den Placentastellenblutungen gehört noch die durch eine *Inversio uteri* bedingte Blutung. Diese kann die Patientin, vor allem infolge der Schockwirkung, ebenfalls in schwere Gefahr bringen. Die Behandlung besteht in einer Reposition der Gebärmutter. Zuvor soll man nach Angabe mancher Autoren die eventuell noch haftende Placenta entfernen, nach der Meinung anderer jedoch nicht. Bei sehr starker Blutung erzielt man im Augenblick eine gute Wirkung, wenn man

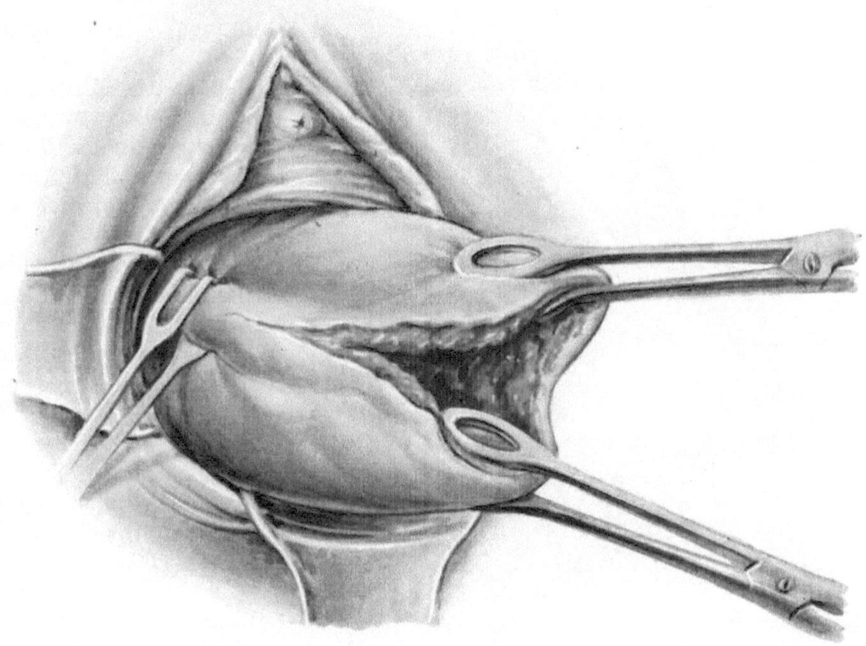

Abb. 196. Parametrienabklemmung nach HENKEL.

die seitwärts verlaufenden Äste der A. uterina mit dem Finger oder mit einem um die Cervix geschlungenen Band bzw. Gummischlauch komprimiert. Bei der Reposition der invertierten Gebärmutter bemüht man sich, entweder (wie bei der Bruchreposition) zunächst den an die Cervix angrenzenden Teil zurückzubringen, oder man beginnt die Reposition am Fundus uteri, indem man den Ring der Cervix digital dehnt. Neuerdings wird von einigen empfohlen, bei einer akuten Uterusinversion mehrere Stunden mit der Reposition zu warten. Dabei soll man den Vorteil haben, daß die Operation infolge Nachlassens der spastischen Kontraktion leichter gelingt und daß man nach Verschwinden des Schocks bessere Ergebnisse erzielt. Sollte aber kein oder nur ein geringerer Schock vorliegen, so ist es ratsam, gleich zu reponieren, weil dann die Infektionsgefahr kleiner ist.

Die Reposition auf blutigem Wege kann vaginal oder abdominal erfolgen. Bei vaginalem Vorgehen schiebt man nach Eröffnung des Scheidengewölbes die Blase von der Cervix ab, schneidet diese der Länge nach auf, stülpt, nachdem man so den Widerstand beseitigt hat, den Fundus zurück und vernäht die Cervixwunde. Nach der Reposition muß auch in diesem Falle die Gebärmutter tamponiert werden. Wenn man den abdominalen Weg wählt, faßt man nach Eröffnung der Bauchhöhle die invertierte Gebärmutter am Fundus mit einer Kugelzange oder mit einer MUSEUXschen Zange und zieht sie wie den Pfropfen aus einer Flasche zurück, bis die Inversion beseitigt ist.

2. Verletzungsblutungen.

Sobald man sich überzeugt hat, daß eine Blutung post partum nicht von einer Atonie herrührt, muß man klären, in welchem Abschnitt des Geburtskanals die Verletzung sitzt; (Abb. 197) um eine solche handelt es sich ja dann zweifellos. In Frage kommen Verletzungen der Vulva, des Dammes, der Scheide, des Muttermundes und der Cervix sowie Uterusrupturen. Um die Blutungsquelle ausfindig zu machen, untersucht man das äußere Genitale, spreizt die Vulva und sodann die Scheide mit Hilfe geburtshilflicher Specula. Handelt es sich nur um eine Verletzung des Dammes oder Scheideneinganges, genügt ein Spreizen der Vulva mit der Hand. Sitzt die Läsion dagegen in der Scheide selbst oder noch tiefer, so muß man Specula zu Hilfe nehmen. *Ohne gute Entfaltung der Vagina ist eine tiefer sitzende Verletzung nicht aufzufinden und die Blutung nicht zu stillen.*

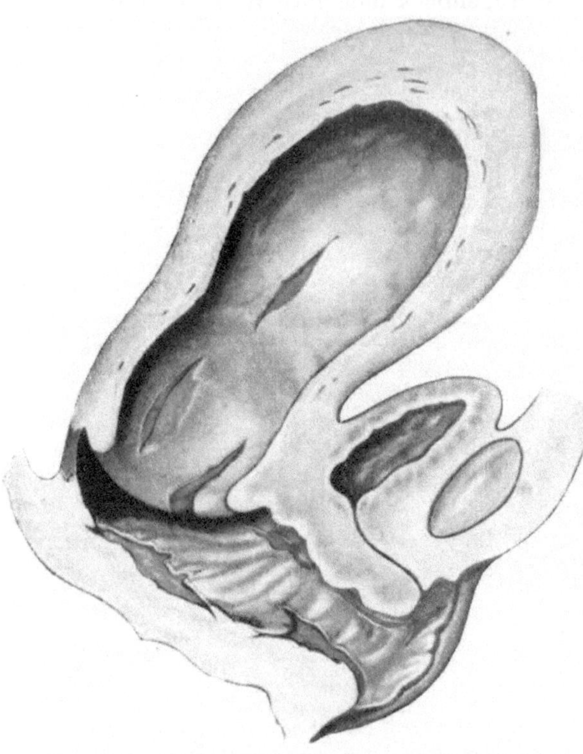

Abb. 197. Verschiedene Möglichkeiten von Geburtsverletzungen der Mutter (in Anlehnung an STOECKEL).

In der Geburtshilfe bedient man sich besonders breiter Specula. Auf der Abb. 198 sind ein hinteres, ein vorderes und zwei seitliche Specula dargestellt. Zunächst wird immer das hintere Speculum eingeführt und damit die hintere Scheidenwand sowie der Damm nach unten gedrückt. Anschließend legt man das vordere und schließlich die seitlichen Specula ein. Das hintere und rechte Speculum wird von dem auf der rechten Seite der Gebärenden stehenden, das vordere und linke von dem auf der linken Seite stehenden Assistenten gehalten. Bei Blutungen aus höheren Abschnitten des Geburtskanals empfiehlt es sich, die vordere und eventuell auch die hintere Muttermundslippe mit einer Kugelzange zu ergreifen und vor die Schamspalte zu ziehen. An Stelle der Kugelzangen bedient man sich aber besser flacher Muttermundsfaßzangen, weil man damit nicht so leicht eine zusätzliche Blutung verursacht. Mit Hilfe des eben beschriebenen Vorgehens kann man sich überzeugen, ob ein Cervixriß vorliegt und daraus die Blutung stammt.

Sobald man die Blutungsquelle gefunden hat, besteht die weitere Aufgabe in der Blutstillung.

Geplatzter Varixknoten.

Wenn es aus einem *geplatzten Varixknoten* blutet, muß die betreffende Stelle umstochen werden. Dies hat selbstverständlich unter Entfaltung der Scheide und unter Beachtung der Regeln der Asepsis zu geschehen. Mitunter stammt die Blutung aus einem Gefäß der Innenfläche der vorderen Cervicalwand. Charakteristisch ist dabei, daß es *trotz Kontraktion* der Gebärmutter vom *Uteruscavum* her zu bluten scheint. Die Therapie besteht in einer Umstechung des blutenden Gefäßes.

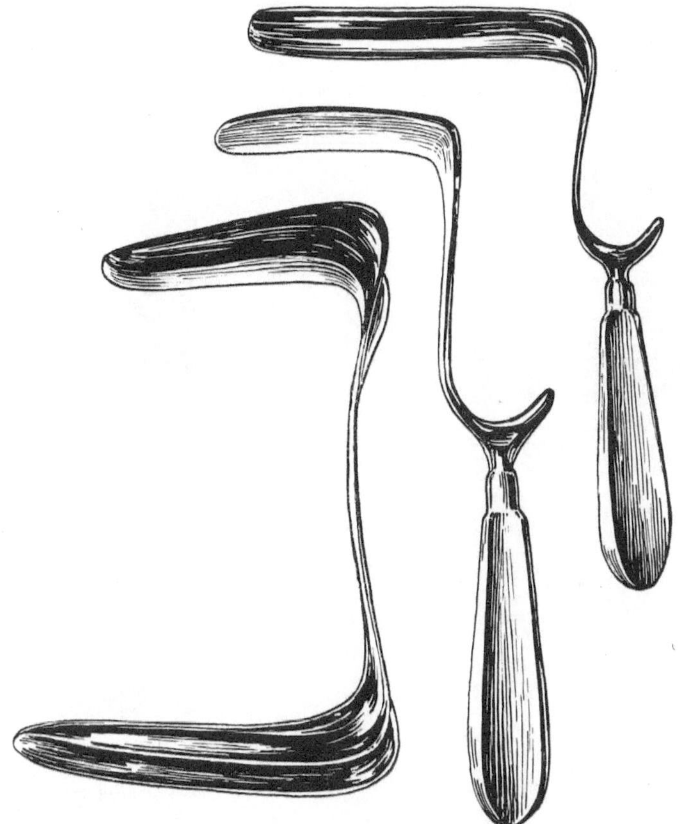

Abb. 198. Scheidenspecula.

Haematoma vulvae et vaginae.

Ein *Haematoma vulvae et vaginae* erfordert — falls sich der Puls der Patientin nicht verschlechtert — keinen chirurgischen Eingriff. Gewöhnlich kann man sich mit einem feuchten Umschlag, bei dem eine adstringierende Lösung verwandt wird (gut geeignet ist die Burowsche Lösung), begnügen. Nur äußerst selten entsteht durch eine abundante Blutung eine akute Anämie. In diesen Fällen muß man natürlich aus vitaler Indikation eingreifen. Das Aufsuchen und Versorgen des blutenden Gefäßes ist mitunter sehr schwierig, weil sich der Gefäßstumpf in dem blutdurchtränkten Gewebe zurückzieht.

Scheiden-Damm-Riß.

Eine der häufigsten Geburtsverletzungen ist der *Scheiden-Damm-Riß*. Blutende Gefäße sind selbstverständlich zu unterbinden. Überaus wichtig ist die

Versorgung von Scheiden-Damm-Verletzungen auch wegen der Infektionsgefahr und im Hinblick auf das weitere Schicksal der Frau. Scheiden- und Damm-Verletzungen stellen einerseits ein offenes Tor für Infektionserreger dar; andererseits disponiert ein Defekt der Beckenbodenmuskulatur späterhin zu Gebärmuttervorfall.

Die Dammverletzungen werden in drei Gruppen unterteilt. Ein *Dammriß ersten Grades* liegt vor, wenn nur die oberflächlichen Schichten betroffen sind, aber nicht die Muskulatur (Abb. 199). Bei einem *Dammriß zweiten Grades* ist

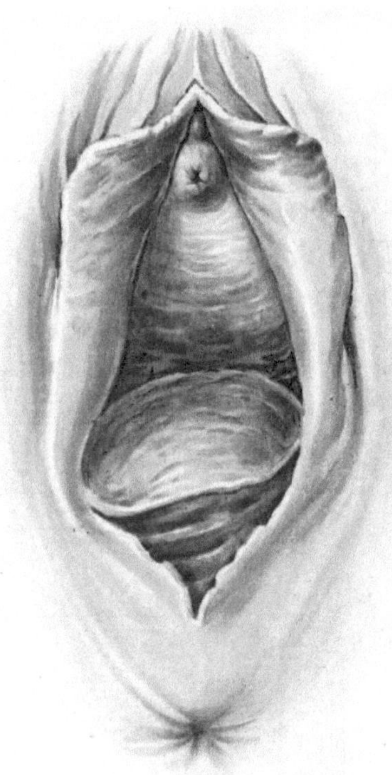

Abb. 199. Dammriß I. Grades.

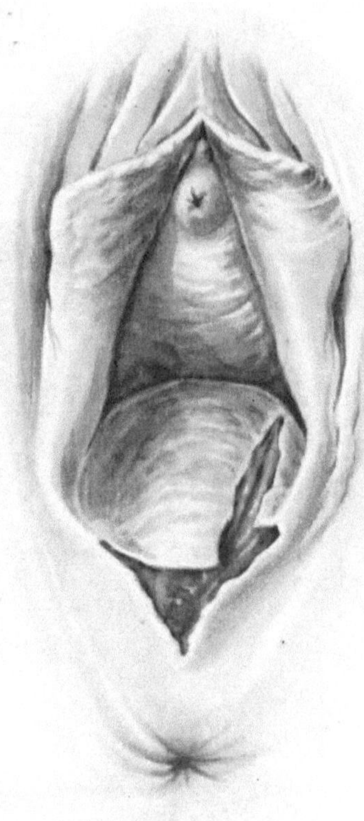

Abb. 200. Dammriß II. Grades.

auch die Muskulatur, jedoch nicht der Sphincter ani verletzt (Abb. 200). Um einen *Dammriß dritten Grades* handelt es sich, wenn sogar der Sphincter ani und die Darmschleimhaut eingerissen sind (Abb. 201). Recht selten ist der sog. *zentrale Dammriß*. Hierbei platzt während der Geburt die Mitte des gespannten Dammes und es entsteht eine fensterartige Öffnung. Tritt durch diese hindurch der Kopf, dann reißt gewöhnlich der zunächst intakt gebliebene Teil ebenfalls ein. Sollte dies nicht spontan erfolgen, so durchtrennt man nachträglich die Gewebsbrücke, um beim Nähen übersichtlichere Verhältnisse zu haben.

Wer die Bedeutung von Dammverletzungen kennt, wird jeden Riß nähen. Eine Ausnahme bilden höchstens ganz geringfügige 1—2 cm lange, oberflächliche Schürfungen.

Voraussetzung für den Erfolg der *Naht* ist ihre richtige Ausführung. Wichtig ist die Lagerung der Patientin, die Anästhesie (wenn sich die Frau beim Nähen bewegt und Abwehrbewegungen macht, geht dies auf Kosten der Asepsis), die Operationstechnik, das verwandte Nahtmaterial und die Asepsis.

Optimal für die Naht ist die Lagerung auf dem Operationstisch, und zwar in der Haltung, wie sie für vaginale Operationen üblich ist. Im Privathaus hilft man sich, indem man die Patientin auf das Querbett legt.

Die vorteilhafteste Betäubungsart ist die *Lokalanästhesie*. Falls zur Geburt oder für eine geburtshilfliche Operation schon eine Narkose gemacht wurde, näht man selbstverständlich auch den Damm in Narkose. Es wäre ja sinnlos, die Patientin aufwachen zu lassen und dann in Lokalanästhesie zu arbeiten, zumal die Frau noch benommen wäre und die Operation stören könnte. Lediglich der Dammnaht wegen eine Narkose zu machen, lohnt sich aber nicht; denn man vermag auch mit der ungefährlichen Lokalanästhesie eine vollkommene Schmerzfreiheit zu erzielen.

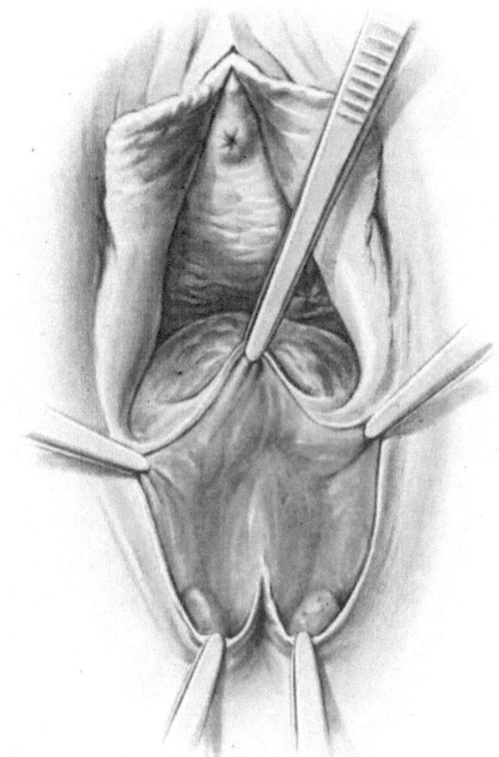

Abb. 201. Kompletter Dammriß.

Wesentlich beim Nähen ist eine gute Darstellung der Wunde. Andernfalls vereinigt ein ungeübter Operateur bei hoch hinaufreichenden Rissen eventuell nur den unteren Teil der Wunde. Hierdurch ist dann die Möglichkeit gegeben, daß das Wundsekret der Scheide und vor allem die Lochien unter die Naht fließen und die Heilung außerordentlich stören. Die Darstellung der Wunde geschieht am besten durch Fassen des oberen, unteren und der seitlichen Wundwinkel mit Gefäßklemmen. Durch Orientierung über Größe und Lage der Verletzung verschafft man sich Klarheit, um welchen Grad eines Dammrisses es sich handelt. Folgende Gesichtspunkte sind beim Nähen zu berücksichtigen: 1. Durch die Naht müssen die entsprechenden Wundränder vereinigt werden. 2. Es dürfen keine Hohlräume im Gewebe zurückbleiben, in denen sich Wundsekret ansammeln könnte. 3. Die einzelnen Nähte dürfen nicht zu dicht sitzen, weil es sonst infolge schlechterer Ernährung der Gewebe zu Störungen der Heilung kommt. 4. Es darf nicht zu straff geknüpft werden. Einmal heilt dann die Wunde besser; zum andern lassen sich die Fäden später leichter entfernen.

Die Vereinigung der entsprechenden Stellen der Wundränder erfordert eine gewisse Übung; denn Dammrisse liegen meist nicht in der Mittellinie. Das gleiche gilt für die von einer Episiotomie herrührenden Wunden. Vor allem setzen sich Scheidenrisse oft seitlich fort (rechts oder links der Columna rugarum). Auch aus diesem Gesichtspunkte heraus ist es für den Anfänger empfehlenswert, sich die Wundwinkel mit Gefäßklemmen zu markieren. Das Entstehen von Hohlräumen im Gewebe wird am leichtesten durch sog. durchgreifende Nähte vermieden (Abb. 202). Man geht an dem einen Wundrand mit der Nadel durch die Haut, untersticht den ganzen Grund der Wunde und kommt auf der anderen Seite durch die Scheidenwand wieder heraus. Diese Technik eignet sich in erster Linie für den praktischen Arzt. Der Facharzt wird durch die sog. Etagennaht bessere Ergebnisse erreichen können. Bei dem letztgenannten Vorgehen vereinigt man zuerst Muskulatur und Bindegewebe durch versenkte Nähte (Abb. 203) und dann in einer zweiten Schicht die Scheiden- und Dammhaut.

Ein Riß ersten Grades erfordert lediglich ein Vernähen der Wundränder. Bei einer Dammverletzung zweiten Grades muß auch die Muskulatur vereinigt

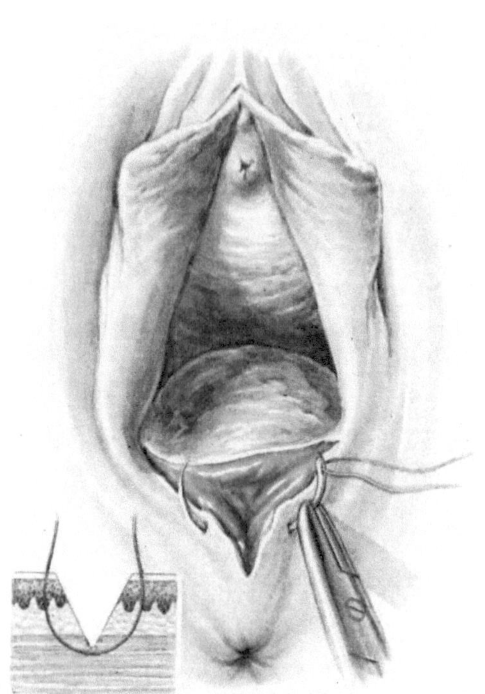

Abb. 202. Durchgreifende Naht.

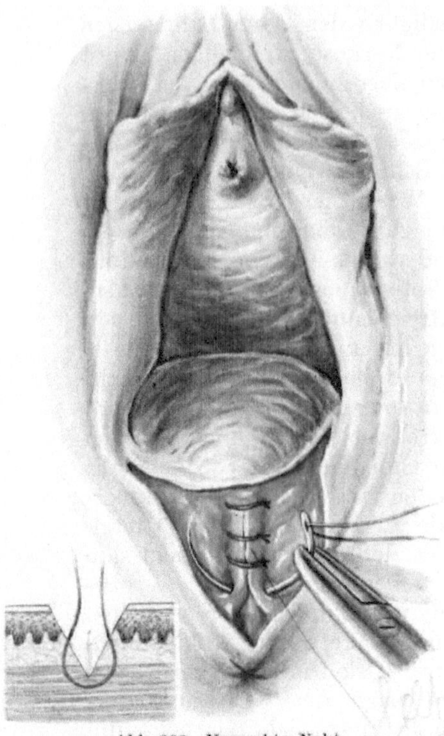

Abb. 203. Versenkte Naht.

werden. Reicht ein Riß bis in höhere Scheidenabschnitte, so sind erst diese zu vernähen (Abb. 204). Anschließend fährt man fort wie bei einfacheren Verletzungen. Das Wichtigste bei der *Versorgung eines Dammrisses dritten Grades* ist die Vereinigung der Rectumränder und des Sphincter ani externus (Abbildung 205). Man verwendet hierzu, wie für die Scheidennaht, Catgut. Bei der Naht der Rectumwand wird die Schleimhaut nicht mitgefaßt. Sobald die Rectumverletzung versorgt und der Sphincter ani externus vereinigt ist, hat man die gleiche Situation vor sich wie bei einem Dammriß zweiten Grades. Dementsprechend gestaltet sich im weiteren die Operation (Abb. 206).

Normalerweise nimmt man zur Dammnaht Catgut, das vom Organismus resorbiert wird. Zum Schließen der Hautränder des Dammes kann man auch Silkwormgut oder Klammern verwenden (Herff, Michel).

Steht dem Operateur keine Assistenz zur Verfügung, dann entfaltet er Vulva und Scheide mit zwei Fingern seiner linken Hand und setzt die erste Naht im oberen Wundwinkel. Falls er aber den oberen Rand des Risses nicht gleich erreichen kann, faßt er die höchste Stelle, an die er gerade noch kommt, und zieht die Wundränder mit dem Faden tiefer. So klettert er gleichsam mit jedem Stich weiter aufwärts bis zum oberen Wundwinkel.

Bei Rissen, die weit in die Scheide und bis in das *Parakolpium* gehen, muß man sich überzeugen, ob in der Tiefe keine größere Blutung vorhanden ist. Eine solche wäre unbedingt zu versorgen. Dies stellt eine sehr schwierige Aufgabe dar, die nur mit entsprechender Assistenz ausgeführt werden kann. Glücklicherweise sind solche Verletzungen recht selten. Wenn der Arzt auf sich allein angewiesen ist, hat er nur die Möglichkeit, die blutende Stelle durch eine Tamponade zu komprimieren. Falls er, ohne sich eine Hilfe herbeizurufen, lediglich die obere Schicht der Wunde näht, kann es in der Tiefe weiterbluten. Wir weisen deshalb auf diese Möglichkeit hin, weil mehr als ein Fall bekannt ist, in dem ein praktischer Arzt die Blutung nicht gründlich gestillt hat und die Patientin unter den Zeichen einer akuten Anämie umgekommen ist.

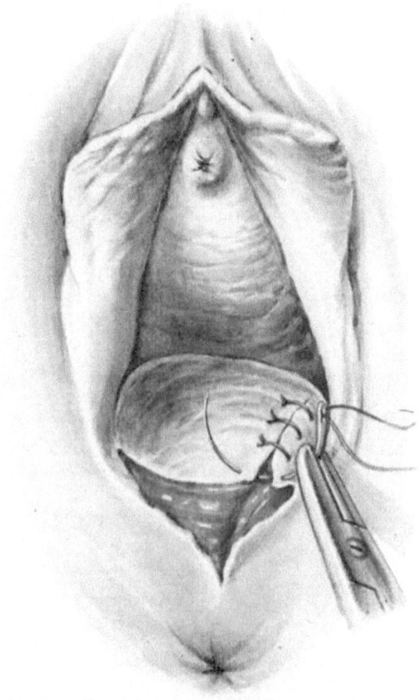

Abb. 204. Vereinigung der Scheidenwundränder.

Verletzungen der *Klitoris*- und Harnröhrengegend gehen meist mit Blutungen einher. Aber selbst wenn es nicht blutet, sollte man solche Wunden nähen, weil der beim Wasserlassen auf die Wunde gelangende Urin brennende Schmerzen verursacht. Es ist aber darauf zu achten, daß man die Harnröhre nicht durch die Naht verschließt. Deshalb erscheint es zweckmäßig, wenn der Anfänger während des Nähens eine Steinsonde oder einen Katheter in die Urethra einführt. Bei Verwendung eines Katheters darf aber kein Urin auf die Dammwunde fließen.

Nach einer Scheiden-Damm-Naht pflegen wir am dritten, wenn es sich um eine größere Verletzung handelte, erst am vierten Tage für Stuhlgang zu sorgen. Falls ein kompletter Dammriß genäht wurde, geben wir am 5.—6. Tage Ricinusöl per os und, sobald stärkere Darmperistaltik einsetzt, durch einen dünnen Gummischlauch einen öligen Einlauf.

Manche Geburtshelfer bringen auch nach einem kompletten Dammriß die Darmtätigkeit am dritten Tage in Gang. Andere geben schon von Anfang an etwas Ricinusöl, um die Bildung harten Kotes zu vermeiden.

In Fällen, in denen die Dammnaht schlecht heilt, die Wunde sich jedoch bereits gereinigt hat und zu granulieren beginnt, kann eine sekundäre Naht in Betracht kommen. Zuvor sollte man jedoch das Wundsekret auf das Vorhandensein von Eitererregern untersuchen. Die Operation besteht in einem Auskratzen der granulierenden Wunde mit einem scharfen Löffel (besonders ist auf die Wundränder zu achten) und einem Vereinigen mit durchgreifenden Nähten (Silkwormgut).

Cervixrisse.

Eine weitere Ursache von Verletzungsblutungen stellen Cervixrisse dar. Wenn man in diesem Falle die Scheide entfaltet, findet man meist die Cervix an der einen Seite, mitunter bis zum Scheidengewölbe und darüber hinaus, eingerissen.

Kleinere Verletzungen des Cervixrandes sind recht häufig; müssen aber nur genäht werden, wenn sie bluten.

Bei der Cervixnaht geht man folgendermaßen vor: Mit Specula stellt man den Muttermund ein, ergreift seinen vorderen und hinteren Rand mit breiten Faßzangen, zieht ihn vor die Schamspalte und hält ihn auf die dem Riß entgegengesetzte Seite. Auf diese Weise kann man nun den so sichtbar gemachten

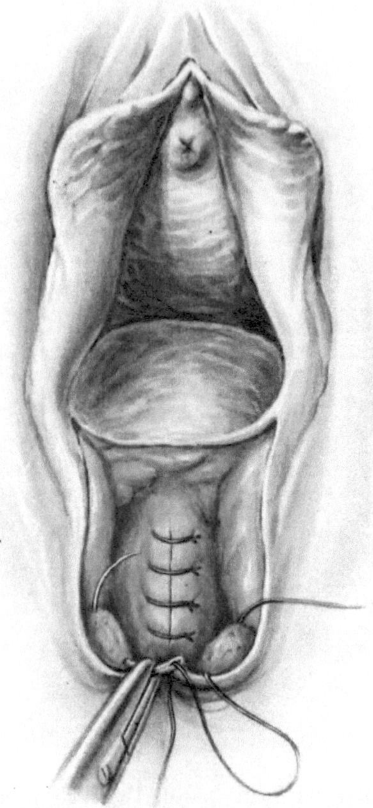

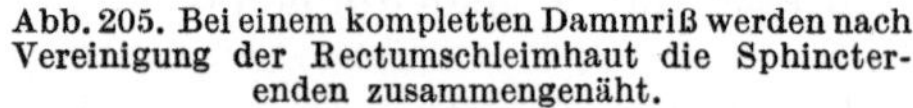

Abb. 205. Bei einem kompletten Dammriß werden nach Vereinigung der Rectumschleimhaut die Sphincterenden zusammengenäht.

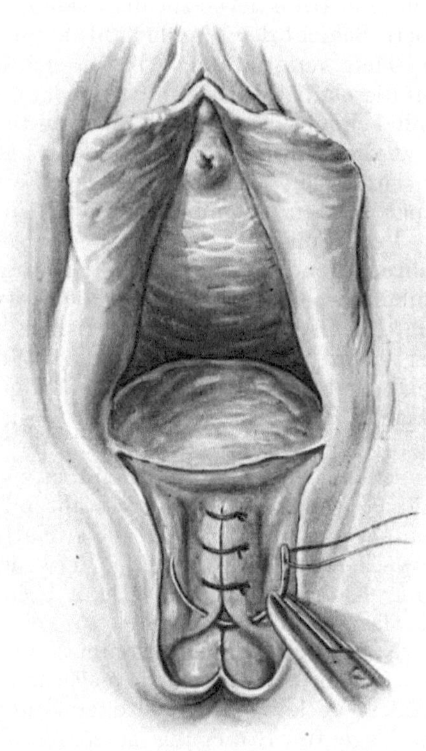

Abb. 206. Kompletter Dammriß. Nach Vereinigung der Rectumschleimhaut und der Sphincterenden entspricht die Situation einem Dammriß II. Grades.

Riß nähen und die Blutung stillen (Abb. 207). Sollte sich aber — was unmittelbar nach der Geburt nur äußerst selten vorkommt — die Gebärmutter nicht herabziehen lassen, muß man nicht unbedingt gleich die erste Naht im oberen Wundwinkel anbringen. Man faßt mit der Nadel eine noch gut erreichbare Stelle, zieht die Wundränder mit dem Faden tiefer und schreitet auf diese Weise nach oben fort.

Ohne entsprechende Assistenz ist das Nähen eines Cervixrisses unmöglich. Deshalb ist der praktische Arzt unter Umständen gezwungen, die Blutung durch eine Tamponade zu stillen (obwohl dies den Prinzipien der Chirurgie widerspricht) und einen Facharzt herbeizuholen. Es empfiehlt sich, mit der Tamponade gleich eine Aortenkompression zu verbinden. Im Bedarfsfalle ist auch ein Versuch mit der Parametrienabklemmung zu machen.

Im Hinblick auf die Schwierigkeit, welche die Versorgung von Cervixrissen mitunter sogar für den Facharzt darstellt, *möge der praktische Arzt keine geburtshilflichen Operationen durchführen, die mit der Gefahr schwerer Muttermunds- und Cervixverletzungen einhergehen.* Bei Spontangeburten kommen solche Läsionen nur selten vor.

Die Uterusruptur.

Die Therapie der Uterusruptur gestaltet sich unterschiedlich, je nachdem 1. eine komplette oder inkomplette Ruptur vorliegt, 2. das Kind schon geboren ist oder nicht und 3. der Fall im Privathaus oder in einer Klinik behandelt wird.

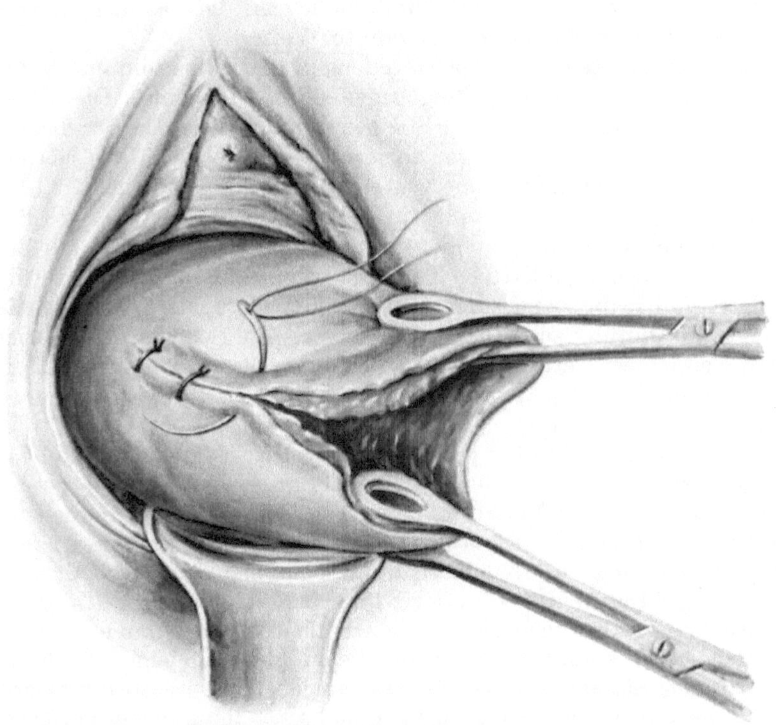

Abb. 207. Naht eines Cervixrisses.

Wenn es im Privathaus zu einer Uterusruptur kommt und das *Kind noch nicht geboren* ist, soll man die Patientin möglichst rasch in ein Krankenhaus bringen. Vor dem Abtransport gibt man eine Morphiuminjektion sowie zur Bekämpfung des Schocks eine Infusion. Die infundierte Flüssigkeitsmenge darf nicht so groß sein, daß dadurch der Blutdruck wesentlich erhöht wird. Bei sehr beträchtlicher Blutung macht man eine Scheidentamponade und übt durch einen Druckverband auf den Leib von oben her einen Gegendruck aus. Besteht infolge einer abundanten Blutung die Gefahr des Verblutens und liegt gleichzeitig eine *Unmöglichkeit der Klinikeinlieferung* vor, dann muß der praktische Arzt auf die schonendste Weise mit Hilfe einer Perforation oder Dekapitation und anschließender vorsichtiger Extraktion entbinden. Sind diese Methoden nicht durchführbar, soll er einen Fuß herunterholen oder — falls die Frucht durch die Rupturstelle in die Bauchhöhle getreten ist — auf *beide* Füße wenden, damit sich der Riß in der Gebärmutter durch das hochgeschlagene Bein nicht noch erweitert. Der nachfolgende Kopf ist nötigenfalls zu perforieren. Nun folgt die manuelle Lösung der Placenta. Hierauf drainiert man besonders bei inkompletter Ruptur den Riß mit einem lockeren Gazestreifen bzw. bei geringerer Blutung mit einem dicken Gummirohr, führt eine Uterustamponade sowie eine feste Cervix-Scheiden-Tamponade durch und legt einen Druckverband an. Dieser Verband hat den Zweck, den Uterus in seiner Lage zu fixieren und nicht nach der Seite umkippen zu lassen. Dadurch könnte es nämlich zu einem Klaffen der Rupturstelle und bei einer kompletten Ruptur zu einem Vorfallen von Bauchorganen kommen. Nötigenfalls wird ein Aortenkompressorium angelegt und mit den entsprechenden Mitteln gegen die Anämie vorgegangen.

Wenn erst *nach der Geburt* des Kindes eine Ruptur erkannt wird, sollte man die Patientin ebenfalls in eine Klinik einliefern. Ist das nicht möglich, drainiert man die Rupturstelle auf die erwähnte Weise.

Mit dem Einlegen eines Gazestreifens in die Rupturöffnung bezweckt man in beiden Fällen eine Abkapselung gegen die Bauchhöhle. Die Uterus-Scheiden-Tamponade kann nach 12—24 Std gezogen werden. Die Drainage der Rupturstelle wird erst nach 6—8 Tagen entfernt bzw. gelockert, falls sie sich nicht leicht ganz herausnehmen läßt. Eine weitere Behandlungsmöglichkeit besteht im Einführen eines starken Gummirohrs in die Rupturöffnung. Dies geschieht entweder primär (siehe oben) oder nach Entfernung des Gazestreifens. Für den Erfolg der eben beschriebenen palliativen Therapie ist neben dem Blutverlust in erster Linie der Umstand maßgebend, ob die Ruptur komplett oder inkomplett ist. Wenn es gelingt, die Blutung zu stillen, hängt das weitere Schicksal der Patientin von der Infektiosität des Uterusinhalts ab. Bei inkompletter Ruptur sind die Aussichten besser, weil der Bauchfellüberzug noch intakt ist und so eine Infektion der Peritonealhöhle verhütet.

In der Klinik sollte bei jeder Uterusruptur, gleichgültig, ob das Kind schon geboren ist oder nicht, oder ob es sich um eine komplette bzw. inkomplette Ruptur handelt, eine Laparotomie ausgeführt werden. In Fällen, in denen sich die Frucht noch im Uterus befindet, kommt auch nichts anderes in Frage. Nach Ausstoßung des Kindes kann ausnahmsweise bei *inkompletter* Ruptur und geringer Blutung auch in der Klinik palliativ vorgegangen, d. h. tamponiert werden. Es ist aber richtiger, in allen Fällen zu laparotomieren; denn es besteht ja auch bei inkompletter Ruptur die Möglichkeit einer Nachblutung. Eine Laparotomie ist bei kompletter Ruptur auch schon deshalb angezeigt, weil man so den in die Bauchöhle gelangten Uterusinhalt vollkommener entfernen kann. Im Anschluß an die Operation — eventuell schon vorher — führt man zur Bekämpfung des Schocks und der Anämie eine Bluttransfusion durch.

Die operative Behandlung der Uterusruptur ist verschieden. Das Übernähen der Rupturstelle, das früher manchmal angewandt wurde, kommt heute höchstens ausnahmsweise einmal unter ganz besonders günstigen Verhältnissen in Frage. Viel sicherer ist die Amputation oder Exstirpation der Gebärmutter. Dadurch erhält man glatte, mit Peritoneum gut abdeckbare Wundflächen. Vor allem bei einer Exstirpation läßt sich das Operationsgebiet gründlich in Richtung der Scheide drainieren. Bei einer Amputation kann man eine DOUGLAS-Drainage vornehmen.

Schließlich wäre noch die vaginale Uterusextirpation wegen einer Uterusruptur zu erwähnen. Dem Vorteil der geringeren Schockwirkung stehen aber gewisse Nachteile gegenüber. Wenn es nämlich aus dem Scheidenstumpf stärker blutet oder auch nur sickert, entsteht während der Operation noch ein zusätzlicher Blutverlust. Dies ist aber durchaus nicht gleichgültig. Ferner läßt sich bei vaginalem Operieren die Bauchhöhlentoilette weniger gründlich ausführen. Da es sich meist um infizierte Fälle handelt, ist das ein weiterer nicht unbeträchtlicher Nachteil.

Selbstverständlich muß bei einer Uterusruptur, wie bei allen mit Blutverlust und Schock einhergehenden Geburtskomplikationen, eine entsprechende Behandlung der Anämie und des Schocks vorgenommen werden.

XV. Behandlung der akuten Anämie und des Schocks.

Mit der Blutstillung sind nicht immer alle Aufgaben gelöst. In den Fällen nämlich, in denen ein größerer Blutverlust eine akute Anämie verursacht hat, muß auch diese noch bekämpft werden. Mitunter ist das recht schwer und langwierig. So mühevoll die Arbeit des Arztes aber auch ist, so beglückend ist das Gefühl, wenn es gelingt, das Leben der Patientin zu retten. In keinem anderen Fach der Medizin hat der Arzt so oft gegen den Tod durch Verbluten zu kämpfen wie in der Geburtshilfe. Gelegentlich treten selbst bei spontan verlaufenden Geburten so schwere Blutungen auf, daß die Frau zugrunde geht. Andererseits gelingt es manchmal auch in den verzweifeltsten Fällen, bei schwerster akuter Anämie das Leben der Patientin zu retten. Für den Geburtshelfer sind dies aufregende Minuten und Stunden. Mitunter verschlechtern sich Puls und Allgemeinbefinden nach vorübergehender Besserung wieder. Aber er soll keine Mühe scheuen und muß alles unternehmen, um die Patientin am Leben zu erhalten. Niemals darf er die Hoffnung aufgeben; denn selbst nach wiederholter Verschlechterung des Zustandes ist noch ein guter Ausgang möglich. Neuerdings besitzen wir in der Bluttransfusion eine wichtige Waffe zur Bekämpfung der akuten Anämie. Auf diese Weise werden jetzt viele Frauen, die früher sicher verblutet wären, gerettet.

Eine akute Anämie von einem Geburtsschock zu unterscheiden, ist nicht immer leicht. In beiden Fällen ist die Patientin blaß, atmet schnell, hat einen frequenten, kaum tastbaren Puls und ist von kaltem Schweiß bedeckt. Gewisse Symptome erlauben aber doch eine ungefähre Orientierung. Im Schock sind die Fingernägel nicht so blaß, sondern eher etwas cyanotisch und die Frau ist ruhiger. Eine akute Anämie löst dagegen oft Unruhe und Todesangst aus. Beide Krankheitsbilder ähneln sich deshalb so sehr, weil auch ein Schock durch Versacken des Blutes in den Capillaren des Splanchnicusgebietes eine Anämie der peripheren Capillaren mit sich bringen kann. In beiden Fällen wirkt eine Blutübertragung günstig. Deshalb versuchen wir erst gar nicht, uns über das vorliegende Krankheitsbild unbedingt Klarheit zu verschaffen, sondern führen schnellstens — falls dazu die Möglichkeit besteht — eine Transfusion durch.

Bis in die neueste Zeit wandte man bei der Behandlung der akuten Anämie prinzipiell kein Verfahren an, welches vor Beendigung der Blutstillung zu einer Blutdrucksteigerung führt. Man fürchtete dabei eine zusätzliche Verstärkung der Blutung. Heutzutage hält man sich nicht mehr an dieses Prinzip, sondern transfundiert nötigenfalls schon *während, eventuell sogar schon vor der Operation*, damit die Patientin den operativen Eingriff besser übersteht. Seit wir auf diese Weise vorgehen und vor allem, seit wir eventuell auch mehrmals transfundieren, haben sich unsere Ergebnisse wesentlich gebessert.

Die zur Bekämpfung der akuten Anämie dienenden Verfahren sind in ihrer Wirkung verschieden. Zu den Methoden, welche die noch vorhandene Blutmenge so verteilen sollen, daß in erster Linie die lebenswichtigen Organe versorgt werden, gehört z. B. die *Lagerung der Frau auf eine schiefe Ebene*. Dadurch erreicht man vor allem eine bessere Durchblutung des Gehirns. Man hebt das Bettende hoch und stellt es, je nach Bedarf, auf einen Schemel oder Stuhl. Mit der sog. *Autotransfusion*, dem Wickeln der Beine mit Hilfe elastischer Binden (an den Zehen beginnend bis zum proximalen Ende der Oberschenkel) erzielt man eine ähnliche Wirkung. Die unteren Extremitäten werden durch diese Maßnahme mehr oder weniger von der Blutzirkulation ausgeschaltet; in die lebenswichtigen Organe gelangt mehr Blut. Nach einigen Stunden muß man aber die Binden entfernen, sonst können infolge der andauernden Abschnürung Störungen auftreten. Um ein zu schnelles Einschießen des Blutes in die Beine und einen eventuell dadurch bedingten Kollaps zu vermeiden, nimmt man die Binden nur langsam, nach und nach ab.

Einer weiteren Gruppe der Verfahren zur Bekämpfung der akuten Anämie gehören die verschiedenen *Exzitantien* an. Sie verbessern die Zirkulation, indem sie den Blutdruck heben. Hierher gehören Kaffee und Tee, die heiß verabreicht werden, um gleichzeitig etwas gegen die infolge des Blutverlustes auftretende Abkühlung zu tun. Auch mit Wärmflaschen, heißen Ziegeln, Heizkissen usw. pflegt man die Patientin zu *erwärmen,* und zwar so lange, bis sie zu schwitzen beginnt. Im Sinne einer Blutdrucksteigerung wirken ferner alkoholische Getränke (Kognak, Rum). Man darf aber nicht vergessen, daß bei einer schwer anämischen Patientin der Magen außerordentlich empfindlich ist und daß durch größere Flüssigkeitsmengen leicht Brechreiz und Erbrechen ausgelöst werden. Man gibt also am besten nur schluckweise zu trinken. Von sehr guter Wirkung sind schließlich eine Reihe von Medikamenten wie *Coffein, Campher, Strophanthin sowie Cardiazol, Veritol und Sympatol,* die in Form von Injektionen verabreicht werden. Das Herz darf aber nicht zu sehr aufgepeitscht werden; zu viel von den genannten Medikamenten kann auch nachteilig auf den Zustand der Patientin wirken.

Eine Blutdrucksteigerung erzielt man auch durch *Flüssigkeitszufuhr.* Gleichzeitig erreicht man damit eine Ergänzung der verlorenen Flüssigkeitsmenge. Die Infusion kann rectal, subcutan oder intravenös gegeben werden. Bei der rectalen Zufuhr gibt man etwa 500 cm^3 physiologischer Kochsalzlösung in den Mastdarm, wo sie rasch resorbiert werden (etwa in einer halben Stunde). Der rectal gegebenen Flüssigkeit fügen manche auch etwas Kognak zu. In nicht dringenden Fällen verwendet man ein Tropfklysma (KATZENSTEIN), bestehend aus physiologischer Kochsalz- oder Traubenzuckerlösung.

Eine sehr wirkungsvolle Flüssigkeitsergänzung ist die *subcutane* oder *intravenöse Infusion.* Eine nicht zu dünne Infusionskanüle wird auf das Ende eines Gummischlauches montiert und unter die Haut gestochen. Die ganze Apparatur muß selbstverständlich luftleer und steril sein. Als Einstichstelle wählt man am besten die Außenfläche der Oberschenkel. Die Haut ist zu desinfizieren. Manche stechen lieber unter die Haut des Brustkorbes ein. Bei Frauen ist diese Methode weniger geeignet. Immer hat man darauf zu achten, daß die Kanüle nicht intracutan zu liegen kommt. Dies könnte nämlich zu Hautnekrosen führen. Andererseits muß ein Eingehen bis unter die Fascia lata vermieden werden; denn in der Muskulatur verursacht die einströmende Flüssigkeit unter Umständen eine sehr große Spannung und eventuell ebenfalls Nekrosen. Für die subcutane Infusion läßt sich physiologische Kochsalz- oder Traubenzuckerlösung verwenden. Die in dem subcutanen Bindegewebe sich ansammelnde Flüssigkeit kann durch gelinde Massage verteilt werden. Will man mehr als 500 cm^3 zuführen, infundiert man zur Vermeidung einer übermäßigen Spannung besser an beiden Oberschenkeln. Bei intravenöser Applikation wird man der Infusionslösung zur Hebung des Blutdruckes auch Kreislaufmittel zufügen. Ein Abkühlen der Flüssigkeit während des Einfließens ist zu vermeiden. Am einfachsten erreicht man dies durch Einlegen des Infusionsschlauches in eine Schüssel heißen Wassers. Neuerdings sahen wir sehr gute Erfolge nach intravenösen Tropfinfusionen. Sie sind aber mehr zur Bekämpfung des Schocks als der akuten Anämie geeignet. Außerdem haben sie eine gute Wirkung bei Peritonitis und schweren Infektionen. Schließlich kann man bei einem Schock sowie in anderen Fällen auch eine hypertonische Traubenzuckerlösung (40%ig, 20—100 cm^3 intravenös) verabreichen.

Die wirkungsvollste, jedoch nicht ganz harmlose Behandlung der akuten Anämie ist, wie schon erwähnt, die Bluttransfusion. Bei ihrer Ausführung sind alle notwendigen Vorsichtsmaßnahmen (Blutgruppe, Rh-Faktor, Kreuzprobe, biologische Probe usw.) zu treffen. Entsprechend konserviertes Blut oder irgendein Blut bzw. Blutserum ersetzendes (eventuell synthetisches) Präparat kommt besonders im Privathaus in Frage, wenn die Möglichkeit einer Bluttransfusion nicht gegeben ist.

XVI. Geburtsleitung bei im Becken befindlichen Tumoren.

Eine eingehende Beschreibung der ein Geburtshindernis darstellenden Geschwülste ist nicht Aufgabe der geburtshilflichen Operationslehre. Hier soll nur in Kürze auf die Geburtsleitung bei im Wege stehenden Tumoren eingegangen werden. Bekanntlich kann jede von den weiblichen Genitalorganen ausgehende Geschwulst ein Geburtshindernis bilden, wenn sie durch ihre Lage den Fassungsraum des kleinen Beckens vermindert und demzufolge den Durchtritt der Frucht durch den Geburtskanal erschwert oder unmöglich macht. Die wichtigste Rolle spielen Ovarialtumoren (Abb. 208) und Myome sowie auf Grund ihrer Beschaffenheit Collumcarcinome.

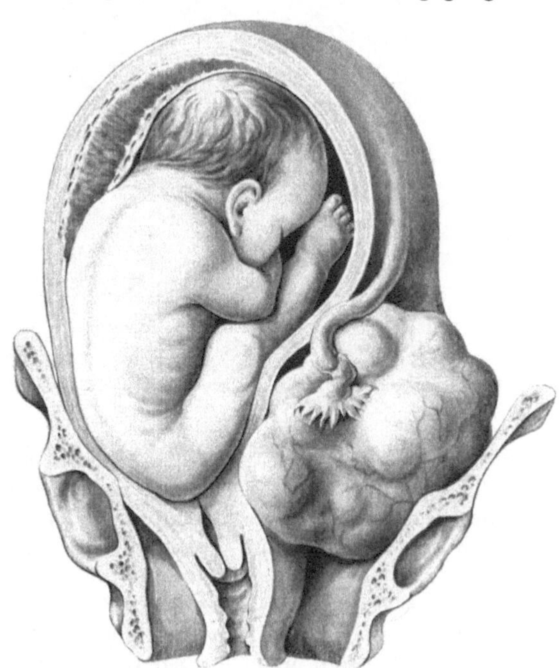

Abb. 208. Ovarialtumor als Geburtshindernis.

Wenn man während der Schwangerschaft den Eindruck hat, daß eine bestehende Geschwulst ein Geburtshindernis darstellen wird, darf man trotzdem noch auf ein Heraustreten des Tumors aus dem kleinen Becken hoffen. Eine von den weiblichen Genitalorganen oder dem kleinen Becken ausgehende Geschwulst muß nur dann während der Gravidität entfernt werden, wenn gewisse *Eigenschaften* (Malignität), das *Verhalten* (Stieldrehung) oder die durch den Tumor hervorgerufenen Symptome dazu zwingen. Im übrigen wird man mit einer Operation möglichst bis zur Geburt warten; denn einerseits besteht immer noch die Möglichkeit eines spontanen Verlaufes, andererseits kann man später durch die in Betracht kommende Operation eine *lebende* Frucht gewinnen. Bei einer Operation während der Schwangerschaft droht dagegen die Gefahr einer Unterbrechung der Gravidität; ja es läßt sich von vornherein nicht einmal mit Sicherheit sagen, ob es gelingen wird, die Gebärmutter zu erhalten (z. B. bei einem Myom).

Während der Geburt besteht die Therapie eines durch einen Tumor bedingten Mißverhältnisses in einem Kaiserschnitt und der damit verbundenen Entfernung der Geschwulst.

Verursacht ein Tumor kein Mißverhältnis und schreitet die Geburt gut voran, wartet man einen spontanen Verlauf ab und exstirpiert — falls nötig — die Geschwulst später. Diese erhält dadurch die Möglichkeit, sich eventuell während des Wochenbetts von selbst zurückzubilden (Myom). Tritt die erhoffte Rückbildung aber nicht ein, kann man immer noch operieren. Bei einem kein Geburtshindernis bildenden Ovarialtumor ist es für die Patientin schon deshalb besser, wenn sie spontan entbindet und erst später operiert wird, weil auf diese Weise die Gebärmutter intakt und für weitere Schwangerschaften geeigneter bleibt.

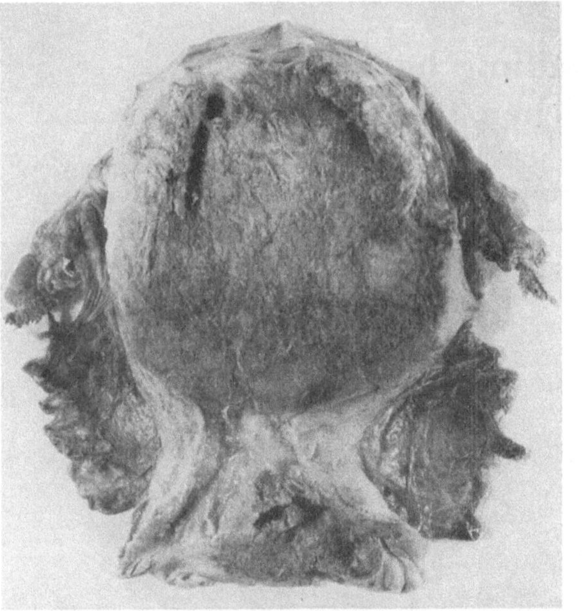

Abb. 209. Im Anschluß an einen Kaiserschnitt radikal (abdominal) operiertes Collumcarcinom.

Ein Myom macht unter Umständen wegen einer dadurch bedingten Wehenschwäche ein Eingreifen unter der Geburt erforderlich. Falls es nach Geburt der Frucht die Lösung oder Ausstoßung der Placenta verhindert, geht man nach den Prinzipien vor, die bei der Beschreibung der Blutungen in der Placentarperiode angegeben wurden. Handelt es sich jedoch um einen *großen submukösen Knoten*, darf man — vor allem, wenn daran die Placenta haftet — die Lösung der Nachgeburt nicht forcieren und die Frau der Gefahr einer schweren Blutung und Infektion aussetzen. Die Therapie besteht in einer Enucleation des Knotens oder in einer Amputation der Gebärmutter. Das gleiche gilt für die Fälle, in denen im Wochenbett eine Nekrose des Myoms schwere Erscheinungen verursacht. Bei im kleinen Becken sitzenden Ovarialtumoren oder Myomen ist der Kaiserschnitt und die Entfernung der Geschwulst das einzig zuverlässige Verfahren. Aus diesem Grunde gehören solche Fälle in die Klinik.

Die Kombination „*Collumcarcinom und Geburt*" ist recht selten, birgt aber erhebliche Gefahren in sich. An dem brüchigen Gewebe der Cervix kann es schon bei Spontangeburten zu schweren, bis ins Parametrium und Parakolpium reichenden Rissen kommen. Daß die Möglichkeit noch größerer Verletzungen bei geburtshilflichen Operationen besteht, ist leicht verständlich. In zweiter Linie droht dann immer die Gefahr der Infektion; denn die in dem carcinomatösen Krater vorhandenen Eitererreger können ascendieren und die Lösungsstelle der Placenta infizieren. Falls anläßlich einer operativen Entbindung durch die Hand oder durch Instrumente Infektionserreger in das Uteruscavum gebracht werden, ist die Infektionsgefahr begreiflicherweise noch größer. *Bei Geburten, die mit einem Collumcarcinom kompliziert sind, hat man deswegen vaginale geburtshilfliche Operationen und auch vaginale Untersuchungen zu vermeiden, sobald die Diagnose Carcinom gestellt ist.* In Fällen, in denen es sich um eine harte krebsige Infiltration handelt, ist der Verlauf der Geburt per vias naturales oft derart erschwert, daß bei verspätet einsetzender Hilfe sogar eine Uterusruptur erfolgen kann. Die richtigste Lösung ist also *bei allen Geburten, die mit einem Collumcarcinom kompliziert sind, die Entbindung unter Umgehung des Geburtskanals.*

In *operablen Fällen* entfernt man die Frucht durch einen *Kaiserschnitt* und führt anschließend eine radikale Operation (FREUND-WERTHEIM) durch (Abb. 209). Auf diese Weise läßt sich die Frucht und die Mutter retten. Bei jüngeren Schwangerschaften ist es auch möglich, vaginal zu operieren. Nach Ausführung einer Hemisectio der vorderen Uteruswand fällt die Frucht gewöhnlich von selbst heraus. Nach dieser Methode haben wir ausnahmsweise noch im VI.—VII. Graviditäts monat operiert.

In *inoperablen Fällen* bringt man die Frucht ebenfalls durch einen *Kaiserschnitt* zur Welt. Außerdem amputiert man die Gebärmutter und zwar möglichst noch im gesunden Gewebe, um eine Infektion der Placentastelle durch die in der Cervix vorhandenen Keime auszuschließen.

Mitunter entsteht ein Geburtshindernis durch Geschwülste, die von anderen Organen ausgehen, z. B. durch Tumoren des Rectum, des Sigmoid und des knöchernen Beckens. In noch selteneren Fällen kommt es durch einen Blasenstein, eine Adenomyose, eine Hydronephrose usw. dazu.

Jede durch eine Geschwulst komplizierte Geburt gehört in die Klinik. Die richtige Therapie besteht meist in einer sofortigen oder späteren Operation, die nur in einem Krankenhaus mit ruhigem Gewissen durchgeführt werden kann. Nach unseren Erfahrungen lassen sich bei richtiger Indikationsstellung und Auswählen der günstigsten Operationsmethoden sowohl für die Mutter als auch für das Kind gute Erfolge erzielen. Allerdings müssen die Patientinnen rechtzeitig in klinische Beobachtung gelangen.

XVII. Bei Vorliegen oder Vorfall von Extremitäten bzw. der Nabelschnur in Betracht kommende Verfahren.

Immer, wenn der vorliegende Teil den Beckeneingang nicht dicht abschließt, besteht die Möglichkeit, daß kleine kindliche Teile zwischen vorliegendem Teil und Beckenwand vorfallen. Je nachdem diese Komplikation vor oder nach dem Blasensprung eintritt, spricht man von einem *Vorliegen* oder *Vorfallen* von Extremitäten bzw. der Nabelschnur.

Der Armvorfall.

Bei *Querlage* darf ein vorgefallener Arm nicht reponiert werden; denn durch diesen wird, falls die Frucht noch lebt, die Wendung auf den Fuß in keiner Weise erschwert. Falls aber das Kind abgestorben ist, kann man es durch den prolabierten Arm fixieren und so eine eventuell nötig werdende zerstückelnde Operation leichter ausführen.

Anders gestaltet sich das Vorgehen bei *Schädellage.* Handelt es sich nur um das *Vorliegen* eines Armes (Abb. 210), so *lagert* man die Kreißende auf die der vorliegenden Extremität entgegengesetzte Seite. Dadurch will man erreichen, daß sich der Arm zurückzieht und der Kopf über den Beckeneingang gelangt.

Bei *Vorfall* eines Armes (Abb. 211) kann man die angegebene Lagerung ebenfalls anwenden, wird dabei aber meist keinen Erfolg haben. In diesem

Falle ist es daher zweckmäßiger, den Arm zu reponieren und dann die Kreißende auf die dem vorgefallenen Arm entgegengesetzte Seite zu lagern oder den Kopf mit dem HOFMEIERschen Handgriff — nötigenfalls in Narkose — in den Beckeneingang zu drücken. Zeigt der vorangehende Kopf keine Tendenz, in den Beckeneingang einzutreten und fällt der Arm neuerdings vor, so empfiehlt es sich, den kindlichen Schädel nach der Reposition des Armes *mit einer Kopfschwartenzange zu fixieren*. Sollten alle diese Methoden versagen, führt man, vorausgesetzt, daß der Muttermund entsprechend weit ist, eine Wendung auf den Fuß aus und extrahiert anschließend.

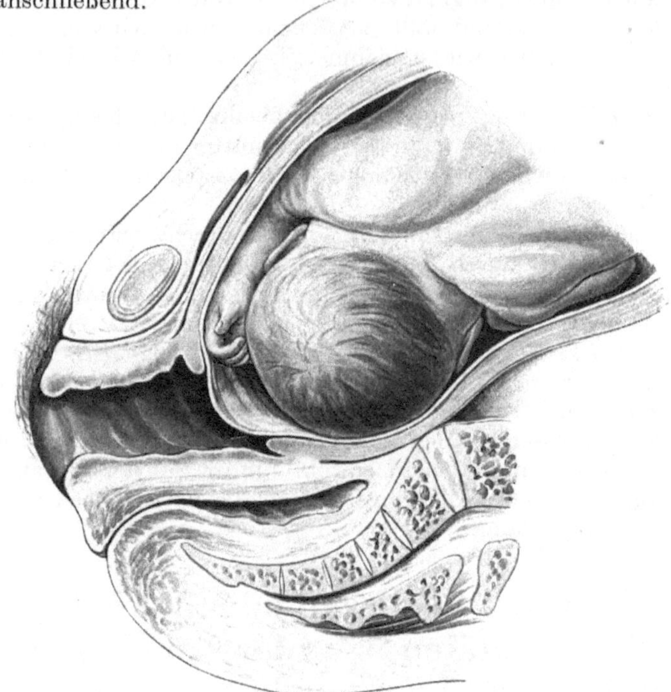

Abb. 210. Vorliegen der Hand.

Die Reposition des Armes ist nur unter gewissen Voraussetzungen zu versuchen:

1. Es darf kein Umstand vorhanden sein, der eine rasche Beendigung der Geburt erfordert. Dies zu wissen ist wichtig. Man reponiert ja, um nachher die Geburt in Kopflage spontan ablaufen zu lassen.

2. Es darf kein Mißverhältnis bestehen. In solchen Fällen ist nämlich auch nach Armreposition eine Fixation des Kopfes im Beckeneingang und eine Spontangeburt nicht zu erwarten.

3. Der Muttermund muß mindestens auf eine Breite von drei Querfingern eröffnet sein.

Bei der *Reposition des Armes* lagert man zunächst das Becken der Patientin höher. Dadurch wird der Kopf beweglich, und man gewinnt mehr Platz für die Operation. Nun dringt man mit der dem kindlichen Leib entsprechenden Hand in die Scheide ein und schiebt den vorgefallenen Arm mit vier Fingern neben dem Gesicht wenigstens bis in die Höhe des Halses zurück. Hierauf drückt man den vorliegenden Teil in den Beckeneingang und gibt eventuell noch Wehenmittel. Zur Reposition kann man die Frau auch auf die Seite des vorgefallenen

Armes lagern. Dadurch weicht der vorliegende Teil aus und der Operateur hat mehr Platz für seine innere Hand. Nach der Reposition legt man die Patientin, um ein erneutes Vorfallen des Armes zu verhüten, auf die entgegengesetzte Seite.

Ist der kindliche Schädel bereits in die Beckenhöhle eingetreten, so kann ein vorgefallener Arm den Geburtsmechanismus stören. In solchen Fällen ist es angebracht, die Geburt zu beschleunigen. Nötigenfalls führt man eine Zangenoperation aus. Dabei muß man aber darauf achten, daß man den Arm nicht

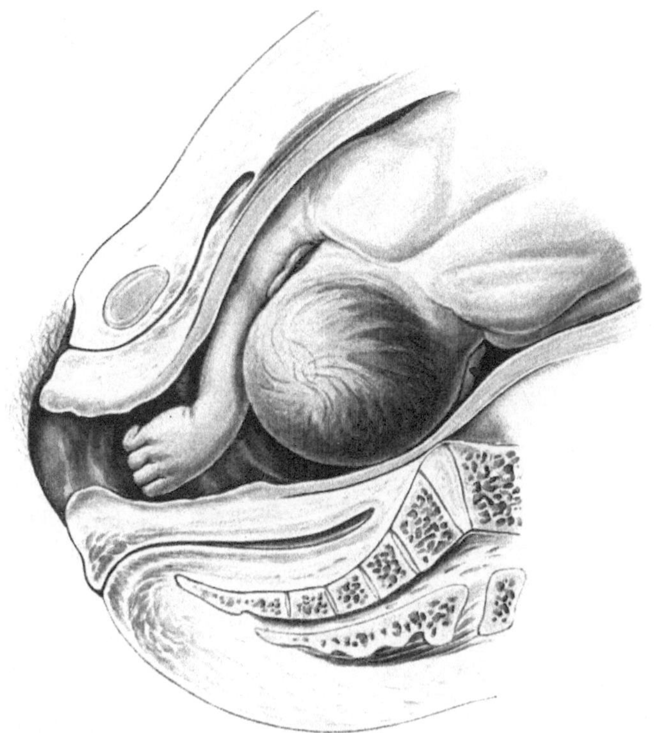

Abb. 211. Armvorfall.

mit der Zange faßt und verletzt. Ein kleiner Kopf vermag auch neben einem vorgefallenen Arm das Becken zu passieren. Anders liegen die Verhältnisse, wenn der Kopf eines gut entwickelten Kindes neben der vorgefallenen Extremität tief in das Becken eindringt. Sollte in diesem Falle ein Zurückschieben und so eine Wendung auf den Fuß nicht möglich sein, andererseits aber die Vorbedingungen für eine Zangenoperation fehlen, wird man — falls sich die Frucht in gutem Zustande befindet — ausnahmsweise auch einen Kaiserschnitt in Erwägung ziehen.

Eine Perforation kommt bei Armvorfall in Frage, wenn die Geburt nicht vorangeht und das Kind abgestorben ist.

Bei *lebendem*, ausreichend beweglichem *Kinde* und völlig erweitertem Muttermund ist es — wie erwähnt — nach Mißlingen der Reposition am zweckmäßigsten, auf den Fuß zu *wenden* und zu *extrahieren*.

Ist ein Fuß vorgefallen und der Kopf noch beweglich, wird man unter Umständen auch eine Reposition versuchen. Gelingt dieser Versuch nicht, kann man, sobald die Vorbedingungen dazu erfüllt sind (eventuell mit dem Handgriff der *Sigemundin*) auf den Fuß wenden. Das Vorfallen eines Fußes neben dem vorliegenden Kopf ist eine Seltenheit. Am ehesten kommt es noch bei macerierten Früchten vor. In diesem Falle hat es aber auf den Geburtsverlauf keinen wesentlichen Einfluß. Bei einer abgestorbenen oder macerierten Frucht perforiert man im Anschluß an die Wendung den nachfolgenden Kopf oder führt gleich eine zerstückelnde Operation durch. Von geringerer Bedeutung ist es, wenn eine *Hand* neben dem Kopf vorfällt. In der Regel wird dadurch der Geburtsmechanismus nicht wesentlich beeinträchtigt. *Vorfallen* eines ganzen Armes verursacht hingegen unter Umständen sogar eine *Uterusruptur*.

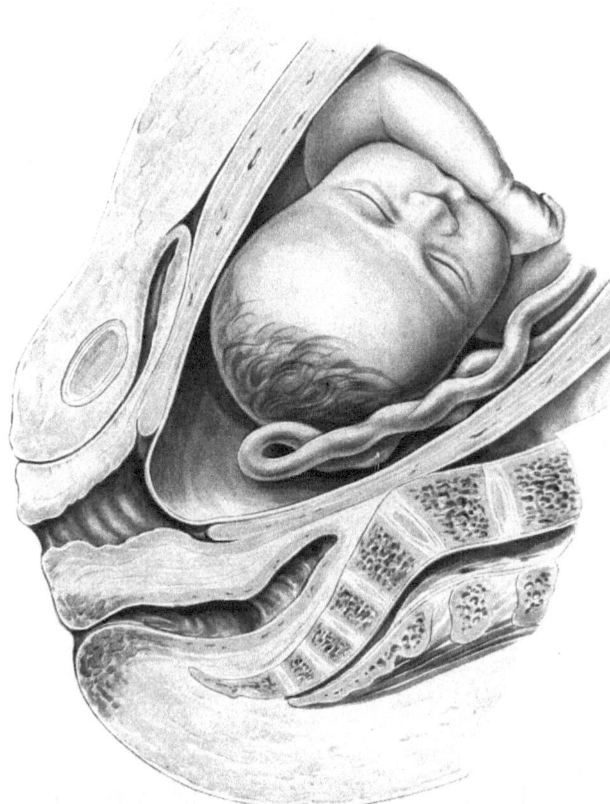

Abb. 212. Vorliegen der Nabelschnur.

Der Nabelschnurvorfall.

Für das kindliche Leben ist ein Nabelschnurvorfall von wesentlich größerer Bedeutung als ein Vorfall von Extremitäten. Dieser beeinträchtigt in erster Linie den Geburtsverlauf und gefährdet dadurch die Mutter. Der Nabelschnurvorfall hingegen bedroht das Leben des Kindes. Relativ günstig ist die Situation bei *Querlage*; denn in diesem Falle ist nichts vorhanden, was die Nabelschnur komprimieren könnte, es sei denn, daß die vorliegende Schulter in das Becken eintritt. Bei *Schädellage* erfordert schon das Vorliegen der Nabelschnur einen Eingriff, weil der Kopf in jedem Augenblick tiefer treten und die Nabelschnur komprimieren kann.

Wenn die Blase noch steht, es sich also nur um ein *Vorliegen* der Nabelschnur (Abb. 212) handelt, muß man sich bemühen, den Blasensprung bis zur völligen Eröffnung des Muttermunds hinauszuzögern. Um dies zu erreichen, legt man meist die Frau auf die der vorliegenden Nabelschnur entgegengesetzte Seite, damit sich die Nabelschnur zurückzieht. Außerdem empfiehlt es sich, das Becken der Kreißenden durch Unterschieben eines Kissens oder Polsters höher zu lagern. Unserer Ansicht nach ist es aber besser, besonders bei Verdacht auf ein Mißverhältnis, die Kreißende auf die Seite der vorliegenden Nabelschnur zu legen. Hierdurch weicht nämlich der vorliegende Teil auf die entgegengesetzte Seite aus und die Nabelschnur wird von dem auf ihr lastenden Druck befreit.

Bei völlig erweitertem Muttermund ist es üblich, die Blase zu sprengen, auf den Fuß zu wenden und zu extrahieren. Man kann aber auch, vor allem bei Erstgebärenden, bei denen die Wendung und Extraktion oft schwierig ist, die Blase sprengen, den Kopf nach Zurückschieben der Nabelschnur mit einer *Galeazange* im Beckeneingang fixieren und so ein erneutes Prolabieren verhindern. Wir üben dieses Verfahren schon seit 20 Jahren. Des weiteren wartet man unter sorgfältiger Kontrolle der Herztöne einen s] weise die Nabelschnur trotzdem noch einmal vor, so bleibt nichts übrig, als auf den Fuß zu wenden und zu extrahieren. Die Verhältnisse sind dann allerdings für das Kind ungünstiger.

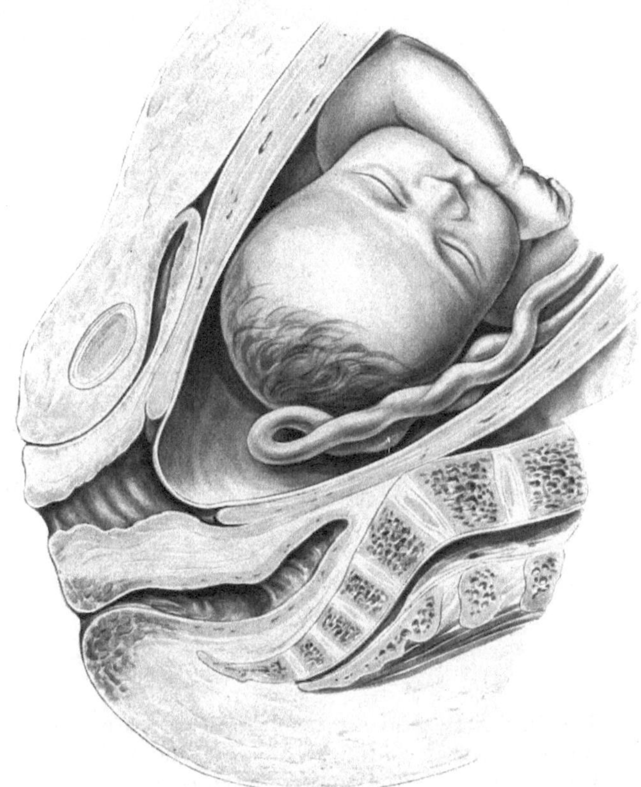

Abb. 212. Vorliegen der Nabelschnur.

Ist die Nabelschnur schon *vorgefallen* (Abb. 213), kann man auf die oben beschriebene Weise einen Repositionsversuch machen. Wenn die Vorbedingungen für eine Wendung gegeben sind, führt man die prolabierten Nabelschnurschlingen unter dem Schutze der Handfläche in das Uteruscavum und wendet auf den Fuß. Vor allem gilt dies für Mehrgebärende. Erfahrungsgemäß darf man sich von den früher üblichen Repositionsmethoden nicht viel Erfolg versprechen. Wir versuchen sie höchstens einmal, wenn nur eine kleine Schlinge vorgefallen ist. Man stellt das Fußende des Bettes hoch oder bringt die Frau in Knie - Ellenbogen - Lage, führt unter dem Schutze der inneren Hand die prolabierte Nabelschnurschlinge in die Gebärmutterhöhle und hängt sie womöglich über einen kleinen kindlichen Teil.

Fritsch empfahl, nach der Reposition mit der Hand um den kindlichen Schädel herum und auf der der Nabelschnur entgegengesetzten Seite herauszugehen. Dadurch vermeidet man die unangenehme Komplikation, daß die reponierte Nabelschnur hinter der Hand wieder vorfällt. Außerdem ist es ratsam, vor dem Herausziehen der Hand den Uterus durch Reiben mit der äußeren Hand zur Kontraktion zu bringen.

Das Gelingen der Nabelschnurreposition hängt von verschiedenen Faktoren ab. Man wird sich zu einer Reposition nur entschließen, wenn bestimmte Vorbedingungen erfüllt sind.

1. Die Frucht soll leben und lebensfähig sein.

2. Es darf kein Umstand vorhanden sein, der eine rasche Geburtsbeendigung erfordert.

3. Der Muttermund muß entsprechend weit sein.

4. Es darf kein enges Becken vorhanden sein. In diesem Falle wird man dem Grundübel entsprechend vorgehen (Kaiserschnitt).

Kommt es bei engem Muttermund zu einem Nabelschnurvorfall, so ist die Reposition bedeutend schwieriger. Im Privathaus kann aber der Arzt dazu gezwungen sein. Es wurde eine ganze Reihe von Repositorien angegeben. Keines hat sich aber besonders bewährt. Trotzdem ist manchmal ein Repositionsversuch angezeigt, z. B. bei einer alten Erstgebärenden. Erlaubt der Muttermund wegen seiner geringen Weite keine Extraktion im Anschluß an eine Wendung, so kommen viele Kinder ums Leben. Die Reposition bei einer alten Erstgebärenden hilft also eventuell die in diesen Fällen schwierige Wendung vermeiden. Das einfachste Repositorium ist ein halbharter Katheter. Mit Hilfe des Mandrins faßt man eine Bandschlinge, welche durch die am Ende des Katheters befindliche Öffnung gebracht wird. Nun führt man die Schlinge um die Nabelschnur herum und hängt sie an der Katheterspitze auf (Abb. 214). So gelingt es dann, die Nabelschnur neben dem Kopf hochzubringen. Viele ziehen anschließend das Repositorium heraus. Dabei öffnet sich die Schlinge und die Nabelschnur bleibt zurück. Sicherer ist es aber, das Repositorium zurückzulassen, bis der Kopf fest im Beckeneingang steht. ZANGEMEISTER empfahl, den Muttermund mit Specula sichtbar zu machen und die Nabelschnur mit einem Stieltupfer hochzuschieben. Tritt nach Reposition der bei engem Muttermund vorgefallenen Nabelschnur, was — wie erwähnt — selten gelingt, der vorliegende Teil in das Becken ein, so ist ein erneutes Vorfallen unmöglich. Sollte er aber nicht eintreten, dann steht uns eine weitere Behandlungsmöglichkeit im Einführen eines Metreurynters durch den Cervicalkanal zur Verfügung. Wir halten es für zweckmäßig, den Kopf mit einer *Galeazange* im Beckeneingang zu fixieren.

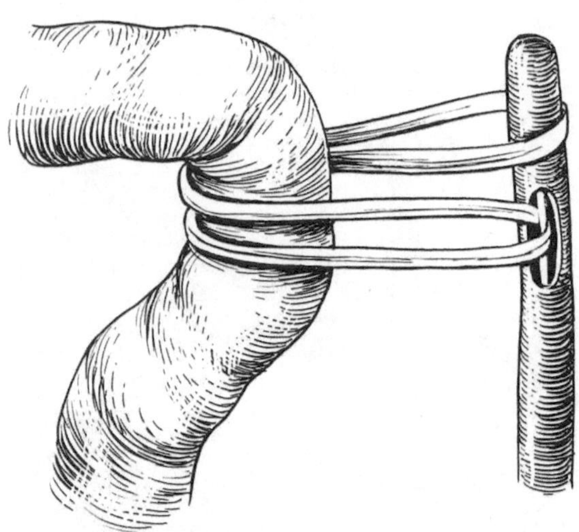

Abb. 214. Reposition der vorgefallenen Nabelschnur durch einen mit einer Bandschlinge armierten Nelatonkatheter.

Der in der Klinik tätige Geburtshelfer besitzt im Falle eines Prolabierens der Nabelschnur bei engem Muttermund noch die Möglichkeit einer Hysterotomia vaginalis anterior oder eines abdominalen Kaiserschnittes. Mit Hilfe einer Hysterotomia vaginalis anterior kann man das von seiten des Muttermundes bestehende Hindernis beseitigen und die Vorbedingungen für eine Wendung und Extraktion schaffen. Diese Methode kommt aber eher bei Mehrgebärenden, bei denen die Wendung und Extraktion gewöhnlich keine wesentlichen Schwierigkeiten bereitet, in Frage. Bei einer Erstgebärenden treten mitunter auch nach Beseitigung des durch den Muttermund verursachten Widerstandes noch durch die Enge der Scheide Schwierigkeiten auf. Wenn es bei einer Erstgebärenden mit noch engem Muttermund zu einem Vorliegen bzw. Vorfallen der Nabelschnur kommt, wird man also in der Klinik eine *abdominale Schnittentbindung* in Erwägung ziehen müssen. Eine Voraussetzung ist aber, daß die kindlichen Herztöne vor Beginn der Operation (nach Beendigung der üblichen Vorbereitungen und Waschen des Operationsgebietes) einwandfrei sind. Schon vorher lagert man die Kreißende mit dem Becken hoch und läßt zweckmäßigerweise durch einen Assistenten, der mit dem Finger in die Scheide eingeht, den Kopf besonders während der Wehen zurückhalten, damit er nicht in das Becken eintritt, bevor ihn der Operateur nach Eröffnung der Gebärmutter entwickeln kann. Die Versorgung der Nabelschnur geschieht in diesem Falle nicht auf die übliche Weise; denn die in die Scheide geborene Schlinge darf nicht mehr als steril angesehen werden. Man klemmt die Nabelschnur auf der Seite des Kindes wie sonst und außerdem dicht an der Insertionsstelle der Placenta ab, schneidet sie durch und läßt sie von einem Assistenten per vaginam entfernen.

Da bei Vorliegen oder Vorfallen der Nabelschnur im allgemeinen kaum ein Erfolg von der Reposition zu erwarten ist, kann bei vaginalem Vorgehen nur dann ein verhältnismäßig gutes Ergebnis zustande kommen, wenn die Vorbedingungen für eine Wendung und Extraktion erfüllt sind. Falls nur eine Wendung aber keine Extraktion möglich ist, kommen viele Kinder ums Leben. Die Reposition der Nabelschnur und das Einlegen eines Metreurynters zeitigen allerdings noch schlechtere Ergebnisse. In den überaus seltenen Fällen, in denen der Kopf neben dem prolabierten Nabelstrang rasch in die Beckenhöhle oder in den Beckenausgang tritt, läßt sich die Frucht auch durch eine sofort durchgeführte Expression oder Zangenoperation retten. In einer Klinik kommt — wie erwähnt — bei Mehrgebärenden noch eine vaginale und bei Erstgebärenden eine abdominale Schnittentbindung in Frage.

Immer hat man zu bedenken, daß das Vorliegen oder Vorfallen der Nabelschnur meist nur eine Teilerscheinung einer anderen Regelwidrigkeit ist, derentwegen der Kopf nicht in den Beckeneingang eintritt. Wenn also wegen irgendeiner Anomalie nicht viel Hoffnung auf einen Geburtsablauf per vaginam besteht, vergeude man die Zeit nicht mit Repositionsversuchen, sondern gehe dem Grundübel entsprechend vor.

XVIII. Die Zwillingsgeburt.

Eine Zwillingsgeburt macht relativ häufig einen operativen Eingriff nötig. Deshalb soll darüber kurz gesprochen werden.

Ziemlich oft findet man Lage- und Haltungsanomalien. Außerdem besteht infolge der hochgradigen Ausdehnung der Gebärmutter nicht selten eine primäre Wehenschwäche. Da gleichzeitig mehrere Früchte im Uterus heranwachsen, tritt auch öfter als sonst eine Schwangerschaftstoxikose und eine Eklampsie auf. Es ist also wichtig, Zwillingsschwangerschaften möglichst frühzeitig zu diagnostizieren. Die Geburt findet am besten in einer Klinik statt.

Die Geburt des ersten Zwillings überläßt man, wenn möglich, den natürlichen Geburtskräften. Nach Entwicklung des ersten Kindes darf man nie vergessen, die Nabelschnur auch an der mütterlichen Seite zu unterbinden; denn falls ein sog. dritter Kreislauf besteht, kann sich der zweite Zwilling durch die Nabelschnur des ersten verbluten.

Eine Blutung nach der Geburt des ersten Kindes mahnt immer zu besonders sorgfältiger Kontrolle der Herztöne des zweiten Zwillings. Die Ursache einer solchen Blutung kann z. B. eine vorzeitige Lösung der Placenta der zweiten Frucht sein. In diesem Falle ist natürlich die Geburt im Interesse des zweiten Kindes zu beenden.

Die Änderung der räumlichen Verhältnisse in der Gebärmutter nach Ausstoßung der ersten Frucht bringt manchmal auch eine Änderung der Kindslage mit sich. Daher ist, *sobald das erste Kind geboren ist, immer eine erneute genaue, falls nötig innere Untersuchung auszuführen.* Befindet sich die zweite Frucht in Querlage, wird sie auf den Kopf, oder, wenn das nicht geht, auf den Fuß gewendet.

Normalerweise setzen nach Geburt des ersten Zwillings alsbald wieder Wehen ein. Mitunter lassen sie aber auch lange auf sich warten. Eine solche Verzögerung der Geburt ist jedoch für die Mutter keineswegs harmlos (entlang der heraushängenden Nabelschnur ascendierende Keime, unversorgte Verletzungen usw.). Man darf also nicht untätig zusehen. Setzen die Wehen von neuem ein, sprengt man die Blase, falls sie noch steht. Sind aber keine Wehen vorhanden und ist die Gebärmutter schlaff, dann gibt man nach etwa $1-1^1/_2$ Std ein Hypophysenhinterlappenpräparat (2—3 Einheiten) und sprengt, sobald die Wehen wieder eingesetzt haben, die Blase. Solange der Uterus sich nicht kontrahiert, ist eine Blasensprengung wegen der drohenden Atonie gefährlich.

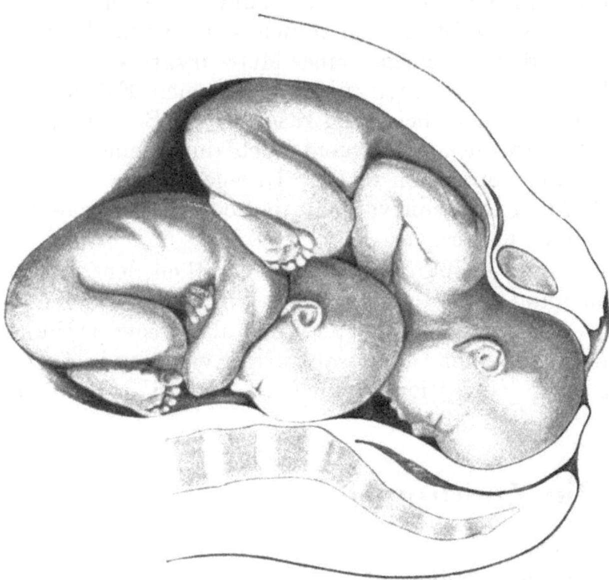

Abb. 215. Die zweite Frucht hindert die Geburt der ersten.

Bei einer Zwillingsschwangerschaft eventuell notwendig werdende geburtshilfliche Operationen sind meist verhältnismäßig leicht auszuführen, da es sich ja gewöhnlich um kleinere Früchte handelt. Falls das erste Kind operativ zur Welt gebracht wurde, kann man auch das zweite in derselben Narkose entwickeln. Viel schwieriger ist die Situation, wenn es während der Geburt zu einer *Kollision* und gegenseitigen Behinderung der Zwillinge kommt. In diesem Falle muß der Geburtshelfer ebenso wie bei Mißbildungen nicht nur über entsprechende technische Fähigkeiten sondern auch über eine große Kombinationsgabe verfügen, um nach Festsetzen des richtigen Operationsplanes die Geburt glücklich beenden zu können.

Kommt es dazu, daß zwei in Schädellage befindliche Früchte gleichzeitig in das Becken eintreten wollen, muß man die eine möglichst zurückhalten. Tritt aber der Kopf der zweiten Frucht bereits zu einem Zeitpunkt tiefer, zu dem sich der Schädel der ersten noch im kleinen Becken befindet und seine III. Drehung (Durchschneiden) noch nicht ausgeführt hat (Abb. 215), so kann man — falls die Geburt weitergeht — genötigt sein, den ersten Zwilling zu perforieren oder zu dekapitieren, um wenigstens den zweiten zu retten.

Liegt die erste Frucht in Beckenendlage, die zweite in Schädellage, so kommt es gelegentlich vor, daß sich die Köpfe verhaken. In diesem Falle tritt der Kopf des zweiten Kindes vor dem des ersten in das kleine Becken und behindert den nachfolgenden Kopf des ersten Kindes am Durchtreten durch das Becken (Abb. 216). Die Zwillinge können sich auch in der Weise verhaken, daß der Schädel der in Beckenendlage austretenden ersten Frucht am Hals oder an einem anderen Körperteil der in Querlage liegenden zweiten Frucht hängenbleibt.

Außer den genannten gibt es noch eine Reihe von Kollisionsmöglichkeiten. Dabei wird man die weniger lebensfähige bzw. stärker gefährdete oder in Mit-

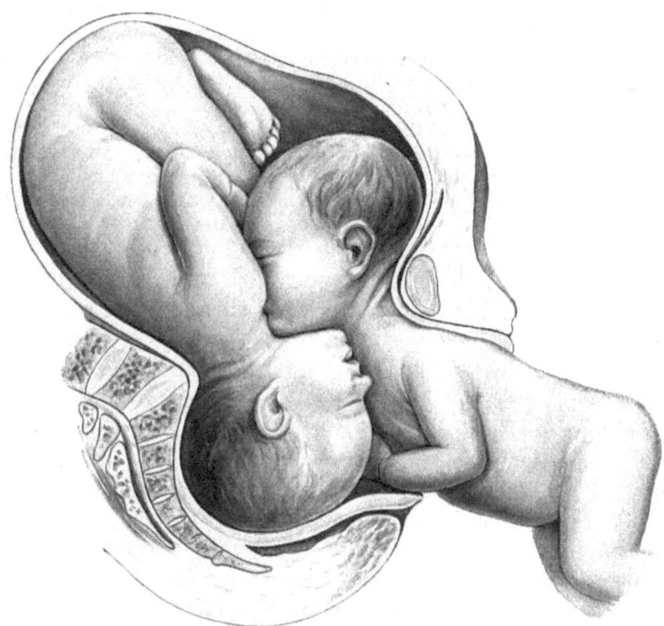

Abb. 216. Verhakte Zwillinge.

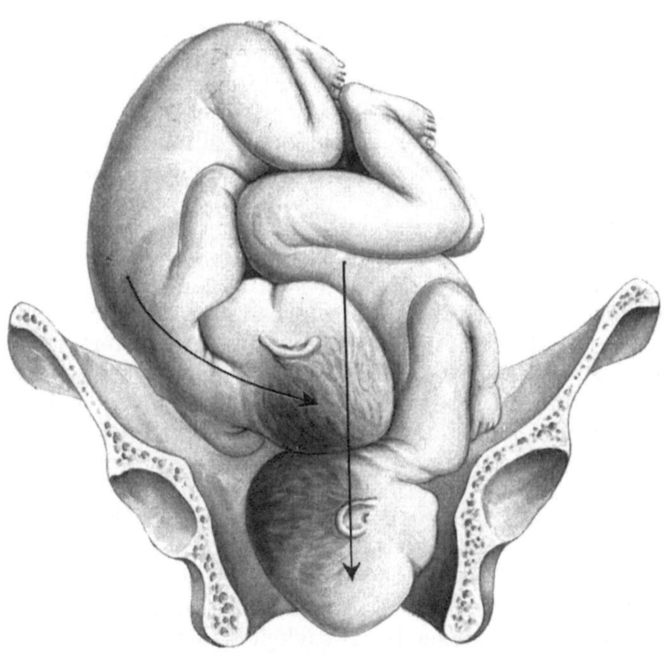

Abb. 217. Zurückdrängen des in Stirnlage eingestellten Kopfes aus dem Becken durch den Kopf des zweiten Zwillings.

leidenschaft gezogene Frucht im Interesse der anderen opfern. In *äußerst seltenen* Ausnahmen ist auch ein Kaiserschnitt in Erwägung zu ziehen. Ein solcher Fall, den ich erlebte, ist in Abb. 217 dargestellt.

Bei einer 31jährigen Erstgebärenden verhakten sich die in Schädellage befindlichen Zwillinge derart, daß sich der Kopf des zweiten Kindes in den zwischen Kopf und Rücken gebildeten Winkel der ersten in Deflexionslage eingestellten Frucht einkeilte und gleichzeitig mit dieser in das Becken eintreten wollte. Durch äußere Handgriffe das zweite Kind aus dieser Lage zum Ausweichen zu bringen, war nicht möglich. Der Schädel des ersten Zwillings aber war bereits fest in das Becken eingezwängt und ließ sich auch von der Scheide aus nicht wegschieben. Die Situation gestaltete sich immer ungünstiger; denn während der Wehen zog der gegen die erste Frucht vordringende Kopf der zweiten Frucht den Kopf der ersten gleichsam zurück, so daß eine Spontangeburt unmöglich wurde. Die beginnende Ausdehnung des unteren Uterinsegmentes ließ es ratsam erscheinen, die Geburt durch einen Kaiserschnitt zu beenden

Außer dem eben beschriebenen sind nur noch wenige Fälle bekannt, bei denen wegen Kollision der Zwillinge ein Kaiserschnitt ausgeführt wurde. Meistens wird eine Kollision der Zwillinge ebenso wie die Geburt bei verwachsenen Zwillingen durch eine zerstückelnde Operation beendet.

Bei Zwillingsgeburten ist eine Atonie während der Placentarperiode mit allen ihren bekannten Symptomen (Blutung, Retention der Plaçenta usw.) ein relativ häufiges Ereignis. Darum ist es zweckmäßig, nach Geburt der ersten Frucht prophylaktisch Hypophysenhinterlappenhormon und, sobald die Placenta ausgestoßen ist, Secalepräparate zu geben. Zur Stillung einer Blutung soll man auch die entsprechenden Instrumente (Specula, Tamponade, Aortenkompressorium usw.) bereitlegen. Bezüglich der zu ergreifenden Maßnahmen bei Blutungen post partum ist im übrigen auf S. 225 nachzulesen.

XIX. Die Behandlung der Asphyxie des Neugeborenen.

Wenn das Kind nach der Geburt nicht atmet, liegt entweder eine Apnoe oder eine Asphyxie vor. Ein apnoisches Kind besitzt im Augenblick genügend Sauerstoff, ein asphyktisches dagegen hat Sauerstoffmangel. Aus diesem Grunde ist die Farbe und Herztätigkeit bei Apnoe gut; lediglich die Atmung fehlt. Eine Behandlung erübrigt sich. Bei einem asphyktischen, scheintoten Kinde dagegen muß man unbedingt eingreifen.

Die kindliche Asphyxie wird in zwei Gruppen unterteilt, in eine *blaue (livide)* und in eine *weiße (algide) Asphyxie.* In beiden Fällen ist die Sauerstoffaufnahme gestört. Bezüglich der Therapie und Prognose besteht jedoch ein wesentlicher Unterschied, so daß die Unterteilung durchaus gerechtfertigt erscheint. Bei *blauer Asphyxie* ist das Blut der Frucht mit Kohlendioxyd übersättigt und die Reizbarkeit des Atemzentrums herabgesetzt. Dieses spricht jedoch auf kräftige Reize noch an, und die Atmung kann in Gang gebracht werden. Die Haut besitzt eine bläulichrote Farbe, die Herztätigkeit ist zwar verlangsamt aber kräftig, der Muskeltonus ist ebenfalls vorhanden, desgleichen die Reflexe. So ist z. B. der Gaumenreflex auslösbar. Die Nabelschnur ist nicht kollabiert.

Bei *weißer Asphyxie* erscheint die Haut des Kindes weiß, blutleer und kalt. Der Muskeltonus fehlt. Die Muskeln sind schlaff, die Gefäße der Nabelschnur kollabiert. Der Gaumenreflex läßt sich nicht auslösen. Das einzige Lebenszeichen ist eine frequente, oberflächliche Herztätigkeit. Das Atemzentrum ist gelähmt und deswegen die Atmung durch keinen Reiz in Gang zu bringen.

Aus dem Gesagten geht hervor, was bei blauer und was bei weißer Asphyxie zu tun ist. In keinem Falle darf man versäumen, *den in die Atemwege gelangten Schleim* zu *entfernen.* Während der Passage des Geburtskanals führt nämlich eine Frucht mit Störungen im Placentakreislauf Atembewegungen aus, so daß es oft zu einer Aspiration von Fruchtwasser und Schleim kommt. Der in die

Atemwege des Kindes gelangte Schleim behindert die Atmung und muß deshalb entfernt werden. Hierzu dienen verschiedene Methoden. In manchen Fällen ist es ausreichend, die Frucht mit nach unten hängendem Kopf an den Beinen hochzuhalten und eventuell etwas hin und her pendeln zu lassen. Hierdurch vermag der Schleim seinem Gewichte folgend aus den Atemwegen herauszufließen. Eine gut bewährte Methode zur Entfernung des Schleims ist das Absaugen mit dem Trachealkatheter (Abb. 218). Den dünnen Gummischlauch führt man in die Luftröhre des Kindes, das Ende des anderen nimmt man in den Mund. Die Konstruktion des Instruments ist derart, daß man bei Aspirieren nichts von dem angesaugten Schleim in den Mund bekommt. Im übrigen läßt sich das Saugen auch durch eine Pumpe vornehmen. Beim Einführen des Trachealkatheters ist darauf zu achten, daß dieser auch wirklich in die Trachea gelangt. Deshalb drückt man die Zungenwurzel mit dem Finger hinunter (Abb. 219). Selbstverständlich muß der Katheter steril sein.

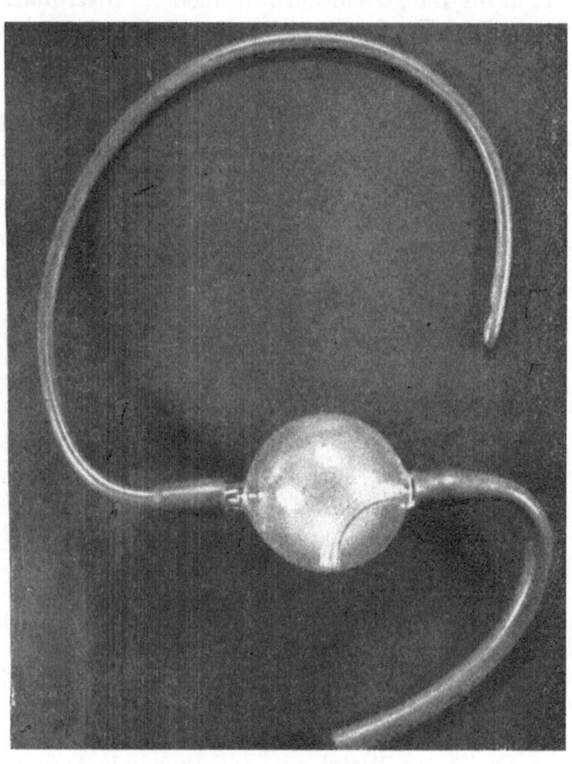

Abb. 218. Trachealkatheter.

Bei *blauer Asphyxie* erreicht man sein Ziel oft schon durch Anwendung des Trachealkatheters. In anderen Fällen sind auch noch verschiedene Hautreize nötig, z. B. vorsichtiges Reiben des kindlichen Rückens, Abklatschen des Gesäßes (bei Knaben ist auf die Hoden zu achten) und ein Wechselbad. Dabei wird das Kind aus dem warmen Badewasser für einen Augenblick in kaltes gelegt und anschließend wieder in die warme Wanne zurückgebracht.

Die Behandlung der *weißen Asphyxie* ist schwieriger und oft recht mühsam. Da in diesem Falle das Atemzentrum gelähmt ist, muß man eine künstliche Atmung durchführen, um die Reizbarkeit durch Sauerstoffzufuhr wieder herzustellen. Von den zur Verfügung stehenden Verfahren waren früher die SCHULTZEschen Schwingungen am verbreitetsten. Heute werden sie aber kaum noch angewandt. Sie können vor allem, wenn es sich um Frakturen oder intrakranielle Blutungen handelt, schädlich sein. Bei einer weißen Asphyxie weiß man aber nie, ob nicht eine Hirnblutung vorliegt. Wir selbst geben den nachstehend beschriebenen Verfahren den Vorzug.

Hierher gehört z. B. die Methode nach OGATA: Man legt das im Badewasser befindliche Neugeborene auf die linke Hand, umfaßt mit der rechten den Brustkorb, und zwar so, daß der Daumen auf das Sternum, die restlichen vier Finger auf den Rücken gelangen. Durch rhythmisches Zusammendrücken führt man dem Kind Luft zu.

Außerdem gibt es noch eine ganze Reihe von Verfahren zur künstlichen Atmung, die man so lange anwenden soll, bis die weiße Asphyxie in eine blaue übergeht oder die Herztätigkeit aufhört. So kann man den Brustkorb des auf die Hand gelegten Neugeborenen mit Hilfe seiner in Knie- und Hüftgelenk abgewinkelten Beine rhythmisch zusammenpressen. Auch die beim Erwachsenen übliche SYLVESTERsche Methode ist anwendbar. Erwähnt sei noch das rhythmische Hervorziehen der Zunge nach LABORD, das wir selbst aber nicht ausführen. In neuerer Zeit gewinnt die Insufflation immer mehr Anhänger. Zum Einblasen der Luft in die Lunge wurden verschiedene Instrumente konstruiert. Am einfachsten ist es, einen Trachealkatheter in die Trachea einzuführen und Luft einzublasen. Dies darf aber nicht mit zu großer Kraft geschehen, weil sonst ein Emphysem oder Pneumothorax entstehen kann. Um keine verbrauchte Luft in die Lunge des Kindes zu bringen, soll man nach Empfehlung mancher Autoren nach dem Einatmen auf die Art, wie Pfeifenraucher den Rauch aus dem Mund lassen, Luft in den Katheter einblasen. Selbstverständlich ist es zweckmäßiger, unter mäßigem Druck mit Hilfe einer auf das Gesicht des Kindes gebrachten Maske Sauerstoff in die Lunge gelangen zu lassen. Manche setzen dem Sauerstoff noch 6—8% Kohlensäure hinzu oder verabreichen nur Kohlensäure.

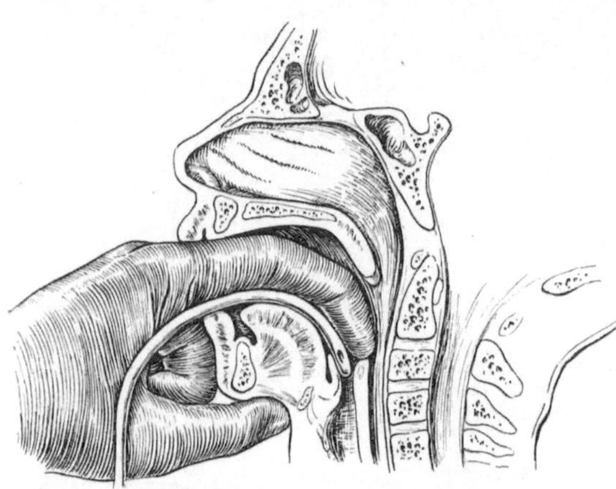

Abb. 219. Einführen des Trachealkatheters.

Neben den verschiedenen Formen der künstlichen Atmung ist auch die Verabreichung von Analeptica angebracht. Man injiziert Coffein (0,02—0,04 g), Strophanthin (0,025—0,05 mg) oder andere auf Herz und Kreislauf wirkende Medikamente. Eine hervorragende Wirkung entfaltet in solchen Fällen *Lobelin* (0,0015—0,002 g), und zwar durch Reizung des Atemzentrums.

Falls man bemerkt, daß auch die Herztätigkeit zu erlahmen beginnt, kann man als letztes Mittel eine intrakardiale Injektion von 0,5 cm^3 Adrenalin versuchen. Man sticht die Kanüle im dritten Zwischenrippenraum, etwa einen Querfinger vom linken Sternalrand entfernt, ein und dringt langsam vor. Das Durchgehen durch die Herzwand ist als Widerstand zu fühlen. Durch Aspiration überzeugt man sich aber noch, ob Blut kommt. Ist dies der Fall, so injiziert man das aufgezogene Adrenalin.

Bei der Behandlung der kindlichen Asphyxie spielt auch die Prophylaxe eine wichtige Rolle. Eine drohende Asphyxie muß rechtzeitig erkannt und in der Folge eine rasche Geburtsbeendigung erstrebt werden.

XX. Die Geburtsverletzungen des Neugeborenen und ihre Behandlung.

Die Geburt ist im wesentlichen ein mechanischer Vorgang. Unter der Einwirkung verschiedener Kräfte passiert die Frucht das knöcherne Becken und den aus Weichteilen bestehenden Geburtskanal. Dabei kommt es begreiflicherweise leicht zu Verletzungen des Kindes. Das knöcherne Becken der Frau ist so beschaffen, daß durch dasselbe eine reife, ausgetragene Frucht eben hindurchgehen kann. Am leichtesten entstehen im Verlauf einer Spontangeburt Verletzungen des größten und in geringstem Maße verformbaren Teiles, nämlich des Kopfes. Noch stärker wird der kindliche Schädel in Mitleidenschaft gezogen, wenn zwischen ihm und dem knöchernen Becken ein Mißverhältnis besteht. Eine Spontangeburt ist in solchen Fällen nur möglich, wenn eine besonders gute Wehentätigkeit vorhanden ist und der Kopf sich den engen Raumverhältnissen anpaßt (Konfiguration).

Geburtsverletzungen entstehen aber nicht nur durch das knöcherne Becken sondern manchmal auch durch den weichen Geburtskanal, vor allem, wenn er weniger dehnbar ist, einen größeren Widerstand bietet und den Durchtritt der Frucht erschwert. Das beste Beispiel dafür bildet die Geburt bei alten Erstgebärenden.

Der dritte Faktor, der oft Verletzungen des Kindes hervorruft, sind ärztliche Eingriffe, also geburtshilfliche Operationen und die dabei verwandten Instrumente und Kunstgriffe.

Geburtsverletzungen des Kindes können also verursacht werden:

1. durch das knöcherne Becken,
2. durch die weichen Geburtswege,
3. durch geburtshilfliche Eingriffe.

Unter diesem Gesichtspunkt wollen wir im folgenden die Geburtsverletzungen des Neugeborenen besprechen.

1. Durch das knöcherne Becken erzeugte Verletzungen.

Bei Spontangeburten kommen Geburtsverletzungen eigentlich nur an dem größten und widerstandsfähigsten Kindsteil, nämlich am Kopf, vor. Die Läsionen des kindlichen Schädels spielen bezüglich des kindlichen Lebens die wichtigste Rolle und sollen deshalb hier in erster Linie besprochen werden. Verletzungen des Rumpfes und der Extremitäten kommen eher einmal durch geburtshilfliche Operationen zustande.

Die den Kopf der Frucht betreffenden Schädigungen lassen sich in drei Gruppen einteilen (Reuss):

a) Verletzungen der bedeckenden Weichteile,
b) Knochenverletzungen,
c) Verletzungen des Schädelinneren.

a) Unter den am kindlichen Schädel zu beobachtenden Weichteilläsionen sind die durch das enge Becken hervorgerufenen Hautverletzungen an verschiedenen Stellen, vor allem über dem Scheitelbein, am bekanntesten. Während der Geburt wird in diesen Fällen die Kopfhaut des Kindes zwischen dessen knöchernem Schädel und dem mütterlichen Becken eingepreßt. Je nachdem nun der Druck größer oder kleiner ist und länger oder kürzer anhält, beobachtet man an der Kopfhaut die verschiedensten Veränderungen, angefangen von einer einfachen Hyperämie bis zu einer Nekrose. In einem unserer Fälle trat bei einer Geburt aus Stirnlage eine Nekrose an der Oberlippe auf, die sich bis in das subcutane Bindegewebe erstreckte. Die Druckmarken werden gewöhnlich vom Promontorium oder von der Symphyse erzeugt und sind dementsprechend rundlich oder streifenförmig. Aber auch die Linea terminalis kann auf den kindlichen Kopf einen Druck ausüben. Ein Stachelbecken und vom Becken ausgehende Exostosen sind mitunter ebenfalls die Ursache von Kopfhautverletzungen. Eine Behandlung verlangen solche Läsionen im allgemeinen nicht. Liegt aber gleichzeitig ein Epitheldefekt vor, so ist es zur Vermeidung einer sekundären Infektion besser, einen sterilen Schutzverband anzulegen.

b) *Verletzungen der Schädelknochen* entstehen am leichtesten durch Geburten bei engem Becken. Hier kann es an dem Teil des Schädels, der sich vor dem vorspringenden Promontorium befindet, zu einer rinnen- oder löffelartigen Impression (Abb. 220) kommen. Gewöhnlich ist damit auch eine Druckverletzung der bedeckenden Haut verbunden. Frakturen von Schädelknochen sind nach operativen Entbindungen sehr viel häufiger als nach Spontangeburten.

Impressionen (Dellen) der Schädelknochen gleichen sich, falls sie nicht tiefer reichen, normalerweise von selbst aus. Tiefere Dellen können allerdings auf einen Hirndruck hinweisende Symptome hervorrufen. Die Behandlung überläßt man dann am besten einem Fachmann. Schädelknochenfrakturen enden meist tödlich, wenn es sich nicht um einfache Fissuren handelt.

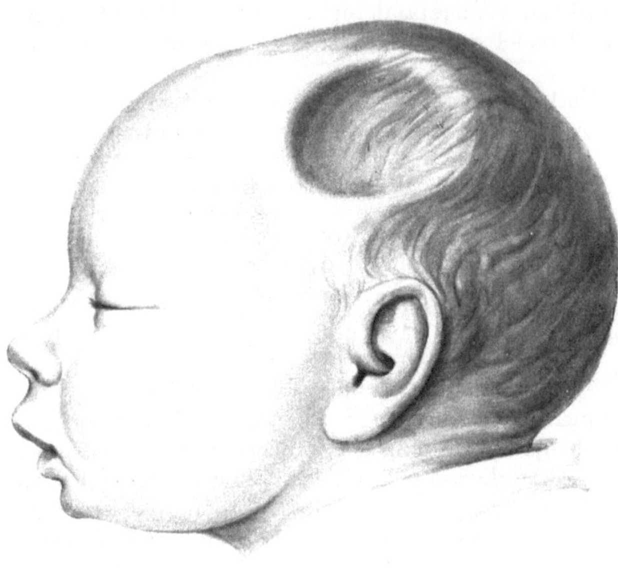

Abb. 220. Schädelimpression.

c) Zur dritten Gruppe gehören die *Verletzungen des Schädelinneren* (Abbildung 221), welche die Hirnhäute, die Gefäße und sogar die Hirnsubstanz selbst betreffen können. Bei Spontangeburten kommt es am ehesten einmal zu *Tentoriumrissen*, und zwar dann, wenn der Kopf in Querrichtung stark zusammengepreßt und die Falx cerebri erheblich gedehnt wird (plattes Becken).

Bezüglich des kindlichen Lebens besitzen *Läsionen der Blutgefäße* die größte Bedeutung. Die Einteilung erfolgt zweckmäßigerweise danach, in welcher Schicht die Blutung auftritt. Folglich unterscheidet man: *epidurale, subdurale, intermeningeale, intracerebrale und intraventrikuläre Blutungen.*

Die *epiduralen Blutungen* kommen nicht durch Druck des knöchernen Beckens sondern durch Verschiebung und Abscherung der bedeckenden Weichteile zusammen mit dem Periost über den Schädelknochen zustande. Bei dieser Gelegenheit entsteht eine Zerreißung der unter dem Periost gelegenen Gefäße und eine Blutansammlung zwischen Knochen und Periost (Cephalhämatom). Wenn nun infolge unvollständiger Verknöcherung ausnahmsweise eine Lücke in einem Schädelknochen besteht, kann das Blut auch in das Cavum epidurale eindringen.

Die übrigen Arten von intrakraniellen Blutungen werden durch den auf den Kopf ausgeübten Druck des knöchernen Beckens, eventuell auch durch den Widerstand der Weichteile hervorgerufen. *Subdurale Blutungen* sind in der Regel die Folge eines Tentoriumrisses. Sie enden meist tödlich. Die subduralen Blutungen werden eher bei reifen Kindern beobachtet, während bei jüngeren die *leptomeningealen* häufiger sind.

Intracerebrale Blutungen treten in der Regel als kleinere oder größere Blutergüsse in der Hirnsubstanz auf. Oft zeigen sie sich aber auch als kleine punktartige Blutungen.

Blutextravasate in der Hirnsubstanz wurden lange Zeit ausschließlich als traumatisch bedingt angesehen. Nach der Ansicht von SEITZ, HENKEL und A. MAYER kann aber die Asphyxie nicht nur Folge sondern auch Ursache der Blutungen sein. Beim Zusammenpressen des Kopfes durch den Beckenring tritt in den Gehirnsinus eine Kreislaufstörung ein. Über den Liquor dehnt sich der auf eine Stelle des Schädels ausgeübte Druck gleichmäßig im ganzen Schädelinnern aus. Es kommt also zu einer allgemeinen Steigerung des Hirndrucks und dadurch

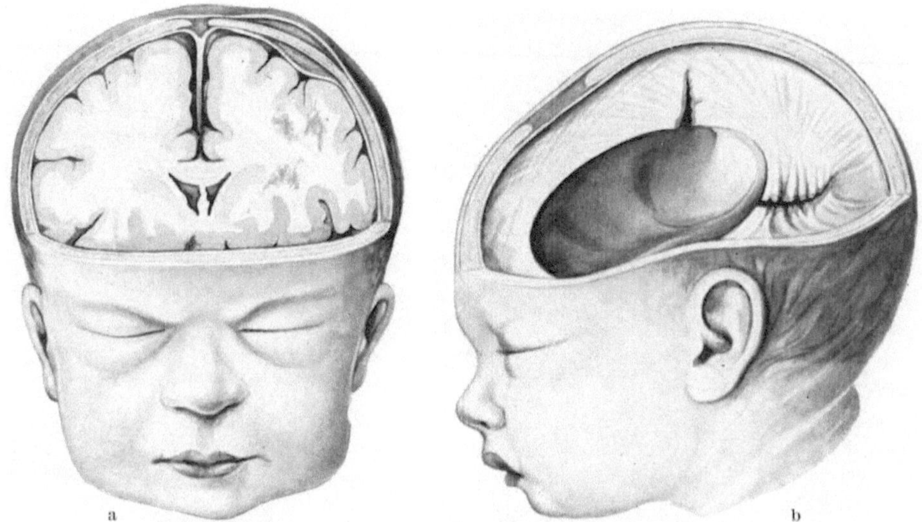

Abb. 221a u. b. Entstehungsmöglichkeiten intrakranieller Blutungen.

zu einer Asphyxie. Falls sich nun infolge Reizung des Vasomotorenzentrums der Blutdruck erhöht, kann dadurch die Wand eines bereits durch eine Kreislaufstörung geschädigten Gefäßes einreißen. Bei jungen Früchten sind intracerebrale Blutungen sehr häufig. Nach YLLPÖ kommen die meisten deswegen um, weil sie für das Geburtstrauma nicht widerstandsfähig genug sind.

Ventrikelblutungen werden durch Verletzungen von Ästen der Vena magna Galeni verursacht. Sie sind ebenfalls auffallend oft bei jungen Früchten zu beobachten und enden meist tödlich.

Hier seien auch kurz die *spinalen Blutungen* erwähnt. Sie entstehen entweder durch Abfließen des Blutes aus der Schädelhöhle in den Wirbelkanal oder durch eine Blutung im Bereich des Wirbelkanals selbst. In letzterem Falle besteht gewöhnlich auch eine Verletzung des Rückenmarks.

Zum Schluß seien noch die von SCHWARTZ und seinen Mitarbeitern beschriebenen Veränderungen erwähnt. Auf Grund von Untersuchungen, die mit einer speziellen Technik ausgeführt wurden, wiesen sie nach, daß in der Gehirnsubstanz infolge des Geburtstraumas Nekrosen und Erweichungsherde auftreten können. Als Ursache werden bei der Geburt erfolgende Kontusionen und die im Zusammenhang mit dem Caput succedaneum zu besprechende Saugwirkung angesehen. Nach Ansicht von SCHWARTZ und seinen Mitarbeitern ließe sich auf diese Weise manche im späteren Leben auftretende Lähmung, Epilepsie und Schwachsinnigkeit erklären. Allerdings werden diese Angaben von mancher Seite nicht anerkannt.

Die feinere *Diagnose* und die genaue Lokalisation des Blutungsherdes bei *intrakraniellen Blutungen* besitzt für die Praxis keine größere Bedeutung. Wir wollen also auf eine nähere Beschreibung hier verzichten. Der praktische Arzt muß nur erkennen, wann eine intrakranielle Blutung vorliegt. In solchen Fällen pflegen asphyktisch geborene Kinder — falls es überhaupt gelingt, sie wieder zu beleben — nur zu wimmern. Alsbald werden sie aber wieder somnolent, auffallend blaß und atmen oberflächlich. Manchmal beobachtet man auch, daß

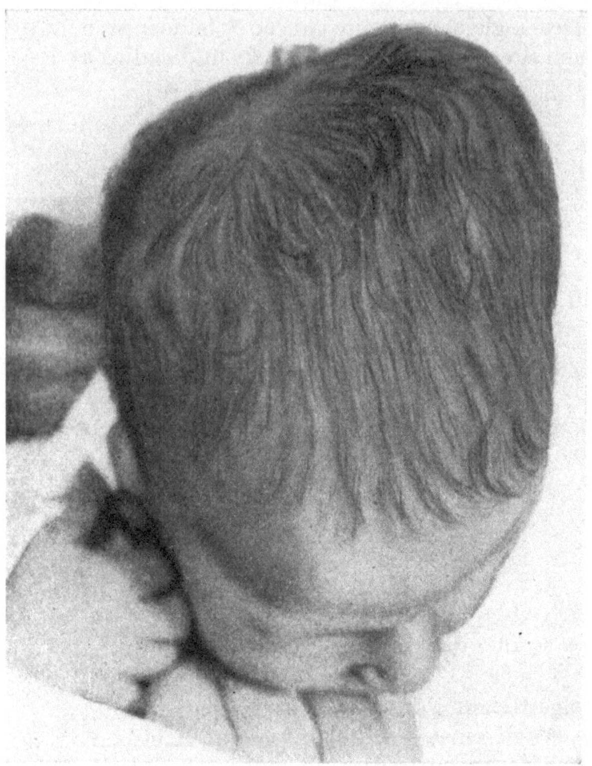

Abb. 222. Caput succedaneum.

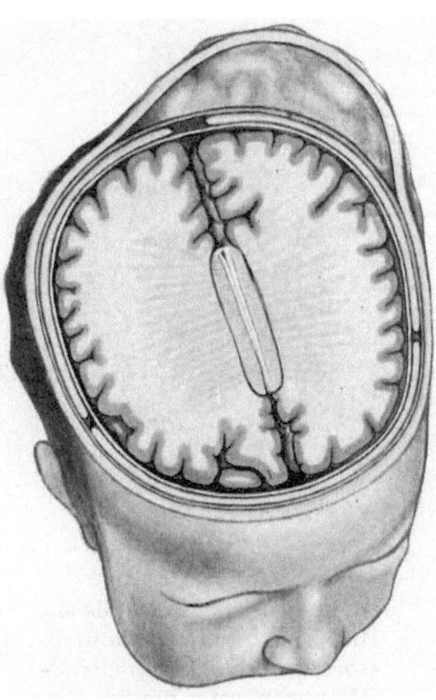

Abb. 223. Schematischer Querschnitt eines Caput succedaneum.

ein scheinbar frisch aussehendes oder ein in geringerem Maße blau asphyktisches Kind erst später blaß wird und zu wimmern beginnt. Bei ausgedehnten Blutungen stellen sich alsbald Hirndrucksymptome in Gestalt von Krämpfen, Lähmungen und Nystagmus ein. SCHULTZEsche Schwingungen oder Hochhalten des Kindes mit dem Kopf nach unten sind in diesen Fällen verboten. Wichtig ist vor allem Ruhe. Neben der Erwärmung des kindlichen Körpers empfiehlt sich ein kühler Umschlag auf den Kopf oder ein Eisbeutel am Kopfende des Bettes. Beim Auftreten von Krämpfen leisten Chloralhydratsuppositorien (0,2—0,5 g) und vor allem Luminaletten gute Dienste. Schließlich kann man noch Vitamin K geben. Manche verabfolgen dies schon prophylaktisch der Schwangeren (für die Frucht) oder jedem Neugeborenen. Ein Kind mit einer intrakraniellen Blutung darf selbstverständlich nicht an die Brust angelegt werden. Sollte es nicht einmal die zugeführte Milch schlucken, ernährt man es durch eine Magensonde. Wenn sich die Hirndrucksymptome steigern, kommt auch noch eine Lumbalpunktion und, nach Angabe mancher Autoren, im äußersten Notfalle eine Trepanation in Frage.

2. Durch die mütterlichen Weichteile verursachte Verletzungen.

In erster Linie ist hier die Geburtsgeschwulst (Caput succedaneum) zu erwähnen (Abb. 222 und 223). Diese bildet sich dadurch, daß sich infolge des Druckgefälles von der Uterushöhle zum Muttermund das zirkulierende Blut und die Lymphe an der Stelle des geringeren Druckes, also dem Teil des vorliegenden Kopfes, der sich nach dem Blasensprung im Bereich des Muttermundes befindet, ansammelt und zu einem Ödem des subcutanen Bindegewebes führt. Das Caput succedaneum hat — falls die Frucht lebensfrisch zur Welt kommt — keine

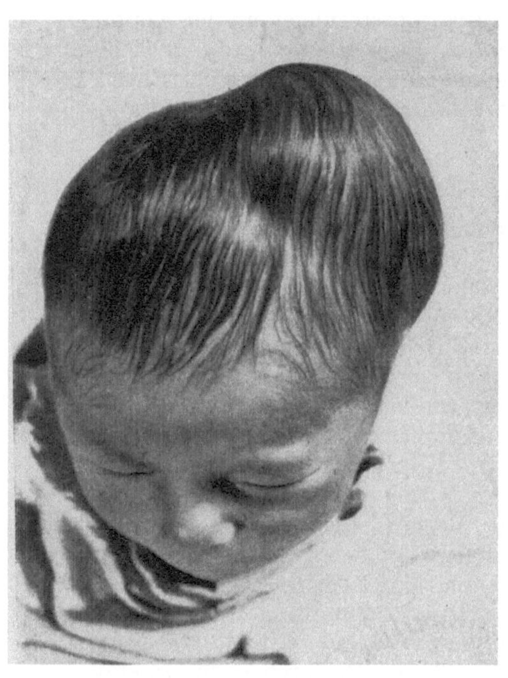

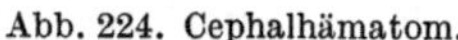

Abb. 224. Cephalhämatom.

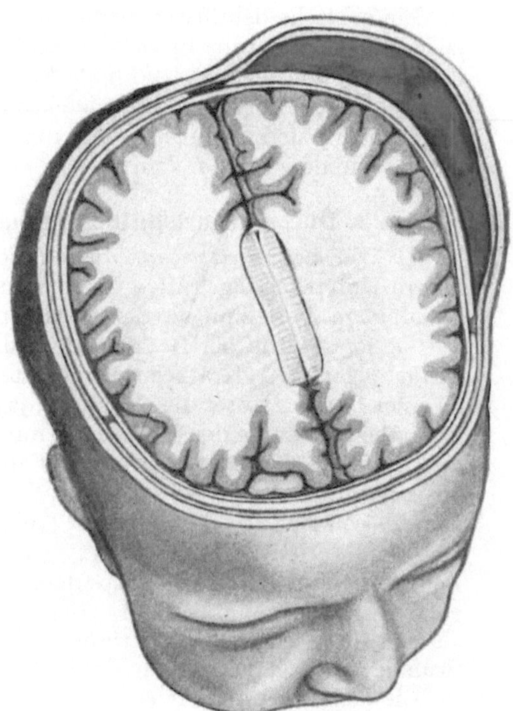

Abb. 225. Schematischer Querschnitt eines Cephalhämatoms.

größere Bedeutung. Als vollkommen harmlos kann es jedoch auch nicht angesehen werden. Dies ist den Geburtshelfern schon seit langem bekannt. Ein rasches, beträchtliches Anwachsen einer Geburtsgeschwulst muß als ungünstiges Zeichen für das Befinden der Frucht betrachtet werden. *Die Saugwirkung kann sich nämlich über das Caput succedaneum auch auf die in der Schädelhöhle liegenden Gefäße und die Hirnsubstanz erstrecken.* Als Folge treten dann eine Stauung in den Gefäßen und die weiter oben beschriebenen Veränderungen der Hirnsubstanz auf.

Die *Kopfblutgeschwulst (Cephalhämatom)* ist von dem Caput succedaneum äußerlich schon durch ihre scharfen, entlang den Nähten verlaufenden Grenzen zu unterscheiden. Außerdem besteht sie nicht aus einer Ansammlung von Gewebsflüssigkeit im subcutanen Bindegewebe sondern aus einem Bluterguß zwischen Schädelknochen und Periost (Abb. 224 und 225). Ein Cephalhämatom wird manchmal durch den Widerstand der Weichteile, manchmal auch durch einen falsch ausgeführten Dammschutz erzeugt, wenn nämlich dabei die Haut zusammen mit dem Periost über dem Schädelknochen verschoben wird, so daß es zu

Gefäßzerreißungen kommt. Die Möglichkeit der Entstehung einer Kopfblutgeschwulst ist schließlich noch bei Drehung des kindlichen Schädels mit der Zange gegeben.

Das Caput succedaneum erfordert keine Behandlung. Bei einem Cephalhämatom hingegen ist es ratsam, den Kopf des Neugeborenen mit einem Watteschutzverband zu versehen. Falls es zu Epidermisabschürfungen gekommen ist, hat man zur Vermeidung einer sekundären Infektion des Hämatoms unbedingt einen sterilen Verband anzulegen. Tritt doch einmal eine Vereiterung ein, so muß chirurgisch für Abfluß des Eiters gesorgt werden.

Ein schlecht dehnbarer Muttermund mit rigidem Rand verursacht bei frühzeitigem Blasensprung unter Umständen Zirkulationsstörungen an der Kopfhaut des Kindes und sogar kreisförmige *Hautnekrosen*. Es sei aber darauf hingewiesen, daß solche kreisförmigen Hautdefekte manchmal auch die Folge einer Entwicklungsstörung sind. Hautnekrosen und Epithelabschürfungen sind wie jede andere offene Wunde zu behandeln.

3. Durch geburtshilfliche Eingriffe verursachte Verletzungen.

a) Weichteilverletzungen. Schon der kleinste geburtshilfliche Eingriff, die innere Untersuchung, ruft — falls sie nicht schonend ausgeführt wird — unter Umständen Verletzungen der lebenden Frucht hervor. Es können am Kopf, am Gesicht, sowie bei Beckenendlagen am Steiß oder am Genitale der Frucht Schürfungen und Kratzwunden entstehen. Durch den Dammschutz kann es zu einer Blutung unter die Kopfhaut, ja sogar zu einem Cephalhämatom kommen, wenn die Hebamme den Kopf nicht nur stützt, sondern gleichsam zu fassen sucht und dabei die Kopfhaut in großen Falten zusammenrafft. Bei der Entwicklung des Rumpfes bewirkt ein zu starkes Ziehen am Kopf nach unten möglicherweise eine übermäßige Knickung des im Knie des Geburtskanals befindlichen Rumpfes und damit eventuell eine Leberverletzung. Meist handelt es sich bei solchen Leberverletzungen um subcapsuläre Blutungen. In der Folge wird das Neugeborene zunehmend blasser. Beim Palpieren findet man die Leber größer als der Norm entspricht. Mitunter stellen sich diese Symptome aber erst nach Stunden ein. Die Therapie besteht in Ruhe und eventuell in einer Bluttransfusion.

Die meisten Weichteilverletzungen der Frucht werden durch Zangenoperationen verursacht. Ziemlich häufig trifft man dort, wo die Zangenlöffel auflagen, hyperämische Bezirke und mitunter auch Epidermisabschürfungen. Vor allem sieht man diese Veränderungen, wenn die Zange den Kopf nicht biparietal erfaßte, speziell nach Verwendung der NAEGELEschen Zange bei tiefem Querstand. Von anderen Verletzungen durch die Zange wäre hier noch die *Facialisparese* zu erwähnen. Sie entsteht durch Druck der Zangenlöffel auf den *N. facialis* an dessen Austrittsstelle (Foramen stylomastoideum) oder in der Gegend der Parotis. Ein als Folge der Facialisläsion auftretender Lagophthalmus pflegt nur vorübergehend zu sein. Von Verletzungen der peripheren Nervenäste herrührende Veränderungen bessern sich gewöhnlich auf entsprechende Behandlung hin. Eine ganz andere Beurteilung verdienen zentrale Schädigungen, die meist die Folge einer intrakraniellen Blutung darstellen. Die genannten Verletzungen sind alle zu vermeiden, wenn die Zangenoperationen mit guter Technik und schonend ausgeführt werden. Man soll die Frucht nicht mit einem Zug zur Welt zu bringen suchen sondern in Nachahmung des Geburtsmechanismus, mit Einschaltung kleiner Pausen.

Verletzungen *anderer Nerven* entstehen am ehesten bei der Extraktion. Beim Lösen der Arme und Entwickeln des nachfolgenden Kopfes treten sie vor allem an der oberen Extremität in Gestalt einer *Plexuslähmung* auf. Ausnahmsweise erlebt man eine solche auch einmal nach einer Zangenoperation. Die Ursache ist dann weniger der Druck der Zangenlöffel als Hämatome, die sich in den Weichteilen ausbreiten. Von den zwei Typen der Plexuslähmung ist die DUCHENNE-ERBsche die häufigere. Hier sind die durch die 5. und 6. Cervicalwurzel versorgten Muskeln gelähmt, also der Deltoideus, Biceps, Brachialis, Brachioradialis, Supinator antebrachii und der Infraspinatus. Bei dem zweiten, dem KLUMPKEschen Typ, beobachtet man vor allem Ausfallserscheinungen im Bereiche des N. medianus und ulnaris (7. und 8. Cervical- und 1. Thorakalwurzel). Hier trifft man auch Sensibilitätsstörungen und als Charakteristikum eine Ptosis. Außer der Verabreichung von Vitamin B hat man bei Nervenverletzungen zunächst nichts zu unternehmen. Von der dritten Woche an kann man mit leichter Massage und Faradisierung beginnen.

Schwere Weichteilverletzungen durch die Zange (Abreißen einer Ohrmuschel, große Hämatome, Augenverletzungen) sind sehr selten. Hier wäre noch eine besondere Veränderung, die sich in *lokalen Verhärtungen der Gesichtshaut* äußert, zu erwähnen. Diese Verhärtungen sind kreis- oder streifenförmig und auf Veränderungen des Unterhautfettgewebes infolge des Druckes der Zangenlöffel zurückzuführen. Mitunter werden sie erst am Ende der ersten Woche wahrnehmbar. Sie sind vollkommen harmlos und pflegen spätestens bis zum Ende des ersten Vierteljahres zu verschwinden. Verletzungen des kindlichen Schädels entstehen ferner durch die *Galeazange*, vor allem, wenn die gefaßte Partie nekrotisch wird und sich abstößt. Die Therapie ist im Sinne der Asepsis bzw. der Antisepsis durchzuführen.

Bei der *Wendung auf den Fuß*, besonders aber bei der *Extraktion*, kommt es gelegentlich an dem durch den Operateur ergriffenen Bein zu subcutanen Blutergüssen. Eine größere Bedeutung besitzen diese nicht. Falls jedoch eine Hautverletzung entsteht, muß die betreffende Stelle steril verbunden werden, damit das Hämatom nicht sekundär vereitert. Während der Extraktion können auch an der oberen Extremität oder am Rumpf Hautabschürfungen und Hämatome auftreten. Die Entwicklung des kindlichen Schädels geht manchmal mit verschiedenen Weichteilverletzungen des Kopfes einher (Hautabschürfungen, Cephalhämatom usw.). Von schweren, durch *rohe Operationstechnik* verursachten Läsionen wie Verletzungen der Zunge, der Mundhöhle sowie Luxationen oder Frakturen des Unterkiefers wollen wir ganz absehen.

An dieser Stelle seien auch die durch *Wiederbelebung der Frucht* erzeugten Weichteilverletzungen erwähnt. Sie können als Folge roher Handgriffe auftreten. Man sieht dann, wie nach kräftigerem Abklatschen oder Reiben der Haut unter Umständen ausgedehnte subcutane Blutungen entstehen. Durch SCHULTZEsche Schwingungen, die mit starken, ruckartigen Bewegungen durchgeführt werden, kann es zu Leberverletzungen kommen. Schädigungen anderer Abdominalorgane (Milz, Darm, Niere) rühren meist von falscher Technik bei der Extraktion her. In der Regel verlaufen solche Verletzungen tödlich.

Nach geburtshilflichen Operationen sind mitunter *Muskelverletzungen* festzustellen. Vor allem sieht man diese im Zusammenhang mit *Extraktionen*. Bei Entwicklung des Kopfes nach SMELLIE-VEIT kann der Masseter, bei der Armlösung der Sternocleidomastoideus verletzt werden. In der Muskulatur entstehen dann gewöhnlich Hämatome. Verletzungen dieser Art bedürfen zunächst keiner Behandlung. Von der dritten Woche an darf man mit vorsichtiger Massage beginnen.

b) Verletzungen des kindlichen Skelets trifft man ebenfalls am häufigsten nach entbindenden Operationen. Verletzungen von Schädelknochen kommen sowohl bei Zangenoperationen als auch bei Extraktionen vor. Falls es sich um ein enges Becken handelt, können sogar bei Spontangeburten Impressionen und Quetschungen entstehen. Begreiflicherweise treten solche Läsionen noch häufiger auf, wenn sich zu dem Druck von seiten des engen Beckens noch der Druck der

Zangenlöffel hinzugesellt. Nach Zangenoperationen aus höheren Abschnitten des Geburtskanals kamen besonders früher die verschiedensten Schädelverletzungen, angefangen von Impressionen und Fissuren bis zu den schwersten Brüchen und dem Abreißen der Hinterhauptsschuppe vor. Heute beobachtet man solche Läsionen kaum mehr; denn man sucht jetzt hohe Zangen nach Möglichkeit zu vermeiden und, wenn man sich ausnahmsweise doch gelegentlich dazu entschließt, führt man sie nicht mehr mit dem groben TARNIERschen sondern mit dem grazileren KIELLANDschen Instrument aus. Bei der Extraktion treten mit-

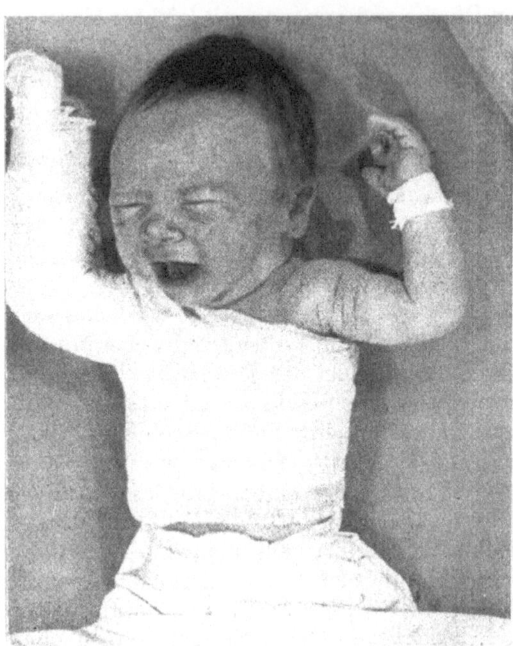

a

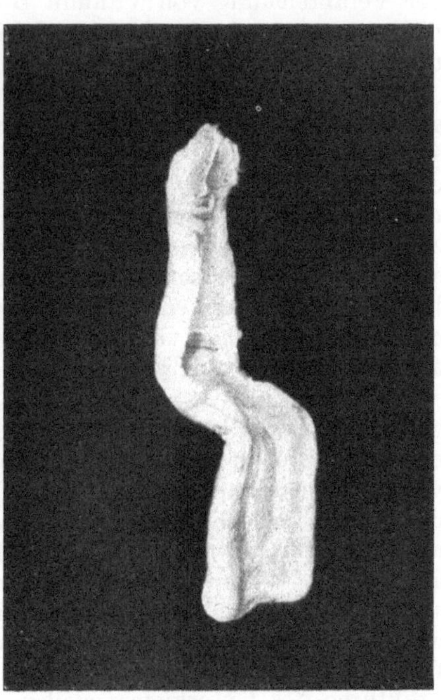

b

Abb. 226 a u. b. a Versorgung einer Oberarmfraktur nach GOCHT. b Die hierzu dienende Schiene.

unter Verletzungen von Schädelknochen auf, vor allem, wenn der Kopf infolge einer Anomalie des Geburtsmechanismus oder eines Mißverhältnisses schwer durch das Becken zu ziehen ist.

Verletzungen der kindlichen Wirbelsäule rühren fast ausschließlich von Extraktionen her. Gelegentlich treten sie aber auch bei Kopflagen auf, wenn die Entwicklung der Schultern und des Rumpfes mit Schwierigkeiten verbunden ist. Am häufigsten betreffen solche Läsionen den Hals. Wenn am Rumpf mit zu großer Gewalt gezogen wird, können sie aber auch weiter caudal sitzen. Luxationen und Frakturen der Wirbelsäule gehen in der Regel mit einer Verletzung oder doch wenigstens mit einer Kompression des Rückenmarks einher und sind deshalb prognostisch ungünstig. Frakturen der Extremitäten sind nicht selten, falls die Armlösung erschwert ist oder bei Fußlage das vorliegende Bein ungünstig ergriffen und in falscher Richtung gezogen wird.

An der *oberen Extremität ist der Bruch des Humerus*, an der *unteren des Femur* am häufigsten. Die Humerusfraktur kommt vor allem dann zustande, wenn die Armlösung nicht durch einen Druck auf ein Gelenk (Handgelenk, Ellenbogengelenk) vorgenommen wird. Durch einen Druck auf die Mitte des Unterarms kann auch dieser während der Armlösung brechen.

Diaphysenfrakturen des Oberschenkels entstehen meist durch Zug des in die Schenkelbeuge eingehakten Fingers gegen den Femur, statt in Richtung des Rumpfes, oder durch Einhaken zweier Finger in die Leistenbeuge. Eine Oberschenkelfraktur wird aber manchmal auch dadurch verursacht, daß die innere Hand des Operateurs beim Herunterholen eines Fußes nicht ganz bis zur Kniekehle vordringt. Eine sehr schwere Komplikation bei *Oberschenkelfrakturen* ist die *Epiphysiolyse*. Dazu kommt es am leichtesten, wenn die untere Extremität während des Ziehens in einer falschen Richtung gedreht wird. Zur Vermeidung all der

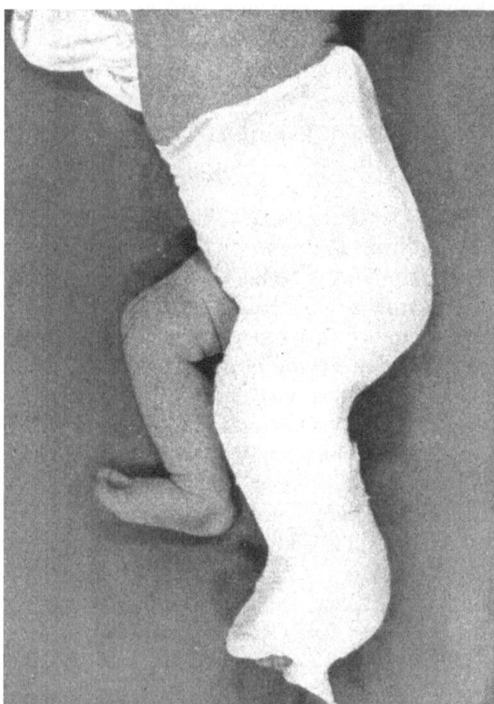

a

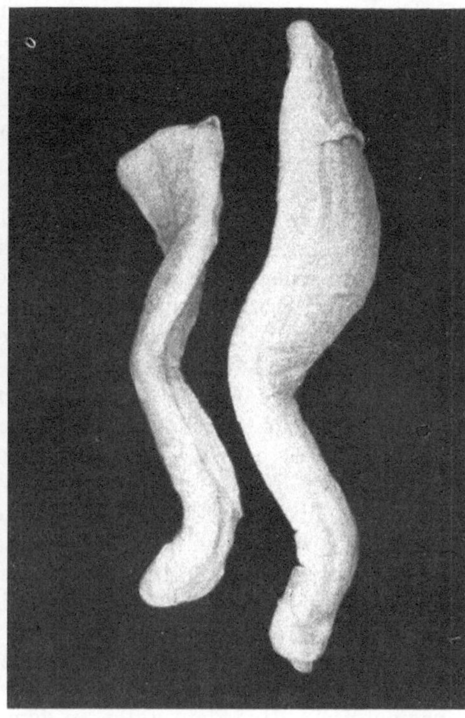

b

Abb. 227 a u. b. a Versorgung einer Oberschenkelfraktur nach DOLLINGER. b Die hierzu dienende Schiene.

genannten Verletzungen ist es überaus wichtig, bei der Extraktion, vor allem, wenn es sich um eine alte Erstgebärende handelt, eine ausgiebige Episiotomie vorzunehmen. Hierdurch wird das sog. Ansatzrohr durchschnitten, das Knie des Geburtskanals hört auf zu bestehen und die Frucht läßt sich leichter extrahieren.

Zu erwähnen wäre noch der *Schlüsselbeinbruch*, eine relativ häufige Verletzung. Diese kann nicht nur bei der Armlösung sondern auch dann entstehen, wenn bei einer Geburt aus Schädellage nach Durchtritt des Kopfes bereits zu einem Zeitpunkt, zu dem die vordere Schulter noch nicht unter dem Schambogen durchgetreten ist, der Versuch gemacht wird, die hintere Schulter zum Durchschneiden zu bringen.

Luxationen in den verschiedensten Gelenken sind oft die Folge falsch durchgeführter Extraktionen. Diese Verletzungen sind danach zu beurteilen, in welchem Gelenk sie sitzen. Luxationen der Wirbelsäule verlaufen z. B. meist tödlich, während solche der Extremitäten das Leben der Frucht kaum gefährden. Oberarm- und Hüftgelenkluxationen gehören zu den größten Seltenheiten und sind schwer zu erkennen. Gewöhnlich kann man aus einem Funktionsausfall schließen, daß eine Verletzung vorhanden ist. Ob es sich aber dabei um eine Fraktur oder eine Luxation handelt, ist schon schwerer zu entscheiden. Diagnostische Schwierigkeiten bereiten vor allem Brüche des Schlüsselbeins und der Oberarmepiphyse. Ein Schlüsselbeinbruch wird leicht übersehen, weil er kaum Symptome verursacht. Ein Oberarmepiphysenbruch hingegen wird oft mit einer Luxation oder mit einer Plexuslähmung verwechselt. Meist erlaubt nur eine Röntgenaufnahme eine genaue Diagnosestellung. Vor allem bei einem Epiphysenbruch sollte man sich nach Abnahme der Schiene durch eine erneute Röntgenuntersuchung von der Stellung des distalen und proximalen Knochenendes überzeugen.

Die Versorgung von Extremitätenbrüchen ist so vorzunehmen, daß der Verband nach Möglichkeit nicht durch die Stuhl- und Urinentleerung verunreinigt wird.

An unserer Klinik pflegen wir Oberarmbrüche nach der Methode von GOCHT (Abb. 226) und Oberschenkelbrüche nach dem Verfahren von DOLLINGER (Abb. 227) zu behandeln. Neuerdings wird eine Suspensions-Extensions-Behandlung bevorzugt.

Nach der kurzen Beschreibung der Geburtsverletzungen des Kindes wollen wir noch mit wenigen Worten auf die Möglichkeit ihrer *Prophylaxe* eingehen. Schon im Verlaufe einer Spontangeburt wird die Frucht von allerlei Gefahren bedroht. Besonders oft treten aber im Zusammenhang mit geburtshilflichen Operationen Verletzungen auf. Bei oberflächlicher Betrachtung könnte man also schließen, daß solche Eingriffe im Interesse der Frucht möglichst zu vermeiden seien. Dieser Gedanke ist bis zu einem gewissen Grade richtig und man wird sich in der geburtshilflichen Tätigkeit auch immer bemühen, konservativ vorzugehen. Eine schwierige Frage ist es jedoch, wie lange man sich konservativ verhalten kann und wann man sich zum Eingreifen entschließen muß. Die gefährlichsten Verletzungen des Kindes, die intrakraniellen Blutungen, drohen nämlich, wenn man mit einer entbindenden Operation zu lange wartet, oder wenn man eine solche überflüssigerweise und mit roher Technik durchführt. Die Erfahrungen der neuesten Zeit aus systematisch vorgenommenen Autopsien zeigen, wie häufig *intrakranielle Blutungen* nach länger dauernden Geburten vorkommen. *Aus dem Gesagten ergibt sich die Forderung, eine Geburtsverzögerung nach Möglichkeit zu vermeiden.* Eine wichtige Hilfe hat man dabei an der rationellen Verabreichung von Wehenmitteln und Spasmolyticis. In jedem Falle, in dem eine Regelwidrigkeit vorhanden ist, soll man *rechtzeitig* entscheiden, ob man die Geburt per vias naturales oder unter Umgehung des Geburtskanals beenden will. Ist der Kopf nach stärkerer Geburtsverzögerung durch den knöchernen oder weichen Geburtskanal endlich tief im Becken oder am Beckenausgang angelangt, dann sollte ihn ein gut ausgebildeter Geburtshelfer mit der Zange entwickeln und nicht warten, bis sich der Zustand der Frucht plötzlich verschlechtert. In diesem Stadium kommt man meistens mit dem Eingriff zu spät. Ein allzu konservativer Geburtshelfer wird keine sehr großen Erfolge haben. *Noch gefährlicher ist es aber, geburtshilfliche Operationen ohne eine wirkliche Indikation durchzuführen. Die größten Gefahren birgt jedoch ein rohes, forciertes Eingreifen bei nicht erfüllten Vorbedingungen in sich.* Nach Möglichkeit ist also die Geburt den natürlichen Kräften zu überlassen. Eine konservative Einstellung ist bis zu einem gewissen Grade durchaus angebracht. Sieht man aber, daß ein weiteres Zuwarten vergeblich ist und die Frucht nur gefährdet, darf man vor dem erforderlichen Eingriff nicht zurückschrecken. Immer muß man berücksichtigen, für welche Eingriffe die Vorbedingungen gegeben sind. Unter Umständen kann man sie ja auch künstlich schaffen (z. B. durch weichteilerweiternde Verfahren). Bei Ausführung der geburtshilflichen Operationen halte man sich an die lange bewährten Vorschriften und berücksichtige immer den Grundsatz „non vi sed arte“.

Sachverzeichnis.

Nachtrag zu Seite 78.

Über die Berechtigung und Ausdehnung einer sozialen und eugenischen Indikation zur Interruptio sind die Meinungen in den einzelnen Ländern nicht einheitlich.

Berichtigung zu Abb. 147 und 148

Aus Versehen wurde bei der KIELLAND-Zange die Schloßplatte mitgezeichnet. In Wirklichkeit ist die Rückseite der Zange ohne diese Platte sichtbar.

Burger, Geburtshilfliche Operationen.